D. Jander

G. H. G. Jahr

Homöopathische Therapie der Geisteskrankheiten

**herausgegeben von
Dr. med. Joachim Pongratz**

Barthel & Barthel
Verlag

1994

1. Auflage 1986
2. Auflage 1994
© Barthel & Barthel Verlag GmbH, Schäftlarn, 1994
Lizenzausgabe der Barthel & Barthel Publishing Corp.,
New York
Satz: Barthel & Barthel Verlag, Schäftlarn
Druck: WB-Druck, 87669 Rieden am Forggensee

ISBN 3-88950-029-3

Inhalt

Erster Teil

Allgemeine Therapie

Erstes Kapitel:

Zweiter Teil

Spezielle Therapie

Erstes Kapitel:

11

Vorwort des Herausgebers
zum Neudruck 1986

Die Neuausgabe eines 130 Jahre alten psychiatrischen Lehrbuches ist sicherlich kein unproblematisches Unterfangen, vor allem, wenn es weniger medizinhistorischen Zwecken als der Arbeit am Krankenbett dienen soll. Da die klassische Homöopathie eine Heilmethode ist, deren Grundprinzip auf einer noch heute gültigen Gesetzmäßigkeit – der Simileregel – beruht, ist der Sprung über Jahrhunderte nicht allzu groß. Dazu kommt auch noch der genial zeitlose Aufbau des Werkes, in dem sich ein homöopathisch ausgebildeter Psychiater der heutigen Zeit noch so gut zurecht findet wie ein Arzt vor 130 Jahren.

In den Grundzügen konnten Jahrs Geisteskrankheiten unverändert gelassen werden, nur einige Details mußten den heutigen Bedürfnissen angepaßt werden: Alte Schreibweisen wurden durch geläufige ersetzt, statt der Jahr'schen Mittelabkürzungen, die uns heute weitgehend ungewohnt sind, wurden die Kent'schen gewählt, einige Begriffe, deren Bedeutung sich im Laufe der Zeit grundlegend geändert hat (z. B. „Neurose", „Selbstbewußtsein") mußten durch Anmerkungen im Text erläutert werden. Alle Beifügungen sind – mit Ausnahme der notwendigen Querverweise im Repertoriumteil – in eckige Klammern gesetzt.

Es ist sicher empfehlenswert, das Buch insgesamt durchzulesen und sich nicht nur auf Repertoriums- und Materia Medica-Teile zu beschränken. Die allgemeinen Bemerkungen zum ersten Teil geben nicht nur einen interessanten Überblick über die Psychiatrie der damaligen Zeit, sondern spiegeln sowohl Jahrs tiefe Herzensgüte und Menschenliebe, als auch Kämpfe, die er zu bestehen hatte, wider, und geben nicht zuletzt auch einen Einblick in die geistige Welt, in der die Menschen damals lebten. Manches, was er damals forderte, ist auch heute noch keineswegs selbstverständlich in der Psychiatrie und wenn auch die Kranken offiziell von ihren Ketten befreit sind, so lassen doch manche Ereignisse unserer Zeit, etwa der Tod vieler Patienten bei einem Brand in einer psychiatrischen Anstalt weil sie, wie sich hinterher herausstellte, in ihren Betten festgebunden waren, oder die erneut aufgeflammte Diskussion über die Elektroschocktherapie ahnen, daß Anspruch und Wirklichkeit auseinanderklaffen.

Bei der Bearbeitung des Materia Medica-Teils wurde auf Übersichtlichkeit großer Wert gelegt, vom Inhaltlichen her ist er unverändert geblieben. Einige der hier erwähnten Mittel sind heute kaum mehr gebräuchlich, so etwa Magnes artificialis, der künstliche Magnet ohne Rücksicht auf Polung oder auch Viola odorata. Andere werden heutzutage anders bezeichnet, z.B. Tartarus emeticus (Antimonum tartaricum); mit Cannabis ist Cannabis sativa gemeint, Baryta ist natürlich Barium carbonicum und Aurum foliatum, das Blattgold ist Aurum metallicum.

Einige Schwierigkeiten bereitete der Repertoriumsteil, im Original unübersichtlich und mit den alten, ungewohnten Mittelabkürzungen. Im Gegensatz zur Kentschen Anordnung ist bei Jahr die Zeitmodalität (morgens, mittags, abends etc.) alphabetisch eingeordnet. Auf den Ersatz alter Ausdrücke durch moderne wurde bewußt verzichtet, um nichts zu verfälschen. Findet man eine wichtige Rubrik nicht im Repertorium, so wird man sinnvollerweise unter alten Synonyma nachschlagen, z.B. „Depression" bei „Melancholie" suchen. Wo es möglich und sinnvoll erschien wurden ergänzende Querverweise angebracht. Weitere Hinweise zum Gebrauch des Repertoriums finden sich in den §§ 47 und 48.

Es empfiehlt sich, wenn man ein Krankheitsbild mit ausgeprägter Symptomatik vor sich hat, zunächst im speziellen Teil das entsprechende Kapitel aufzusuchen. Man findet dort nicht nur eine gute Auswahl der wichtigsten Mittel, sondern die dortigen Mittelbilder und Repertorien sind detaillierter als das Repertorium des allgemeinen Teiles. Unter „Tobsucht nach Liebesunglück" finden sich etwa außer den bekannten Mitteln noch Pulsatilla, Lycopodium, Mercurius, Platina, unter „Verwirrtheit nach unglücklicher Liebe" noch Graphites, Silicia und Stramonium, Mittel die nicht im allgemeinen Teil und auch nicht in den großen bekannten Repertorien unter „Folgen unglücklicher Liebe" erscheinen.

Was für Körperkrankheiten in ihrer Gewichtung die Gemütssymptome, sind für Geisteskrankheiten die Körpersymptome und die körperlichen Begleiterscheinungen. Ohne sie ist eine erfolgreiche Mittelwahl nur selten möglich, und so hat Jahr konsequenterweise auf ihre Zusammenstellung in den Repertoriumsteilen großen Wert gelegt und auch hier finden sich manche sonst unbekannte Hinweise.

In den letzten 100 Jahren hat sich in der Psychiatrie vor allem durch Freuds Einfluß viel geändert. In unseren heutigen großen Kategorien (Psychosen, Neurosen, endogenen Depressionen, Psychosomatosen) hat Jahr noch nicht gedacht. Wir dürfen aber mit Sicherheit annehmen, daß Hahnemann, Jahr, Gallavardin und andere homöopathische Pioniere der Geisteskrankheiten alle diese Kategorien streng nach homöopathischen Gesichtspunkten erfolgreich behandelt haben.

Neben der richtigen Mittelwahl spielen dabei vor allem noch eine passende Menschenführung, Diät und, wenn der akute Zustand vorüber ist, eine Behandlung des psorischen Hintergrundes nach §§ 210-230 des Organon eine Rolle: Wir modernen Ärzte sind zunächst gewohnt in Reparaturkategorien zu denken: hier ist ein Symptom, das muß mit dem passenden Mittel beseitigt werden. So verführerisch diese Einstellung ist – manchmal ist sie sogar realisierbar – so gefährlich ist sie auch. Akute, schwere Symptome brauchen sicherlich ihr akutes Mittel, wenn es sein muß, sogar eines der modernen Psychopharmaka. Aber wenn die Symptomatik abgeklungen ist, ist der Patient noch nicht geheilt. Jetzt beginnt erst die Hauptarbeit der eigentlichen Heilung, die Behandlung der konstitutionellen Anlage, die eine Nachreifung und echte Gesundung im somatischen und psychischen Bereich bewirken soll. Die sogenannten „akuten Fälle" stellen sicher die Ausnahme dar, und meist kann man sofort mit der Konstitutionsbehandlung beginnen. Häufig ist das akute Mittel zugleich auch das Konstitutionsmittel, wie in vielen Wochenbettpsychosen oder Pubertätskrisen. Das bedeutet aber, daß die oberflächliche Symptomatik des Patienten häufig noch einige Zeit bestehen bleibt, da die Konstitution sozusagen von innen nach außen heilen muß. Mit „oberflächlicher Symptomatik" können hier durchaus auch Gemütssymptome gemeint sein, denn auch innerhalb der Gemütssymptome gibt es „zentrale" und mehr „periphere". Das Zentrum ist etwas, was man mit Vitalität, Lebensenergie oder Lebenswillen bezeichnen könnte und eine positive Veränderung in diesem Bereich ist das sicherste Zeichen einer einigermaßen richtigen Mittelwahl. Peripher sind fast immer neurotische Symptome, reflexhaft eintrainierte pathologische Verhaltensmuster durch unbewältigte Erlebnisse aus der Vergangenheit. Je besser ein Symptom psychodynamisch erklärbar ist, desto peripherer ist es meist, auch wenn viele Patienten unter diesen Symptomen am meisten leiden und vor allem diese beseitigt haben möchten.

Fast immer wird es notwendig sein, den Patienten mehr Gesprächsmöglichkeiten einzuräumen als dies bei der Behandlung mit modernen Psychopharmaka üblich ist. Heilung im psychischen Bereich bedeutet Nachreifung, Auseinandersetzung mit Liegengebliebenem, bisher nicht Beachtetem. Dazu braucht der Patient einen geduldigen, verständnisvollen, erfahrenen Begleiter, dem er sich in seinen für andere oft unverständlichen Nöten anvertrauen kann. Die wesentliche Grundvoraussetzung jeder Therapie psychischer Störungen ist auch hier die Liebe, die man seinen Patienten entgegen bringt.

Mein Dank gilt vor allem dem Verleger und homöopathischem Arzt Dr. med. Michael Barthel, von dem die Idee zur Neuauflage dieses Werkes stammt und seiner Frau, Dr. med. Charlotte Barthel für die tatkräftige Unterstützung und die in langen Diskussionsabenden gewonnenen Anregungen, sowie Frau Dr. med. Anita Gust für die Hilfe bei der Bearbeitung des Repertoriumteils. Außerdem danke ich den anderen Mitarbeitern des O.-Verlages für die geduldige und zuverlässige mehrmalige Einarbeitung meiner Korrekturen und Verbesserungsvorschläge.

München, im Mai 1986

Dr. med. Joachim Pongratz

Vorwort
von
G. H. G. Jahr

Ich habe wohl nie in meinem Leben ein Werk mit größerem Zagen dem Publikum übergeben, als das vorliegende. Seit beinahe 15 Jahren dazu aufgefordert, hatte ich wohl hundertmal die Feder angesetzt und sie hundertmal wieder weggeworfen, vor Ärger über die Schwierigkeit, alle an mich für die Bearbeitung ergangenen Aufforderungen zu befriedigen. Da wollten die einen nur ein ausführliches Repertorium der Arzneiwirkungen und Heilanzeigen; andere eine recht echte Therapie nach der Form und dem Zuschnitte der alten Schule; noch andere endlich gar nur eine Pathologie und Nosologie dieser Krankheiten, mit bloßer Nomenclatur der sogenannten spezifischen Heilmittel gegen jede der von der alten Schule aufgestellten Formen. Daß man bei so widersprechenden Anforderungen es notwendig den einen nicht recht machen konnte, ohne sich den Angriffen der andern ausgesetzt zu sehen, ist klar, und jeder Verständige muß einsehen, daß, wenn ich mein im Jahre 1840 gegebenes Versprechen der Bearbeitung einer Therapie der Geisteskrankheiten halten wollte, mir bei solcher Sachlage nichts übrig blieb, als das Werk ganz nach meinen eigenen Ideen abzufassen.

Das habe ich denn auch getan, gestehe aber offen, daß, wenn ich diesen meinen Ansichten hätte unbedingt folgen wollen, ich mich allerdings nur auf ein sehr ausführliches Repertorium beschränkt haben würde. Denn wie auch die Spezifiker der Hygäa [„Hygäa, Zeitschrift für Heilkunst", erschien

1834-47, Herausgeber Dr. Griesselich u.a.] und mit ihnen Lobethal in Breslau (Allg. hom. Zeitung 1839) über dergleichen Arbeiten in ihrem dünkelhaften Hochmute die Nase rümpfen und nur den *Therapien* das Verdienst der Unsterblichkeit zugestehen mögen: so sind und bleiben alle derartigen Aussprüche doch immer nur Beweise einer sehr oberflächlichen Einsicht in die Sache und einer mehr als schülerhaften Auffassung der wahren Aufgabe unserer Schule. Denn worin besteht diese Aufgabe, wenn nicht eben darin, denen, die schon alle pathologischen, diagnostischen und allgemein therapeutischen Vorkenntnisse haben oder doch haben sollten, nur die Mittel zu bieten, für jeden vorliegenden Fall die angemessene Arznei zu erkennen, oder, mit anderen Worten, die *Anzeigen* anzugeben, unter denen jede in vorkommenden Fällen passend ist.

Da nun aber diese Anzeigen nicht, wie die *Anfänger* meinen, durch die *Namen* der Krankheiten, sondern durch gewisse besondere Symptome so bestimmt werden, daß sie überall, wo sie sich vorfinden, ohne irgend einigen Bezug auf eine *namhafte* Krankheit, ganz allgemein gültig sind, und demzufolge *jedes* Mittel in *jeder* Krankheit seine erfolgreiche Anwendung finden kann, wenn es durch die ihm entsprechenden besonderen Symptome angezeigt wird: so geht daraus hervor, daß ein gutes, als *allgemeine* und *besondere* Anzeigenlehre ausgearbeitetes Repertorium, das beste *therapeutische* Hilfsmittel bleibt das wir irgend nur für eine echt rationelle, auf die Natur der Sache gegründete und somit auch *wissenschaftliche* Praxis wünschen können.

Nicht, wie Lobethal meint, in der Abfassung einer *Therapie überhaupt* besteht daher auch *Hartmann's* wahrhaft unsterbliches Verdienst, sondern in der unübertrefflichen, *meisterhaften* Art, mit der er eine so schwierige, undankbare und irrationelle Aufgabe gelöst und den unsinnigen Anforderungen der allopathisierenden Anfänger in der Homöopathie, im echten Geiste unserer Schule entsprochen hat. Nie habe ich selbst seine treffliche Arbeit in die Hand nehmen können, ohne vor der Umsicht, der tiefen Mittelkenntniss, der Unterscheidungsgabe und dem richtigen Takt des teuren Verewigten die innigste Hochachtung zu empfinden; nie aber kann ich sein Buch auch aus der Hand legen, ohne mir auf's Neue zu wiederholen, daß selbst die beste Therapie (und das wird die Hartmann'sche trotz aller Nebenbuhlerinnen noch lange bleiben) zuletzt doch noch nicht das ist, was der Praktiker und sogar der Anfänger bedarf, um sich nie ratlos zu sehen, indem eine solche wohl den letzteren zeigen kann, wie sie es in vorkommenden Fällen anzugreifen haben, das richtige Mittel zu erkunden, dabei zugleich aber nie für alle möglichen Fälle Rat zu geben vermag, wenn sie nicht in die allerendlosesten Wiederholungen verfallen und bei jeder Krankheit, wegen der denkbaren Komplikationen und Formveränderungen, die gesamte Arzneimittellehre aufführen will.

Dennoch aber verlangen die Anfänger, welche von der alten Schule zu uns herüber kommen, für's Erste nur *Therapien,* in denen sie bloß die ihnen vom Hörsaale her bekannten Krankheitsformen aufzusuchen und die angegebenen Mittel nachzulesen brauchen, um sogleich ohne weitere Mühe zu finden, was sie für den Augenblick bedürfen; und ohne es sich auszusprechen, machen sie zugleich an eine solche Therapie alle die Anforderungen, welche eigentlich nur ein Repertorium der Anzeigen erfüllen kann, indem sie nun auch für jeden nur erdenklichen Fall Rat und Auskunft in einem solchen Buche finden wollen.

Therapie und Repertorium in ihren allgemeinen und besonderen Anforderungen so weit als nur irgend tunlich zu vereinen, schien mir daher zuletzt der einzige praktische Ausweg für die Bearbeitung des vorliegenden Werkes, wenn dieses auch Anfängern wahrhaft nützlich werden sollte, und von diesem Gesichtspunkte aus ist dasselbe denn auch verfaßt worden. Ob ich es dadurch aber auch nur einem meiner Leser recht gemacht haben werde, ist eine Frage, deren Entscheidung von Seiten des Publikums ich abwarten muß, und der ich, wie gesagt, nicht ganz ohne Zagen entgegensehe.

Nur so viel darf ich wohl sagen, daß ich den streng therapeutischen Teil, d. i. die Anweisungen zur Erforschung des passenden Heilmittels, sowohl im allgemeinen, als im besonderen, mit großer Sorgfalt und Beachtung aller Umstände ausgearbeitet, und dadurch, trotz meiner früheren Arbeiten in diesem Fache, doch auch von dieser Seite her noch einen Beitrag mehr zur Erleichterung der homöopathischen Behandlung der Geisteskrankheiten zu geben versucht habe. Auch auf den ätiologischen und symptomatologischen Teil dieser Krankheiten und ihre einzelnen Formen habe ich mit großer Gewissenhaftigkeit allen Fleiß verwendet, den mir ihre richtige, faßliche und anschauliche Darstellung zu verlangen schien, und mir alle Mühe gegeben, trotz der Kürze, mit der ich die Bilder zu zeichnen versucht, doch nichts auszulassen, was zur Charakteristik der verschiedenen Formen und zur Vergleichung dieser mit den beigefügten Arzneibildern beitragen konnte.

Wenn aber in diesem Stücke zuletzt auch selbst die erklärtesten Antihahnemannianer unter unseren Spezifikern mir insofern werden Gerechtigkeit müssen widerfahren lassen, als sie nicht sagen können, daß mir etwas Wesentliches, was die neueste Zeit für die Pathologie der Geisteskrankheiten geliefert, fremd geblieben ist: so werden sie wohl aber auch nicht ermangeln, mir einen desto schärferen Prozeß dafür zu machen, daß ich, weit entfernt, mich der *Tyrannei* zu unterwerfen, welche durchaus verlangt, daß unsere Schule in Aufführung der Krankheiten und ihrer Formen dem Peter Frank, dem Schmalz oder irgend einer anderen Schulautorität folge, mich vielmehr freventlich genug erkühnt, nicht nur meinen eigenen Weg zu gehen, sondern sogar hier und da noch das

Hergebrachte einer Art von Kritik zu unterwerfen. Denn, eine so große Ehre gewisse Kritiker, die sich doch Homöopathen nennen, darin sehen, Hahnemann und dessen sogenannte Nachbeter in allen Stücken anzugreifen, mit eben so großer Wut fahren sie oft zugleich über alle die seiner Anhänger her, die nicht in allem, was Formen, Einteilung und Namen der Krankheiten betrifft, unbedingt und mit gefalteten Händen den Autoritäten der alten Schule nachbeten. Sie nennen das, die einen aus Jesuitismus, die anderen aus Feigherzigkeit, „der alten Schule die Ehre und Anerkennung zollen, die ihr gebührt", und von unserer Seite zeigen, daß wir, weit entfernt, ihre sogenannte Wissenschaft gering zu achten, dieselbe vielmehr, gleich wahren Schulbuben, unterwürfigst auswendig gelernt und als Strafpensum die wortgetreue Abschrift davon hier demütig vor ihren Richterstuhl niederlegen. In dieser Hinsicht muß ich nun abermals offen gestehen, daß ich, wie sehr mich auch eine solche Tyrannei bis in's Innerste empört, mich ihr doch vielleicht nur um des lieben Friedens willen unterworfen haben würde, wenn es mir irgend möglich gewesen wäre.

Wie ich es aber auch versuchen mochte, ich konnte es nicht. Denn auch abgesehen davon, daß ich zuletzt selbst nicht wußte, welche von den Schulautoritäten die gesetzgebende sei, ob Heinroth, Esquirol, Nasse, Jacobi, Hofbauer oder andere, so bin ich überdies so unglücklich organisiert, daß ich in allem, was glaubwürdige *Tatsachen* und *positive* Beobachtungen betrifft, diese wohl wörtlich abschreiben kann und mag, in allem dagegen, was bloße Meinungen, Ansichten und Auffassungen anbelangt, mich unwillkürlich zum eigenen Nachdenken aufgefordert fühle und nicht eher zur Ruhe komme, als bis ich in dem Gewirre der verschiedenen Meinungen mir zuletzt auch meine eigene gebildet und diese ausgesprochen habe.

Dies konnte ich denn nun auch in diesem Werke um so weniger unterlassen, als die Geisteskrankheiten gerade derjenige

Gegenstand waren, der mich unter allen Stücken der ärztlichen Praxis schon von meinen Knabenjahren an am meisten angezogen, und über die ich schon oft und vielfach nachgedacht, viel gelesen und beobachtet hatte, ehe mir die Beschäftigung mit dem vorliegenden Werke ein erneutes, gründliches Studium derselben zu ganz besonderer Pflicht machte. Je mehr ich aber in meinen Gegenstand eindrang, je mehr mich derselbe anzog, und je verschiedeneren Ansichten ich auf meinem Wege begegnete, um so mehr empörte mich der Zwang, den gewisse Kritiker unseren therapeutischen Schriftstellern auferlegen wollen, und ich konnte nicht anders, als die Fesseln sprengen. Da aber dieser Kampf mit mir selbst noch bis zu dem Augenblicke fortgedauert hat, wo ich die nachfolgenden Bogen für den Druck niederschrieb, so konnte es nicht ausbleiben, daß nicht auch Spuren davon noch in die Abfassung des Werkes übergingen, und ich nicht leicht einen bedeutenden Schritt vorwärts tat, ohne mich vorher noch einmal mit meinen Gegnern in ein Gefecht einzulassen und mir den Boden, den ich betreten wollte, zu freier, sicherer Fussung zu erkämpfen.

Billig denkende Leser werden mir dieses wohl zu Gute halten, wenn ich ihnen sage, daß keine von all den Ansichten und Absurditäten, denen ich hier und da entgegentrete, aus der Luft gegriffen ist, sondern daß die meisten derselben nicht nur hier und da, sondern Jahre lang, mir in mündlichen Unterhaltungen die Ohren zerrissen und in öffentlichen Blättern und Schriften die Augen gekränkt, und daß es endlich einmal Zeit war, dieselben ein-für allemal zu beantworten, soweit sie auf den hier vorliegenden Gegenstand Bezug hatten. Mehreres habe ich sogar nicht nur einmal, sondern an verschiedenen Orten wiederholt gesagt, weil ich nicht voraussetzen kann, daß jeder ein Buch von vorn bis hinten ganz durchlese, sondern manche es nur durchblättern, und dann ihre Unzufriedenheit äußern, wenn sie so außer allem Zusammenhang an Stellen kommen, die ihnen auffallend scheinen. Für diese mußte ein und derselbe ungewöhnliche Schritt, wenn er wiederholt vorkam, an jeder Stelle, wo er getan war, auf's Neue gerechtfertigt werden, um wenigstens aller *müssigen* und *unnützen* Kritik, wie die Hygäa sie jahrelang geübt, von vorn herein alle Motive wegzunehmen.

Der verständige, denkende, ernsthafte Kritiker wird schon ohnedies genug auszusetzen finden; diesem aber reiche ich im voraus freundlich die Hand, wie scharf er auch verfahren möge; denn dieser wird, wie jeder unbefangene Leser, trotz aller Mängel der vorliegenden Arbeit, doch wahrnehmen, daß ich keinen Schritt, keinen Federzug ohne vielfaches Nachdenken getan, ja daß mich mein Gegenstand mit vieler Liebe beschäftigt hat, und ich somit dem, der mir da, wo ich fehl gegangen, den rechten Weg zeigt, nur zum innigsten, aufrichtigsten Danke verbunden sein kann. Möchten sich doch recht viele Kritiker der Art finden, welche die mancherlei Ansichten, die ich geäußert, der Wissenschaft zu Liebe einer ernsten, gründlichen Besprechung unterwürfen: das würde mir selbst die schönste Belohnung für eine Arbeit von fast fünfzehn Jahren sein!

Paris, den 29. September 1854

G.H.G. Jahr

Einleitung

I.

Unter allen Zweigen der medizinischen und anthropologischen Wissenschaften ist wohl keiner, welcher ein höheres und lebendigeres Interesse böte, als die Geisteskrankheiten, jene Störungen des Lebens, welche dem Menschen sein Höchstes nehmen, und ihn mit einem Schlage von der obersten Stufe vernünftiger Wesen bis unter das vernunftloseste Tier hinabstürzen können, indem sie ihn nicht nur seiner Urteilskraft und Erkenntnisse, sondern auch seiner innigsten, heiligsten Gefühle berauben, sein Ich im innersten Grunde des Seins angreifen, und nach Charakter, Leidenschaften, Selbstgefühl und Selbstbewußtsein einen Anderen aus ihm machen, in welchem oft von dem früheren Ich auch keine Spur mehr fortlebt. Wohl fragen wir daher, wenn irgendwo, hier mit Recht nach dem Grunde solcher Erscheinungen, nach dem, was ihr Auftreten möglich macht und in dem Leben der Psyche selbst ihr Wesen konstituiert, vor allem aber nach den Mitteln, ihnen aus dem Wege zu gehen, oder, wenn sie einmal die Psyche ergriffen haben, ihrem Fortschritte Einhalt zu tun, und die gestörten Seelentätigkeiten wieder ins Gleichgewicht zu bringen.

Schon die Alten kannten diese Krankheiten: Hippokrates führt mehrere Beispiele von Tobsucht und akutem Wahnwitz an, und in den ersten Büchern der Bibel schon werden uns mehrere Fälle gestörten Seelenlebens erzählt, unter denen der des Königs Saul, dessen Wutanfälle musikalische Töne besänftigen, jedem Kinde bekannt ist. Bei Aretäus, Celsus und

27

Cölius Aurelianus finden wir sogar mehrere Kapitel, welche sich mit der Beschreibung und der Lehre von der Behandlung derartiger Krankheiten beschäftigen, und auch die Griechen widmeten ihnen nach Hippokrates noch eine besondere Aufmerksamkeit. Wie sehr zu den Zeiten Christi die unter dem Namen der Besessenen Bekannten, im Mittelalter auch die sogenannten Verzauberten oder Verwandelten, die Vampire etc., die Aufmerksamkeit auf sich zogen, darf ja wohl nicht erst gesagt werden. Dessen ungeachtet aber war es der neueren Zeit, ja fast dem Ende des vorigen Jahrhunderts erst, vorbehalten, diesem Teile der medizinischen Wissenschaft die verdiente Aufmerksamkeit zu schenken, die Lehre von den Seelenstörungen zu einem eigenen Zweige zu machen, und sie zu dem Range zu erheben, den sie heute mit vollem Rechte einnimmt.

Was Pinel und Esquirol in Frankreich getan, das taten später in Deutschland, nachdem Greding, Weikart und Langermann vorgearbeitet hatten, Reil und Hofbauer, denen in noch neuerer Zeit Heinroth, Harper, Schubert, Beneke, Ideler, und, nach einer anderen Richtung hin, Nasse und Jacobi folgten. Auch die Engländer blieben in diesem allgemeinen Bestreben nicht zurück, und lieferten besonders durch ihre an praktischem Gehalte reichen Werke, treffliches Material zu immer weiterem Ausbaue der Wissenschaft. Sind aber auf alle diese vielfachen Bemühungen hin, seit Pinels erstem Rufe, bisher auch schon gar manche Ketten jener Unglücklichen gefallen, welche fern von der menschlichen Gesellschaft, wie wilde Tiere angeschlossen, ihre Tage verbringen mußten; haben sich seit der Zeit auch schon manche Kerkertore geöffnet, um ihnen, wenn auch nicht volle Erlösung und Freiheit, so doch Trost und Linderung zu bringen; ja ist sogar auch in Hinsicht ihrer psychischen und diätetischen Behandlung ein großer Fortschritt der Zeit nicht zu verkennen: so heißt es doch auch hier und zwar namentlich in Absicht auf die medizinisch-pharmazeutische Therapie dieser Krankheiten:

„Noch viel Verdienst ist übrig, auf! hab' es nur"!

„Die Welt wird's kennen!"

Denn *heilen,* bestimmt und mit Sicherheit diese Kranken *heilen,* das bleibt eben doch zuletzt die hauptsächlichste und höchste Aufgabe der Wissenschaft. Und wie es in Betreff dieser Anforderung in den Lehrbüchern der alten Schule und namentlich in denjenigen derselben aussieht, welche noch nicht versucht haben, dieses Dunkel mit fremdem, dem Heiligtume unserer Schule entlehntem Lichte zu durchleuchten, das weiß ja wohl jeder Praktiker, der sich in schwierigen Fällen bei ihnen hat Rat und Auskunft erholen wollen. Wird die *Homöopathie* im Stande sein, mit der Fackel ihrer Lehren und Regeln in diesem Gebiete einen sichereren Wegweiser abzugeben, als die bisherigen Systeme? Wir wollen es hoffen, wie wir es wünschen; zu Lösung dieser Aufgabe einen Beitrag zu liefern, ist der Zweck des vorliegenden Werkes.

II.

Wie alle Praktiker wissen, umfassen die Grenzen, innerhalb welcher die Homöopathie von den Lehrsätzen und Systemen der alten Schule abweicht, keineswegs das gesamte Gebiet aller medizinischen Wissenschaften und Beobachtungen, sondern nur die *Therapie,* und in Betreff dieser eigentlich auch nur diejenigen Lehrsätze und Regeln, welche sich auf Behandlung und Heilung der Krankheiten durch Arzneien beziehen. Alles, was sich auf Medizin überhaupt, auf anatomische, pathologische, ätiologische und diagnostische Kenntnisse, Lehren und Erfahrungen bezieht, gehört daher weder der einen noch der andern Schule ausschließlich, sondern der Medizin überhaupt an, und darf oder kann nicht nur, sondern *muß* sogar von jedem *therapeutischen* Schriftsteller der homöopathischen, wie der allopathischen Schule, als bekannt und vor ihm schon abgemacht vorausgesetzt werden, wenn anders er nicht die Absicht hat, zugleich eine neue Nosologie und Pathologie seines Gegenstandes zu schreiben.

Da nun aber das Letztere nicht in unserem Zwecke liegt und nicht darin liegen kann, weil wir uns ausdrücklich vorgenommen, nur die Lücke auszufüllen, welche die bedeutenden Fortschritte der Psychiatrie in letzter Zeit immer noch in *therapeutischer* Hinsicht gelassen haben, so könnten wir eigentlich auch hier, ohne die *Pathologie* der Seelenkrankheiten zu berühren, uns nur an das halten, was über die Erkennung der anzeigenden Symptome und des in jedem Falle durch sie angezeigten Heilmittels zu sagen ist.

Dies würde nicht nur den Anforderungen der Kürze, sondern auch denen der Logik und Konsequenz gemäß sein; denn was gewisse Kritiker unserer Schule von der Notwendigkeit phantasiert haben, die es jedem therapeutischen Schriftsteller, der nicht für einen Ignoranten und Verächter aller Wissenschaft gelten wolle, zur ersten Pflicht mache, alles, was überhaupt je über den Gegenstand seiner Arbeit geschrieben worden, nochmals vorzubringen und wiederzukauen, das bedarf wohl erst keiner Widerlegung. Darum würden wir uns auch hier, ohne uns durch derartige alberne und zuletzt sogar *höchst unwissenschaftliche* Forderungen irre machen zu lassen, ganz ausschließlich nur mit dem beschäftigen, was zu Ausfüllung der besagten Lücke notwendig ist, wenn unser Gegenstand so beschaffen wäre, daß dabei in Absicht auf die verschiedenen Heilobjekte wirklich etwas festes als *allgemein* bekannt vorausgesetzt und der Therapie als Basis zu Grunde gelegt werden könnte.

Denn, überblicken wir alles, was seit dem Anfang dieses Jahrhunderts und namentlich in den letzten drei Decennien auf dem Gebiete der Seelenheilkunde geleistet worden, so kann uns nicht entgehen, daß ungeachtet der unverkennbaren, dankenswerten Fortschritte, welche die Pathologie derselben und die Unterscheidung der einzelnen Formen gemacht

hat, diese Wissenschaft doch noch weit entfernt ist, eine feste, sichere, allgemein gültige Basis zu haben, auf die jeder
therapeutische Schriftsteller ohne weiteres seine Lehre gründen könnte, ohne befürchten zu müssen, seine Leser in Betreff des besonderen Heilobjektes, das ihm bei jeder einzelnen
Form vorgeschwebt, in Ungewißheit zu lassen.

Diesem Übelstande zu entgehen, bleibt denn allerdings kein
anderer Rat, als bei Aufstellung einer Therapie auch in das
Gebiet der Pathologie und Nosologie hinüber zu schweifen,
und hier aus den verschiedenen, dahin gehörigen Werken und
Abhandlungen das zu entlehnen und für jede Form in eigene
Bilder zusammenzustellen, was für diese Formen als erfah-
rungsgemäß und allgemein angenommen vorliegt, und daraus
ein eigenes für eine *allgemein* brauchbare Therapie gültiges,
praktisches System zum Behufe der Leser und des richtigen
Verständnisses des Einzelnen zu konstruieren. So wenig wir
daher auf der einen Seite die Absicht haben, noch haben können, hier eine vollständige und umfassende Pathologie und
Nosologie der Seelenstörungen zu schreiben, so wenig können wir doch auch die dahin gehörigen Punkte ganz übergehen, wäre es auch nur, um über diejenigen derselben, über
welche die Schriftsteller geteilter Meinung sind, auch unsere
eigene Ansicht auszusprechen, und den Leser überhaupt in
den Stand zu setzen, den Gesichtspunkt, von dem wir bei Abfassung dieser Therapie ausgegangen sind, richtig zu erfassen,
und den Begriff deutlich zu erkennen, den wir dabei uns
selbst sowohl von unserm Gegenstande überhaupt, als auch
von den darin liegenden besonderen Heilobjekten und einzelnen krankhaften Erscheinungen in psychischer und pathologischer Hinsicht gemacht haben.

III.

Demzufolge müssen wir denn gleich hier in der Einleitung schon, und ehe wir noch an irgend eine besondere Betrachtung unseres Gegenstandes gehen, den äußeren Begriff desselben nach seinem Umfange und Inhalte deutlich zu erklären und bestimmt festzustellen, oder zu sagen versuchen, was wir überhaupt unter *Geisteskrankheit* oder *Seelenstörung* verstehen.

Welche Störungen im Gemüts- und Verstandesleben sind es, die diesen Namen verdienen? Gehören unter die Klasse der Irren bloß diejenigen ihrer Vernunft beraubten Narren, welche gar nicht mehr wissen, was sie tun, oder, wenn nicht bloß diese, wo ist dann die Grenze zwischen bloßen Verstimmungen des Gemüts oder heftigen Leidenschaften und wirklichem Irresein? Der Verschwender, der Wohllüstling, der Geizige, der Trinker und noch viele andere, welche durch ihr unbesonnenes, nur auf ihrer Leidenschaft beruhendes Handeln nicht nur sich selbst, sondern auch die Ihrigen unglücklich machen, sind sie weniger *geisteskrank,* als der, welcher durch nicht viel heftigere Neigungen zu Diebstahl, Mord oder Brandstifung getrieben wird? Der verkommene Tertianer, der sich zum Weltverbesserer berufen glaubt, politische Systeme schmiedet und Volkshaufen in Bewegung bringt; der verfehlte Schöngeist oder Philosoph, der sich für das erste Genie seiner Zeit hält, und alle, deren er nur habhaft werden kann, mit dem Vorlesen seiner Produktionen bedroht; der junge oder alte Geck, welcher in der Einbildung auf seine vermeintliche Schönheit und Liebenswürdigkeit das ganze schöne Geschlecht in sich verliebt sieht: wodurch unterscheiden sich diese und noch eine Unzahl ähnlicher Narren von den Wahnsinnigen, welche um ihrer verkehrten Ideen willen schon lange im Irrenhause sitzen?

Mehrere Schriftsteller definieren die Geisteskrankheit als einen Zustand der Gebundenheit oder Unfreiheit der Urteile, der Gefühle oder des Willens; andere wieder setzen sie in eine Umänderung der Gesetze, nach welchen im gesunden Zustande unser Denken vor sich geht; allein wo ist in dem einen, wie in dem anderen Falle wiederum die Grenze, welche mit Bestimmtheit Freiheit und Unfreiheit des Geistes, gesundes oder krankes Denken voneinander sonderte? Wie viele Urteile werden denn mit voller Freiheit des Geistes gebildet, und wie viele Schlüsse für ganz geistesgesund geltender Menschen gleichen nicht, bei Lichte besehen, oft denen eines vollen Narren, ohne daß es jemand einfiele, diejenigen, die sie machen, deshalb für verrückt zu halten?

Die einzige Grenzlinie, welche wir, unsern Beobachtungen zufolge, bis jetzt zwischen einem gesunden und krankhaften Geisteszustande haben ziehen können, scheint uns die in der Klarheit oder Verdunkelung des Bewußtseins liegende zu sein. Der Gesunde, welche Heftigkeit seine Leidenschaft auch erreichen und bis zu welchem Grade seine Selbstverblendung auch steigen möge, hat immer ein mehr oder weniger klares Bewußtsein und Gefühl seiner selbst; er kennt seinen geistigen und moralischen Zustand und kann darüber nachdenken; dem Narren hingegen fehlt dieses klare Bewußtsein; er erkennt und fühlt sich selbst anders, als er in Wahrheit ist, und *kann* den Irrtum nicht von der Wahrheit unterscheiden, wenn er auch wollte.

Wo daher nur irgend noch eine Spur von klarem Selbstbewußtsein und richtigem Selbstgefühle stattfindet, da ist auch noch keine Narrheit, noch keine wahre *Geisteskrankheit* im engeren Sinne vorhanden, indem diese zu ihrer Existenz notwendig eine Veränderung des *Ichs selbst,* in Absicht auf sein Selbstbewußtsein und sein Selbstgefühl, nicht aber auf seine einzelnen Erkenntnisse und Gefühle voraussetzt.

Demnach kann denn auch der Geizige, der Verschwender, der Wohllüstling, wie leichtsinnig und unbesonnen er auch handeln möge, so lange noch kein Narr genannt werden, als er sich seiner Triebe, Neigungen und Gefühle noch bewußt ist, das Verhältnis seines Ichs noch in klarer Anschauung zu diesen Gefühlen und Trieben beziehen und darüber nachdenken kann, wenn er will; und ebenso werden der vermeintliche Weltverbesserer, der eingebildete Schöngeist oder Schwärmer, der alberne Geck, gewisse Hypochondristen und andere Phantasten erst dann zu *Narren,* wenn ihnen die Möglichkeit verloren geht, sich ihr eigenes Ich mit den darinliegenden wahren und falschen Ideen in klarem Selbstbewußtsein vorzustellen, d.h. wenn diese Ideen nicht mehr der Erkenntnis und Prüfung unterworfen werden *können,* sondern *fix* werden, und das Ich nicht mehr seine subjektiven Wahrnehmungen von den objektiven, d.i. *sich selbst* und seinen wahren Zustand nicht mehr von *seinen Ideen* unterscheiden kann.

So läßt sich also, ohne weitere Erläuterung, jede wahre, diesen Namen verdienende Geisteskrankheit als ein *Zustand* definieren, *in welchem das klare Selbstbewußtsein und Selbstgefühl des Ichs in Beziehung auf seine eigenen Erkenntnisse und Gefühle mehr oder weniger getrübt ist.*

IV.

Mit dieser eben gegebenen Definition ist freilich noch nichts über die Grenzlinie gesagt, welche die *Geisteskrankheiten* als eigene, selbständige, *rein psychische* Zustände, von denjenigen Seelenstörungen oder Gemütsverstimmungen abschließt, welche durchaus nur als vorübergehende Symptome und Nebenleiden somatischer Erkrankungen angesehen werden dürfen, und die sich z.B. in der Trunkenheit, den hitzigen Fiebern, gewissen schmerzhaften Leiden und mehreren andern die Gehirntätigkeit beeinträchtigenden Krankheiten vorfinden.

In diesem Stücke ist nun allerdings die Abgrenzung nicht immer leicht, zumal da in vielen dieser Fälle, wenn auch nur *symptomatische,* so doch deshalb nicht weniger *reelle* Seelenstörung stattfindet, wie dies auch schon die Alten erkannten, wenn sie sagten:

Η μέθη μιϰϱὰ μανία ἐστίν

[„Trunkenheit ist die kleine Geisteskrankheit"]. Wollen wir aber diese Krankheiten und Zustände darum von den Seelenstörungen ausschließen, weil ihnen eine erweisliche somatische Ursache zu Grunde liegt, warum sollten denn diejenigen nicht auch ausgeschlossen werden, in denen diese Ursache zwar nicht erweislich, vielleicht aber nicht minder reell ist? Und werden endlich alle diejenigen psychischen Erkrankungen, bei denen sich somatische Zustände als Ursache voraussetzen lassen, wirklich von den Geisteskrankheiten ausgeschlossen und nur die zugelassen, in welchen die Psyche erweislichermaßen der alleinige und ausschließliche Sitz der Krankheit ist, wie viele Formen werden uns dann noch bleiben, welche wir mit Recht zu den reinen *Geisteskrankheiten* rechnen, und unter dieser Rubrik abhandeln dürfen?

Die ältere *physiologische* Schule Frankreichs machte deshalb mit den Seelenstörungen einst kurzen Prozeß, und beseitigte die Schwierigkeit, indem sie den gordischen Knoten zerhieb, und schlechtweg allen ohne Ausnahme ihre Existenz als *selbständigen Erkrankungen* absprach. Inwiefern jene Schule hierin Recht hatte, können wir hier nicht untersuchen, da eine solche Frage in das Kapitel von dem Wesen und der Natur der Geisteskrankheiten gehört, wo wir sie näher erörtern werden; wie aber auch die Antwort auf dieselbe ausfalle, so bleibt doch immer das wahr, daß es wenigstens der *äußeren Erscheinung* nach Krankheiten gibt, welche bloß die Psyche zu ergreifen und auf gar keiner somatischen Erkrankung zu beruhen scheinen, und es läßt sich demnach immer eine Definition denken, welche, ohne der Frage über das eigentliche, wahre Wesen dieser Krankheiten vorzugreifen, wenigstens die *äußeren Merkmale* angibt, denen zufolge dieser oder jener krankhafte Zustand in die Klasse der sogenannten *Geisteskrankheiten* oder in die der *somatischen* Leiden zu rechnen ist.

Wären sämtliche sogenannte Geisteskrankheiten stets frei von allen somatischen Nebensymptomen, so würde eine solche Definition nicht schwer zu geben sein, indem dann nur diejenigen krankhaften Zustände dahin gerechnet zu werden brauchten, in denen keine somatischen Symptome wahrzunehmen sind, und es würden durch diese Definition eben auch sogleich die oben genannten Zustände der Trunkenheit, des Fieberdeliriums, der apoplektischen und kataleptischen Bewußtlosigkeit und mehrere ähnliche von vorn herein ausgeschlossen werden. Dagegen aber würden dann auch nicht nur die Hypochondrie, sondern auch mehrere Arten von Melancholie, und noch mehr gewisse Fälle von Wut und akuter Verrücktheit, wie auch die lähmige Verwirrtheit, bei denen allen oft nicht wenige somatische Symptome vorkommen, oft in Zweifel lassen, zu welcher Art von Erkrankung man sie rechnen solle, während wir sie gegenwärtig wenigstens da immer den Geisteskrankheiten beizählen, wo sie nicht, wie z.B. die Tobsucht in einigen Fällen von Hundswut, klar und deutlich als bloße symptomatische Erscheinungen anderweitiger Erkrankungen dastehen.

Nur die *Ungewißheit,* in der wir zuweilen bei deutlichen Erscheinungen gestörten Seelenlebens über die ursächliche Existenz somatischer Veränderungen bleiben, gibt also stets den Unterscheidungsgrund ab, der uns alle diese Fälle den sogenannten *Geisteskrankheiten,* im Gegensatz zu den somatischen, beizählen läßt. Demnach können wir dann aber auch getrost, und ohne gegründeten Widerspruch zu befürchten, in Bezug auf die weiter oben schon begonnene Definition, weiter sagen, daß für uns eine sogenannte *Geisteskrankheit* allemal da stattfände, *wo ohne erweislich ursächliche Erkrankung irgend eines somatischen Organes das klare Selbstbewußtsein und Selbstgefühl des Ichs in Bezug auf seine eigenen Wahrnehmungen und Erkenntnisse mehr oder weniger getrübt erscheint.* [Diese beiden Definitionen – Geisteskrankheiten im engeren Sinn und geistige Störungen, außer solche somatischen Ursprunges oder vorübergehende – entsprechen etwa den großen heutigen Kategorien Psychosen und Neurosen. Jahr hatte noch keine so detaillierte Kenntnis über Wesen und Funktion des Unbewußten, dem sich Freud erst rund 50 Jahre später eingehend widmete.]

V.

Diese eben gegebene Definition grenzt, wie man sehen kann, den Inbegriff derjenigen Erscheinungen, welche wir in den vorliegenden Werke zu betrachten haben, mit großer Bestimmtheit nach psychischer und somatischer Seite hin ab, und würde daher wohl kaum einer weiteren Rechtfertigung bedürfen, wenn es nicht vielen auffallen könnte, daß wir darin zwar dem Gefühls- und Erkenntnisvermögen ihren verdienten Platz angewiesen, des bei den Seelenstörungen aber eben so sehr beteiligt scheinenden Willens auch nicht mit einer Silbe gedacht haben. Dies ist nicht ohne reifliche, allseitige Überlegung geschehen, und beruht auf einer psychologischen Ansicht, welche in dem ganzen Verlaufe dieses Werkes eine so durchgreifende Rolle spielt und so vielen anderen Annahmen und Anordnungen, sogar auch der von uns befolgten Einteilung der verschiedenen Formen, zu Grunde liegt, daß wir ihrer für das Verständnis alles folgenden notwendig ebenfalls gleich hier in der Einleitung erwähnen müssen. Unserer Ansicht nach ist nämlich der *Wille* gar kein so eigenes, unabhängiges Seelenvermögen, wie die meisten Psychologen und namentlich die auf Kantischem oder Friesischem Boden wurzelnden Philosophen aus ihm machen wollen, und noch weniger trägt sein Einfluß irgend etwas zu Gestaltung abnormer Seelentätigkeiten bei.

Die beiden einzigen Grundvermögen der Seele, welche wir anerkennen, sind:

1. das *Wahrnehmungsvermögen,* welches auf seinen verschiedenen Stufen als *Empfindung, Gefühl, Einbildungs- und Erinnerungskraft,* überhaupt aber als *synthetisch wahrneh-*

37

mendes oder *vernehmendes* Prinzip in der *Vernunft* tätig ist, und

2. das *Erkenntnisvermögen,* welches als *analysierendes,* unterscheidendes und vergleichendes, Begriffe und Vorstellungen, Ideen und Gedanken bildendes, überhaupt aber als *erkennendes,* alle Wahrnehmungen *verstehendes* Prinzip, im *Verstande* sich kundgibt. Von diesen beiden Vermögen gehen nicht nur alle erdenklichen Wahrnehmungen, Urteile und Schlüsse, sondern auch alle Wünsche, Begierden und Begehrungen der Seele, ja selbst unsere Taten und Handlungen aus, und was wir hierbei mit dem Namen des *Willensvermögens* belegen, ist weiter nichts, als die, nicht nur jedem jener beiden Vermögen, sondern überhaupt allen, auch körperlichen Organen, inwohnende Neigung, auf erregte Gefühlseindrücke oder Empfingungsreize hin durch tätige Gegenwirkung zu reagieren. Diese Reaktion konstituiert, wenn sich das Ich derselben, als auf seinen einheitlichen Zustand bezogen, bewußt wird, das, was wir Willen nennen, und hat die Tat oder, in Ermangelung ihrer Möglichkeit, das Begehren zur Folge. Nichts ist daher auch irriger und unrichtiger, als das, was man von der Unfreiheit oder Gebundenheit des Willens als der Ursache mancher Erscheinungen des gestörten Seelenlebens fabelt, indem es, aller unbefangenen Beobachtung und Erfahrung zufolge, nicht nur im krankhaften, sondern auch im gesunden Geisteszustand, gar nichts *Unfreieres, Unselbständigeres,* und an andere Tätigkeiten *Gebundeneres* gibt, als den Willen. Wie wahr dies ist, könnte uns bei nur einiger Aufmerksamkeit schon die tägliche Beobachtung lehren, daß jeder, *der es nur versteht,* den Willen des anderen ohne Vorwissen desselben auf tausendfache Weise durch Einwirkung auf seine Gefühle und Erkenntnisse nach Belieben bestimmen kann; was aber so, ohne Zutun des anderen und ohne sein Vorwissen, von außen her bestimmt, ja sogar oft mit fast mathematischer Gewißheit *berechnet* werden kann, das kann doch unmöglich *frei, selbständig* und *unabhängig* sein, sondern muß durchaus

von bestimmten Regeln und Gesetzen abhängen, die ihm unter gewissen Umständen einen notwendigen, *unvermeidlichen* Gang vorschreiben.

Was die Philosophen in dieser Hinsicht in den Irrtum geführt hat, das ist das Bewußtsein, welches der Mensch, dem Tiere voraus, von dem einheitlichen Zustande seines Ichs in jedem Momente des laufenden Spieles seiner erregten Gefühle und Erkenntnisse bis zur tatentscheidenden Stimmung hat; der gesunde Verstand entschließt sich mit Bewußtsein der bestimmenden Motive; dem Geisteskranken fehlt dieses sich selbst erkennende Bewußtsein; keiner von beiden aber hat die *Motive selbst* und somit auch nicht die letzte, tatentscheidende Stimmung in seiner Gewalt, indem diese nicht nur von der Summe der Empfindungen und Erkenntnisse abhängt, welche das betreffende Individuum im Laufe seines Lebens erworben, sondern auch von der Summe und Lebhaftigkeit derjenigen, welche in dem Augenblicke der Entscheidung seinen Gedächtnisse *zufällig* gegenwärtig sind.

VI.

Was aus dieser, wie es uns scheint, unwiderleglichen Ansicht von der absoluten *Unfreiheit* des Willens bei Gesunden und Kranken für die psychische Behandlung nicht allein der letzteren, sondern auch der ersteren folgt, werden wir am gehörigen Orte dieses Werkes näher erörtern; vor der Hand ist es uns nur um die Schlüsse zu tun, welche sich daraus weiter auf die Quellen machen lassen, aus denen die Erscheinungen gestörter Seelentätigkeit herfließen. Denn, je weniger wir dem *Willensvermögen* dabei eine Tätigkeit zuzuschreiben geneigt sind, um so mehr zieht die Existenz eines anderen nicht zu übersehenden Vermögens, dessen ungeheuren, tätigsten Einfluß auf das ganze Wollen und Tun des Menschen keiner leugnen kann, unsere ganze Aufmerksamkeit an sich. Wir meinen das ebenfalls dem *Wahrnehmungs-* oder *Empfindungskreise* angehörige *Gedächtnis* oder *Erinnerungsvermögen.*

Durch das Gedächtnis allein bilden sich die physischen und moralischen Begriffe, Ideen, Erkenntnisse, Gefühle, Neigungen und Abneigungen der Seele; was Erziehung, Erfahrung, Gewohnheit und andere Einflüsse in moralischer, gesellschaftlicher und wissenschaftlicher Hinsicht aus einem Individuum gemacht, und zur Bekämpfung gewisser Triebe, Neigungen und Charakterfehler, wie überhaupt zur Gestaltung seiner gesamten Denk- und Handlungsweise beigetragen, das konnten sie nur mit Hilfe des Gedächtnisses; und wenn dem Gesundesten und Gebildetsten alles so Erworbene je plötzlich in einer Nacht schwände, welchen verkehrten Trieben, Verlangen, Denkweisen und Handlungen würde derselbe sich nicht sogleich ausgesetzt sehen? Ja es ist sogar nicht zu viel gesagt, wenn wir behaupten, daß es allein das Gedächtnis ist, welches dem Menschen *das Bewußtsein seines einheitlichen Ichs gibt,* so wie andererseits das, was wir Willen nennen, nichts anderes ist, als das einheitliche *Selbstgefühl des Ichs;* durch das Gedächtnis allein zieht sich durch Stadien des menschlichen Lebens hindurch der Anfang mit dem Fortgang und dem Ende in Eins zusammen; nur mit Hilfe der Erinnerung an die Vergangenheit lebt heute noch im Manne und Greise dasselbe Ich fort, welches sich einst im Kinde, im Knaben und im Jünglinge seines Daseins freute, und wem die Erinnerung an die Vergangenheit ganz schwindet, um dessen Ich ist es getan; der wird von dem Augenblicke an ein anderer, und zwar so, daß, wenn mit dem Tode des Leibes oder mit einem neuen Leben die Erinnerung an das alte gänzlich vernichtet würde, sogar die Unsterblichkeit der Seele nur ein leerer Schall ohne Realität sein würde.

Spielen aber Gedächtnis und Erinnerung schon in der ganzen moralischen und psychischen Existenz des Menschen eine so große und wichtige Rolle, wie sollte ihre teilweise oder völlige

Beeinträchtigung nicht von höchsten Einfluße auf Unordnungen in den äußeren Erscheinungen des Seelenlebens sein? Bedarf es mehr, als der Vergessenheit des Vergangenen in Verbindung mit dem Vorschweben irgend eines lebhaften Traum- oder Phantasiegebildes, um aus einem kerngesunden Denker sogleich einen vollen Narren zu machen, der nach dem ihm gebliebenen Schatze seiner Erkenntnisse ganz richtig denken und schließen, dabei aber doch die allerverkehrtesten Neigungen, Begierden und Triebe offenbaren, die allerwidersinnigsten Handlungen begehen kann? Selbst die, allem gesunden Denken zuwiderlaufenden, wunderlichen Ideenassoziationen und auffallenden Gedankensprünge bei Irren können oft durch bloße Annahme einer Beeinträchtigung oder krankhaften Veränderung der Erinnerungskraft erklärt werden, und bei vielen sogenannten Schwach- oder Blödsinnigen besteht die ganze Seelenstörung oft weniger in einer Abstumpfung der Denkkraft, als viel öfter noch in einer übergroßen Tätigkeit der Phantasie, verbunden mit einer *Schwäche des Gedächtnisses,* welche macht, daß der Kranke auch nicht eine der stets in Masse sich zudrängenden Ideen nur einen einzigen Augenblick festhalten kann. Dasselbe gilt endlich von vielen sogenannten Monomanien, wie z.B. die wahnsinnige Mord-, Stehl-, Brandstiftungs-sucht, usw., wo es ebenfalls nur einer Beeinträchtigung der Erinnerung und des Gedächtnisses bedarf, um diesen oder jenen Trieb, der mehr oder weniger in jedem Menschen schlummert, den aber Erziehung, erworbene moralische und gesellschaftliche Begriffe und daher entsprechendes Ehr- und Gerechtigkeitsgefühl bisher in Schranken hielten, sogleich in voller Kraft nur darum ausbrechen zu lassen, weil das Gedächtnis nicht mehr, wie früher, dem Bewußtsein die Gründe vorhält, welche ehedem den Willen und die Tat des Kranken bestimmen.

VII.

Mit dem Gesagten soll indessen der Gedächtnis- oder Erinnerungskraft auch wieder kein größerer Einfluß auf die Äußerungen gestörten Seelenlebens zugeschrieben werden, als sie
ihrer Natur nach haben *kann.* Gleich Andern sehen auch wir
diese Kraft durchaus nicht als ein eigenes, besonderes *Grundvermögen* der Seele, sondern vielmehr nur als eine allgemeine,
jedem Seelenorgane zukommende Eigenschaft an, vermöge
welcher dasselbe zur Hervorbringung der ihm eigentümlichen
Bilder, Vorstellungen, Ideen, Begriffe, Empfindungen und
Gefühle erregt werden kann, und die, wie der Wille, vorzugsweise in den Erscheinungen des Wahrnehmungs- oder Emp-
findungs-Vermögens sich äußernd, sich von diesem unter anderem auch dadurch unterscheidet, daß sie nicht als bloßer
Folgezustand, sondern als wirklich tätige Eigenschaft auftritt, indem sie nicht nur dem Ich seine Wahrnehmungen,
Vorstellungen, Erkenntnisse und Gefühle zum Bewußtsein
bringt, sondern auch dem Erkenntnisvermögen aus dem
Schatze der durch das Gefühlsvermögen gegebene Eindrücke
aller Art Stoff und Material zur Bildung seiner Begriffe und
Urteile liefert; während dagegen der Wille in der Tat stets nur
als das nach außen gerichtete Tatbestreben einzelner Gefühle
oder des gesamten Selbstgefühles des einheitlichen Ichs erscheint.

Indem wir aber hieraus den Schluß ziehen, daß es in der Tat
zur Hervorbringung nicht nur eines gestörten Selbstgefühles,
sondern auch eines gestörten Selbstbewußtseins nicht mehr
bedarf, als der durch mangelhafte Erinnerungtätigkeit beein-
trächtigten *Selbstwahrnehmung des Ichs;* so verkennen wir
doch auf der andern Seite auch keineswegs den nicht minder
großen, *unmittelbaren* Einfluß, welchen ebenso das in seiner
Urteils-, Vergleichungs- und Unterscheidungskraft beein-
trächtigte *Erkenntnisvermögen,* selbst bei untadelhafter Erinnerungskraft und Wahrnehmungstätigkeit, nicht nur auf das

Selbstbewußtsein, sondern auch auf das *Selbstgefühl des Ichs* haben kann, und wir sind versichert, daß reichlich eben so viele Seelenstörungen in diesem, als in dem andern Grundvermögen der Seele ihre alleinige Quelle haben.

In dem einen oder dem andern dieser beiden Vermögen, d.h. in der Erkrankung der *Empfindungs- oder der Erkenntnistätigkeit,* wo nicht beider zugleich, *muß* sie aber notwendigerweise immer liegen, und nie kann sie, wie auch die Erscheinungen sich gestalten mögen, irgendwo anders, am allerwenigsten aber je im *Willen* gesucht werden, weil dieser stets als ein nach *außen* hin auf die *Tat* gerichteter *Folgezustand* des Selbstgefühls, nie aber als eine nach *innen* gehende Tätigkeit auftritt, und sich somit wohl als ein im Seelenleben *verändertes Moment,* niemals aber als ein *veränderndes Element* zeigen kann.

Selbst in denjenigen Erscheinungen, welche sich der äußeren Beobachtung vorzugsweise als eigentliche *Willensfehler* zu erkennen geben, wie z.B. *Eigensinn* und *Hartnäckigkeit* oder *Willensschwäche* und *Wankelmut,* liegen die Ursachen nicht im *Willen selbst,* sondern lassen sich stets aus einer krankhaft verstimmten Reizbarkeit der inneren Wahrnehmungsorgane erklären, indem diese entweder zu reizlos sind, um, bei Eigensinn und Hartnäckigkeit, neuen, den Willen *anders* bestimmenden Vorstellungen, Ideen und Gefühlen Raum zu geben, oder im Gegenteil allzu reizbar, um, bei Wankelmut und Unentschlossenheit, die ausschlaggebenden und fest bestimmenden Vorstellungen oder Gefühle lange genug dem Erkenntnisvermögen zur Unterscheidung und Vergleichung vorzuhalten. Denn auch der Eigensinnigste und Starrköpfigste, der auf keine Gründe hören will, läßt sogleich von seinem Trotze ab, wenn ihm irgend eine lebendige und überwältigende, seinem Willen eine andere Richtung gebende Gefühlsvorstellung vor die Seele tritt, und auch der Wankelmütigste kommt ohne Verzug zu einem festen Enschluß, sobald überwältigende Anziehung, d.h. lebhafte Vorstellung und Auffassung irgend eines überwiegenden Gefühlsgrundes, ihn mit Bestimmtheit mehr nach der einen als nach der andern Seite hinreißt.

VIII.

Mit allem bisher Erörterten haben wir freilich immer die Seelenstörungen nur erst von einer Seite her, d.h. von der rein *psychologischen,* betrachtet, und es fragt sich, ob die Definitionen, die wir gegeben haben, auch vor dem Richterstuhle der *Physiologie* werden bestehen können. Dies zu untersuchen, ist nun hier der Ort nicht, wo es sich bloß darum handelt, für's Erste nur unser Heilobjekt, oder, mit andern Worten, den Gegenstand des vorliegenden Werkes seinen äußeren Merkmalen nach deutlich zu erkennen und diejenigen Punkte anzugeben, welche denselben zunächst seinem Umfange nach bestimmt von allen verwandten Gegenständen abgrenzen und ihn dann auch in Absicht auf seinen Inhalt, oder das *in ihm* zu betrachtende, dem Leser zu klarer Anschauung vorführen können. Dies ist geschehen, und wir wissen nun, daß es die beiden Sphären der *Wahrnehmung* und der *Erkenntnis* oder des *Gemütes* und des *Verstandes* sind, deren nähere Betrachtung allein erforderlich ist, um uns über alle Erscheinungen gestörten Seelenlebens zu belehren.

Welchen Gang wir nun ferner bei unseren Betrachtungen einzuschlagen haben, ob wir uns bloß auf die *psychische* oder auch auf die *somatische* Seite, oder auf beide zugleich neigen, und bloß bei rein *psychologischer* Auffassung stehen bleiben oder auch die *physiologische* mit berücksichtigen sollen, das wird uns im Verlaufe dieses Werkes der Gegenstand und dessen stets allseitigere Kenntnis selber lehren, indem sich uns schon von selbst Fragen genug aufdrängen werden, deren Beantwortung sich nicht wird von der Hand weisen lassen. Im allgemeinen sind die verschiedenen psychiatrischen Schriftsteller nichts weniger als einig in Absicht auf die Auffassungsweise der psychischen Krankheiten, und es gibt in dieser Hinsicht in diesem Gebiete eben so viele verschiedene Schulen und Richtungen, als in andern Zweigen der Medizin, so daß es für Anfänger oft nicht gleichgültig ist, welchen psychiatrischen Autor sie für das Studium dieser Wissenschaft in die Hand nehmen. Wir werden ebenfalls späterhin erst sehen, welche von den verschiedenen gangbaren Ansichten der Wahrheit am nächsten kommt, und begnügen uns daher hier, dieselben nur historisch anzuführen. Im ganzen kann man darunter drei Hauptschulen unterscheiden, nämlich:

I. Die **psychologische Schule**, welche die Geisteskrankheiten bloß von *psychologischer* Seite betrachtet, sie für bloße Verirrungen der Seele hält und sie auch hauptsächlich nur durch *psychische* Mittel behandelt wissen will, wie z.B. *Heinroth, Ideler, Harper, Beneke* und andere, die aber dann unter sich wieder verschiedene Richtungen einschlagen, wie namentlich:

1. Die *rationalisitische* Richtung, welche die Krankheiten der Seele nach der Kritik der reinen Vernunft in die bekannten Kategorien bringt, unter denen dann der *Wille* keine geringe Rolle spielt, und als deren Vertreter *Kant* mit seinen Schülern, namentlich aber *Hofbauer* dasteht.

2. Die *naturphilosophische* Richtung, welche von der intellektuellen Anschauung des Absoluten ausgehend ihr System nach diesen Ansichten aufbaut und die Bedingungen zur Erkrankung der Psyche im Nervenleben sieht, wie sich dies bei *Reil,* ihrem Hauptvertreter, und auch in *Schuberts* Werken ausgesprochen findet.

3. Die *theologische* oder *christliche* Richtung, welche, ihr System an die biblische Offenbarungslehre anknüpfend, die Bedingungen zur Erkrankung der Seele in der *Sünde* sieht, und als deren Vertreter *Heinroth* dasteht.

II. Die **physiologische** oder **somatische** Schule, welche die Seelenkunde nicht auf Psychologie und noch weniger auf Metaphysik, sondern auf *physiologische* Unterlage gegründet haben will, und in der sich wieder *drei* verschiedene Richtungen unterscheiden lassen, nämlich:

1. Die streng *somatische Richtung,* welche gar keine Geist-eskrankheiten als für sich bestehend gelten lassen, sondern alle dahin gehörigen Erscheinungen nur als Symptome soma-tischer, organischer Erkrankungen angesehen will, und der besonders *Nasse, Friedreich* und *Jacobi* folgen.

2. Die *psychisch somatische* Richtung, welche zwar die Existenz psychischer Krankheiten als selbständiger Formen annimmt, dieselben dabei aber doch durch somatische Ver-hältnisse herbeigeführt sein läßt, und der sich besonders *Groos* und *Leupoldt* zuneigen.

3. Die *phrenologische* Richtung, welche die Seelenstörun-gen durchaus als selbständige Krankheiten ansieht, ihr Wesen aber in somatische Zustände der betreffenden Organe des Ge-hirns setzt, und welcher, nach *Gall* und *Spurzheim,* mehrere deutsche und englische Ärzte, namentlich Hirschfeld, Struve, Combe und andere folgen.

III. Die **praktische Schule,** welche, von keinem bestimmten System ausgehend, nur Tatsachen sammelt und beobachtet, und der sich besonders die französischen Ärzte nach *Esqui-rol,* sowie auch die meisten englischen nach *Cox* anschließen, und in der man wieder unterscheiden könnte:

1. Die *exspektierende* Richtung, welche, ohne an direkte Heilung zu denken, die Kranken nur pflegt, besorgt, und kei-ne Arzneien als nur gegen somatische Zustände reicht.

2. Die *medizinische* Richtung, welche durch zweckmäßige Arzneien direkt auf die Umänderung des krankhaften Seelen-zustandes zu wirken sucht.

IX.

Eine umfassende Auskunft über diese hier nur summarisch angeführten Schulen und Richtungen zu geben, verbietet uns leider der beschränkte Raum des vorliegenden Buches; wem aber an derselben gelegen, den können wir nicht besser, als auf *Friedreich's* „Versuch einer Literaturgeschichte der psychischen Krankheiten" (Würzburg 1830) verweisen, ein Werk, das, wenn es auch gerade keine direkte Beziehung auf die Praxis, und noch weniger auf homöopathische Behandlung der Seelenstörungen hat, doch immer sehr lehrreich und nützlich zu lesen ist, wäre es auch nur, um sich mit allem, was bisher in diesem Gebiete zu Tage gefördert worden, bekannt zu machen, und sich durch die Bekanntschaft mit so manchen wunderlichen Auswüchsen verirrter Spekulation vor eigenen Irrungen und unhaltbaren Theorien zu bewahren. Aus der sehr reichhaltigen Literatur selbst können wir sodann für unsern praktischen Zweck ebenfalls nur sehr wenig brauchen; doch verdienen auch hier einige Werke, namentlich um der in ihnen enthaltenen höchst interessanten Tatsachen willen, sowie auch wegen ihrer trefflichen pathologischen, d. i. somatischen und psychischen *Symptomatologie* der Seelenstörungen allerdings einer näheren Erwähnung, und wir heben unter denselben namentlich folgende hervor:

1) K.W. Ideler, Biographien Geisteskranker. Berlin, 1841.

2) G. Schubert, die Geschichte der Seele, Stuttgart, 1833.
– Krankheiten der menschlichen Seele. Stuttgart 1825.

3) Friedreich, Handbuch der allgemeinen Pathologie der psychischen Krankheiten. Erlangen, 1839.

4) J.C.A. Biermann, Auswahl ärztlicher Gutachten und praktisch wichtige Fälle der Seelenstörungen. Braunschweig, 1832.

5) J.M. Leupoldt, Lehrbuch der Psychiatrie. Leipzig, 1837.

6) J. Kerner, Geschichte Besessener neuerer Zeit. Karlsruhe, 1834.

7) Fr. Bird, Notizen aus dem Gebiete der psychischen Heilkunde. Berlin, 1835. – Pathologie und Therapie der psychischen Krankheiten. Berlin, 1836.

8) Griesinger, Pathologie und Therapie der psychischen Krankheiten. Stuttgart, 1845.

9) Schnitzer, Allgemeine Pathologie und Therapie der Geisteskrankheiten. Leipzig, 1846.

10) Esquirol, Des maladies mentales, etc. – Paris, 1838.

11) Georget, De la folie. Paris, 1820.

12) C.C.H. Marc, De la folie consideree dans ses rapports avec les questions medico-judiciaires. Paris, 1840.

13) Perfect, Select cases in the different species of insanity, lunacy or madness. 1787.

14) Cox, Practical observations of insanity. London, 1804.

In Bezug auf die zweckmässige *Einrichtung von Irrenhäusern,* passende Pflege, *hygienische Behandlung* der Irren dürften dann ebenfalls noch der Erwähnung verdienen:

1) Parkinson, on the act for Regulating Mad-Houses.

2) Horn, Erfahrungen über Krankenhäuser und Irrenanstalten, Berlin, 1818.

3) Leupoldt, Über wohlfeile Irrenanstalten. Erlangen, 1824. – Über Leben, Wirken und psychiatrische Klinik in einer Irrenanstalt. Nürnberg, 1822.

4) F. Groos, die Irrenanstalten als Heilanstalten betrachtet. Cassel, 1832.

5) Ferrus, Des Alienes, considerations sur l'etat des maisons qui le ur sont destinees. Paris, 1834.

6) Bird, Über Einrichtung und Zweck der Irrenhäuser für Geisteskranke. Berlin 1835.

7) Popp, kurze Beschreibung mehrerer Irrenanstalten. Erlangen, 1844.

Für diejenigen endlich, welche sich, wäre es auch nur aus *historischem Interesse,* mit den besonderen Ansichten der verschiedenen Schulen und Richtungen, die wir im vorigen Paragraphen erwähnt, durch eigenes Studium näher bekannt machen wollen, können wir dann noch anführen:

1) K.W. Ideler, Grundriß der Seelenheilkunde. Berlin, 1835 – 1838.

2) Hofbauer, J.Ch., Untersuchungen über die Krankheiten der Seele und verwandte Zustände. Halle, 1802 – 1807.

3) Reil, Rhapsodien über die Anwendung der psychischen Kurmethode auf Geisteszerrüttungen. Halle, 1803.

4) J.C.A. Heinroth, Lehrbuch der Störungen des Seelenlebens. Leipzig, 1828.

5) Jacobi, Betrachtungen über Pathologie und Therapie der mit Irresein verbundenen Krankheiten. Elberfeld, 1830.

6) Groos, über das Wesen der Seelenstörungen. Heidelberg, 1827.

7) Klenke, System der organischen Psychologie. Leipzig, 1822.

X.

Mit dem, was wir bisher erörtert, hoffen wir nun auch zugleich alles berührt zu haben, was zur Feststellung des Gesichtspunktes, von dem wir bei unserer Arbeit ausgegangen, und zur Einleitung in das richtige Verständnis alles folgenden vorausgeschickt werden mußte, und wir könnten nun sogleich an die Betrachtung der *einzelnen Formen* der Seelenstörungen und die Anweisung zu ihrer Behandlung gehen, wenn sich dem nicht gleich unmittelbar wieder neue Schwierigkeiten entgegenstellten, die sich nicht mit nur einigen Worten beseitigen lassen.

Denn, um die einzelnen Formen aufführen zu können, müssen wir, da die verschiedenen Schriftsteller unter sich selbst noch keineswegs einig über dieselben sind, notwendig zuvor schon über die wahre *pathologische* Natur der Geisteskrankheiten uns verständigt haben und darüber einig sein, ob wir diese verschiedenen Formen nach *somatischen* oder rein *psychologischen* Merkmalen einteilen und unterscheiden sollen; um aber dies zu erkennen, ist wieder erforderlich, daß wir, hiervor noch nicht nur sämtliche Erscheinungen des gestörten Seelenlebens überhaupt, d. i. die *allgemeine Sympto-*

matologie der Geisteskrankheiten, sondern auch die *äußeren Umstände* und *inneren Veränderungen,* deren Folge sie sein können, d. i. ihre *ätiologischen* Verhältnisse näher in's Auge gefaßt haben. Aber auch sogar in dem Falle, daß wir über die verschiedenen, unserer speziellen Betrachtung zu unterwerfenden einzelnen Formen einig wären, würden wir doch noch nicht unbedingt uns mit denselben beschäftigen können, ohne ebenfalls zuvor noch über die Behandlung der Geisteskrankheiten im *allgemeinen* einig geworden zu sein. Denn, wenn wir auch davon absehen wollen, daß selbst die allerverschiedensten Formen einer und derselben Krankheitsklasse stets die *gemeinsamen* Charakterzüge dieser Klasse an sich tragen und ihre Behandlung um so leichter wird, je bestimmter die der ganzen Klasse festgestellt ist: so kommt doch hier noch ein ganz besonderer Umstand hinzu, der es absolut unmöglich macht, einen einzigen gegebenen Fall mit Sicherheit zu behandeln, ohne zugleich die Behandlung aller andern nur irgend möglichen Fälle zu kennen. Blicken wir nämlich aus den Lehrbüchern heraus in die tägliche Praxis, so kann uns nicht entgehen, daß in dieser nie eine einzige Form so rein vorkommt, wie die abstrakte Darstellung in den Lehrbüchern sie gibt und für ihre deutliche Erkenntnis geben muß. Ja nirgends treten die einzelnen Formen in der Wirklichkeit wohl mehrfach verbunden und durcheinander gewirrt auf, als eben bei den Geisteskrankheiten.

Soll daher der Praktiker, wenn ihn bei solchen gar nicht vorauszusehenden, aber täglich vorkommenden Komplikationen, die speziellen Anweisungen verlassen, nicht absolut ratlos dastehen, so muß er notwendig außer diesen noch einen allgemeinen Haltpunkt haben, bei dem er sich über alle etwa auftretenden therapeutischen Anzeigen ohne Rücksicht auf eine bestimmte Form Rats erholen, und über die Mittel belehren kann, welche der vorliegenden zufälligen Komplikationen entsprechen. Dies ernötigt dann aber nicht nur eine allgemeine Angabe und Besprechung aller in dieses Gebiet gehörigen

Arzneien und Nachweis ihrer allenthalben anwendbaren Heilanzeigen, sondern auch eine allgemeine Aufführung aller für
die verschiedensten Fälle denkbaren Anzeigen, mit Angabe
der Heilmittel, welche in Folge dieser sich zur Anwendung
empfehlen können.

Fassen wir dies mit dem weiter oben Gesagten zusammen,
so treten uns im ganzen *sechs Hauptpunkte* entgegen, welche,
ehe wir an die Betrachtung der einzelnen Formen gehen können, notwendig zuerst einer ausführlichen Erörterung bedürfen, nämlich: die *Symptomatologie,* die *Ätiologie,* die *Wesen-
und Formenlehre,* die *Heilmittelkenntnis,* und die *Anzeigenlehre* der Geisteskrankheiten im *allgemeinen.* Diese Punkte
aber nur in der Einleitung zu besprechen, ist nicht tunlich,
weil sie zu wichtig sind und zu ihrer Erörterung
reichlich eben so viel Raum bedürfen, wie die Betrachtung der
einzelnen Formen zusammengenommen. Demnach zerfällt
uns zuletzt unsere Aufgabe in *zwei* gleich wichtige *Teile,* deren *Erster* die *allgemeine Therapie* der Geisteskrankheiten zu
berücksichtigen hat, während der Zweite erst die *spezielle
Therapie* näher in Betracht ziehen kann, mit deren ersterem
wir nun aber auch sogleich und ohne weitere Einleitung beginnen können.

ERSTER TEIL

Allgemeine Therapie

Erstes Kapitel

Allgemeine symptomatologische Darstellung des Krankheitsbildes

§ 1

Wie in allen Krankheiten, so nehmen wir auch bei den Seelenstörungen eine Menge Erscheinungen wahr, welche, ohne an sich selbst schon Krankheit zu sein, und ohne durch ihre Anwesenheit allein schon notwendig eine Störung der Lebensharmonie vorauszusetzen, sich auch bei den gesündesten Menschen finden, und an sich selbst nur erhöhte oder beschränkte Tätigkeit irgend eines Organes bekunden. Dahin gehören, bei den Seelenstörungen, alle Zeichen aufgeregter Leidenschaft, erhöhter oder verminderter Phantasie, alle unterdrückten und herabgestimmten oder gesteigerten und überreizten Gefühle, Täuschungen der Sinne und der Phantasie, falsche, irrige Vorstellungen und Ideen, auf unrichtigen Urteilen und Schlüssen beruhend, wie überhaupt alles, was sich nur irgend im Gemüts-, Gefühls- und Verstandesleben als außergewöhnlich auftretend zeigen kann. Keine von allen diesen Erscheinungen konstituiert an sich selbst das, was wir Geisteskrankheit oder Seelenstörung nennen; jede derselben aber, indem sie gewissermaßen die Züge liefert, aus denen das gesamte Bild besteht, bildet einen integrierenden Teil desselben, und muß in der Zeichnung desselben dargestellt werden.

Deshalb sollten wir eigentlich hier alle Seelentätigkeiten der Reihe nach durchgehen, und so viel Klassen von Symptomen machen, als es überhaupt verschiedene Arten jener Tätigkeiten gibt; da sich aber alle diese Arten auf die beiden in der Einleitung nachgewiesenen psychischen Hauptquellen der abnormen Erscheinungen zurückführen lassen, so können wir dieselben für unsere Betrachtung auch unter diese beiden Gesichtspunkte, als *gestörte Wahrnehmungen* (Empfindungen und Gefühle) und *gestörte Verstandestätigkeiten* zusammenfassen. Mit den dahin gehörigen Symptomen sind aber doch noch nicht alle die gegeben, welche zu einer vollkommenen und allseitigen Auffassung des Krankheitsbildes erforderlich sind.

Denn wie keine *somatische* Krankheit auftritt, ohne sich zugleich auch in dem Zustande des Gemütes mehr oder weniger auszusprechen; ja wie oft dieser Zustand allein dem somatischen Bilde seinen eigentümlichen Charakter aufdrückt: so sind auch die meisten Seelenstörungen mehr oder weniger immer von somatischen Nebenzeichen oder von Symptomen begleitet, welche sich in veränderten Körperzuständen, veränderter Beweglichkeit, Eßlust, Verdauungstätigkeit, organischen Cerebralfunktionen. Hautbeschaffenheit etc. aussprechen. Auch diese Zeichen verdienen daher eine nicht minder aufmerksame Berücksichtigung.

Endlich aber sind es nicht bloß alle diese *psychischen und somatischen* Zeichen an sich, die uns zu voller Erkenntnis des Krankheitsbildes notwendig sind, sondern es gehört hierzu auch noch der Zusammenhang derselben unter sich, die Folge, in der sie von Anfang bis zum Ende auftreten, d.h. die Geschichte oder Übersicht des *Verlaufes und der Ausgänge* der Seelenstörungen im allgemeinen. Demnach erhalten wir im ganzen *vier* wesentliche Punkte, auf die wir bei Betrachtung der symptomatologischen Äußerungen der Seelenstörungen unsere Aufmerksamkeit zu richten haben, nämlich:

1. *Die gestörten Wahrnehmungen und Empfindungen;*
2. die *gestörten Verstandestätigkeiten;*

3. die *somatischen* Zeichen und Erscheinungen;
4. die zum *Verlauf* und zu den *Ausgängen* der Seelenstörungen gehörigen Erscheinungen.

Wollte man noch weiter gehen, so könnte man diesen vier Punkten auch noch einen besonderen Artikel über die etwaigen *Komplikationen* anreihen, welche die Seelenstörungen mit anderen Krankheiten eingehen können, und überdies auch noch die *inneren,* durch die *pathologische Anatomie* nachgewiesenen, oder doch als wahrscheinlich mit den Seelenstörungen in Verbindung zu bringenden, materiellen Erscheinungen und Veränderungen mit hierher rechnen; allein einerseits wird das, was sich über etwaige *Komplikationen* sagen läßt, notwendigerweise schon von selbst seine Stelle bei Besprechung des *Verlaufes* und des *Ausganges* der Seelenstörungen finden; und in Betreff der anatomischen Veränderungen haben wir für besser und zweckmäßiger gehalten, dieselben dem Kapitel von *den Ursachen,* welche zur Entstehung von Geisteskrankheiten beitragen können, anzureihen: so muß nach allem zu vollkommener Erfassung des Gesamtbildes unseres Gegenstandes uns eben nur die *vier* genannten Punke übrig bleiben, die wir nun auch in der angeführten Ordnung betrachten.

I.

Gestörte Wahrnehmungen und Empfindungen

§ 2

Ehe wir an die Aufzählung der hierher gehörigen Erscheinungen gehen, müssen wir notwendig zuvor einige allgemeine Bemerkungen über das Vermögen, dem dieselben angehören, und dessen Umfang oder Wirkungssphäre vorausschicken. Wie wir schon in der Einleitung angedeutet, begreifen wir nämlich unter *Wahrnehmungen* alles, was, sei es von dem sogenannten Gefühle, oder von den Sinnen angeschaut wird, und unterscheiden, je nach den verschiedenen Entwicklungsstufen des Geistes, sowohl für die Erkenntnisse, als auch für die Wahrnehmungen:

I. die Gefühlsstufe, auf welcher das Gefühl überwiegend ist, und welche, der Folge nach, wieder in die zwei Grade der *Sinnlichkeit* und des *Gemütes* zerfällt, und

II. die Erkenntnisstufe, auf welcher das bewußte Erkennen zu seiner höchsten Entwicklung kommt, und in der wir wieder, ebenfalls in Bezug auf ihre Entwicklungsfolge, die beiden Grade des *Verstandes* und des *Geistes* unterscheiden können.

In der niedrigsten dieser Ordnungen, der der *Sinnlichkeit,* welche die der allerfrühesten Kindheit ist, tritt das *Wahrnehmungsvermögen als empirisches Erfassen* auf, vermöge dessen die Dinge als Ganze, als sinnlich dargestellte Einheiten angeschaut werden, während das *Erkenntnisvermögen,* als sinnliches Unterscheidungsvermögen, auf dieser Stufe die Mannigfaltigkeit der Einzelvorstellungen, welche die Erinnerung festhält oder wiedergibt, in ihrer Verschiedenheit erkennt, und das *einheitliche Reaktionsbestreben* des noch wenig selbstbewußten Ichs sich als ein instinktartiges, auf unbewußten Trieben beruhendes Begehren oder Verabscheuen nach außen hin kundgibt. Das Unterscheiden oder Erkennen des Mannigfaltigen ist aber auf dieser Stufe noch sehr verworren, und die Unterscheidung des Ichs von der Außenwelt noch sehr dunkel, indem es die allererste Stufe des menschlichen Bewußtwerdens ist.

Auf der nächsthöheren Stufe der Intelligenz, der des Gemüts, wird das früher bloß als sinnliche Anschauungskraft tätige *Wahrnehmungsvermögen* zum *Empfindungs- und Gefühlsvermögen,* vermöge dessen das Ich nicht nur gegebene Gegenstände, sondern auch die verschiedenen *Seelenzustände,* in denen es sich befindet, zuerst als einzelne geistige Anschauungen erfaßt, welche die *Erinnerung* als Gefühle und Empfindungen festhält und sie dem erkennenden Verstande,

mit den sinnlichen Anschauungen zusammen, zur Vergleichung und Unterscheidung überliefert; wodurch dann, da das
rein empirische Denken der vorigen Stufe nun zum abstrakten
wird, neue eigentümliche Zusammensetzungen der Bilder,
Vorstellungen und Begriffe gegeben werden, bei denen die
Erinnerungskraft als *produktive Einbildungskraft* in der
Phantasie tätig erscheint, ihre Produktionen aber vom Wahrnehmungsvermögen als einheitliche *Ideen der Einbildungskraft* angeschaut oder vielmehr gefühlt und empfunden werden, indem das Denken auf dieser Stufe mehr nur ein *bewußtes Fühlen,* als ein scharf die Begriffe trennendes und klar ihre
Unterschiede erfassendes urteilen, und daher auch das *Selbstbewußtsein* mehr ein *bewußtes Selbstgefühl,* als eine scharfe
logische Unterscheidung des Ichs ist. Daher ist diese Stufe
auch die des Glaubens, insofern wir unter diesem den Inbegriff der Gefühlsanschauungen verstehen, und das einheitliche Reaktionsstreben des Ichs äußert sich hier als der auf
empfundene Neigungen gegründete *Gefühlswille* und als *Leidenschaft.*

Hierzu gesellt sich nun auf der *dritten,* von uns als *Verstandesleben* bezeichneten Stufe ein gewisses Übergewicht des
Verstandes über das Gefühl, indem hier das erkennende, son-
dernde und trennende Unterscheidungsvermögen seine sinnlichen und geistigen Gefühle und Anschauungen untersucht,
und sich seines Ichs im Gegensatze zu seinen Ideen immer klarer bewußt wird, wodurch das *logische Selbstbewußtsein* entsteht. Auf dieser Stufe tritt die, zwischen Wahrnehmungsvermögen und Erkenntnisvermögen als vermittelnde Tätigkeit
dastehende Erinnerungskraft, als *Gedächtnis* auf; das Gefühl
und die Gefühlsanschauungen des Wahrnehmungsvermögens
spielen eine untergeordnete Rolle; die vorherrschende analy-
sierende Tätigkeit des Verstandes verwandelt den Glauben in
Zweifel, dessen endliche Resultate dann abermals dem *Wahrnehmungsvermögen* überliefert und von diesem als *einheitliche Erkenntnisse* und *erlangtes Wissen* geistig angeschaut

werden, während die einheitliche *Reaktionswirkung des Ichs* nach außen hin sich als *selbstbewußter Wille* zu erkennen gibt.

Damit ist dann aber zugleich der Übergang zur höchsten, von uns als *Geist* bezeichneten Stufe der Intelligenz gegeben, auf welcher, in höchster, harmonischer Ausbildung der beiden Grundvermögen der Seele, das *Wahrnehmungsvermögen* sich als *reine,* in der Mannigfaltigkeit seiner Sinneseindrücke, Gefühle und Erkenntnisse, *deren Einheit anschauende Vernunft* offenbart; das Erkenntisvermögen aber, als allseitig ordnender, sein eigenes Ich und die in demselben liegenden Ideen, Kenntnisse und Gefühle klar erfassender und unterscheidender *Verstand* erscheint; das *Gedächtnis* zur bewußten, alle sinnlichen und geistigen Begriffe und Ideen des Ichs umfassenden, abstraktesten Tätigkeit aufgestiegen, und das Reaktionsstreben des Ichs nach außen zum *sich selbst erkennenden, überlegten Willen* geworden ist; welcher letztere aber deshalb auch hier noch nicht *frei,* sondern immer nur eine unabänderliche *Folge* des geistigen Gesamtzustandes des Ichs ist und bleibt, als dessen dem Ich selbstbewußte, äußere Offenbarung er angesehen werden muß. [Diese Stufen als Teile eines philosophisch orientierten Denkmodells − Der Kantsche Einfluß ist unverkennbar − dürfen nicht verwechselt werden mit den Phasen oder Stufen im Sinne der modernen Entwicklungspsychologie.]

§ 3

Dem Gesagten nach spielt also das *Wahrnehmungsvermögen* vorzüglich auf der Stufe *der Gefühle,* d. h. in *Sinnlichkeit* und *Gemüt,* seine Rolle, und es werden daher hierher nicht nur alle auf *Empfindung* und *Gefühl,* sondern auch alle auf die verschiedenen *Sinneswahrnehmungen* und *Phantasie-Anschauungen* bezüglichen Erscheinungen mit in dieses Gebiet zu rechnen sein.

Sehen wir uns nun nach diesen Erscheinungen um, so ist das erste und auffallendste Symptom, dem wir hier begegnen, sogleich die mehr oder weniger ausgesprochene *Furcht* und *Angst,* welche fast alle Verrückten eigen ist, und die sich in allen ihren Handlungen, Reden und Geberden zu erkennen gibt. Bei den Melancholischen ist es dieses Symptom, welches oft die einzige Ursache ihrer Traurigkeit und Niedergeschlagenheit ausmacht, selbst ohne daß sich eine bestimmte, furchterregende oder ängstigende einzelne Idee auffinden ließe, und auch bei Tobsüchtigen sogar verdanken die Wutfälle nicht selten diesem Gefühle allein ihren Ausbruch; woher dann auch das *Mißtrauen,* die *Menschenscheu,* der Hang zur *Verheimlichung,* wohl auch zum *Verkriechen* und *Entfliehen,* der sich bei den meisten Geisteskranken findet, und der es dem Arzt und ihrer Umgebung, so sehr schwer macht, ihr Vertrauen zu gewinnen. Der kleinste Vorfall, oft ein bloßes Geräusch, eine unerwartete Anrede kann sie in den heftigsten Schrecken versetzen, und nichts wirkt gewöhnlich nachteiliger auf ihren Zustand zurück, als derartige Gemütsbewegungen.

Diesem Angst- und Furchtgefühl ist dann vielleicht auch die *große Ehrfurcht und Dankbarkeit gegen Wohltäter* (Arzt, Aufseher etc.), sowie gegen alle *religiösen Zeremonien* zuzuschreiben, die man nicht minder häufig bei fast allen Geisteskranken, ja selbst bei denen findet, welche im gesunden Zustand gar keine Spur davon zeigten. Selten vergessen Irre erhaltene Wohltaten, und, welche Abneigung sie auch sonst gegen Menschen und Gesellschaft haben mögen, so bezeigen sie doch stets ihrem Wärter und ihrem Arzt, wenn dieser sie liebreich, verständig und mit Festigkeit behandelt, ihre Zuneigung und fast kindliche Ehrfurcht; ja sogar die ihnen von diesen Personen auferlegten Strafen nehmen sie meist mit unterwürfiger Ergebung auf. Und dieselbe Ehrfurcht zeigt sich dann auch in Bezug auf religiöse Handlungen und Zeremonien, denen diese Kranken gewöhnlich gern und mit großer Andacht beiwohnen, ohne daß gerade hierzu der Grad von Melancholie sie triebe, in welchem man andere aus *Verzweiflung an ihrem Seelenheil* oft Tag und Nacht niederknien und beten sieht, mit Weinen und Händeringen.

Dieser Ehrfurcht gegen ihre Wohltäter steht dann aber bei den meisten Irren zugleich eine *große Neigung zum Zorn* und *zur Rachsucht* entgegen. Der kleinste Scherz, der unschuldigste Spaß wird von ihnen übelgenommen; durch die geringste Widerrede glauben sie sich beleidigt, und so selten sie erhaltene Wohltaten vergessen, ein so gutes Gedächtnis haben sie auch für erlittene Beleidigungen, das oft bis zum unversöhnlichsten Groll gegen Personen geht, die ihnen ihrer Meinung nach Unrecht getan haben.

Übrigens ist das *Gefühl für Recht und Unrecht* gewöhnlich nicht minder bei ihnen entwickelt; fast alle schämen sich, wenn sie auf unrechten Handlungen ertappt und überführt werden, oder suchen ihre Streiche zu verbergen, und wissen recht gut, ob sie eine ihnen zuerteilte Strafe verdient haben oder nicht. Selten sieht man Rasende oder Tobsüchtige, die nach dem Anfall nicht stets um Verzeihung bäten für das, was sie während desselben könnten begangen haben.

Auffallend ist aber dabei die *List* und *Verstellung,* die man nicht nur bei bösartigen Tobsüchtigen und offenbaren Narren, sondern selbst bei den sonst unschuldigsten Melancholikern antrifft. Um einen beabsichtigten Selbstmord, eine lang gehegte Rache oder sonst einen Streich auszuführen, wissen sie ihre wahren Absichten oft so zu verheimlichen, ihre wahren Gefühle und Meinungen so zu verbergen und gehen bei Ausführung ihrer Anschläge oft mit solcher Umsicht und Bedachtsamkeit zu Werk, daß selbst der aufmerksamste Beobachter, der geübteste Wärter und der scharfsehendste Arzt von ihnen betrogen werden kann. Dabei zeigen sie dann alle eine *Hartnäckigkeit* und *Ausdauer* in ihren Vorsätzen, die Erstaunen erregt; selten läßt der Irre sich von einer Idee, die er sich einmal in den Kopf gesetzt hat, abbringen; was sie wollen, das suchen sie in ihrem *Eigensinn* auf alle nur mögliche Weise durch Bitten oder Drohungen zu erlangen, und nicht selten kann man die heftigsten Paroxysmen von Weinen und Heulen, oder gar von Wut und Tobsucht, erfolgen sehen, wenn man ihnen das Verlangte nicht mit der gehörigen Vorsicht und Schonung verweigert.

§ 4

Eine ganz besondere Beachtung verdienen sodann die ungewöhnlichen *Triebe, Neigungen* und *Abneigungen* dieser Kranken. Gewöhnlich sieht man bei ihnen eine große *Gleichgültigkeit* und *Kälte,* wo nicht sogar *Haß* und *Abneigung* gegen ihnen sonst teure, werte Personen, oder eine unwiderstehliche Antipathie gegen gewisse, ihnen früher ganz unbekannte Menschen, während sie für andere, ihnen nicht minder fremde, oft mit großer Zärtlichkeit und Liebe erfüllt sind, und ihnen auf alle nur erdenkliche Weise ihre Zuneigung zu erkennen geben. Dasselbe findet in Bezug auf gewisse Tiere statt, sowie in Bezug auf gewisse sonst ganz indifferente Gerüche, gewisse Arten von Geräusch und namentlich für *Musik,* von deren Tönen einige sogleich bis zu Tränen gerührt, oder doch besänftigt, andere dagegen in die heftigste Wut gerührt, oder versetzt werden. – Hierher gehört auch das bei den meisten Irren beobachtet große Verlangen nach *Schnupftabak,* das aus einem Bedürfnis zu entspringen scheint, das überreizte Geruchsorgan zu befriedigen.

Ebenso bekannt ist ferner die unwiderstehliche *Neigung zum Weinen,* die sich besonders bei Melancholikern findet, oder der Trieb zum *Lachen,* zum *Singen,* zum *Pfeifen* und zum *Reden mit sich selbst,* der sich bei vielen Irren zeigt. Viele hört man stunden-, ja tagelang dieselbe Sache, dieselben Worte wiederholen, andere laufen umher, oder gehen beständig auf und ab, oder stampfen mit den Füßen; noch andere, besonders Tobsüchtige, haben einen unwiderstehlichen *Hang zur Zerstörung,* der sie treibt, alles zu zerreißen, was ihnen in den Weg kommt, zu beißen, zu spucken, zu schlagen und andere zu verletzten und zu beleidigen. Bei einigen geht dieser Trieb in offenbare *Mordsucht* und großen *Hang zur Grausamkeit,* oder in die Lust über, allen nur erdenklichen *Schaden zu stiften,* die Leute miteinander zu verhetzen, ihnen Böses nachzureden usw. Bei wieder anderen Kranken findet man einen unwiderstehlichen Trieb *Feuer anzulegen* oder zu *stehlen.* Noch andere entwickeln einen großen Hang zur *Mimik,* zum Spott, zur Satire, zum Possenmachen, zum Prophezeihen, zur Unterhaltung mit Geistern, besonders aber zum *Versemachen.* Der letztere dieser Triebe ist reichlich eben so häufig bei den Narren in den Irrenhäusern, als bei denen, die zur Zeit noch frei in der Welt und Gesellschaft herumlaufen. Sehr häufig ist auch der *Hang zum Vornehmtun,* und wenn es je den Republikanern gelingen sollte, alle Fürsten und Könige, Herren und Gewaltige von ihren Thronen zu stürzen, so werden diese doch bis ans Ende der Tage in den Narrenhäusern nie fehlen. Auch der Trieb zur *Kritik,* die *Neigung, alles zu tadeln,* findet sich nicht selten sehr deutlich bei Irren ausgesprochen, und wenn man oft sagt, daß Kinder und Narren die Wahrheit sagen, so kommt dies nur von dem großen Hang her, welchen diese Letzteren haben, auf alle Fehler und Mängel der sie umgebenden Personen zu achten und dieselben mit einem Scharfblick zu erkennen, der selten so bei Gesunden gefunden wird. Bei einer großen Anzahl von Irren ist ferner der *psychische Geschlechtstrieb* auf auffallende Weise erregt: Schamlosigkeit, Neigung sich zu entblößen und nackt zu gehen, Singen unzüchtiger Lieder, Hang zum verliebten Küssen und die allerunsinnigste Eifersucht werden in gar vielen Formen angetroffen, und die meisten Irren sind dem Laster der Onanie auf die schauderhafteste Weise ergeben, ja zeigen oft eine große Vorliebe für die allerunnatürlichsten Weisen den Geschlechtstrieb zu befriedigen.

Endlich aber ist es auch noch der *Hang zum Selbstmord,* der als ein nicht minder häufiges Symptom Erwähnung verdient. Nie können Irre in dieser Hinsicht genug überwacht werden. Und zwar ist es meistens der Hang sich *aus dem Fenster* oder *ins Wasser zu stürzen,* der sich bei ihnen zeigt, und wovon ersterer wohl nur auf einer Sinnestäuschung der Art beruht, daß sie, indem sie sich auf die Straße herabstürzen, in einen Fluß zu springen glauben. Denn, wie fast alle, welche mit Irren zu tun gehabt haben, wissen werden, so ist der Zug, den gewisse Irre nach dem *Wasser* empfinden, um so gewaltiger, als die gewöhnlich glauben, in der Vereinigung mit diesem Element Erlösung und Errettung von allen ihren Qualen zu finden.

§ 5

Zu den Symptomen krankhafter Empfindungen und Wahrnehmungen gehören sodann auch die sogenannten *Phantasie-* und *Sinnestäuschungen,* oder *Halluzinationen* und *Illusionen.* Beide sind keineswegs identisch, indem wir unter *Halluzinationen* nur diejenigen Erscheinungen verstehen, welche lediglich in einem Spiel der Einbildungskraft ohne äußeren, durch ein entsprechendes Objekt hervorgebrachten Sinneseindruck, ihren Grund haben, während unter *Illusionen* dagegen diejenigen Täuschungen verstanden werden, welche durch falsche Auslegung wirklich empfangener, von einem äußeren Objekt hervorgebrachter Sinneseindrücke entstehen. Vermöge der *Halluzinationen* oder *Phantasietäuschungen* glaubt der Kranke Geister, Gespenster, Gestalten, überhaupt Dinge aller Art, die gar nicht vorhanden sind, und zu deren Wahrnehmung auch nicht das kleinste äußere Objekt veranlaßt, mit seinen Augen zu sehen; er hört Stimmen, die ihn anreden, ergötzt sich an Gerüchen, an wohlschmeckenden Speisen, fühlt Berührungen, Schläge und andere Eindrücke des Tastsinnes, ohne irgendeine äußere Veranlassung und wird so ein Spiel seiner eigenen aufgeregten Phantasie, die oft einen unerschöpflichen Reichtum solcher teils freudiger und angenehmer, teils schreckhafter und Grausen erregender Bilder und schwärmerischer Empfindungen liefert, und die ihn oft zu den wunderlichsten, gefahrvollsten, ungereimtesten Handlungen, ja wohl gar zu Mord und Totschlag oder zur Selbstentleibung treiben. Sehr oft entstehen diese Halluzinationen durch körperliche, kongestive oder nervöse Zustände, sehr oft sind sie aber auch ein bloßes Erzeugnis der Phantasie vermittelst gewisser Reminiszenzen aus dem früheren Leben, entweder durch Aufregung aller Seelenkräfte oder durch Abstumpfung der Sinne und daher in eine Art Übergewicht getretene Phantasie erzeugt. Unter den Sinnen, welche dabei beteiligt sein können, sehen wir, obgleich keiner von allen ausgeschlossen ist, doch am meisten das Gesicht und das Gehör, seltener die drei anderen Sinne affiziert, und zwar können diese Halluzinationen selbst dann vorkommen, wenn die äußere Reizbarkeit des betreffenden Sinnes auch schon lange erloschen ist, so daß auf diese Art völlig Blinde alle nur erdenklichen Erscheinungen haben, Stocktaube Stimmen und andere Töne hören können usw.

Am häufigsten finden sich diese Phantasietäuschungen bei Wahnsinnigen, Tobsüchtigen und Verwirrten, obgleich sie in allen Formen von Seelenstörungen vorkommen können und überhaupt sehr leicht sich einstellen. Ja selbst im Zustand des ganz gesunden Seelenlebens sind sie nicht selten, und mehrere Individuen können sie sogar nach Belieben hervorbringen und sich davon befreien; hier ist dann aber noch kein Irresein vorhanden, welches erst dann eintritt, wenn derartige Erscheinungen für objektive Realität genommen werden, der Kranke das Spiel seiner Phantasie gar nicht mehr als solches anerkennt, und sein Denken, Reden und Handeln diesem Irrtum gemäß gestaltet. Doch läßt sich allerdings nicht verkennen, daß in diesen letzteren, dem gesunden Zustand eigenen, unter anderen auch die Bilder des Traumes gestaltenden und von einigen, zum Unterschied von den krankhaften, auch *physiologische* Halluzinationen genannten Erscheinungen doch mehrere sind, welche, wie z.B. die Geschichte und Visionen eines Moses, Sokrates, Johannes, Luther und anderer, prophethischer, mit hoher Sehergabe ausgerüsteter Männer, wohl für mehr als bloß *subjektive* Phantasiebilder genommen werden dürften, ohne daß darum diejenigen, welche sie haben und für Wahrheit halten, gerade *immer* für Narren angesehen werden müßten. Denn wenn auch den Halluzinationen nie ein äußerer *Sinneneindruck* für ihre Existenz zu Grunde liegt, folgt daraus notwendig, daß sie nun auch immer ein bloßes Spiel *subjektiver* Einbildungskraft seien, und ihnen nie eine *objektive Realität* anderer Art zu Grunde liegen könne? Was würde z.B. geschehen, wenn, um nur eine Möglichkeit anzuführen, irgendein Abwesender mit der vollen Stärke der ihm eigenen magnetischen Kraft so auf den *inneren* Sinn seines entfernten Freundes wirken könnte, daß dieser *innere* Sinn durch die magnetisch-geistige Einwirkung eben so affiziert würde, wie er es sein würde, wenn das Bild des abwesenden Freundes den äußeren Sinn des Auges getroffen, und dieser erst es dem inneren Sinn überliefert hätte? Würde für den inneren Sinn die Wahrnehmung eine andere sein, als wenn ihm das Bild auf gewöhnlichem Wege zum Bewußtsein gekommen wäre, und würde das so affizierte Individuum einen Irrtum begehen, wenn es sich nicht entschließen könnte, die Erscheinung des abwesenden Freundes als ein bloß objektives Spiel seiner Phantasie anzusehen? Wir werden im *zweiten* Teil bei Gelegenheit der *Mantiphrenesis* oder des *Seherwahnsinns* noch einmal sehr ausführlich auf diesen Punkt zurückkommen; hier genüge es nur, im allgemeinen auf die Möglichkeit aufmerksam gemacht zu haben, auch andere, als bloß *subjektive* Halluzinationen anzunehmen.

§ 6

Nicht minder häufig als die Halluzinationen sind sodann bei Irren die *Illusionen,* d. h. diejenigen Täuschungen, bei denen wirklich wahrgenommene, objektive Sinneseindrücke nur einer falschen Deutung und Auslegung unterworfen werden. Auch diese sind im gesunden Zustand sehr häufig, indem alle Täuschungen des gewöhnlichen Lebens, vermöge deren Wolken für Berge und Felsen, Sternschnuppen für fliegende Drachen, eine Herde Gänse von Kurzsichtigen für eine Prozession weißgekleideter Mädchen, der Hofhund für den Hausherrn etc. angesehen, das Gemurmel eines Baches oder das Geräusch des Windes für redende Stimmen genommen, phosphoreszierende Dünste auf Kirchhöfen für Geister Abgeschiedener gehalten, und noch viele andere ähnliche Irrtümer begangen werden. Demnach könnte man auch hier die Illusionen in *physiologische* und *krankhafte* unterscheiden, indem man unter den letzteren dann nur diejenigen verstünde, welche allein den Irren eigen sind, oder bei diesen vorkommen. Nichts ist übrigens vielgestaltiger bei Geisteskranken, als die Sinnestäuschungen dieser Art, welche ebenfalls im Bereich aller Sinne stattfinden können, sich aber auch hier am häufigsten in der Sphäre der Gesichts- und Gehörserscheinungen zeigen, und die wunderbarsten Urteile und Schlüsse zur Folge haben. Vermöge der Gesichtstäuschungen werden fremde Personen für Freunde, Eltern und Verwandte, Männer für Frauen, oder Frauen für Männer angesehen; Steine, Bäume, Wolken werden zu wunderbaren oder schreckhaften Erscheinungen; Hecken und Büsche füllen sich mit Geistern, Engeln, Gespenstern und Teufeln. Durch die Gehörtäuschungen wird das Geräusch des Windes zu drohenden Stimmen, das Getösse der Meereswogen zu dem Geschrei verunglückter Schiffbrüchiger, der Gesang der Vögel Verbrechern zu Rabenstimmen, das unschuldigste Wort zu einer Beleidigung, das kleinste Geräusch zum ärgsten Lärm. Auf gleiche Weise bringen

Geruchs- und Geschmackstäuschuungen manche Irren dahin, die ekelhaftesten Gerüche als ein wahres Aroma einzuatmen, oder gar ihren eigenen Kot als die köstlichste Speise zu verschlingen. Vermöge der Gefühlstäuschungen endlich werden die leisesten Berührungen für Schläge, Bisse von Tieren, Stiche von Insekten gehalten, Sand und Steine für Gold und Diamanten genommen. Dahin gehören dann auch die durch *innere* organische Leiden oder krankhafte Gefühle hervorgebrachten Irrtümer, denen zufolge die Kranken Insekten im Gehirn, Schlagen, Frösche oder Kröten im Magen und im Bauch zu haben wähnen, und denen gewöhnlich wirklich krankhafte Gefühle zu Grunde liegen. Wohl aber sind von diesen geistigen Illusionen diejenigen pathologischen Sinnesaffektionen zu unterscheiden, welche wirklich so wahrgenommen werden, wie sie sich finden, wie z.B. alle Schmerzen, das Ameisenkriebeln in der Haut, die fliegenden Punkte oder Lichterscheinungen vor den Augen, die wirklichen Geschmacks- und Geruchsverstimmungen, die verschiedenen Arten von Ohrenklingen etc. Diese sind an sich keine Illusionen, sondern wirkliche Zustände der affizierten Nerven, und sie werden erst zu Illusionen, wenn ihnen der Kranke eine andere Deutung gibt und sie für objektive Wahrnehmungen hält. Eine Hauptquelle für die Illusionen geben übrigens alle exaltierten psychischen Zustände ab, zu deren Gestaltung dann Leidenschaften, Phantasie, erlittene bittere Erfahrungen usw. das ihrige beitragen.

Streng genommen, sind endlich alle derartigen Irrtümer noch keine Sinnestäuschungen, sondern vielmehr *falsche Urteile* und gehören somit viel eher der krankhaften Verstandestätigkeit als dem Wahrnehmungsvermögen an; allein, da sie so sehr viele Ähnlichkeit mit den Halluzinationen haben und sich von diesen fast nur in Absicht auf ihre Entstehung, und fast gar nicht in Bezug auf ihre Folgen und ihr Auftreten in der Erscheinung unterscheidet; so haben wir geglaubt, besser zu tun, sie mit jenen zugleich hier am Schluß der krankhaften

Empfindungen und Gefühle abzuhandeln, wo sie zugleich den besten Übergang zu der nachfolgenden Symptomenreihe, den krankhaften Verstandestätigkeiten und deren erstem Glied, den *fixen* Ideen, bilden.

II.
Gestörte Verstandestätigkeiten

§ 7

Das erste Symptom, dem wir hier begegnen, sind, wie eben gesagt, die *fixen Ideen,* von denen die meisten Irren gequält werden. Sie verdanken ihr Dasein sehr häufig den eben besprochenen Halluzinationen und Illusionen, können aber auch rein auf falschen geistigen Anschauungen und Begriffen beruhen. Diesen Ideen zufolge sieht man die einen sich für verarmt, unglücklich, zeitlich und ewig verloren, von Feinden verfolgt, verraten und allem Unheil ausgesetzt halten; andere glauben sich seit langer Zeit schon verstorben, sprechen von sich selbst nur in der dritten Person und reden und handeln, als hätten sie gar kein Bewußtsein mehr von ihrem noch lebenden Ich; noch andere glauben aus Glas, Butter, Stroh oder anderen zerbrechlichen Stoffen zu bestehen und nehmen alle möglichen Vorsichtsmaßregeln, um nicht zu zerbrechen oder zu schmelzen. Noch andere glauben sich in Tiere, Hunde, Wölfe, Katzen etc. oder andere lebende oder leblose Gegenstände zu verwandeln, wie z.B. namentlich jener Engländer, der sich für eine Teekanne hielt und danach alle seine Gebärden und Handlungen einrichtete. Die irrigen Ideen derer, die sich für Besessene halten, oder für Verbrecher, die man jeden Augenblick zum Gericht abholen wolle, gehören ebenfalls hierher, sowie die Narrheiten derer, die da glauben, historischen Personen, Kaiser, Könige, Propheten, Christus, ja wohl gar Gott selbst zu sein. Sehr häufig beziehen sich diese fixen Ideen auf bloße abstrakte, moralische, psychische oder wissenschaftliche Begriffe, wie z. B. bei jener Frau, welche ihr Kind nur darum mordete, weil sie den festen Wahn hatte, daß nur durch dessen frühen Tod nicht allein ihre eigene, sondern auch ihres Kindes ewige Seligkeit gesichert, im Gegenteil aber unwiderbringlich verloren sei. Ja in den meisten Fällen beruhen vielleicht Hang zum Mord, der Selbstentleibung oder anderen verbrecherischen Taten, wenn sie bei früherhin im gesunden Zustand rechtlichen, gewissenhaften, ehrenwerten Leuten vorkommen, und nicht die gesamte Sphäre des moralischen Denkens und Handelns ergreifen, sondern sich nur auf einzelne Facta beschränken, auf nichts anderem, als fixen Ideen der ebengenannten Art.

Wenn sie nicht durch Halluzinationen bedingt sind, sondern rein im Gebiet der Verstandesanschauung wurzeln, so entstehen solche *fixe Ideen* meist in Folge großer, überwältigender Gemütsbewegungen oder bitterer Erfahrungen, oder sie sind eine Folge von Überreizung der Geisteskräfte durch anhaltende, tiefsinnige, metaphysische, philosophische, religiöse oder politische Studien, vermöge deren eine einzige Idee zur vorherrschenden geworden und der Verstand auf der anderen Seite durch die frühere Überspannung zu sehr geschwächt ist, um die Begriffe und Schlüsse in gehörige Ordnung und Folge zu bringen. Nicht immer halten indessen diese fixen Ideen ununterbrochen an, und sehr oft stehen sie auch in einer so innigen Verbindung mit den Gewohnheiten oder außergewöhnlichen Beschäftigungen des Kranken, daß oft eine bloße Ortsveränderung oder eine Rückkehr in das gewohnte Leben hinreicht, sie zu verscheuchen. So erzählt Aretäus von einem geschickten Zimmermann, der, solange er in seiner Werkstatt war, seinen vollen Verstand besaß, seine Bretter ohne Tadel maß, schnitt, hobelte und zusammenfügte, mit den Baumeistern ganz vernünftig über seine Arbeit und deren Preis verhandelte, und überhaupt kein Zeichen gestörter Verstandestätigkeit von sich gab; der aber, sobald er nur auf die Straße trat, in ein Bad, oder an andere öffentliche Orte ging, sogleich sein Handwerksgerät mit tiefem Seufzen niederlegte, seine Schultern unter Schaudern und Grausen zusammenzog, irre zu reden begann und in große Unruhe geriet, wenn er seine Werkstatt und seine Gesellen aus den Augen verloren. Kehrte er dann sogleich in seine gewöhnlichen Verhältnisse zurück, so verlor sich alles ebenso schnell, wie es gekommen war.

Von welcher Art aber auch diese *fixen Ideen* sein mögen, so sind sie doch nie reine *Wahrnehmungsfehler,* obschon stets auf *der* Stufe des Gemütes erzeugt, wo die *Ideenanschauung* oder die *Ideen der Einbildungskraft* eine große Rolle spielen; da aber wie bekannt auf dieser Stufe das Gefühl überwiegt und der Verstand noch nicht zur gehörigen Klarheit gekommen, oder beim Zurücksinken auf eine niedere Stufe dieselbe wieder verloren hat: so sind sie, obgleich in der Sphäre des *Wahrnehmungsvermögen* zur Anschauung gebracht, doch nicht die Erzeugnisse des letzteren, sondern vielmehr die Produkte des in der Phantasie sehr tätigen, im scharfen Unterscheiden und Erkennen aber beschränkten *Erkenntnisvermögens.*

§ 8

Auch die *Fähigkeit der Verbindung der Ideen* und *das Gedächtnis* sind oft bei Irren auf merkwürdige Art verändert. Bei vielen ist die Fähigkeit der Ideenassoziation, oder vielmehr die Tätigkeit derselben, in einem so unglaublichen Grad entwickelt, daß dadurch die sonderbarsten Ideen-Verbindungen und Urteile zu Stande gebracht werden. Ein Irrer sieht einen roten Vorhang und ruft sogleich: „Ich bin ein Mörder, ich habe dein Haus in Brand gesteckt um dich umzubringen." Diese schnelle Ideenassoziation ist mit einer der Haupteinflüsse, auf denen die unsinnigen Reden, Drohungen und lärmvollen Handlungen vieler Kranken beruhen. Höchst interessant ist, was hierher unser bekannter *Dr. Hering* von seinem Lehrer *Rudolph*, als dessen eigene Aussage von seinem wahnsinnigen Zustand, erzählt. „Ich will Ihnen (sagte ihm dieser) erklären, was Wahnsinn ist und was man so nennt. Ich *weiß,* ich bin verrückt und bin es *doch.* Sie werden mir nachfolgen können. Da rauche ich (letzte Nacht), daß mir das Fell von der Zunge geht und ich muß und ich will. – Der Wächter mit dem langen, dummen Gesicht, der muß es denken, daß ich wahnsinnig bin, er muß. Ich sage ihm: Herodes! Herodes! geh nach Hause, der schwarze Pudel, der liegt unter dem Tisch. Der Mensch lacht. Er folgt nicht nach. Umbringen! Umbringen! Von der Gerechtigkeit und Rechtfertigkeit wissen die Leute nichts. Ich wills Ihnen erklären. Der Josephus lag auf dem Tisch, der schwarze Pudel unter dem Tisch, und mein Großvater sagte: Der Herodes war so böse doch nicht. – Nun? Sehen sie den Zusammenhang? Das nennen die Leute verrückt, sie können nicht nachfolgen." Es war dies, sagt Hering, eine Erinnerung aus Rudolphs Kindheit, vom Großvater oder Onkel her, von der her sich der schwarze Pudel dem Gedächtnis des Knaben lebhaft eingeprägt hatte. Der erinnerte ihn an eine Begebenheit, welche Veranlassung zu seinen Forschungen im Josephus wegen Herodes geworden, den er stets gegen den Vorwurf der Grausamkeit verteidigte. Ebenso ungerecht, wie die Leute gegen diesen seien, meinte er, seien sie nun gegen ihn, hielten ihn gar der Selbstentleibung oder des Mordes fähig, weil sie ihn immer bewachten etc. Er wollte daher den Wächter fortschicken und ihm sagen: Geh du nur, du bist nicht nötig, ich bin so wenig grausam, als Herodes war. Da aber das Streben nach gerechter Beurteilung seinen Anfang gerade an einem Abend gewonnen, als er den schwarzen Pudel unter des Großvaters Tische gesehen, so stellte seine schnelle Ideenassoziation hier alles zusammen, Pudel, Tisch, Großvater, Herodes, Gerechtigkeit, Umbringen etc.

Im allgemeinen ist übrigens das Gedächtnis der meisten Irren sehr mangelhaft in Betreff solcher Gegenstände oder Vorfälle, die vor ihrer Krankheit da waren, und sehr oft erkennen sie selbst ihre nächste Freunde und Bekannten nicht mehr. Dagegen erinnern sie sich meist mit großer Lebhaftigkeit alles dessen, was ihnen während ihrer Krankheit begegnet, kennen ihren Wärter, sowie ihren Arzt sehr genau, und vergessen nicht leicht erhaltene Wohltaten oder erlittene Beleidigungen, so wenig als die ihnen auferlegten Strafen. Bei anderen wieder findet sich nur eine teilweise Veränderung des Gedächtnisses; sie haben wohl die Namen der Personen vergessen, erinnern sich aber noch ihrer Gestalt, oder die Gestalt ist ihnen unbekannt geworden, der Name aber geblieben, und wird nun auf andere übertragen. Bei noch anderen findet sich eine merkwürdige Rückerinnerung in frühere ganz kurze Perioden ihres Lebens, sowie uns selbst vor nicht gar langer Zeit ein Beispiel vorkam an einem Mann, der in seiner Jugend die unteren Klassen des Gymnasiums besucht und hier unter anderem auch das Hebräische angefangen, im Laufe seines bewegten Lebens aber bald wieder so weit vergessen hatte, daß er auch nicht mehr die ersten Worte der Bibel *lesen* konnte. In dem Paroxysmus seines Wahnsinns aber, der ihn oft trieb in verschiedenen Alphabeten und neueren Sprachen zu schreiben, zeichnete er eines Tages die beiden ersten Verse des ersten Buches Mosis in hebräischer Sprache fast ohne Fehler, und nur mit einigen Auslassungen hin.

§ 9

In Betreff der übrigen Verstandeskräfte finden sich sodann nicht minder mannigfache Störungen und Anomalien. Meist aber sind diese nur nach einer Seite hin gestört, und wenn man nur die Blödsinnigen ausnimmt, so kann man sagen, daß die meisten Irren im Bereich ihrer Phantasien, fixen Ideen und falschen Vorstellungen ganz richtig räsonnieren und richtige Schlußfolgen bilden. Nur die Prämissen, von denen sie ausgehen, sind falsch, allein die aus diesen gezogenen Folgerungen sind stets logisch richtig und höchst konsequent. Viele entwickeln dabei oft sogar einen Verstand, Witz und Scharfsinn, der im Erstaunen setzt, bringen herrliche, tiefe Gedanken hervor, machen die scharfsinnigsten, überraschendsten Vergleiche, und sprechen nicht nur mit einer seltenen Geläufigkeit, sondern auch oft in gewählten treffenden Ausdrükken. Da zugleich alle glauben, bei vollem Verstand zu sein, so erregt alles was man ihnen zur Berichtigung ihrer irrigen Ideen sagen kann, meist nur ihr Bedauern und mitleidiges Lächeln oder ihren Zorn, ohne ihre Ansichten und Meinungen zu ändern.

Der Pater Sgambari glaubt in seinem Wahnsinn zum Kardinal gewählt zu werden, sein Ordensgeneral läßt ihn rufen und überzeugt ihn durch die triffigsten Gründe von seinem unsinnigen Wahn, worauf Sgambari ihm einfach mit dem Dilemma antwortet: „Entweder bin ich ein Narr oder ich bin es nicht. Bin ich es, so sind Sie verzweifelt dumm, daß sie einen Narren überreden wollen; bin ich es aber nicht, so sind Sie ein Grobian." Und nicht besser geht es sogar, wenn der Kranke seinen Irrtum selbst einsieht. „Ich sehe die Richtigkeit Ihrer Schlüsse vollkommen ein, sagte einst eine melancholische Dame, aber sie tun mir weh und kränken mich, indem meine fixe Idee sich meines ganzen Wesen bemächtigt hat, und stets den Eindruck ihrer Rede wieder zerstört."

Sehr oft entwickeln derartige Kranke auch ganz vorzügliche, vorher nie gekannte mechanische oder andere Geschicklichkeiten und Verstandeskräfte. Man hat ganz ungebildete Bauern gesehen, die kaum lesen konnten, und deren Sprache sich während ihrer Narrheit fast bis zu elegender Beredsamkeit entwickelte. Noch andere zeichnen, malen, treiben Musik und Dichten nicht ohne Talent und Geschicklichkeit, oder halten lange Reden, denen man ebenfalls ein gewisses oratorisches oder wissenschaftliches Verdienst nicht absprechen kann, während wieder andere gern ihre Zeit mit tiefsinnigen, religiösen, philosophischen und metaphysisischen Betrachtungen oder mit langwierigen mathematischen und mechanischen Berechnungen zubringen, bei denen allen oft die Schärfe des Verstandes und der Urteilskraft sich in höchster Entwicklung zeigt und die Narrheit nur hier und da durch regelwidrige Gedankensprünge und wunderbare Ideenassoziationen sich zu erkennen gibt.

Dagegen ist dann aber freilich die Zahl derer, welche ohne Tadel und Geschicklichkeit die allerunsinnigsten Verse machen oder Abhandlungen schreiben, weit größer, und die meisten schreiben dazu noch ihre Produktionen so unleserlich, daß der geübteste Manuskriptentzifferer vor dem Schatz der darin verborgenen Weisheit wie vor Hieroglyphen steht. Zuweilen kommt es auch vor, daß derartige Kranke oft mitten in ihrer Rede innehalten, gleich als wenn sie das Unrichtige und Falsche darin entschuldigen, verbessern oder rechtfertigen wollten, was gar keine seltene Erscheinung ist.

III.

Somatische Nebenerscheinungen

§ 10

Was uns hier zuerst in die Augen fällt, ist gleich der *ganze Habitus* und das *äußere Ansehen* der Geisteskranken. Die meisten sind abgemagert, besonders im Gesicht, mit eingefallenen Wangen und einem eigenen Ausdruck in den Gesichtszügen, der die Leidenschaften ausspricht, die sich in ihnen regen. Ihr Blick ist unruhig und unstet, ihr Auge starr und auf einen Gegenstand geheftet, oder in seiner Höhle umherrollend, die Kopfhaut schlaff und meistens an der Stirn gerunzelt; die übrige Haut meist trocken und rauh, pergamentartig; die Gesichtsfarbe entweder sehr rot, wie bei Tobsüchtigen oder sehr blaß, besonders bei Melancholischen. Mehrere Schriftsteller haben auch auf die *Farbe der Haare und der Augen* eine große Wichtigkeit für die Erkenntnis der Seelenstörungen gelegt, und schwarzbraune Gesichtsfarbe mit dunkelbraunen Augen und mit dunklen oder schwarzen Haaren als am häufigsten vorkommend bezeichnet; allein noch ist nichts hierüber mit Gewißheit entschieden. Mehr Beachtung verdient, unseren eigenen Beobachtungen und Erfahrungen nach, die Bemerkung, daß fette Personen nur äußerst selten, magere nicht viel öfter, Personen von gewöhnlicher Leibesbeschaffenheit aber am häufigsten von Seelenstörungen heimgesucht werden, so wie auch die mit *langem Hals* denselben mehr ausgesetzt scheinen, als die, bei denen der Hals sehr kurz ist.

Sehr bemerkenswert ist aber der eigentümliche *Geruch,* den fast alle Irren um sich her verbreiten, und der um so stärker ist, je länger die Krankheit schon besteht; dieser Geruch hängt nicht nur ihrer Person an, sondern auch ihren Kleidern, Betten und anderen Gerätschaften, und setzt sich in ihrem Zimmer so fest, daß selbst lange Zeit nach ihrem Auszug die Spuren davon noch wahrnehmbar sind. Es ist dies nach mehreren Schriftstellern eines der charakteristischsten Zeichen der Seelenstörung, und findet sich selbst bei Kranken, die ihre Kleidungsstücke und Betten auf keine Weise verunreinigen, woraus hervorgeht, daß diejenigen sehr Unrecht haben, welche denselben den unwillkürlichen Harn- und Kotentleerungen zuschreiben, die sich oft bei Geisteskranken finden. Auch gleicht dieser Geruch in keiner Art dem durch die genannten Ausleerungen erzeugten; es ist ein eigentümlicher, höchst spezifischer, den man wahrgenommen haben muß, um ihn zu kennen, den man aber auch nicht verkennen kann, wenn man ihn einmal wahrgenommen. Auch der Atem der Kranken nimmt an diesem eigentümlichen Geruch Teil.

Mit diesem Geruch fast parallel geht ein anderes Symptom, das man ebenfalls mit Unrecht auf Rechnung der Unreinlichkeit derartiger Kranker geschrieben, das aber auch bei solchen gefunden wird, die keiner Sorgfalt und Pflege in Absicht auf Reinlichkeit entbehren; wir meinen die so häufige *Erzeugung von Läusen,* die sich bei sehr vielen Irren findet, und die nur in einer besondern Disposition der Haut ihren Grund haben kann.

Endlich ist es dann auch die besondere *Stellung, Lage* und *Haltung* dieser Kranken, welche stets etwas Eigentümliches hat. Die meisten zeigen eine große Unruhe und Beweglichkeit, eine stete, fruchtlose Geschäftigkeit und ängstliches Herumlaufen; andere wieder, wie namentlich die Melancholischen, zeichnen sich durch eine große Trägheit, Schwerfälligkeit, Neigung zur Ruhe und gedankenlosem Hinstarren auf einen Punkt aus; noch andere wieder gehen mit gesenktem Haupt oder mit zum Himmel gerichtetem Blick einher, in welcher Stellung man sie oft stundenlang verharren sehen kann.

§ 11

Andere nicht minder wichtige Zeichen liefern die Sphäre der *Bewegungsfähigkeit* und die der *Empfänglichkeit für äußere Reize.* Wie alle Fähigkeiten, so finden wir auch diese teils erhöht, teils verändert, teils gelähmt oder erloschen. Oft erreicht der Bewegungsdrang der Geisteskranken den höchsten Grad, sie gehen mit starken, schnellen Schritten auf und ab, fechten unaufhörlich mit den Händen, und zerbrechen und zerschlagen alles, was ihnen in den Weg kommt. Dabei bleiben die Bewegungen meist regelmäßig; oft aber auch werden sie ungeregelt, widernatürlich und unabhängig vom Einflusse des Willens, so daß oft alle Muskeln in Bewegung sind, bald ein Glied, bald mehrere, bald alle sogar ausdehnend, drohend, beugend oder festhaltend. Oft auch stellen sich Krämpfe und Zuckungen ein, doch ohne Bewußtseinsverlust, zuweilen aber mit großer Heftigkeit und Wechsel von Beugung und Ausstreckung der Glieder. Diese Zuckungen können eine oder mehrere Stunden dauern, in kürzeren oder längeren Zwischenräumen wiederkehren, und periodisch oder regellos auftreten, obschon sie sehr oft im Tertiantypus sich einstellen. In anderen Fällen beobachtet man während der Anfälle Zuckungen der Gesichtsmuskeln oder eines Gliedes, eines Armes oder eines Beines, und oft auch wird der Kopf konvulsivisch hin und her bewegt. Alle diese Bewegungen sind meist lokal, und ähneln sehr den neuralgischen Konvulsionen; doch findet man auch sehr häufig wahre epileptische Anfälle mit völligem Bewußtseinsverlust, abwechselnder Ausdehnung und Beugung der Glieder und nachfolgneder Schlafsucht. Nicht selten findet sich aber auch völlige Lähmung der Glieder, welche mit Schwerbeweglichkeit der Zunge beginnt, worauf Stammeln, dann Lähmung erst der Beine, dann auch der Arme folgt, mit Gedächtnissverlust, Irrereden, und endlicher völliger Verwirrtheit und Blödsinnigkeit.

Was die *Empfänglichkeit für äußere Reize* betrifft, so ist diese bei Geisteskranken sehr selten krankhaft verstimmt, noch seltener erhöht, meist aber gänzlich und bis zur völligen Anästhesie erloschen. Schon lange bekannt ist die völlige Abgestumpftheit des Magens und Darmkanals dieser Kranken für Brech-und Abführmittel, so daß sogar bis zu 21 Gran Brechweinstein [ca. 1,4 g; nach Moeschlin „Klinik und Therapie der Vergiftungen", kann ab 0,1 g tödlich sein] in einem Falle genommen werden konnten, ohne die beabsichtigte Wirkung zu tun. Auch für Einwirkung gewisser Arzneien in gewöhnlichen Dosen, besonders sogenannter Nervenmittel, zeigen Irre meist eine große Reizlosigkeit. Dasselbe findet für schmerzhafte Eindrücke statt, so daß man sehr häufig Geisteskranke sieht, die sich mit Glas schneiden, sich die Haare ausrupfen, ihre Glieder verletzen, ja ihre Füße ins Feuer stekken und sogar kochendes Wasser trinken können, ohne den geringsten Schmerz zu empfinden. Diese Erscheinung, die sich übrigens auch in vielen Neurosen findet [Den Neurosenbegriff prägte Cullen 1776 und meinte damit Epilepsie, Katalepsie, Veitstanz und Hysterie. Er hat sich gewandelt, seit Charcot rund 40 Jahre nach Erscheinen dieses Buches den Schleier der Hysterie lüftete und darauf aufbauend Freud die heute gängie psychodynamische Neurosendefinition erarbeitete], und die auch auf die Einwirkung des Chloroforms erfolgt, ist aber um so interessanter, als sie einen Beitrag liefert, die hohe Gleichgültigkeit und Ruhe vieler Märtyrer zu erklären, welche in ihrer erhabenen Extase mitten unter den ärgsten Qualen und Peinigungen, ja oft schon mehrerer ihrer Glieder durch Feuer und Zangen beraubt, ihre mutvolle Standhaftigkeit durch die lautesten und freudigsten Lobgesänge zu erkennen gaben. Auch gegen die Eindrücke von Frost und Hitze zeigen die Irren oft eine große Unempfindlichkeit, und besonders können sie nicht selten einen hohen Grad von Kälte ertragen, ohne sich zu beklagen, obschon sie alle ohne Ausnahme die pathologischen Folgen einer Erkältung so gut wie andere empfinden. Noch andere setzen ihre Augen ungehindert dem hellsten Lichte aus, und können stundenlang in die Sonne sehen, ohne davon auch nur im geringsten geblendet zu werden. Dagegen gibt es aber auch wieder andere, und zwar die meisten, die im Winter mit großer Begierde sich an den warmen Ofen machen, und wieder andere, die eine solche Hitze in sich fühlen, daß sie alle Kleider von sich werfen und durchaus ganz nackt gehen, oder sich, wie schon gesagt ins Wasser stürzen wollen.

§ 12

In Betreff der *übrigen organischen Funktionen* tritt uns zunächst die gänzliche *Schlaflosigkeit* entgegen, welche bei Geisteskranken sehr häufig angetroffen wird und nicht selten eines der hartnäckigsten Symptome ist. Es gibt Geisteskranke, welche mehrere Jahre durch kaum eine Stunde des Nachts schlafen, und immer herumgehen. Oft aber auch findet man im Gegenteil eine große Neigung zum Schlafe, der dann nicht selten unruhig und mit schweren, ängstlichen Träumen erfüllt ist.

Bekannt ist auch die große *Gefräßigkeit,* welche viele Irre zeigen, wie denn bei den meisten das Gefühl für Hunger und Durst sehr lebendig ist, und die Entziehung von Speise und Trank für sie oft die unangenehmsten Folgen hat; nur bei den Blödsinnigen und Melancholischen findet oft gerade im Gegenteil die höchste Gleichgültigkeit, wo nicht gar Widerwille gegen alle Nahrungsmittel statt. Andere wieder enthalten sich des Essens nur in Folge gewisser fixer Ideen, die sie über den Zustand ihrer Verdauungsorgane und Eingeweide haben, während noch andere nur dann essen, wenn sie sich unbemerkt glauben.

Dabei findet dann meist zugleich eine große *Trägheit des Stuhlganges und der Harnentleerung* statt, und es gibt Kranke, welche den Harn 24 – 60 Stunden ohne Beschwerde zurückhalten können. Leibverstopfung mit Ausleerung harten, trocknen, sehr dunklen Kotes ist fast ein stets Symptom bei Irren, und oft sieht man, wenn irgend einmal *freiwilliger* Durchfall eintritt, den Zustand während dieser Zeit gelinder werden, was jedoch auf Abführmittel und künstlich erregten Durchfall sehr selten und auch dann nur ganz momentan erfolgt.

Sehr stark ist auch bei den meisten der *Geschlechtstrieb* entwickelt, und meist findet, wie schon weiter oben gesagt, ein großer Hang zu unnatürlicher Befriedigung desselben statt, und man kann Irre in dieser Hinsicht nie streng genug überwachen, sowohl wegen der moralischen Unordnungen und Nachteile, die daraus entstehen können, als auch wegen der Eifer- und Rachsucht, die sich hier oft nach Verweigerung lüsterner Begierden offenbart. So ward ein Irrer über die Tochter des Direktors der Heilanstalt erzürnt, weil sie ihm einen erbetenen Kuß versagte; er verhielt seinen Zorn eine Zeit lang, eines Tages aber, als sie bei ihm vorbeiging, erstach er sie meuchlings mit einem Stück Eisen, das er in der Stille zum Dolche geschliffen. Blödsinnige, Idioten und Kretinen bringen häufig ihre Zeit nur mit Essen, Trinken, Schlafen und Ausübung von Selbstbefleckung zu.

Außerdem gibt es Geisteskranke, die an Kopfweh, Magenkrämpfen, Leibschmerzen, Schweratmen und anderen somatischen Beschwerden leiden; bei sehr vielen ist die Ohrmuschel, wie auch die Bindehaut stark gerötet, und ein sehr großer Teil derselben leidet an Heiserkeit und Stimmlosigkeit. Auch *Schwindelanfälle* beobachtet man nicht selten, so wie nicht minder Anfälle von Ohnmacht, oder gar von *Schlagfluß*. Oft auch treten *Komplikationen* auf, unter denen die mit *Hysterie, Katalepsie, Veitstanz* und *Epilepsie* die häufigsten sind, und längere Zeit entweder im Wechsel oder gleichzeitig mit der Seelenstörung fortbestehen können. Der ebenfalls nicht seltene Hinzutritt von organischen Herz-, Magen-, Unterleib- und Lungenleiden, Scorbut, Wassersucht oder Lähmung, veranlaßt meist tödlichen Ausgang.

IV.

Verlauf, Ausgänge und Prognose
der Geisteskrankheiten.

§ 13

Fast immer geht den Seelenstörungen ein längerer oder kürzerer Zeitraum mehr oder weniger merklicher *Vorboten* voran. Gewöhnlich beginnt die Krankheit damit, daß nach vorhergehender Einwirkung einer erregenden Ursache, bei vorhandener Prädisposition, sich eine mehr oder weniger auffallende Veränderung im Charakter des Kranken zeigt. Er wird abstoßend, heftig, launisch, verdrießlich und ärgerlich über die geringste Kleinigkeit. Gegen seine Angehörigen bewahrt er noch einen Schein von Wohlwollen, beobachtet man ihn aber aufmerksamer, so findet man ein kaltes und gezwungenes Wesen; er fühlt, daß sein Verstand sich verliert, und diese Bemerkung macht ihn reizbar und mißtrauisch; eine Zeit lang kämpft er zwar siegreich gegen seine Vorstellungen an, während er allein weiß und fühlt, was er leidet; nicht lange aber währt es, so ist seine Kraft im Kampfe erschöpft, seine Gefühle und Empfindungen verwirren sich und die Narrheit bricht aus.

Andere wieder, die früher still, friedlich, sparsam, ruhig und sehr vernünftig waren, werden plötzlich lärmend, verschwenderisch, unbesonnen, schwachsinnig, geschwätzig, und verlieren endlich bei der ersten besten Gelegenheit ganz den Verstand. Gewöhnlich versichern in diesem Falle die Angehörigen dem Arzt, daß die Seelenstörung noch ganz frischen Ursprungs sei; allein bei genauerem Befragen kann man auch hier bald erkennen, daß nur der Anfall oder Ausbruch von kurz her, die Vorbereitung oder Vorläuferperiode aber von viel länger her datiere. Viele dieser Kranken haben oft sogar ihr ganzes Leben hindurch ein gewisses besonderes Wesen an sich gehabt, das ein geübtes Auge gewiß nicht verkannt haben würde, und wohin namentlich zu rechnen: eine gewiße Verkehrtheit im Urteil; eine mehr oder minder ausgesprochene Unfähigkeit zum Betrieb ernster Wissenschaften, verbunden mit einem großen, ungeregelten Hange zu sogenannten schönen Künsten und zu Phantasieproduktionen; originelle, sonderbare Ideen; ein auffallendes, ungewöhnliches Betragen; vorübergehende Augenblicke großer Verstandestätigkeit und Scharfsinnigkeit im Widerspruche mit gewöhnlicher Nichtigkeit, Einförmigkeit und Oberflächlichkeit ihrer Gedanken und Ideen; große Schwäche der Urteilskraft und Mangel an Konsequenz und richtiger Folge an ihren Schlüssen. Die einen sind dabei voller Ansprüche, wollen alles beginnen und unternehmen, ohne bei irgend etwas auszuhalten und das geringste zustande zu bringen; sie fangen hundert Dinge auf einmal an und lassen sie auf halbem Wege liegen; andere sind übertrieben und höchst unbeständig in ihren Meinungen und Gefühlen; die meisten sind empfindlich, übelnehmend, reizbar, zornmütig und aufbrausend. Noch andere sind von einem Stolze und einer Eigenliebe ohne Grenzen besessen; einige endlich sind zu Befürchtungen, Angst, Schreck und Furcht aufgelegt.

Oft trifft man auch große Ausgelassenheit mit Lachen ohne Ende, oder stetes Weinen und Schluchzen, oder große Exaltation in allen Reden und Handlungen als Vorboten. Dabei verlieren solche Menschen oft den Faden in ihren Reden, springen von einem Gegenstande zum anderen, und reihen oft die fremdartigsten Ideen aneinander. Viele werden auch argwöhnisch, mißtrauisch; andere nehmen sonderbare Gewohnheiten in Kleidern, Gang und Ausdruck an; noch andere zeigen große Gefräßigkeit oder wunderliche Triebe und Neigungen.

Dabei fehlt dann selten auch schon ein eigener Ausdruck in Mienen und Gebärden; der Blick wird fremdartig, der Gang rasch und lebhaft; oder schwankend und schleppend; es tritt

Schlaflosigkeit oder unruhiger, durch Träume unterbrochener Schlaf ein; der Appetit verliert sich oder steigert sich bis zur Gefräßigkeit, meist mit weiß beschlagener Zunge; der Stuhl wird hart und aussetzend, der Urin rot und sparsam, oder blaß und häufig.

Gewöhnlich fangen chronische Seelenstörungen mit *Gemütsverstimmungen,* Melancholie usw. an, gehen dann in *Wut* oder auch in *Wahnsinn* über, und enden zuletzt mit allgemeiner *Verwirrtheit* und *Blödsinn.*

§ 14

Ist die Krankheit zum Ausbruche gekommen und zu ihrer *völligen Ausbildung* gelangt, so kann sie nun entweder einen akuten, chronischen, anhaltenden, nachlassenden, aussetzenden oder periodischen Gang annehmen.

Die *akute Form* zeigt sich vorzüglich in der Phrenesie, der Manie und einer Art Verwirrtheit, und sie bricht stets wenige Tage nach Einwirkung der erregenden Ursache aus, oft in Begleitung aller Symptome, welche akute Gehirnfieber oder Gehirnentzündungen charakterisieren, wie z.B. vorausgehende Angst, Unbehagen, Kopfschmerz, Unruhe, endlich heftige Delirien mit Bewußtseinsverlust, Schreien, Herumwerfen, große Schwäche oder heftige Muskelbewegungen, mit wildem, fremdartigem Blicke, trockener Zunge, großem Durste, häufigem Pulse und Aufregung des Gefäßsystems.

Die *chronische* Form folgt entweder auf die akute oder tritt auch selbständig auf und ist besonders den Melancholien und Wahnsinnarten eigen. Die *anhaltende Form* zeichnet sich durch die drei Stadien der Vorboten, der Krankheitshöhe und der Abnahme aus, findet sich aber deutlich ausgesprochen nur bei der akuten Narrheit und nie beim Blödsinn, so wenig als beim Wahnsinn, wohl aber bei der lähmigen Verwirrtheit.

Die *nachlassenden* Formen charakterisieren sich durch abwechselnde Erhöhung und Minderung des Zustandes, welche oft mehrmals in 24 Stunden, oft aber auch nur alle Monate eintreten können, die aber nie in ganz lichte, freie Zwischenräume übergehen. Diese letzteren finden nur bei den *aussetzenden Formen* statt, und hier zwar bald im eintägigen, dreitägigen, viertägigen, monatlichen, auch wohl gar jährigen Typus. Einer der merkwürdigsten Fälle von aussetzender Seelenstörung ist ein Blödsinniger, welcher seit 15 Jahren sich hier in Paris in einem Privatirrenhause befindet. Alle drei Tage wird er von einer Traurigkeit und Unbeweglichkeit befallen, die ihn zu einem wahren Automaten machen, worauf dann eine große Fröhlichkeit folgt, mit einer ungeheuren Redseligkeit und Neigung zur Bewegung, und mit Übergang aus einem Zustande in den anderen, wie durch Zauberschlag.

Übrigens ist die Intermittenz bald regelmäßig, bald unregelmäßig. Im ersteren Falle kehren dieselben Symptome, dieselben Krisen in demselben Monate, zu derselben Jahreszeit, unter Einwirkung derselben Ursachen, das eine, wie das andere Mal auf gleiche Weise wieder. Öfter aber hören die Anfälle in unregelmäßigen Zwischenräumen auf, und treten jedes Mal mit anderen Symptomen in Erscheinung, bei verschiedener Dauer der jedesmaligen Anfälle und ihrer Krisen. Häufig geschieht es auch, daß Irre einen Tag lang besser sind, worauf dann, den folgenden Tag, eine Erhöhung aller Symptome erfolgt: eine Abwechslung, die längere oder kürzere Zeit hindurch fortdauern kann, und die sehr häufig in chronischen Seelenstörungen beobachtet wird.

Im ganzen haben indessen alle diese Unterschiede, die *akute, chronische* und *intermittierende* Form ausgenommen, wenig praktischen Wert, und wir haben sie nur aufgeführt, weil es für den behandelnden Arzt immer wichtig ist, sich nicht zu täuschen und nicht an eine vollbrachte Heilung zu glauben, wenn vielleicht nur ein im Gange der Krankheit ganz natürlich begründeter, mehr oder weniger langer freier Zwischenraum eingetreten ist. Denn selbst in akuten, anhaltenden Formen, mit deutlich bemerkbaren Stadien, hat man Fälle gesehen, wo nach einer regelmäßigen und ordnungsgemäßen Abnahme der Symptome und eingetretenem Stadium der Reconvaleszenz, die Krankheit wenige Tage danach doch wieder von neuem mit voller Heftigkeit ausbrach, und diesen tückischen Gang mehrmals wiederholte, ehe es gelingen wollte, ihrer ganz Herr zu werden. Auch in der *lähmigen Verwirrtheit* kommen zuweilen Fälle vor, wo über Nacht plötzlich die allgemeine Lähmung ohne wahrnehmbare Ursache auf eine schauderhafte Weise zunimmt, so daß der Kranke nicht einen Schritt mehr tun kann, ohne zu fallen, und nicht im Stande ist, ein einziges Wort hervorzubringen, während er den Abend zuvor noch spazieren ging, die Schwäche seiner Beine wenig empfindend und ziemlich frei im Sprechen sich bewegend, so daß er oft am Abend des zweiten Tages stirbt, wenn man Tages zuvor noch gehofft hatte, ihn Monnate, wo nicht Jahre lang noch lebend zu sehen. Dagegen finden sich aber auch wieder andere dieser Irren, denen man heute geneigt ist das Leben, nur bis auf wenige Tage noch, abzusprechen, und deren Zustand ebenfalls über Nacht oft eine unerwartet glückliche Wendung nimmt.

§ 15

In Betreff des *Ausganges* der Seelenstörungen sind drei Möglichkeiten gegeben:
1. Übergang in *Genesung,*
2. Übergang in den *Tod,*
3. Übergang in *eine andere Krankheit.*
   Erfolgt *Heilung,* so kann diese entweder durch allmählige Abnahme der Krankheitssymptome oder durch Krisen stattfinden. Bei der allmählichen Abnahme vermindern sich nach und nach alle Krankheitssymptome in Absicht auf ihre Heftigkeit und Mannigfaltigkeit, bis endlich im Stadium der Wie-

dergenesung der frühere normale Zustand des Individuums wieder hergestellt ist. Erfolgen Krisen, so können diese sowohl auf psychischem, als auch auf somatischem Wege stattfinden. Zu den ersteren gehören die gar nicht seltenen Entscheidungen von *Depresionszusständen* durch *Exaltationszustände,* wie z.B. Blödsinn und Melancholie durch Manie und Raserei, durch deren Hinzutritt sehr oft baldige und vollständige Heilung erfolgt. Viel seltener, ja sogar in Zweifel zu ziehen, sind einige angeführte Fälle vom Gegenteil, d.h. von Entscheidung *exaltierter* Zustände durch *Depressionen,* wie z.B. Manie durch Melancholie. Sehr häufig aber sind die durch Gemütsaffekte herbeigeführten, oft sehr schnellen und plötzlichen Heilungen. Eine plötzliche Freude, ein unverhofftes Glück, ein heftiger Schreck oder Ärger haben schon sehr oft überraschend glückliche Wendungen in den langwierigsten und hartnäckigsten Seelenstörungen hervorgebracht.

Zu den *somatischen* Krisen rechnen mehrere Schriftsteller plötzliches *Fettwerden* oder auch Steigerung der Abmagerung bis auf den höchsten Grad; desgleichen *Blutungen,* besonders Hämorrhoidalflüsse, Nasenbluten, Eintritt der monatlichen Periode bei Weibern, ja wohl gar Bluthusten, nach einigen. Oft auch sieht man dergleichen Entscheidungen in Folge von eintretendem schleimigen oder schwarzgalligen *Erbrechen* oder *Durchfall,* so wie nicht minder durch häufigen *Speichelfluß* herbeigeführt, und in noch anderen Fällen ist es ein langer, ruhiger, fester Schlaf, der oft, besonders in akuten Geisteskrankheiten, dem psychischen Leiden mit einem Male ein Ende macht und die Kranken wie neugeboren erwachen läßt. Die besten und die allerwichtigsten Krisen sind aber ohne Zweifel die, welche *durch die Haut,* entweder durch eintretende kritische Schweiße oder durch Hervorbrechen von Flechten oder anderen Ausschlägen, oder auch, wie oft geschieht, durch Bildung von Blutschwären, Abszessen, Drüsengeschwülsten und hierauf eintretende reichliche Eiterung erfolgen.

Erfolgt der *Ausgang in den Tod,* so kann dieser auf verschiedene Weise herbeigeführt werden. Nicht selten sterben die Kranken, besonders Wahnsinnige und Tobsüchtige, während eines Anfalles von Manie inmitten einer großen Aufregung; bei weitem häufiger aber findet der Tod durch Hinzutreten somatischer Affektionen statt, unter denen die am meisten vorkommenden, Gehirnentzündungen, hitzige Nervenfieber, Schlagfluß, organische Leiden des Gehirns, der Lunge und des Bauches, und endlich scorbutische Affektionen sind. Bei weitem die meisten aber sterben an Lungeleiden und Auszehrung. Wahnsinnige werden sehr häufig durch chronische Entzündungen der Darmschleimhaut und daher entstandene colliquative Durchfälle, die bei ihnen fast stets tödlich sind, dahingerafft. Bei Melancholischen erfolgt der Tod zuweilen auch durch plötzlich eintretende Schwäche. Der Tod durch Scorbut ist dagegen meist das Erbteil blödsinniger, verwirrter, gelähmter und zuweilen auch melancholischer Geisteskranker.

Geht die Seelenstörung *in eine andere Krankheit* über, so findet dies meist auf ganz unmerkliche Weise, nach und nach, oft aber auch sehr plötzlich statt. Am häufigsten sind es die den Seelenstörungen so nah verwandten Neurosen, namentlich Hysterie, Veitstanz, Katalepsie, wohl auch Epilepsie, in welche die ersteren übergehen; oft auch wechseln diese Neurosen mit Seelenstörungen ab oder komplizieren sich gar mit ihnen.

Was endlich die Dauer der Seelenstörungen im allgemeinen betrifft, so ist diese in den einzelnen Formen gar sehr verschieden. Akute Fälle können schon in 24 Stunden beendigt sein, chronische Jahre lang, ja bis ans Ende des Lebens dauern.

§ 16

In Betreff ihrer Heilbarkeit ist die *Prognose* bei den meisten Seelenkrankheiten nicht die schlimmste. Am leichtesten heilbar ist die Tobsucht, frisch entstandene Melancholie, akuter

Wahnsinn und Blödsinn, und manche besondere Formen des Wahnsinns. Chronischer Wahnsinn geht, wie chronische Melancholie, leicht in volle Verwirrtheit und Blödsinn über, und ist dann ebenso unheilbar, wie die lähmige Verwirrtheit. Angeerbte Seelenstörungen sind zwar heilbar, lassen aber immer Rückfälle befürchten.

Überhaupt ist keine Krankheit den Rückfällen so sehr ausgesetzt, als die Seelenstörungen, und erst nach lange fortgesetzter Beobachtung eines der Kur entlassenen Kranken kann gewöhnlich der Arzt sicher sein, ob die vermeintliche Heilung reell ist oder nicht. Am wenigsten den Rückfällen unterworfen sind diejenigen Fälle, wo die Seelenstörung bei sonst wenig dazu prädisponierten Individuen nach Einwirkung einer zufälligen Ursache plötzlich zum Ausbruche gekommen ist, wie z.B. nach heftigen plötzlichen Gemütsbewegungen, im Wochenbette etc.

Lang fortgesetzte und langsam wirkende Gemütsbewegungen bringen dagegen oft sehr schwer heilbare Geisteskrankheiten hervor. Dasselbe gilt von langwieriger Trunksucht, viel geübter Selbstbefleckung, mehrjährigen geschlechtlichen Ausschweifungen, fehlerhafter Erziehung, angeborener Geistesschwäche, natürlicher Anlage zu Stolz und Hochmut, sehr entwickelter und tätiger Geistesfähigkeit, exaltierten und sehr gefühlvollen Charakteren etc. Alle dergleichen Umstände machen die Prognose meist sehr ungünstig. Fast unheilbar sind auch die durch Überstudieren, häufige Halluzinationen, gekränkten Stolz und religiöse Exaltation erzeugten Formen, sowie nicht minder diejenigen, in denen die Kranken eine volle, wohlbewußte Erkenntnis ihres Zustandes haben, besonders wenn in dieser Form nicht sehr schnelle Besserung eintritt.

Auch die Rückfälle sind stets viel schwerer heilbar, als die erstmaligen Erkrankungen, und je öfter und anhaltender dieselben wiederkehren, um so ungünstiger wird die Prognose.

Komplikationen mit Lähmung oder Epilepsie machen ebenfalls die meisten Fälle völlig unheilbar. Kretinismus, angeborener Blödsinn und Stumpfsinn können wohl gebessert, nie aber geheilt werden.

Übrigens ist, nach der Meinung der meisten Schriftsteller, in allen Seelenstörungen die Hoffnung zur Heilung nie aufzugeben, so lange noch irgend Störungen in den Verdauungswegen existieren; nur erst, wenn diese Funktionen wieder völlig hergestellt sind, ohne daß zugleich die Seelenkrankheit sich wesentlich gebessert hat, ist Gefahr vorhanden. Auch die Kranken, welche stets in die Sonne sehen, oder ihren eigenen Kot verschlingen, sind als absolut unheilbar anzusehen, wenn dieser Zustand nicht sehr schnell vorübergeht.

Übrigens kann man stets eine *baldige Besserung* vorhersagen, wenn der vorher unempfindliche Kranke wieder anfängt, Schmerzen und natürliche Bedürfnisse des Körpers zu fühlen, sich der vor seiner Krankheit dagewesenen Ereignisse und Vorfälle wieder zu erinnern, und Interesse an seinen früheren Berufsarbeiten und Lieblingsbeschäftigungen zu nehmen; besonders aber wenn sein Blick wieder freier und ruhiger, der Ausdruck seines Gesichtes wieder natürlich wird, die Haut zu ihrer normalen Beschaffenheit zurückkehrt, die Verdauungsfunktionen sich regeln, und Schlaf und Appetit in ihr gewöhnliches Gleis kommen. Auch Furcht vor neuen Anfällen und große Niedergeschlagenheit über ihren Zustand, in den lichten Zwischenräumen, soll nach einigen ein gutes und ziemlich sicheres Vorzeichen baldiger günstiger Änderung sein.

Zweites Kapitel

Ursächliche und veranlassende Momente und Einflüsse

I.

Prädisponierende Umstände.

§ 17

Wie überall, so finden wir auch bei den Seelenstörungen unter den *prädisponierenden* Umständen zuerst die in der *Individualität* des Kranken selbst liegenden, durch *Konstitution, Temperament, anatomische Formation, Alter,* und *Geschlecht* gegebenen.

Die in der *Konstitution* selbst, sei es durch Erblichkeit oder Angeburt gegebene Prädisposition, welche nach dem Tode durch keine organische Veränderung irgend einer Art zu erkennen ist, und deren Wesen und Natur noch ganz im Verborgenen liegt, gibt sich meist von der frühesten Kindheit an durch einen großen Leichtsinn und wunderlichen Charakter, widersprechende, inkonsequente Aufführung, häufige Anfälle großer Ausgelassenheit oder Traurigkeit und eine Art mürrischer Laune kund; solche Individuen werden für Originale, wunderliche Menschen und Sonderlinge gehalten; man sieht sie gewöhnlich viele Projekte und Pläne machen, die sie bald wieder liegen lassen; beim geringsten Widerstande verändern sich ihre Züge, ihre Augen werden lebhaft und glänzend, ihr Blick fremdartig und sonderbar. Nach den bisherigen Beobachtungen scheint bei mehr als der Hälfte der Geisteskranken die Prädisposition dazu *erblich* zu sein, und zwar vorzugsweise unter den Juden, den Katholiken Englands, mehreren alten schottischen Familien, in fürstlichen Geschlechtern, in der alten Aristokratie Frankreichs, und überhaupt bei Reichen und Vornehmen, was wohl allein dem Umstande beizumessen ist, daß diese Familien viel mehr, als andere, ihre Verwandten unter sich verheiraten, wodurch natürlich Krankheitskeime um so sicherer fortgepflanzt werden, weil die Bedingung dazu dann oft von *beiden* Eltern gegeben ist. Was die *ohne Erblichkeit angeborene* Anlage zum Irresein betrifft, so sind hierüber die Meinungen noch sehr geteilt; doch ist sehr leicht anzunehmen, daß entkräftete, im Alter schon vorgeschrittene, der Trunksucht oder Ausschweifung ergebene Eltern, oder solche, die an Neurosen litten, sowie auch Schreck, Furcht oder andere deprimierende Gemütsbewegungen während der Schwangerschaft, oft Veranlassung geben können zu Erzeugung von Kindern, die zu Geisteskrankheiten mehr Anlage haben als andere; gerade so, wie auch bei sonst gesund geborenen Kindern gesunder Eltern diese konstitutionelle Anlage *erworben* werden kann durch frühe Schwächungen, Onanie oder andere geschlechtliche Ausschweifungen, übertriebene körperliche oder geistige Anstrengung, übermäßige Aufregungen des Gefühls oder der Einbildungskraft und andere ähnliche Reizungen in den allerersten Lebensjahren.

In Ansehung der besonderen *Temperamente* haben die bisherigen Beobachtungen noch nichts Sicheres geliefert, obschon man behaupten will, daß die Biliösen am häufigsten von Melancholie, die Sanguiniker von Tobsucht, die Nervösen von Raserei oder Wahnsinn und die Phlegmatiker meist von Verwirrtheit und Blödsinn befallen würden.

Daß die *anatomische Formation des Schädels* einen großen Einfluß auf die Anlage zu Geisteskrankheiten haben müsse, geht schon aus der Sache selbst hervor, und in der Tat finden wir auch, daß namentlich bei Blödsinnigen diese Form fast stets regelwidrig ist, entweder am Scheitel und an den Schläfen platt, oder sehr klein, fast rund, mit sehr niedriger Stirn, und zuweilen mit außerordentlicher Dicke der Schädelknochen, und so noch gar viele andere Fälle, aus denen klar hervorgeht, wie nicht nur durch gehinderte Entwicklung des Gehirns, sondern auch durch die, von der Difformität des Schädels bedingte, stete Reizung Anlage zu gar mannigfachen Seelenstörungen entstehen mußte.

In Betreff der verschiedenen *Alter* ergeben die bisherigen Beobachtungen, daß die Zahl der Irren vom 20. Jahre bis zum 30. zunimmt, zwischen 30 und 40 ihr Maximum erreicht, von 40 bis 50 wieder abnimmt, und nach den fünfzigern ihrem Minimum wieder entgegen geht. Äußerst selten sind die Beispiele von Seelenstörungen bei Kindern, doch liegen Fälle vor von einem Knaben, der in Folge eines Schlages auf den Kopf tobsüchtig wurde, sowie von einem Mädchen, das im Alter von sieben Jahren Halluzinationen von Engeln hatte, und seit einigen Jahren nur haben die hiesigen öffentlichen Blätter mehr als 15 Selbstmorde bei Kindern von 9 – 13 Jahren bekannt gemacht. Außerdem sehen wir zur Zeit der Pubertätsentwicklung häufig Liebeswahnsinn, religiöse Melancholie, Lebensüberdruß und Hang zum Selbstmord, ja wohl gar Brandstifungswut die prädisponierten Individuen befallen; während dagegen dem männlichen Alter mehr die verschiedenen Formen des Wahnsinns, der Manie und der Melancholie, und dem vorgerückten Alter die der vollen Verwirrtheit und des Blödsinns eigen sind.

In Bezug auf die *beiden Geschlechter* endlich scheint die Waagschale, den bisherigen, sehr wenig entscheidenden Beobachtungen nach, ziemlich gleich zu stehen, oder sich vielleicht in Bezug auf Häufigkeit des Vorkommens eher auf die Seite der Männer zu neigen. Auch will man beobachtet haben, daß im allgemeinen viel mehr unverheiratete, in strengem Zölibat lebende, als verheiratete und verwitwete Individuen von Geisteskrankheiten befallen werden.

§ 18

Außer den ebengenannten angeborenen Individualitäten spielen sodann die durch *Gewöhnung*, und namentlich durch *Erziehung, Stand und Gewerbe, politische und religiöse Verhältnisse* dem Individuum *beigebrachten* psychischen Prädispositionen eine nicht minder wichtige und beachtenswerte Rolle.

Was die *Erziehung*, welche den ganzen Menschen leiblich und geistig erfaßt und für das Leben herangebildet, in diesem Stücke vermag, gut machen oder verderben kann, das ist ungeheuer, und wir müßten ein eigenes Buch schreiben, wenn wir diesen Gegenstand erschöpfen wollten, zumal man der Wahrheit nicht zu nahe treten wird, wenn man behauptet, daß viel mehr Prädispositionen zu Seelenstörungen *anerzogen*, als angeboren werden. Befriedigung aller Launen des Kindes von der frühesten Jugend an; übergroße Anstrengung der Geisteskräfte bei schwächlichen Körper; Entwicklung der Ruhmsucht und des Ehrgeizes, ohne dem Gemüte moralischen Gehalt zu geben; Beförderung der Eitelkeit, des Leichtsinns und der Gefallsucht bei Mädchen; Erregung von Wünschen und Begierden, welche das spätere wirkliche Leben nicht befriedigen kann; überhaupt alles, was den Menschen nicht für den hohen Ernst des Lebens heranbildet, ihn seinen Leidenschaften Preis gibt, und ihn zum Kampf mit den Widerwärtigkeiten seines Geschickes unfähig macht oder nicht hinreichend dazu waffnet: Alles das sind Dinge, welche ihn notwendig außer Stand setzen müssen, den ihn stets umgebenden Ursachen zu wirklicher Seelenstörung mit stetem Erfolge Trotz zu bieten.

In Betreff der *Gewerbe* und *Professionen* ist es eine merkwürdige, darum aber nicht weniger in der Erfahrung begründete Tatsache, daß es der *Lehrstand* ist, welcher verhältnismäßig bei weitem die meisten Opfer dieser Krankheiten liefert, und zwar ist dies um so merkwürdiger, als es eine ebenso fest stehende Tatsache ist, daß bei Leuten, welche sich vorzugsweise mit wissenschaftlichen Arbeiten beschäftigen und im ernsten Studium Verstand und Urteilskraft stärken, im Ganzen sehr selten Seelenstörungen vorkommen, so daß die Fälle von Gelehrten, die sich ihre Narrheit durch Überstudieren, überspannte philosophische und religiöse Grübeleien, anhaltendes Nachtarbeiten und Stubensitzen zugezogen haben, in der Tat nur als Ausnahmen von der Regel dastehen. Sollte vielleicht der so häufige Ärger, der im Lehrstande nie ausbleibt, die Prädisposition begünstigen? Übrigens sind es vorzugsweise Tobsucht- und Wahnsinn-Formen, die man bei Lehrern und Lehrerinnen findet, während die Hypochondrie bei ihnen seltener ist, als bei Stubengelehrten. *Künstler,* namentlich *Schauspieler,* Musiker, Dichter etc. werden ebenfalls sehr häufig von Seelenstörungen befallen, und zwar meist von *Melancholie,* die besonders den *Komikern* eigen zu sein scheint. Auch Kaufleute werden in der jetzigen Zeit der Spekulationen sehr leicht melancholisch. Außerdem begünstigen auch gewisse sitzende Gewerbe, wie z.B. das der Schneider, Schuhmacher, der Weber, Strumpfwirker etc., gewisse Arten von Seelenstörungen; man findet unter diesen Leuten die meisten Schwärmer, Theosophen, Sektierer, und vielleicht verhältnismäßig doppelt so viel Hypochondristen, als unter den Gelehrten; ja der Hang zum Selbstmord und zur Melancholie ist in diesen Klassen ebenfalls keine seltene Erscheinung. Ebenso sind auch Bergleute und Metallarbeiter häufig einer besonderen Art von Seelenstörung unterworfen.

Daß ferner alle, die Geistestätigkeiten und die Leidenschaften aufregenden *Staatsverfassungen,* sowie große *politische Ereignisse* und *Umwälzungen,* einen mächtigen Einfluß auf die Gestaltung des psychischen Zustandes der dabei Beteiligten ausüben müssen, ist ebenfalls keinem Zweifel unterworfen; und in der Tat liefert keine Epoche gewöhnlich mehr Narren, als die Zeiten großer Volksbewegungen und Staatsumwälzungen, und ebenso sind die Irren in Republiken viel häufiger, als in despotisch regierten Ländern, in denen alles seinen gleichförmigen Gang geht. Nie haben wir selbst, in einem Zeitraume von mehr als 15 Jahren, mehr Wahnsinn- und Tobsuchtfälle hier in Paris vorkommen sehen, als in den Jahren 1848 und 1849 nach der Februarrevolution, und im Jahre 1852 nach dem Staatsstreiche.

Was endlich die *Religion* als prädisponierendes Moment betrifft, so ist es allerdings ganz richtig, daß gewisse *Religionsübungen,* wie z.B. Einsiedlerleben, Klosterwesen, langes Fasten, erzwungenes Zölibat, Begünstigung des Hanges zum Wunderbaren, und ähnliche Dinge der Art, den allernachtheiligsten Einfluß auf die Psyche ausüben können; wenn man aber behaupten will, daß jede Religion, welche nicht bloß dem trocknen Verstande, sondern auch dem Gemüte, dem Gefühle und der edleren Sinnlichkeit Nahrung gibt, und auch dem Unbegreiflichen einen Platz einräumt, notwendigerweise zur Schwärmerei führen müsse, so ist dies gewiß falsch und viel oberflächlicher geschlossen, als viele meinen. Nicht die Religion und übersinnlicher Glaube hat jederzeit die religiösen Schwärmer oder Fanatiker gemacht, sondern der schon in diesen liegende Hang zum Fanatismus hat aus der Religion meist nur seinen Stoff genommen, und springt gar nicht selten von dieser auf andere Ideen, Politik, soziale Systeme, metaphysische Grübeleien und andere ähnliche Materien über.

§ 19

Nicht minder wichtig für die Begünstigung der Anlage zu Seelenstörungen sind endlich auch die *kosmischen* und die *pathologischen* Einflüsse, wie die *Jahreszeiten,* der *Mondeseinfluß,* das *Klima* und *gewisse Krankheiten.*

Schon die Alten behaupteten, daß der *Sommer* und der *Herbst* dem Ausbruche der Tobsucht günstig seien; die Melancholie zeige sich am häufigsten im Herbste; die Verwirrtheit im Winter. Hier in Paris kommen die meisten Fälle in den Sommermonaten, von Mai bis August vor; weniger im Herbste, von September bis Dezember; noch wenigere von Januar bis April. Oft bringen auch die verschiedenen Jahreszeiten Änderungen in den Formen des Irreseins hervor; der Kulminationspunkt der Narrheit fällt in den Juni und Juli; ihr niedrigster Stand in den Februar und März.

Der Einfluß des *Klima's* ist noch wenig ermittelt, doch scheint es nach den bisherigen Beobachtungen, als wenn das gemäßigte Klima mehr zu Geisteskrankheiten prädisponierte, als das sehr heiße und das sehr kalte; Nordländer werden zuweilen vollkommen hergestellt, wenn sie sich in das südliche Europa begeben. So sieht man auch nicht nur bei schwüler Gewitterluft, sondern auch an heitern, aber sehr heißen Sommertagen, oft eine große allgemeine Unruhe bei den Irren in den Hospitälern mehrere Stunden, ja Tage hindurch anhalten.

Über den Einfluß des *Mondes* und seiner Phasen liegt bis jetzt noch kein brauchbares Resultat vor, und mehrere Beobachter sind der Meinung, daß die demselben zugeschriebene Einwirkung bloß auf seinem Lichte beruhte; selbst die Behauptung, daß Nachtwandler sich besonders in mondhellen Nächten zu ihren gespensterartigen Wanderungen aufgeregt fühlen sollen, hat durchaus keinen tatsächlichen Grund.

In Betreff der *Krankheiten* und *organischen Einflüsse,* welche zu Seelenstörungen prädisponieren können, stehen die Entzündungen des Gehirns und seiner Häute oben an. Dann folgen die verschiedenen Neurosen, namentlich Veitstanz, Epilepsie, Hysterie und Katalepsie, so wie nicht minder Schlagflüsse, Lähmungsanfälle, typhöse und andere mit lebhafter Gehirnreizung verbundene Fieber, vor allem aber früher schon einmal dagewesene Seelenstörungen. Öftere Anfälle steigern die Reizbarkeit, Empfindlichkeit und Geistesschwäche des Kranken immer höher, bis endlich völlige, unheilbare Verwirrtheit an die Stelle tritt.

II.

Erregende Ursachen.

§ 20

Die erregenden, die Krankheit zum Ausbruch bringenden Ursachen sind teils *psychischer,* teils *physischer,* teils *somatischer* oder *pathologischer* Art.

Unter den *psychischen* stehen oben an alle *heftigen Gemütsbewegungen,* wie plötzliche, unverhoffte große Freude, heftiger Schreck, großer Ärger und Zorn, welche alle oft sehr schnelle Ausbrüche von Wut und Tobsucht oder Wahnsinn und Verwirrtheit zur Folge haben können. Diesen zunächst steht dann lang fortgesetzt *Kummer, Sorge und Gram* über seine Geschäfte oder häuslichen Angelegenheiten, plötzliche *Unglücks-* oder *Todesfälle,* Trennung von der Heimat oder von geliebten Freunden usw., worauf gewöhnlich Melancholie, oder wohl auch Wahnsinn folgt. Diese Ursache ist so häufig, daß ihr fast mehr als ein Drittel der in die Krankenhäuser aufgenommenen Irren die Seelenstörungen verdanken, an denen sie darniederliegen. Nicht minder fast ist der Einfluß der *Eifersucht* und *unglücklichen Liebe. Moreau's* Tafeln weisen davon 244 Fälle unter 1000 Kranken nach, also beinahe den vierten Teil. Nicht *viel,* jedoch etwas seltener sind die Beispiele von Erregung gestörten Seelenlebens durch *religiöse Gewissensbisse* nach begangenen *Fehltritten* oder *Verbrechen,* oder nach Anhören erschreckender *Bußpredigten,* welche meist die unter dem Namen der *Theomanie* bekannte religiöse Melancholie zur Folge haben, oft aber auch, je nach der besonderen vorhandenen Prädisposition, Tobsucht oder Wahnsinn erzeugen können, besonders wenn der Kranke zugleich schreckhafte Halluzinationen von Teufeln usw hat. Eine sehr häufige Ursache ist sodann auch *gekränkter Stolz, beleidigte Eigenlie-*

be, verbissene Scham, welche alle leicht Wahnsinn mit fixen Ideen, und Lebensüberdruß mit Neigung zum Selbstmord erzeugen können. Dahin gehört dann zugleich der *Ehrgeiz* und *Hochmut,* der sehr leicht unfähige, alberne Gecken, die sich in ihrer Dummheit und Nichtigkeit doch, ihrer vermeintlichen Talente und Fähigkeiten wegen, zu allen nur möglichen hohen Ehrenstellen, Auszeichnungen und wichtigen Geschäften berufen glauben, zu gänzlichen Narren macht. Diesem Ehrgeize verdanken meist auch diejenigen ihren Zustand, welche über *politische Ereignisse* ihren Verstand verloren haben, obgleich in diesem letzteren Falle sehr oft auch die plötzliche Freude über Eintritt gewünschter Veränderungen, oder Zorn, Kummer, Betrübnis, über widerwärtige, den Ausschlag geben können. Ebenso nachteilig wirken sieht man ferner oft einen plötzlichen *Übergang aus niedrigem Stande zu Ansehen und Gewalt,* oder *aus Armut und Elend in Reichtum und Überfluß,* während dagegen bei umgekehrtem Wechsel, d. i. bei unverschuldeter Erniedrigung des Standes und Verarmung, die Fälle von nachteiliger Einwirkung auf das Seelenleben viel seltener sind, wahrscheinlich, weil in letzterem Falle die Leidenschaften des Neides, der Habsucht und des Ehrgeizes oft viel weniger schon lange zuvor ihre Rolle gespielt haben, als im ersteren Falle. Nicht selten sind auch die Fälle, wo *Langeweile und Geschäftslosigkeit* die erregende Ursache ist, wie z.B. beim Rücktritt aus einem sehr bewegten Geschäftsleben in die Ruhe, oder beim Übergange aus Vergnügen und Zerstreuungen aller Art in ein einsames, zurückgezogenes Leben. Bekannt sind endlich als sehr häufig auch Geistesstörung veranlassende Ursachen: die *übermäßigen Anstrengungen der Denkkraft;* übertriebene metaphysische, philosophische, religiöse Spekulationen; übergroße oder allzuanhaltende Aufregung der Einbildungskraft, oder verkehrte Richtung derselben; Überspannung des Witzes und Scharfsinnes usw. Wer kann sagen, wieviel Unheil in dieser Hinsicht nicht nur das unvernünftige Studium dunkler, prophetischer Schriften, allzu abstrakter philosphischer und politischer Systeme, mechanischer und mathematischer, unauflöslicher Probleme, bei sonst vernünftigen Männern; nein, auch tägliche Romanenlektüre, Theaterwut, wilde sinnliche Tänze und Gesellschaftsspiele, und andere, die Einbildungskraft zu hoch spannende Dinge bei jungen Leuten und besonders bei jungen Mädchen angerichtet? Nicht immer wirkt das Gift gleich; endlich aber, wenn das Maß voll und die ganze Seele durchdrungen ist, kann nichts mehr die Wirkung aufhalten, der letzte Damm, den die Vernunft entgegenstellen konnte, wird durchbrochen, und die Verrücktheit erscheint, wie Minerva mit Spieß und Schild aus dem Haupte Jupiters geboren!

§ 21

Unter den erregenden Ursachen *physischer* Art verdient wohl der Gebrauch oder vielmehr der Mißbrauch gewisser *arzneilicher Substanzen* und die Wirkung *gewisser Gifte* die allererste Beachtung. Welchen Einfluß die *geistigen Getränke,* besonders der Branntwein haben, ist bekannt; vom *Mohnsaft* und dem *Haschisch* wissen wir ebenfalls, was sie wirken können. Der *Kaffeetrank* gilt heute zwar noch, trotz Hahnemanns Warnung, für sehr unschuldig; wir haben aber namentlich hier in Frankreich, wo man ihn sehr stark und meist mit Rum und Cognac trinkt, die allerbedenklichsten, fast der Opiumwirkung sich nähernden geistigen Aufregungen bei sehr reizbaren Personen entstehen sehen; große freudige Aufgeregtheit, Vergessenheit aller Übel, unwiderstehlicher Drang zu erhabenen tiefsinnigen Betrachtungen und scharfsinnigen Untersuchungen, mit großem Ideenzudrange und bewundernswerter Leichtigkeit ihrer Verbindung: das waren die Zeichen, die wir ihn mehr als einmal haben erregen sehen, und auf die den folgenden Tag eine unglaubliche Stumpfheit der Phantasie und des Gedächtnisses folgte, die zu aller Geistesarbeit absolut untauglich machte, und nur durch eine neue Tasse des stärksten Kaffees wieder gehoben werden konnte. Und solcher Dinge Gebrauch sollte nicht die verkannte Ursache gar mancher Seelenstörungen sein, von denen dann die Verwandten und der behandelnde Arzt behaupten, daß sie nicht begriffen, was dieselben habe veranlassen können? Ähnliches gilt von dem in England so sehr häufigen Gebrauche des *roten Pfeffers* als Gewürz, des *Opiums* und des *Merkurs,* als der unschuldigsten Hausmittel, denen man vielleicht weit eher, als der nebeligen Atmosphäre, den so häufigen Hang zum Selbstmord beimessen könnte, der so viele Bewohner des glücklichen Albions [Alter Name für Britannien] quält. Die Hypochondrie und Melancholie, welche der *Tabak* erzeugen kann, und bei dem heutigen allgemeinen Vorzuge der Zigarren notwendig viel leichter erzeugen muß, ist ebenfalls kein Geheimnis mehr; und was sollen wir von dem Einfluße der *Belladonna,* des *Stechapfels,* des *Bilsenkrautes* sagen, die von vielen Ärzten alter Schule heute noch asthmatischen Kranken zu maßlosem Gebrauche als Rauchtabak empfohlen werden; was von der Einwirkung verfälschter Weine, Biere und anderer Getränke und Nahrungsmittel, von deren Gefährlichkeit die Mehrzahl der Menschen nicht einmal eine Ahnung hat? Wahrlich, wenn man dies bedenkt, und sieht, wie in diesem Stücke die Ätiologie der Geisteskrankheiten noch im Dunkel liegt, und wie wichtig es für die Wahl erfolgreicher Heilmittel und Antidote sein würde, gerade hierüber recht in's Klare zu kommen, so möchte man fast verzweifeln!

Welchen Seelenstörungen auch *Bergleute* und *Metallarbeiter* häufig ausgesetzt sind, haben wir schon weiter oben berührt.

Auch die *atmosphärischen* und andere damit verwandte Einflüsse, wie *Hitze und Kälte,* spielen eine große Rolle. Einwirkung heftiger *Sonnen-* oder auch *Feuer-Hitze* erzeugt oft akute Verrücktheit oder Phrenitis. Ramazzini erzählt, daß eines Tages bei großer Sommerhitze die Einwohner von Abdera der Vorstellung eines Trauerspiels von Euripides beiwohnten, und daß plötzlich mehrere der Zuschauer von einem hitzigen, siebzehn Tage anhaltenden Gehirnfieber befallen wurden, während dessen Anfällen sie wie unsinnig in den Straßen herumliefen und mit lautem Geschrei die Verse des Euripides herdeklamierten. Während der französischen Feldzüge in Ägypten und den Provinzen von Algier hatten die Soldaten sehr häufig Halluzinationen, wurden rasend oder melancholisch, und machten ihrem Leben durch Selbstmord ein Ende. In Lüttich wurden, während der Zeit unseres Aufenthaltes daselbst, an einem einzigen sehr heißen Tage eines sonst gar nicht warmen Sommers, drei achtbare Bürger auf einmal toll, und erst vor zwei Jahren noch kamen uns hier in Paris, im Laufe einer einzigen sehr heißen Woche und im Bereiche eines einzigen Quartiers, fünf Fälle von Tobsucht bei Handwerkern vor, welche sehr niedrig gestockte Dachstuben im fünften und sechsten Stockwerk bewohnten. Einen ähnlichen Einfluß scheint sehr große *Kälte* zu haben; während des Rückzugs der Franzosen aus Moskau, im harten Winter von 1812, mußten eine große Menge von Soldaten in die Irrenhäuser Europa's abgeliefert werden, und in dem kalten Winter von 1829 auf 1830 kamen allein in der sonst so friedlichen und geistesgesunden kleinen Stadt *Neuwied* am Rhein acht Fälle von Selbstmord vor, und zwar die meisten im Laufe des Januars. Endlich scheinen auch gewisse *lokale Einflüsse* die Entwicklung der Seelenstörungen zu begünstigen, wie z.B. in Italien an den Orten, wo der Pellagrawahnsinn herrscht, welcher ebenfalls die Leute zum Selbstmord treibt. Übrigens aber hebt das, was wir hier von dem Einflusse großer Hitze und Kälte gesagt haben, keineswegs die Bemerkung auf, die wir weiter oben (§ 19) in Ansehung des *Klima's* gemacht, und derzufolge ein gemäßigtes mehr zu Seelensstörungen disponieren soll, als ein sehr kaltes oder sehr heißes. Denn gerade bei den an gemäßigte Temperaturen Gewöhnten muß ungewohnte Hitze oder Kälte natürlicherweise viel heftiger und störender

einwirken, als bei den Bewohnern der Polar- oder Äquatorial-
gegenden, deren ganzer Organismus für das Klima der Heimat gebildet und abgehärtet ist.

§ 22

Daß auch mehrere *pathologische Zustände* nicht nur des Gehirns, sondern selbst entfernterer Organe, Seelenstörungen
zur Folge haben können, ist ebenfalls eine jedem Anfänger
sogar bekannte Tatsache.

Dahin gehören zuerst alle durch mechanische Einwirkung
(Schlag, Fall, Stoß) erregten *Erschütterungen des Gehirns,*
sowie überhaupt alle Gehirnkrankheiten, welche meist
Blödsinn, oder volle Verwirrtheit nach sich ziehen. Dann
folgen die *Neurosen,* unter denen die *Epilepsie* und nach
ihr der *Veitstanz* obenansteht, und die sehr häufig entweder
Wahnsinn oder Blödsinn zur Folge haben. Ebenso sieht
man nicht selten nach *typhösen Fiebern* sehr langwierige
und zuweilen sogar unheilbare Seelenstörungen entstehen.
Der Einfluß des *Wochenbettes,* der den Wahnsinn der
Wöchnerinnen erzeugen kann, ist bekannt, ebenso die Halluzinationen und andere Störungen der Phantasie, welche
oft auf unterdrückte *Hämorrhoidalflüsse* und andere habi-
tuelle Blutungen erfolgen, wie denn auch der *Zustand der
monatlichen Reinigung* eine Hauptrolle beim weiblichen
Geschlecht spielt, und ebenso die Wirkungen der *Schwangerschaft.* Eine reiche Quelle der traurigsten Gemüts- und
Geistesverstimmungen ist ferner auch die *Schwächung* des
Nervensystems durch *Onanie.* Dergleichen Kranke leiden
meist an einer eigentümlichen Melancholie, die das Besondere hat, daß sie mit großem Argwohn und Mißtrauen oft
ihre nächsten Umgebungen fliehen, sich allenthalben verraten, von Feinden verfolgt oder hinter ihrem Rücken bekrit-
telt glauben, und immer wähnen, es sei etwas gegen sie im
Werke [Auslöser ist hier nicht die Onanie als solche, son-

dern die sie begleitenden Schuldgefühle und Ambivalenzen. Sie waren wohl damals wesentlich verbreiteter als heute].

Bei fortdauernder Gelegenheitsursache geht diese Melancholie leicht in Blödsinn über, wenn anders der Unglückliche sein Leben nicht durch Selbstmord endet, wozu derartige Kranke große Neigung haben. Nicht minder gefährlich, jedoch etwas anderer Art, wirken auch alle anderen *geschlechtlichen Ausschweifungen* ein, und wenn einst ein deutscher Satyriker sagte, daß der Sprung von einer *Bettschwester* zu einer *Betschwester* viel geringer sei, als man meine, so sprach er damit eben nur eine pathologische Wahrheit aus, die man in der Praxis gar oft bestätigt sehen kann. Religiöse Melancholie mit Verzweiflung am Seelenheil, Halluzinationen von Teufeln, Schreckgestalten aller Art, oft im Wechsel mit unzüchtiger, schamloser Tobsucht, sind nicht selten die Folge derartiger Schwächungen. Was aber das merkwürdigste ist, das ist, daß dieselben Erscheinungen sich auch gerade nach entgegengesetzten Einflüssen, d.h. nach *Überspannung des Nervensystems durch unbefriedigte geschlechtliche Einbildungskraft* bei streng enthaltsamen, unverheirateten Personen kund geben können.

Ferner können auch organische *Leiden des Herzens, der Leber, der Milz,* besonders aber des *Magens* und *Verdauungskanales,* Veranlassungen zu Seelenstörungen werden. Melancholie und Hypochondrie haben gewiß ihren Sitz sehr häufig in den Verdauungsorganen, und mehrere Ärzte behaupten, daß bei andauerndem Lebensüberdrusse mit Trieb zum Selbstmorde fast stets eine chronische Entzündung der dünnen Därme die Ursache sei. Bei Anwesenheit von *Würmern* in den Eingeweiden hat man schon öfters Raserei und Tobsucht als Folge beobachtet. Auch was man früher von sogenannter *schwarzer Galle* als Ursache der *Melancholie* gefabelt, ist wenigstens insofern nicht ohne Grund, als bei Untätigkeit der Leber und Stockungen im Pfortadersysteme, besonders bei gelehrten Stubensitzern, Schneidern, Schuhmachern, Webern und anderen zu einem Sitzleben verurteilten Handwerkern, leicht Trübsinn oder schwärmerische Melancholie entstehen kann. In Betreff der *Milz* wissen wir nur ein Beispiel anzuführen, und zwar das eines Bockes im Hofe der Anatomie zu Bonn, dem man für physiologische Versuche die Milz ausgeschnitten, und der bei allem, die ihn kannten, in dem unbestrittenen Rufe der Verrücktheit stand. Was Heim vom *Diabetes,* als einer Nervenkrankheit, und seinen Verbindungen mit psychischen Störungen sagte, erhält heute durch die neuerdings gemachten, höchst interessanten Beobachtungen über den fast ausschließlichen Einfluß gehinderter Nerventätigkeit auf die Erzeugung des Zuckers im Harne, seine Bestätigung.

Von den *Herzkrankheiten* ist es ebenfalls bekannt, daß in ihrem Gefolge nicht selten bedeutende Seelenstörungen, besonders Melancholie, Selbstmordsucht, ja wohl gar Mordsucht auftreten; wie denn auch meist alle Herzkranken stets eine große Neigung zu Zorn und auffahrender Heftigkeit zeigen, und bei vielen Verbrechern oft beträchtliche Fehler in der Lage oder im Baue des Herzens gefunden werden. Vor allem aber verdienen endlich die *zurückgetretenen Ausschläge,* Geschwüre, Flechten, Exantheme und ähnliche *Hautkrankheiten* der Erwähnung, indem von derartigen Ursachen, die aber leider gewöhnlich am wenigsten von den Ärzten beachtet werden, gewiß viel mehr Seelenstörungen abhängen, als man gewöhnlich meint. Wir sind keine Anhänger der Hahnemann-'schen *Psoratheorie,* wenn man unter derselben nur die Lehre von der *Krätze* versteht; dehnt man aber das dort Gesagte auf alle *Hautkrankheiten* aus, so unterschreiben wir mit voller Zustimmung jeden Schluß, den der unsterbliche Meister unserer Schule daraus gezogen.

III.

Ergebnisse der pathologischen Anatomie.

§ 23

Wir haben, was uns in diesem Stücke zu sagen notwendig scheint, absichtlich dem Kapitel von den Ursachen angehängt, weil es nicht nur immer noch, sondern sogar auf's Neue wieder und namentlich unter der physiologischen Schule viele Ärzte gibt, welche für's erste keine Funktionsstörungen ohne gleichzeitige anatomische Veränderungen gelten lassen wollen, und die dann auch in diesen anatomischen Veränderungen allein die *Krankheit selbst* und ihre einzige *causa proxima interna* sehen. Was unsere Ansicht betrifft, so halten wir dafür, daß diese anatomischen Veränderungen allerdings oft eine reelle Ursache von Geistesstörungen sein können, bei denen sie dann aber die Rolle *erregender,* in Bezug auf das Seelenleben *äußerer* Ursachen, nicht aber die Rolle der *konstituierenden inneren Ursache* spielen. In vielen Fällen aber beweisen die anatomischen Zustände auch nicht das geringste für die Existenz der Krankheit, sondern können und müssen meistens als bloß zufällige, mit der Seelenstörung in gar keiner notwendigen Beziehung stehende, oder als überdies hinzugekommene Komplikationen betrachtet werden. Gehen wir nun alles durch, was bisher über die anatomischen Veränderungen in Seelenkrankheiten zu Tage gefördert und geschrieben worden ist, so sehen wir, daß das Resultat leider ein *negatives* ist, indem, wenn man die fehlerhafte Struktur des Schädels bei angeborenem Blödsinne ausnimmt, bis jetzt keine einzige anatomische Veränderung nachgewiesen worden, welche den Seelenstörungen ausschließlich zukäme und sich nicht ebenso oft auch in andern Erkrankungsfällen, wo gar keine ähnlichen Geistesleiden darauf erfolgen, nachweisen ließe; während umgekehrt wieder, bei andern Fällen der gleichen

Seelenstörung, die Sektion auch nicht eine einzige der anatomischen Veränderungen finden läßt, die in einigen Fällen zugegen waren.

Ist es so aber erwiesen, daß ein und dieselbe Störung das eine Mal mit, das andere Mal ohne diese Veränderungen vorkommt, und daß die gleiche anatomische Veränderung weit entfernt ist, immer dieselbe Seelenstörung nach sich zu ziehen, so muß auch klar sein, daß die bisherigen Forschungen auf diesem Gebiete noch kein brauchbares Resultat geliefert haben, und daß es nur verlorene Zeit und Mühe sein würde, die Vermutungen und Meinungen, welche die verschiedenen Schriftsteller aufgestellt, und die Elemente, aus denen sie ihre Schlüsse gezogen, hier nochmals abzuschreiben. Nur soviel wollen wir sagen, daß man bei akutem Wahnsinn häufig die äußere graue Substanz marmoriert, allgemein oder teilweise gerötet und voll kleiner Ergießungen gefunden, mit vermehrter oder verminderter Dichtigkeit und erweiterten Arterien. Nach chronischen Leiden findet man zuweilen die graue Substanz in zwei Lagen geteilt, oft erweicht oder mit zahlreichen Fleischauswüchsen und kleinen, mit seröser Flüssigkeit gefüllten Höhlen versehen, dabei oft Atrophie des Stirnteils und zuweilen gänzlichen Schwund oder auch Verdichtung der grauen Substanz. Auch die Ammonshörner haben in einigen Fällen krankhafte Veränderungen gezeigt. Seltener ist die weiße Substanz angegriffen, doch zeigt auch diese hin und wieder Veränderungen; man findet sie injiziert, verhärtet, perlengrau, und oft mehrere ihrer Fasern untereinander verwachsen. Auch die Häute des Gehirns bieten zuweilen Veränderungen dar; man findet sie häufig injiziert, getrübt, verdichtet, voll Verwachsungen, falscher Membranen und Erguß von seröser Flüssigkeit. Der Schädel selbst ist nicht selten verdickt oder durch Atrophie verdünnt, mit inneren Knochenauswüchsen versehen oder sonst noch in seinen Formen verändert. Allein alle diese Veränderungen, weit entfernt konstant zu sein, finden sich, wie gesagt, auch in vielen anderen

Entzündungen und sonstigen organischen Leiden des Gehirns ohne die geringste Seelenstörung. Dasselbe gilt von der langen Liste anderer Gehirnveränderungen, welche die Schriftsteller gewöhnlich mit großer Bereitwilligkeit und Selbstgefälligkeit aufführen, wie z.b. Geschwülste, Wasseransammlungen, Knochensplitter, Balggeschwülste, Krebs und skirrhöse Verhärtungen im Gehirne.

§ 24

Noch weniger Wert, als die im Gehirn gefundenen Veränderungen, haben, in Ansehung ihrer diagnostischen Zuverlässigkeit, die in andern Organen angetroffenen, über die wir daher hier auch nur eine ganz summarische Übersicht geben wollen. Dahin gehört zuerst die chronische Entzündung und andere *Fehler der Baucheingeweide* und *des Magens,* welche allerdings gewiß oft eine Ursache mancher Seelenstörungen sein können, sich aber ebensowenig konstant zeigen, als andere Zustände. Auch Mißbildungen und Abweichungen in der Lage des Magens hat man bemerkt, sowie sehr häufig einen abnormen Verlauf des *Colon transversum,* das bei Selbstmördern sogar in ganz senkrechter Lage beobachtet worden, und ebenso ist auch Verengerung der dicken Därme keine ganz seltene Erscheinung. In Betreff der *Leber* und der *Gallenorgane* hat man Tuberkeln, Abszesse und Eiterblasen, Hydatiden, fettartige Substanzveränderung in der Leber, und Verwachsungen, veränderte Struktur und Größe, Steine und Würmer in der Gallenblase gefunden. Sehr oft auch zeigt sich die *Milz* krankhaft verändert, sowohl in Ansehung ihrer Lage, als auch in Bezug auf ihrer Konsistenz und Größe.

Auch die *Lungen* hat man verändert, oft verhärtet, skirrhös, voll Wasser, mit der Pleura oder sogar mit dem Zwerchfelle verwachsen, auch wohl in ihrer Gestalt und Struktur verändert, sehr oft aber voll latenter Tuberkeln gefunden.

Das *Herz* bietet zuweilen sehr auffallende Veränderungen; namentlich abnorme Lage und Größe; Verwachsung des Herzbeutels mit dem Ribbenfelle und dem Herzen selbst, oder mit den Herzohren; Wasser im Herzbeutel; Blutanhäufungen und Polypen in den Herzkammern und den Herzohren; Hypertrophie oder Erweiterung und Erweichungen der Wandungen. Die organischen Herzveränderungen scheinen sich vorzugsweise bei Melancholischen, Lebensüberdrüssigen und Tobsüchtigen zu finden; die Fehler im Magen und den Baucheingeweiden fast ausschließlich bei Melancholischen und Selbstmördern; die organischen Lungenleiden bei Tobsüchtigen.

Drittes Kapitel

Pathologische Natur, besondere Formen und Diagnose der Geisteskrankheiten.

I.

Natur und Wesen des Irrseins.

§ 25

Überblicken wir das, was bisher über das eigentliche Wesen und die pathologische Natur der Geisteskrankheiten von den verschiedenen psychiatrischen Schriftstellern gesagt worden, so finden wir fast ebensoviel verschiedene Meinungen, als Schriftsteller. Die einen suchen den wahren Sitz dieser Krankheiten im Gehirne selbst, andere in den Baucheingeweiden oder in noch andern Organen, einige in einer allgemeinen nervösen Aufregung, wieder andere in einer Verstimmung der im Blute liegenden Lebenskraft, und noch andere endlich, namentlich die sogenannten reinen Spiritualisten, in einem eigentümlich krankhaft veränderten Zustande der Seele selbst, ohne notwendige kausale Ergriffenheit eines Organes; während, wie wir schon in der Einleitung bemerkten, die organisch-physiologische Schule den Seelenstörungen ihre Existenz, als *selbständige Krankheiten,* ganz abspricht und sie nur für Symptome irgend eines erkannten oder unerkannten organischen Leidens und zwar stets als Folge anatomischer Veränderungen ansieht.

Sollen wir in diesem Gewirre der Ansichten nun unsere eigene Meinung aussprechen, so müssen wir zunächst erklären, daß, ungeachtet der absoluten Entschiedenheit, mit der wir stets, nicht sowohl die anatomischen *Forschungen,* als vielmehr die pathologischen *Schlüsse* der physiologischen Schule gemißbilligt, wir doch auch den Spiritualisten, welche allein einen krankhaften Zustand der Psyche selbst annehmen, keineswegs beipflichten können. Wir protestieren und werden stets aus allen unsern Kräften gegen Ansichten protestieren, denen zufolge keine andere Existenz angenommen werden darf, als die, welche *unmittelbar* in die Sinne fällt, und nach denen Schanker-, Blattern-, Hundswut-und andere Gifte nur darum für bloße Träumereien ausgegeben werden, weil weder Chemie noch anatomische Instrumente diese Gifte je im Eiter nachgewiesen haben. Unserer Ansicht nach gibt es auch rein virtuelle Verstimmungen der Organe, welche sich durch Funktionsstörungen äußern; ja wir gehen sogar so weit, daß wir, ohne den *ferneren* ursächlichen Einfluß anatomischer Veränderungen auf Gestaltung *neuer* Funktionsstörungen leugnen zu wollen, doch diese Veränderungen nie als die *erste* Ursache der Krankheit, sondern als selbst nur Produkte einer vorhergegangenen rein *virtuellen* Verstimmung oder organischen Erhaltungs- und Bildungskraft, also als auf einer sehr *immateriellen* Basis ruhend ansehen. Obschon wir also demnach den immateriellen Veränderungen bei Gestaltung von Krankheiten stets den ersten Platz einräumen, so müssen wir doch zugleich, wie gesagt, nicht minder gegen die Ansicht der Spiritualisten protestieren. Denn als unsterbliches, also *an sich selbst* weder dem Tode noch der Veränderung unterworfenes Wesen, kann der Geist auch nie *an sich selbst* erkranken; in einer ewigen, unveränderlichen Gleichheit seines Wesens ist er, *an sich selbst,* in jedem Augenblicke, was er war und sein wird, weder krank noch verstimmt, weder schwächer noch stärker, sondern immer sich selbst gleich. So lange er aber als Intelligenz, Verstand und Gemüt bewegende Kraft in unserm derzeitigen Organismus tätig ist, muß er dies vermittelst der Organe sein, welche unser gegenwärtiger Organismus zu diesem Zwecke bekommen hat, und nur von dem mehr oder minder erregbaren, krankhaften oder gesunden Zustande dieser Organe wird es daher abhängen, wie der Geist durch das Spiel der verschiedenen Seelenvermögen seine Tätigkeit kundgeben kann. Welche Organe man daher auch zuletzt als den wahren Sitz der Seelenstörungen anzunehmen sich berechtigt glauben, und in welcherlei Art von Verstimmung derselben man das Wesen der Erkrankung sehen möge: immer steht doch das fest, daß ohne die funktionelle oder materielle Erkrankung irgend eines anatomischen Organes durchaus keine Seelenstörung möglich ist. [Nach Ansicht der modernen Psychosomatik handelt es sich hier nicht um kausale Zusammenhänge sondern um Gleichzeitigkeitskorrelationen].

§ 26

Die Frage, auf die es bei der Ermittlung des Wesens der Geisteskrankheiten ankommt, kann daher nur die sein, in welchen Organen die nächste innere Ursache dieser Störungen zu suchen sei, und welche Veränderungen, als *notwendig* zu der Entstehung dieser Störungen, vorausgesetzt werden müssen. Wüßten wir genau, welche Rolle das Gehirn und welche das Sonnengeflecht bei unsern geistigen und gemütlichen Erkenntnissen spielt, so würde die erstere dieser beiden Fragen sich sehr leicht beantworten lassen, da natürlich diejenigen Organe ergriffen sein müssen, welche bei dem Spiel der Gefühls- und Verstandestätigkeiten eine unmittelbare Funktion haben. Nun haben uns zwar die Phrenologen über diejenigen Tätigkeiten, welche dem Gehirne zukommen, sehr schätzenswerte Belehrungen geliefert, aus denen hervorgeht, daß jeder Erkenntissart und jedem Triebe und Hange in einem besonderen Teile des Gehirns eine gewisse Anzahl von Fasern als materielles Organ des Geistes zu Grunde liegt, so daß wir bei allen Seelenstörungen, durch die dabei besonders hervortretenden Tätigkeiten, in der neuesten Zeit fast mit Gewißheit angeben können, welcher Teil des Gehirns und welches in ihm befindliche Organ affiziert sei.

Allein außer denjenigen Tätigkeiten und Fähigkeiten, für welche uns die Phrenologen bis jetzt die Organe im Gehirne nachgewiesen haben, gibt es im Bereiche der Seelenkräfte noch gar viele andere, wie z.B. namentlich fast alle auf *Selbstgefühl* und Gemüt Bezug habende, deren Organe wir, da das ganze Gehirn bereits abgeteilt und kein Platz für das Fehlende geblieben ist, notwendigerweise werden an andern Orten suchen müssen. Da führen uns nun ebenfalls Beobachtung und Selbstgefühl, ja sogar die Sprachgebrauche schon sich kundgebende Ahnung aller Zeiten, sowie nicht minder manche an magnetisch Schlafwachen [Alter Ausdruck für Hypnose] gemachte unleugbare Erfahrung, notwendig auf das Nervensystem des Unterleibes, und zwar vorzugsweise auf das Sonnengeflecht, als das Zentrum desselben. Mit diesem betreten wir aber leider eine bis jetzt noch, in Bezug auf ihre psychischen Funktionen, gar dunkle und unbekannte Gegend, in der wir nicht viel klarer sehen, als in dem, was wir zuweilen auch unsere dunklen Gefühle nennen. Nur so viel können wir wohl mit Gewißheit und ohne gegründeten Widerspruch befürchten zu müssen, sogar schon nach dem jetzigen Standpunkte der Wissenschaft sagen, daß alle diejenigen psychischen Tätigkeiten, welche sich auf Gemüt und Selbstgefühl beziehen, in dem Nervensystem des Unterleibes ihre Organe haben, und daß daher auch bei denjenigen Seelenstörungen, welche vorzugsweise die genannten Tätigkeiten betreffen, eben dieses System notwendig affiziert sein müsse. Demnach sind es also nicht bloß die im Gehirne, sondern auch die im Unterleibe befindlichen Seelenorgane, welche der Sitz von Geisteskrankheiten sein können, und es fragt sich nur, ob in den Affektionen dieser Organe auch das Wesen der Seelenkrankheiten bestehe, oder ob dieses noch weiter zu suchen sei.

Wir haben weiter oben schon gezeigt, welchen Einfluß andere organische Leiden auf die Seelentätigkeiten üben können; allein da derartige Leiden *nicht immer* Seelenstörungen nach sich ziehen, so können sie auch unmöglich als *wesentlich notwendige,* sondern nur als *zufällige* Umstände angesehen werden, und es muß da, wo auf derartige Leiden hin Seelenstörung eintritt, notwendig noch ein anderer Grund hinzukommen, der den Ausbruch dieser bedingt und zur unausbleiblichen Folge hat, und in welchem *allein* dann das Wesen der Seelenstörungen gesucht werden kann. Der Grund aber, ohne welchen keine Seelenstörung zustande kommen *kann,* und mit dessen Vorhandensein dieselbe zugleich in jedem Falle *notwendig gesetzt* ist, ist die Affiziertheit eines oder mehrerer Seelenorgane im Gehirne oder im Nervensysteme des Unterleibes, und in dieser Affiziertheit muß daher das Wesen der Geisteskrankheiten liegen. Ob dabei in allen Fällen beide Systeme, das Gehirn und die Unterleibsnerven, oder zuweilen nur eins von beiden, oder auch das eine vorzugsweise primitiv, das andere meist nur consecutiv affiziert sei, das bleibt hierbei allerdings noch zu untersuchen, und findet gewiß in den verschiedenen Seelenstörungen auf die allerverschiedenste Weise statt, ändert aber im allgemeinen an dem Ebengesagten nichts, und kann uns nicht hindern, als Antwort auf die oben aufgeworfenen Fragen für's erste wenigstens den Satz auszusprechen: *Das Wesen, oder die pathologische Na-*

tur, der Seelenstörungen besteht in allen Fällen in einem
krankhaften Zustande der im Gehirn oder in den Unterleibs-
nerven liegenden Seelenorgane.

§ 27

Mit diesem Ausspruche ist freilich noch gar nichts über die
Art des krankhaften Zustandes gesagt, und es bleibt immer
noch die Frage übrig, ob zur Hervorbringung der Seelenstörungen nur eine funktionelle oder notwendig eine anatomische Veränderung des betreffenden Organes erforderlich
sei. Diejenigen, welche das letztere behaupten, stützen sich
auf die Ergebnisse der pathologischen Anatomie, und die
meisten von ihnen setzen als notweniges Erfordernis zur
Entstehung einer Seelenstörung *wenigstens* eine Entzündung, oder doch eine, dieser nahe kommende, entzündliche
Irritation voraus. Hierauf ist nun aber für's erste schon zu
erwidern, daß es zwar sehr begreiflich ist, wie anatomische
Affektionen irgend eines Seelenorgans notwendig auch gestörte Funktionen dieses Organes nach sich ziehen müssen,
daß aber nichts da ist, was berechtigen könnte, diesen
Schluß umzukehren, und zu behaupten, daß nun auch da,
wo Seelenstörung ist, notwendig anatomische Affektion des
betreffenden Organs zu Grunde liege. Schon die Fälle, wo
die Autopsie gar keine ähnliche Affektion, ja nicht einmal
Spuren einer dagewesenen Irritation nachgewiesen hat,
könnten den entgegengesetzten Beweis liefern; allein auch
hier ließe sich vielleicht der Einwurf machen, daß spurlose
Verschwundenheit einer Irritation nach dem Tode noch
nicht mit Sicherheit auf ihre eben so gänzliche Abwesenheit
während des Lebens schließen lasse. Dies ist nicht ganz un-
richtig, und kommt gewiß in Praxi zuweilen vor, so daß
sich am Ende gegen die Annahme einer entzündlichen Reizung der Seelenorgane, als notwendige Bedingung zur Entstehung von Seelenstörungen, nichts Erhebliches einwenden

ließe, wenn nicht noch andere Merkmale da wären, welche doch eine solche Annahme nicht zulassen wollen.

Denn, in der Tat, wären diese Störungen stets durch eine Entzündung der betreffenden Organe bedingt, wie ließe sich dann die geringe Lebensgefahr und die verhältnismäßig lange Dauer selbst des akutesten Wahnsinns erklären, da diese beiden Umstände sich nie so bei Entzündungen wichtiger Organe vorfinden? Dazu kommt dann noch das oft sehr plötzliche Auftreten der Seelenstörungen ohne vorausgegangene Zeichen einer Irritation oder vermehrten Turgeszenz nach den affizierten Teilen; ihre häufige Entwicklung unter dem Einflusse schwächender Ursachen; ihr meist periodischer Verlauf; ihre Verschlimmerung bei antiphlogistischer, und nicht seltene Besserung bei exzitierender Behandlung; ihr oft plötzliches Verschwinden ohne wahrnehmbare Ursache; ihre nicht seltene Heilung durch rein psychische Behandlung; ihre Ansteckungsfähigkeit durch reine Nachahmungssucht; ihr oft plötzliches Gegebensein durch rein psychische Eindrücke (Schreck, Freude etc.); vor allem aber die nahe Verwandtschaft aller ihrer Merkmale mit denen der Neurosen (Epilepsie, Veitstanz, Katalepsie), in die mehrere derselben so gern übergehen, damit abwechseln oder sich gar verschmelzen: Alles Umstände, welche keineswegs den Entzündungen als charakteristische Zeichen zukommen; ja von denen mehrere sogar für die Diagnose derselben als absolut *ausschließende* dastehen. Ist nun aber die rein entzündliche Irritation zugleich die einzige, welche sich sogar da noch annehmen ließe, wo die Sektion nach dem Tode gar keine anatomischen Unordnungen nachweist, und ist aus dem Ebengesagten ferner erwiesen, daß da, wo diese Spuren fehlen, auch die vorhandenen Symptome zu keiner Annahme von Entzündung berechtigen: so steht für's erste wenigstens soviel fest, daß es Seelenstörungen geben kann, die auf rein *virtueller Verstimmung* (herabgestimmter, exaltierter oder verkehrter Reizbarkeit) der betreffenden Seelenorgane beruhen. Mit diesem Beweise ist dann aber auch die Frage selbst gelöst. *Denn kann* diese rein virtu-elle Verstimmung zur Hervorbringung dieser Krankheiten hinreichen, so ist offenbar *keinerlei anatomische Affektion* hierzu ein *notwendiges* Erfordernis, und es können diese letz-teren wohl zum Entstehen einer Seelenstörung beitragen, auf keine Weise aber das *eigentliche Wesen* derselben ausmachen.

Ja, da jene anatomischen Veränderungen sich der Erfah-rung zufolge auch in vielen Fällen finden, wo keine Seelenstö-rung statt hat, so geht daraus ferner hervor, daß sie allein nicht einmal immer hinreichender Grund für diese Störungen abgeben können, sondern daß hierzu immer noch überdies auch eine Beeinträchtigung der *Funktionen* der Seelenorgane erfordert wird. Ist aber dies ausgemacht, so muß auch klar sein, daß die *virtuellen Verstimmungen* der Seelenorgane nicht nur als eine *mögliche* Ursache, sondern sogar als ein *we-sentlich notwendiges Requisit* zum Entstehen von Geistes-krankheiten anzusehen sind, und wir können daher, ohne den entfernten Einfluß, den anatomische Affektionen haben kön-nen, ableugnen zu wollen, getrost den Satz aussprechen, *daß das Wesen oder die eigentliche pathologische Natur der See-lenstörungen in einer* (durch innere oder äußere Ursachen herbeigeführten) *virtuellen Verstimmung der Seelenorgane des Gehirnes oder Unterleibs-Nervensystems bestehe.*

II.

Verschiedene Formen und Einteilung der Seelenkrankheiten

§ 28

So verschieden die Meinungen der verschiedenen Schrift-steller in Bezug auf das *Wesen* der Seelenstörungen sind, so groß, wo nicht noch größer, ist auch die Verschiedenheit der

115

Gesichtspunkte, von denen sie bei Einteilung und Aufstellung der verschiedenen Formen ausgegangen sind, und die Systeme, die sie hiernach aufgestellt haben. Nicht zwei der bisher aufgestellten gleichen sich; in nicht *zweien* endlich finden sich sogar immer dieselben Symptome in dieselben Gruppen zusammengefaßt. *Heinroth,* dessen System man allerdings eine große Konsequenz nicht absprechen kann, hat fast ebenso viele verschiedene Formen, als es überhaupt Verbindungen der wesentlichsten Symptome gibt; die Franzosen dagegen exzellieren im entgegengesetzten System, indem sie nur Manie oder Tobsucht, allgemeines Irrereden *(Délire général)* und blödsinnige Verwirrtheit besonders aufführen, alle anderen Seelenstörungen aber unter dem Namen *Monomanien* zusammenfassen.

Beide Extreme, sowohl das der Heinroth'schen, für die Praxis gar zu sehr gekünstelten und allzu weitschweifigen Einteilung, als auch das der französischen, fast gar keine Unterschiede machenden Klassifikation, scheinen übrigens aus der, an sich selbst sehr richtigen, praktischen Erfahrung hervorgegangen zu sein, daß in der Natur, d. i. am Krankenbette, nie eine einzige Form rein vorkommt, sondern gewöhnlich die allerverschiedensten sich verbinden und in Erscheinung treten, und daß daher nichts übrig bleibe, als entweder für jedes wesentliche Symptom und dessen mögliche Komplikationen eine eigene Gattung und Form zu machen, oder die Fächer des Systems so weit zu lassen, daß man zur Not in zwei oder drei derselben alle einzelnen Formen einreihen könne, die nur in Praxi möglich sind. Dessen ungeachtet gibt es aber auch hier Mittelwege, welche in der Tat, Heinroth und Esquirol ausgenommen, die meisten deutschen und fremden Schriftsteller betreten haben, und denen auch wir folgen könnten, wenn, wie gesagt, nur zwei derselben im ganzen und einzelnen sich übereinstimmend zeigten. Da wir nun aber keiner der bisherigen Einteilungen den absoluten Vorzug geben können, und die Autoritäten der alten Schule auch noch keine absolute Norm aufgestellt haben, welche in fußfälliger Bewunderung als das *Nec-plus-ultra* von Wissenschaftlichkeit anzuerkennen die Spezifiker unserer Schule uns vielleicht zwingen könnten: so bleibt auch uns nichts weiter übrig, als auch in diesem Stücke unsern eigenen Weg zu gehen, und eine Einteilung zu versuchen, welche, ebenso einfach, kurz und leicht faßlich, als praktisch und in der Natur der Sache selbst begründet, den Leser in den Stand setze, nicht nur sogleich alle Formen in einem flüchtigen Blicke zu überschauen, sondern auch ohne langes Schwanken sogleich zu wissen, wo er diese oder jene Form im speziellen Teile dieses Werkes zu suchen habe.

Zwar ist es nicht zu leugnen, daß ein auf phrenologische Lehrsätze gegründetes System, welches um jedes ergriffene Seelenorgan her, alle darauf bezüglichen Erscheinungen zu einer besonderen Form für die Anschauung vereinte, auf den ersten Anblick sowohl für die organischen Pathologen um seiner anscheinenden Wissenschaftlichkeit willen, als auch für manche andere noch, wegen seiner in der Sache selbst gegebenen und keiner Willkür in Aufstellung der Formen ausgesetzten Bestimmtheit, gar wichtige Vorteile zu bieten scheint; allein einerseits schon der Umstand, daß sehr selten ein Organ allein ergriffen ist, und daß die Verschiedenheit, mit der die Seelenstörungen in Erscheinung treten, weniger von den einzelnen ergriffenen Organen, als vielmehr von ganzen ergriffenen Systemen und der Art der Ergriffenheit abhängt, würde eine Einteilung der Art sehr unpraktisch machen; wozu dann noch das kommt, daß für sehr viele Gemüts- und Geistestätigkeiten, welche bei den Seelenstörungen beteiligt sind, noch gar keine bestimmten Organe nachgewiesen worden. Denn, wenn wir z.B. auch diejenige Furcht eines Melancholikers, welcher für sein häusliches Durchkommen und ähnliches besorgt ist, in das Organ der *Vorsicht* verlegen können, wo sollen wir den Sitz derjenigen suchen, die sich heute auf den, morgen auf jenen Gegenstand richtet, und stets neue Erscheinungen hervorbringt, die unter sich nichts anderes gemein haben, als eine stets Angst und Fucht? Und so noch viel anderes, was da macht, daß selbst ein nach phrenologischen Begriffen entworfenes System doch keine Brauchbarkeit in Praxi haben würde.

§ 29

Überblicken wir die gesamte Reihe der Seelenstörungen, wie sich dieselben in Praxi darstellen, so kann es uns bei nur einiger Aufmerksamkeit nicht einen Augenblick entgehen, daß sie sich selbst, nach zwei Richtungen hin, in zwei große, deutlich und wesentlich für die Betrachtung voneinander getrennte Klassen teilen.

Denn während wir die einen, wie z.B. Melancholie, Wut, Heimweh, Lebensüberdruß, Hypochondrie etc., vorzugsweise das *Gemüt* und das *Selbstgefühl* ergreifen und so auftreten sehen, daß man fast versucht werden könnte, ihnen ihren Hauptsitz im Nervensystem des Unterleibes anzuweisen: so sehen wir dagegen auch wieder andere, welche, z.B. Wahnsinn, Verwirrtheit, Blödsinn, Unsinnigkeit und alle verschiedenen Arten von Narrheit, offenbar vorzugsweise den *Verstand* und das *Selbstbewußtsein* zum Objekte haben, und sich so kund geben, daß man gar nicht anders kann, als ihnen ihren Hauptsitz in den Seelenorganen des Gehirns anzuwcisen, so daß wir, wir mögen wollen oder nicht, für's erste wenigstens zwei ihrer Richtung nach sehr verschiedene Arten von Seelenstörungen annehmen müssen, nämlich:

1. *Gemütsstörungen* im engeren Sinne, oder solche Seelenstörungen, bei denen das Gemüt und das Selbstgefühl vorzugsweise ergriffen sind, und denen man vielleicht ihren Sitz im Unterleibe anweisen könnte.

2. *Geistesstörungen* im engeren Sinne, oder solche Seelenstörungen, die besonders die Verstandes- und Erkenntnistä-

tigkeiten beeinträchtigen, und denen notwendigerweise ihr Hauptsitz im Gehirne angewiesen werden muß.

Dies ist aber nicht alles. Denn sehen wir noch genauer auf die jeder dieser beiden Kategorien angehörigen Formen, so müssen wir ebenfalls bemerken, daß zuerst unter den Gemütsstörungen sich Formen finden, von denen die einen, wie z.B. Hypochondrie, Melancholie, Neigung zum Selbstmord etc., den deutlichen Stempel einer Art *Herabgestimmtheit* und *Depression* tragen, während dagegen wieder andere, wie z.B. die verschiedenen Arten der Tobsucht und Raserei, sich offenbar mit dem deutlich ausgesprochenen Charakter der *Aufregung* oder *Exaltation* kundgeben. Ebenso treffen wir dann bei den *Verstandes-* oder *Geistesstörungen* einerseits wieder Formen, welche, ohne absolute Verminderung oder Erhöhung der dahin gehörigen Tätigkeiten, vielmehr nur eine *Verkehrtheit* derselben anzeigen, wie z.B. die verschiedenen Arten des Wahnsinns und der Narrheit; während dagegen andere, wie z.B. die verschiedenen Arten des Blödsinns und der vollen Verwirrtheit, nicht nur eine auffallende Schwäche, sondern sogar totale Vernichtung der Verstandeskräfte erkennen lassen. Nennen wir nun, um doch wenigstens irgendein mehr oder weniger passendes Wort zu haben, mit dessen Hilfe wir jedesmal die betreffende Gattung ohne lange Umschreibung ihres Wesens uns in's Gedächtnis rufen können, die deprimierten Gemütszustände, *Dysthymien* die erhöhten, *Hyperthymien* die verkehrten Verstandestätigkeiten, *Paraphronesen* und die Verstandesschwächen, *Aphronesen:* so erhalten wir im ganzen zur Anordnung der gesamten Seelenstörungen folgende 4 Gattungen, von denen 2 den Gemüts-, 2 den Verstandesstörungen angehören, nämlich:

1. *Dysthymien,* oder Gemütsstörungen mit dem Charakter der *Herabgestimmtheit,* wie z.B. Hypochondrie, Melancholie etc.

2. *Hyperthymien,* oder Gemütsstörungen mit dem Charakter der *Aufgeregtheit,* wie z.B. Wut, Raserei, Tobsucht, Freudetollheit etc.

3. *Paraphronesen* oder Verstandesstörungen mit dem Charakter der *Verkehrtheit* und Verrücktheit, wie z.B. Wahnsinn, Narrheit in ihren verschiedenen Arten etc.

4. *Aphronesen,* oder Verstandesstörungen mit dem Charakter der offenbaren Verstandesschwäche, wie z.B. allgemeine Verwirrtheit, Blödsinn, Idiotismus, Kretinismus etc.

§ 30

Noch weitere Unterordnungen zu machen, als die soeben angeführten, würde, obgleich es die strenge Logik verlangen könnte, nicht den geringsten Wert für die Praxis und die Erleichterung der übersichtlichen Auffassung haben, sondern nur eine logische Spielerei zum größten Nachteile der gehörigen Zusammenfassung des Ähnlichen sein, zumal da sich in diese vier Klassen alle von den Schriftstellern angeführten einzelnen Formen unterbringen, ja was noch mehr ist, an die in der *Melancholie,* der *Manie,* dem *Wahnsinn* und der *Verstandesverwirrung* gegebenen *vier* großen Hauptformen, als einzelne, besondere Abarten oder Nuancen derselben, anreihen lassen, wodurch das Ähnliche notwendigerweise von selbst zusammengefaßt und erkannt werden muß. Denn wie sich an die *Melancholie* sogleich von selbst die *Hypochondrie,* oder der Gesundheitskummer, die *Theomanie* oder der Seelenkummer, die *Erotomanie* oder der Liebeskummer, die *Nostalgie* oder der Heimatkummer, ja sogar die *Misopsychie* oder der selbstmordsüchtige Lebensüberdruß als einzelne, bloß durch besondere, vorwaltende, fixe Ideen gegebene Unterarten anreihen, so lassen sich an die *Manie* oder Tobsucht nicht nur gewisse Monomanien, wie z.B. die Mordwut, Stehlwut, Feuerwut etc., sondern sogar auch die wahnsinnige Geschlechtswut und ähnliches, ohne gewaltsame Herbeiziehung anschließen. Ebenso reihen sich dann an den *Wahnsinn,* als den Typus der Paraphronesen, nicht minder freiwillig die akute Narrheit oder *Phrenitis,* der Säuferwahnsinn, der Wochenbettwahnsinn, der Seherwahnsinn; sowie endlich an die *Verstandesverwirrung,* als den Typus der Aphronesen, der Blödsinn und alle anderen auf *absoluter* Schwäche des Verstandes beruhenden Formen an. Dies gibt uns dann folgende Anordnung und Reihenfolge sämtlicher bisher aufgestellten einzelnen Formen der Seelenstörungen:

I. **Dysthymien** oder **Depressionen** einzelner oder mehrerer Gefühle oder Gemütstätigkeiten *(Dysthymiae).*

1. *Gramsinn,* Melancholie, *Melancholia.*

2. *Gesundheitskummer,* Hypochondrie, *Hypochondria.*

3. *Seelengram,* religiöse Melancholie, *Soterialgia, Theo-mania.*

4. *Unmutsgram,* Lebensüberdruß, *Misophsychia.*

5. *Erbitterungsgram, Menschenhaß, Misanthropia.*

6. *Liebesgram,* verliebte Melancholie, *Erotalgia, Eroto-mania.*

7. *Heimatsgram,* Heimweh, *Nostalgia.*

8. *Wandelgram,* unstete Melancholie, *Mel. errabunda, Planetalgia.*

II. **Hyperthymien** oder **Überreizungen** einzelner oder mehrerer Gefühle oder Gemütstätigkeiten, *Hyperhymiae.*

1. *Wut,* Tobsucht, *Mania.*

2. *Lustigkeitswut,* Freudetollheit, *Amoenomania.*

3. *Schleicherwut,* versteckte Wut, *Kryptomania, mania sine delirio.*

4. *Diebeswut,* Stehlsucht, *Kleptomania.*

5. *Mordwut,* Mordsucht, *Phonomania.*

6. *Feuerwut,* Brandstifungssucht, *Pyromania.*

7. *Geschlechtswut,* geile Wut, *Machlomania.*

8. *Ehrwut,* Hochmutstollheit, *Doxomania.*

III. **Paraphronesen** oder **Verkehrtheiten,** Verrücktheiten einer oder mehrerer Verstandestätigkeiten, *Paraphroneses:*

1. *Wahnsinn,* Verrücktheit, *Phrenesis, Paranoia.*
2. *Akuter Wahnsinn,* Hirnkoller, *Phrenitis.*
3. *Seherwahn,* Geisterseherei, *Mantiphrenesis.*
4. *Entzückungswahn,* Begeisterungswahn, *Theophrenesis.*
5. *Besessenheitswahn,* Dämonomanie, *Daemonophrenesis.*
6. *Tierheitswahn,* Tiermetamorphose, *Zoophrenesis, Zoanthropia.*
7. *Wochenbettwahnsinn,* Wahnsinn der Wöchnerinnen, *Lochiphrenesis.*
8. *Säuferwahnsinn,* Weinkoller, *Oinophrenesis, Oinomania.*

IV. **Aphronesen** oder **Abstumpfungen** der Verstandes- und Geistestätigkeiten, *Aphroneses:*

1. *Verwirrtheit,* Verstandesverwirrung, *Anoesis, Dementia.*
2. *Akute Verwirrtheit, Anoesis s. Dementia acuta.*
3. *Lähmige Verwirrtheit,* Verstandeslähmung, *Phrenoplegia.*
4. *Kindische Verwirrtheit,* Altersschwachsinn, *Leresis.*
5. *Stumpfsinn,* Empfindungslosigkeit, *Apathia, Stupiditas.*
6. *Blödsinn,* Verstandlosigkeit, *Anoia, Fatuitas.*
7. *Vertiertheit,* Vernunftlosigkeit, *Idiotismus.*
8. *Kretinische Vertiertheit,* Sinnlosigkeit, *Cretinismus.*

§ 31

In der obigen Tabelle sind zugleich, so viel wir glauben, alle von den Schriftstellern aufgeführten besonderen und einen eigenen Platz verlangenden Formen enthalten. Denn noch andere Arten, oder vielmehr Varietäten, wie z.B. *Melancholia silvestris, M. moria,* sowie auch *Mania saltans, M. poetica, M. cynanthropia, M. lycanthropia, M. hippanthropa, M. boanthropia* etc., welche bei einigen Schriftstellern ebenfalls als *eigene* Formen vorkommen, deren Erwähnung wir uns aber auf die spezielle Abhandlung der allgemeineren Formen aufheben, auch in unserem Schema noch *neben* den darin schon Genannten zu unterscheiden, würde der ohnedies schon so großen Zersplitterung des einzelnen nur noch mehr Raum gegeben haben. Das Ähnliche nicht nur zusammenzustellen, sondern, wo möglich, auch in umfassenden Hauptgruppen zu vereinigen, schien uns Hauptaufgabe; so daß, wenn man nicht schon von lange her daran gewöhnt worden wäre, gewisse bloße Varietäten allgemeinerer Arten stets, als *eigene* Formen, *selbständig* in den Lehrbüchern aufgeführt und abgehandelt zu finden, wir sogar von den in obiger Tabelle aufgeführten gar manche gestrichen und ihrer ebenfalls nur bei Gelegenheit der allgemeineren Art, von der sie eine Varietät sind, gedacht haben würden. Daß wir übrigens, um die Verwandtschaft, welche unter den verschiedenen Formen der gleichen Gattung stattfindet, sogleich recht anschaulich hervortreten zu lassen, und in den Benennungen womöglich stets den Gattungsbetriff wiederzugeben, manche neue deutsche Worte gebildet, wird uns wohl ebenfalls niemand zur Last legen, da wir dieselben einerseits nur für die gegebene Übersicht angewendet, bei den speziellen Abhandlungen des zweiten Teils aber immer die bisher üblichen vorgezogen, und andererseits jede derartige Benennung stets durch die bekannte lateinische und griechische erklärt haben.

Doch wird man auch in der Wahl dieser letzteren einige Abweichungen finden, indem wir einerseits den Ausdruck $\mu\alpha\nu\iota\alpha$ gern überall, wo nicht *Tollheit* oder *Wut* damit angezeigt werden sollte, vermeiden wollten, und deshalb für die *religiöse* und *verliebte Melancholie* die dem Worte *Nostalgia* analog gebildeten *Thealgia* und *Erotalgia* den gewöhnlicher gebrauchten *Theomania* und *Erotomania* vorzogen, indem diese letztern mehr einen Zustand der *Wut* oder vollen *Verrücktheit,* als eine bloße, auf fixen Ideen beruhende *Herabgestimmtheit* der Gemütstätigkeit und des Selbstgefühls bezeichnen. Ferner kann es befremden, daß wir auch gewisse Seelenzustände, welche einige durchaus nicht für *Verrücktheit,* sondern für allerdings außergewöhnliche, nichts desto weniger aber rein *physiologische,* ganz gesunde Zustände des Geistes halten, wie z.B. die Entzückung, die Geisterseherei und Vorahnungen etc., als *Krankheiten* aufgeführt haben. Dies wird seine Rechtfertigung am gehörigen Orte, bei der speziellen Abhandlung eben dieser Zustände finden, so wie man auch bei den speziellen Artikeln über *Mord-, Stehl-* und *Feuerwut* sehen wird, warum wir dieselben nicht unter die *Verkehrtheiten* des Verstandes, sondern unter die *Exaltationen* einzelner Gemüts- oder Gefühlstätigkeiten geordnet haben. Ein Gleiches gilt von der Aufführung der *Lochimanie* unter den Verkehrtheiten, obgleich dieser Zustand sehr oft in Tobsucht übergeht, sowie von dem *Hochmutswahn,* den viele vielleicht eher den *Verstandes-* als *Gemütstätigkeiten* angehörend glauben könnten, der uns aber doch, als *wütende Ehrsucht,* seinen Platz da am besten einzunehmen scheint, wo wir ihm denselben angewiesen, wie wir ebenfalls am gehörigen Orte dartun werden.

Bis dahin bescheide man sich also vorläufig über manches Auffallendscheinende in der getroffenen Anordnung, welche uns wenigstens das Gute zu haben scheint, daß sie sehr übersichtlich, leicht dem Gedächtnis einprägbar, und, namentlich für homöopathische Praktiker, im ganzen doch so beschaffen ist, *daß mit der Erfassung der Hauptmittel und ihrer Anzeigen für die Hauptform jeder Gattung, zugleich die Mittel für die Nebenformen im allgemeinen mitgegeben sind, und nur einer näheren Betrachtung ihrer speziellen Eigentümlichkeiten bedürfen, um sogleich mit Schnelligkeit auch den Neben-*

formen angepaßt zu werden. Nur das könnte vielleicht manchen als ein großer Mangel bei unserer Anordnung erscheinen, daß wir die sogenannten *Monomanien,* welche nicht nur von den Franzosen, sondern sogar von mehreren deutschen Psychiatrikern, als *eigentümliche* Seelenstörungen betrachtet werden, nicht ebenfalls als eine *besondere Gattung* aufgeführt, sondern sie dahin und dorthin zerstreut haben, wie es uns gut dünkte. Um uns hierüber zu rechtfertigen, müssen wir notwendigerweise zuerst ausführlich auseinandersetzen, was wir überhaupt von diesen Krankheitsformen halten und wie wir dieselben ansehen. Darum hier noch:

III.

Ein Wort über Monomanien.

§ 32

Wenn man das überblickt, was von den Anhängern der Lehre, welche aus den *Monomanien* oder *krankhaften Sondertrieben* eine eigene Gattung macht, bisher über diese Formen gesagt und geschrieben worden, so muß man gleich auf den ersten Anblick schon über die ungeheure Inkonsequenz und Willkür erstaunen, mit welcher die Schriftsteller bei Aufzählung der von ihnen in diese Klasse gerechneten Formen zu Werke gegangen sind. Davon erst gar nicht zu reden, daß die Franzosen sogar die Melancholie unter dem Namen *Lypemanie,* sowie die *Kryptomanie* oder *Mania sine delirio* mit zu den Monomanien rechnen, so bleibt selbst bei denen, welche wirklich nur *einzelne* Triebe und Charakterfehler unter diesem Namen aufführen, immer noch die Frage übrig, warum gerade die Mordwut, Stehlsucht, Brandstifungswut, der Hochmutstrieb, die Selbstentleibungssucht usw. und nicht auch andere vorherrschende Neigungen, wie z.B. die

Anglomanie, Gallomanie, Theater-, Tanz-, Spiel-, Lese- und Schreibwut, ja wer weiß wie viele andere, oft fast ebenso wahnsinnige Suchten und Triebe, zu eigenen selbständigen Krankheitsformen gestempelt worden.

Will man sagen, daß die letztgenannten und alle ähnlichen, vorherrschenden Neigungen trotz der Heftigkeit, in der sie vorhanden sein können, doch so lange keinen Platz unter den Seelenstörungen verdienen, als der Verstand dabei nicht verdunkelt und der Kranke sozusagen unwillkürlich und unwiderstehlich zum Ausüben seiner Neigung getrieben wird, so gilt dies gerade ebenso vom Hange zum Morde, zur Grausamkeit, zur Aneignung fremder, der Begierde gefallender Sachen, zum Feuersehen, und überhaupt von allen anderen, von den Monomanikern bevorzugten und als unabhängige Formen zu eigenen Krankheiten erhobenen Trieben. Zwar behaupten diese Schriftsteller auch wieder, daß bei den von ihnen angeführten Trieben sehr oft eben jener krankhafte Hang vorwalte, welcher das Individuum seiner Vernunft beraube und es gegen seinen Willen zur Tat treibe. Dies ist wahr, und wir sind weit entfernt, dieser Behauptung zu widersprechen, da wir viele eigene Beobachtungen zur Unterstützung dieser Behauptung anführen könnten.

Allein wenn jene Triebe, um ihres *unwiderstehlichen Hanges* willen, als *Krankheiten* und nicht als bloße anfallende Neigungen angesehen werden müssen, warum sollen es denn andere, allerdings unschuldigere, aber nicht weniger wunderliche Neigungen nicht auch dürfen,, sobald sich zu ihnen jener *unwiderstehliche,* zur Tat treibende und die Vernunft unterjochende Hang gesellt? Und daß dieser Hang bei jedem im Menschen liegenden Triebe und Instinkte eintreten kann und auch in der Tat nicht seltener *eintritt,* als bei den in den Lehrbüchern aufgeführten *sogenannten* Monomanien, bestätigt die tägliche Erfahrung.

Nur das eine unterscheidet die einen dieser Triebe von den andern, daß manche derselben höchst unschuldig sind, andere dagegen gefährlich und gerichtlich strafbar werden, und die Individuen der Polizei in die Hände führen können. Gibt dies aber einen hinreichenden Grund ab, in wissenschaftlichen Lehrbüchern die einen zu eigenen Krankheiten zu erheben und die anderen mit Stillschweigen zu übergehen? Ja, wenn es die Polizei und das Gericht wären, welche der Wissenschaft ihre Gesetze diktierten, dann ließe sich ein solcher *an sich selbst höchst unwissenschaftlicher* Entscheidungsgrund rechtfertigen, und in einem Werke, welches die Geisteskrankheiten bloß vom Standpunkte der gerichtlichen Medizin aus betrachtete, würde uns eine solche höchst unlogische Unterscheidung auch nicht wundern, weil sie da durch die beschränkte Aufgabe der *besonderen* Wissenschaft gerechtfertigt wäre. Wenn man dieselbe aber auch in rein wissenschaftlichen Lehrbüchern der Psychiatrik so unlogisch findet, so ärgert das, weil es nur einen neuen Beweis dafür liefert, daß leider die meisten psychiatrischen Schriftsteller in der Tat nur für die Anforderungen der Staatsmedizin, keineswegs aber für die *Wissenschaft selbst* geschrieben haben; wie denn auch bei vielen derselben schon allein die Art, mit der sie die Diagnose psychischer Krankheiten behandelt, hinreichend dartut, daß es ihnen weniger um die Lehre von der *Heilung* der Kranken, als nur darum zu tun war, die Merkmale anzugeben, bei deren Anwesenheit man einen Menschen für zurechnungsfähig oder nicht, für bürgerlich unfähig und reif zum Narrenhause erklären dürfe. Wir, die wir nur vom reinen Standpunkte der Wissenschaft ausgehen, können daher auch den Unterschied nicht annehmen, welcher nur gewisse Triebe als Monomanien hervorhebt.

§ 33

Gesetzt aber auch, man wollte alle Triebe, welche in einen wahnsinnigen, unvernünftig zur Tat treibenden Hang ausarten können, aufzeichnen, und in eine besondere Klasse vereinigen, so würde doch immer noch die Frage entstehen, mit welchem Rechte man aus jedem derselben eine eigene, *unabhängige, selbständige Krankheitsform* machen dürfe. Besteht die Krankheit im Triebe selbst, oder besteht sie nur in dessen Mißverhältnis zum erkennen Verstande? Das ist die Frage, worauf es hierbei ankommt. Besteht sie im Triebe selbst, d.h. ist durch die Anwesenheit irgend eines vorherrschenden Triebes notwendig *Seelenstörung* gegeben, so sind die sogenannten Monomanien allerdings als *selbständige* Krankheitsformen anzusehen; dann ist aber auch alle Welt verrückt, weil kein, gar kein vernünftiges Wesen auf Erden lebt, das nicht gewisse vorherrschende Neigungen oder Triebe hätte, die seine Handlungen gar viel öfter bestimmen, als es die in Selbstbeobachtung wenig geübte große Mehrzahl der Menschen gewöhnlich meint. Besteht die Krankheit aber nicht in dem Triebe selbst, sondern kann der Gemüts- und Geisteszustand eines Menschen erst *dann* ein *krankhafter* genannt werden, wenn ein Mißverhältnis dieses Triebes zu den übrigen Seelentätigkeiten unvernünftige Handlungen hervorbringt: so liegt das Wesen dieses Zustandes offenbar in diesem *Mißverhältnisse,* also stets in einer anderweitigen Seelenstörung, und es ist die Erscheinung, welche die Vertreter jener Lehre *Monomanie* nennen, nur ein durch die Individualität des Kranken bedingtes, für die Erkennung der individuellen Konstitution allerdings höchst wesentliches, für die *anderweitige,* zu diesem Triebe hinzugekommene Seelenstörung aber, nur *höchst zufälliges,* einzelnes Symptom. Ja sogar in den Fällen, wo vor dem Eintritte einer wahnsinnigen oder wütenden Aufregung eines solchen Triebes keine Spur davon bei dem erkranken Individuum wahrgenommen wurde, kann und darf das Merkmal, welches den Zustand als *Krankheit,* d. i. als *Seelenstörung* und nicht bloß als aufgeregte Leidenschaft charakterisiert, keineswegs in dem hervorstechenden Triebe, sondern ebenfalls in einer gleichzeitigen, den Trieb als Verrückheit oder Tollheit auftreten *lassenden,* Disharmonie der übrigen Seelentätigkeiten gesucht werden. Zwar lassen sich auch wieder Fälle denken, wo durch krankhafte Überreiztheit nur des einen, auf den krankhaften Trieb bezüglichen Seelenorganes die Tätigkeit desselben so groß wird, daß sie sich bis zur verstandlosen Wut steigert; allein auch in diesem Falle, der allerdings gewiß oft vorkommt, ist der Übergang in verstandlose Wut nicht möglich ohne Verstandlosigkeit, d.h. gleichzeitige Miterkrankung anderer Seelentätigkeiten, die wohl durch die Steigerung jenes Triebes erregt worden sein, ihr Wesen aber nur in der Mitleidenheit anderer Organe, also eben wiederum nicht in dem Triebe selbst, haben können.

Sind aber somit sämtliche sogenannte Monomanien, so lange als Vernunft und Verstand noch herrschen, nichts weiter, als bloße mehr oder minder heftige Leidenschaften und Triebe, welche wohl, wie z.B. der Zorn, die Rachsucht usw., Seelenstörungen hervorbringen, dieselben aber nie für sich allein, ohne Hinzutritt von anderweitigen Störungen, *konstituieren* können: so können sie auch nie als *selbständige Krankheiten,* sondern stets nur entweder als erregende Ursachen, oder als *hervorstechende* und der Krankheit einen besonderen Charakter aufdrückende *Symptome* allgemeiner Seelenstörungen, wie z.B. der Melancholie, der Tollheit, des Wahnsinns usw., angesehen werden, und darum haben auch wir dieselben nicht als eine eigene Klasse aufgeführt, sondern diejenigen unter ihnen, deren zu erwähnen nicht umhin konnten, demjenigen allgemeinen Seelenstörungen angereiht, in deren Gefolge dieselben am häufigsten auftreten, und von denen sie selbst da, wo sie das einzige wahrnehmbare Symptom zu sein scheinen, doch stets nur eine besondere Nebenform bilden.

§ 34

Aus dem Gesagten geht dann zugleich auch so viel hervor, daß, obgleich wir den sogenannten Monomanien ihre Existenz als *selbständigen,* eigenartigen und eine Klasse *sui gene-*

ris bildenden Seelenstörungen absprechen, und uns gegen die in den Lehrbüchern so höchst willkürlich angenommene Zahl derselben erheben, wir doch weder die Existenz einzelner Triebe an sich, noch deren gewaltigen Einfluß auf die besondere Gestaltung der verschiedenen Seelenstörungen leugnen, sondern sogar die Ausartung dieser Triebe in die allerunvernünftigsten, auffallendsten Handlungen in ihrer vollsten Ausdehnung gelten lassen. Was wir wollten, war nur, zu zeigen, daß das, was die meisten Lehrbücher nur von einigen dieser Triebe sagen, von allen Leidenschaften gilt, die überhaupt im Menschen liegen, und daß jeder derselben durch seine krankhafte Aufregung der Melancholie, der Tollheit oder dem Wahnsinne einen besonderen, eigentümlichen Charakter aufdrücken kann, daß man also, wenn man konsequent sein wollte, ebensoviel sogenannte Monomanien aufführen müßte, als es überhaupt verschiedene Neigungen und Triebe des Menschen gibt, oder mit anderen Worten, aus jedem einzelnen Symptom, das sich vorherrschend zeigen kann, eine eigene Abart oder Monomanie machen. Wohin das führen würde, ist leicht begreiflich, und ebenso leicht ist einzusehen, daß es für die Praxis ganz auf dasselbe herauskommt, wenn, anstatt dieser einzelnen Aufführungen, bei jeder der Hauptformen, wie z.B. *Melancholie, Manie, Wahnsinn* usw., alle die besonderen Symptome, Neigungen und Triebe summarisch angegeben werden, welche bei den verschiedenen Erkrankungsfällen in deren Verlaufe und Gestaltung vorkommen und dem Krankheitsbilde einen besonderen, speziellen Charakter aufdrücken können.

Diesem Grundsatze sind wir daher auch durchgängig gefolgt, und wer sich die Mühe nehmen will, in dem *speziellen* Teile dieses Werkes aufmerksam durchzulesen, was wir bei den Artikeln *Melancholie, Manie* und *Wahnsinn* im allgemeinen gesagt, der wird finden, daß wir in jedem derselben in der Tat nicht nur für die nachfolgenden, in besonderen Artikeln abgehandelten, sondern auch noch für eine ganze Menge anderer, in den Lehrbüchern nicht besonders aufgeführter, im Leben aber möglicher, spezieller Abarten oder Monomanien, das Bild gleich mit entworfen, und die notwendigen Indikationen zu ihrer erfolgreichen Bekämpfung durch homöosymptomatische Heilmittel gegeben haben. Demnach wäre eigentlich sogar die nochmalige besondere Aufführung derjenigen, welche man in unserer, weiter oben gegebenen Tabelle bemerkt haben wird, eine ganz unnötige Sache gewesen, die wir, streng genommen, uns hätten ersparen können und sollen, da eine so willkürliche, nur teilweise Hervorhebung nicht nur unsern eben ausgesprochenen Grundsätzen zuwiderläuft, sondern auch den Lesern, welche sich mit unsern Abhandlungen über die *allgemeinen* Formen gründlich bekannt gemacht haben, als eine durchaus überflüssige Wiederholung erscheinen muß. Leider aber läßt sich nicht von allen Lesern erwarten, daß sie ein Buch planmäßig und konsequent durchstudieren; die meisten gehen mit ihren von der Schule her erworbenen und nie einer gründlichen Kritik unterworfenen Ansichten an die Beratung desselben für einzelne Fälle, und wenn sie dann diese oder jene Form, welche ihnen von früheren Studien her, als besondere, unter einem eigenen Namen vorschwebt, nicht auch besonders aufgeführt und abgehandelt finden, werden sie irre, ärgern sich und werfen das Buch als unpraktisch auf die Seite. Wollten wir nun den Anforderungen auch dieser genügen, so blieb uns gar nichts anderes übrig, als eben alle in den verschiedenen Lehrbüchern aufgeführten besonderen Formen auch in unser Schema aufzunehmen, sie aber dabei zugleich so zu stellen, daß sie stets ohne Verzug als das in die Augen springen, was sie sind, nämlich als oft sehr willkürlich aufgestellte, bloße Abarten und besondere Gestaltungen der am Eingange jeder Klasse aufgeführten Hauptformen.

IV.

Diagnose der Seelenstörungen.

§ 35

Auf den ersten Anblick dürfte wohl nichts einfacher und leichter scheinen, als die Erkenntnis des Irreseins; allein die Erfahrung zeigt, daß dem keineswegs also ist, indem es nicht wenig Fälle gibt, welche selbst die geübtesten Irrenärzte im Zweifel lassen, und wo dieser Zweifel sogar durch mehrtätige fortgesetzte Beobachtung der verdächtigen Individuen nicht gelöst wird. Wahr ist, daß in allen Fällen erklärter Narrheit die Diagnose durch die Sache selbst gegeben ist; allein, weit entfernt, sich immer so offenbar zu zeigen, haben viele Seelenstörungen oft einen höchst versteckten Charakter, und außerdem können manche derselben in ihrem Anfange oft mit gewohnter Trunkenheit, mit der Vergiftung durch narkotische Substanzen, oder mit Entzündungen des Gehirns oder seiner Häute, ja wohl auch mit akuten Entzündungen anderer Organe verwechselt werden. In noch anderen Fällen versteckt der Kranke seine Narrheit, nimmt sich in acht und hütet sich, ein Wort zu sprechen oder irgend eine ungereimte Handlung zu begehen, so lange er sich beobachtet weiß, und es bedarf in solchen Fällen oft großer Geduld und Zeit von Seiten des beobachtenden Arztes, um der Wahrheit auf die Spur zu kommen. Ja wie oft sieht man nicht, namentlich in gerichtlichen Fällen, selbst die geübtesten Praktiker und Irrenbeobachter mit ihrem Ausspruche zögern, in ihrem Urteile schwanken und unter sich im Widerspruche bleiben?

Diese Schwierigkeiten werden besonders groß in all den Fällen, wo Individuen, denen man in allen Reden und Handlungen des gewöhnlichen Lebens ihren gesunden Verstand nicht absprechen kann, sich doch in gewissen Hinsichten den Irren nähern, wie dies namentlich stattfindet:

1. bei alle denen, welche von Natur eine schwache oder beschränkte Urteilskraft haben;

2. bei gewissen Blödsinnigen, die gerade genug wissen, um sich in den allergewöhnlichsten Fällen des Lebens ordentlich zu benehmen;

3. bei oberflächlichen, zerstreuten, leichtgläubigen Wirrköpfen, mit wunderlichen, überspannten Ideen;

4. bei schwachen Charakteren, die von ihren Leidenschaften beherrscht werden;

5. bei geheilten Irren, denen noch eine gewisse Unaufmerksamkeit, Reizbarkeit und Empfindlichkeit geblieben;

6. bei unentschlossenen, furchtsamen, schreckhaften Gemütern, die sich leicht ohne Grund in Angst und Befürchtungen aller Art bringen lassen; endlich

7. bei den sonderbaren Gelüsten schwangerer oder nervenschwacher, hysterischer Frauen usw.

In allen diesen Fällen ist es oft sehr schwer, mit Gewißheit zu bestimmen, wo der Verstand aufhört und die Narrheit anfängt, und nur eine lang fortgesetzte Beobachtung aller Handlungen, Rede und Gebärden der Kranken kann darüber Licht geben.

Dasselbe gilt in Bezug auf diejenigen Narren, welche ihren Wahnsinn verbergen wollen, oder die eben gerade noch genug Vernunft besitzen, um vernünftig zu scheinen. Dahin gehören namentlich:

1. alle die, deren Wahnsinn nur langsame und fast unmerkliche Fortschritte macht;

2. gewisse Wahnsinnige, welche ihre närrischen Ideen mit großer Klugheit verbergen;

3. alle aufgeregten Kranken, welche viel sprechen, ohne gerade Ungereimtes zu sagen;

4. der Anfang des Blödsinns und des Kindischwerdens der Greise;

5. die Narrheiten bei Frauen, welche sich durch Verderbtheit der moralischen weiblichen Gefühle, der Mutterliebe, der ehelichen Treue usw. und Vernachlässigung ihrer dahingehörigen Pflichten kundgeben;

6. die Verstecktheit der Narren, die mit Selbstmord umgehen;

7. der akute Wahnsinn;

8. die freien Zwischenräume, welche oft in den intermittierenden Seelenstörungen eintreten:

Alles Dinge, welche ebenfalls die Diagnose sehr erschweren und einen sicheren Ausspruch fast unmöglich machen können.

Der beste Rat, den man Anfängern in dieser Hinsicht geben kann, bleibt daher immer der, für's erste den Bereich der Narrheiten nicht gar zu weit auszudehnen, und nicht gleich in jedem exzentrischen Individuum einen Verrückten zu sehen; dann aber zugleich auch durch fortgesetzte, unbefangene und vorurteilsfreie Beobachtung das ganze Benehmen eines verdächtigen Individuums gründlich zu studieren, und durch klug und vorsichtig angebrachte, zahlreiche, mannigfache und unerwartete Fragen über die verschiedensten Gegenstände und Ideen des gewöhnlichen Lebens und des abstrakten Denkens, seinen Kranken so zu examinieren, daß diesem keine Zeit bleibt, lange nachzudenken und seine Antworten seinen Absichten gemäß einzurichten. Wird dieses Verfahren mit der gehörigen Klugheit und Geschicklichkeit einige Zeit fortgesetzt, so bleibt dann auch gewiß die endliche Erkenntnis des wahren Zustandes nie lange aus.

§ 36

So viel im allgemeinen über die Erkenntnis der Seelenkrankheiten überhaupt, in Absicht auf ihre Unterscheidung vom
gesunden Zustande und von andern, somatischen Krankheiten, oder nur vorübergehenden zufälligen Geistes- und Ge-
mütsaufregungen. Mit dieser äußeren Erkenntnis ist aber
noch keineswegs die Diagnose weder der *ersten* innern, noch
der *fernerliegenden pathologischen* Ursache, und ebenso wenig die der veranlassenden oder *erregenden äußeren Umstände* gegeben, welche in den einzelnen Fällen den verschiedenen
Zuständen zu Grunde liegen können. Leider aber verlassen
uns gerade in diesem Punkte fast alle Schriftsteller, und was
sich darüber vorfindet, ist so unbestimmt und gewagt, daß es
zu keinem sicheren Schlusse führen und daher auch dem
Praktiker nichts nützen kann. Zwar ist, was auch unsere heutigen sogenannten Spezifiker und *physiologischen* Ärzte gegen die von Hahnemann hierüber aufgestellte Ansicht sagen
mögen, die unzweifelhafte Diagnose der ersten, wie der ent-
fernteren, *inneren* pathologischen Ursache zuletzt doch für
die erfolgreiche Praxis von keiner so erheblichen Wichtigkeit,
daß man sie nicht in den meisten Fällen entbehren könnte, indem derjenige Arzt, der da nur überhaupt weiß, daß sehr viele
Seelenstörungen auch durch eine *fernerliegende* innere pathologische Ursache erregt werden können, und der in diesem
Bewußtsein *alle* Symptome, die somatischen sowohl, als auch
die psychischen, in's Auge faßt, zuletzt dasselbe therapeutische Resultat gewinnt, als wenn er zu seinem Schlusse durch
das Mittelglied einer bestimmt gestellten Diagnose gelangt
wäre. Denn, was ist die Diagnose anders, als ein aus den gefaßten Symptomen gezogener Schluß, von dem der Thera-
peut, wenn er wirklich nach *Indikationen* und nicht bloß, wie
die Spezifiker, nach dem *Namen* der Krankheit sein Mittel
wählen will, doch wieder zu den beobachteten Symptomen
zurückkehren muß, um der Gestaltung dieser gemäß und den

in ihnen enthaltenen *besonderen* Anzeigen zufolge, ein auf den vorliegenden Fall *speziell* passendes Heilmittel ausfindig zu machen? Eine ganz andere Sache würde es sein, wenn die Erfahrung am Krankenbette uns bisher in der Tat bestimmte Spezifika gegen bestimmt erkannte innere anatomisch-pathologische Zustände geliefert hätte; allein da dies eben wegen der Unsicherheit der Diagnose bisher nicht geschehen konnte, und auch nie mit nur einiger außer allem Zweifel liegenden Gewißheit wird geschehen können, so werden wir in diesem Stücke wohl noch lange Zeit hindurch auf den unmittelbaren Schluß von den Symptomen auf das passende Heilmittel hingewiesen bleiben.

Etwas ganz anderes ist es aber mit den *äußeren* erregenden Ursachen. Gegen diese kennen wir, da wir sie häufig durch unmittelbare Wahrnehmung, also mit weit größerer Bestimmtheit, als durch eine Schlußfolge ermitteln können, auch mehrere wahre Spezifika, von denen wir sogar da oft mit dem größten Erfolge Gebrauch machen, wo die mangelhafte Erscheinung der Symptome uns auch gerade nicht auf das in dieser Hinsicht passende Mittel hinweist. Wie wichtig würde es also sein, wenn wir eine Diagnostik hätten, welche uns in jedem Falle auch die *äußere* erregende Ursache, die sich leider in den meisten Fällen unser Forschungen ganz entzieht, ermitteln lehrte! Leider hat aber gerade die Schule, welche sich mit ihren *Causalcuren* so breit macht, und uns Homöopathen stets des Mangels an *rationellen* Verfahren und an *gründicher Diagnose* beschuldigt, in den zweitausend Jahren ihres Bestehens auch nie nur von fern daran gedacht, eine *Diagnostik* dieser Ursachen, die ihr in Bezug auf therapeutische Anzeigen immer *fern* und *entfernt* bleiben, aufzustellen, und so wird es zuletzt wohl noch unserer so sehr verachteten Schule vorbehalten bleiben, nicht nur für die Geisteskrankheiten, sondern für alle Krankheiten überhaupt, durch Beiträge auf diesem Gebiete die bisherige Wissenschaft der Diagnostik zu einer wahrhaft *gründlichen* zu machen. Bis jetzt liegt aber auf diesem Felde, wie gesagt, noch gar nichts vor, das uns in den Stand setzen könnte, auch nur die leistesten Andeutungen zu geben, wie die äußere erregende Ursache, auch nach ihrer Entfernung noch, aus dem vorhandenen Symptomenkomplex zu erkennen sei, und alles, was wir tun können, ist, die Praktiker auf diese Lücke und die Wichtigkeit ihrer Ausfüllung aufmerksam zu machen.

Viertes Kapitel

Allgemeine therapeutische Bemerkungen

I.

Psychische und diätische Behandlung.

§ 37

Obgleich wir fest überzeugt und durch mehrfache eigene Erfahrungen und Beobachtungen zu dem sichern Schlusse gekommen sind, daß unter der großen Zahl von Seelenkrankheiten und vorkommenden Fällen verhältnismäßig nur sehr wenige sind, welche ohne alle pharmazeutische Behandlung in ihrem natürlichen Verlaufe abgekürzt, d.h. schneller geheilt werden können, als es die Natur auch ohne dies getan haben würde: so verkennen wir doch auf der andern Seite auch keineswegs den ungeheuren Einfluß, welchen rein psychische Heilmittel auf die Umgestaltung dieser Krankheiten haben können, und die Schnelligkeit, mit der plötzliche Gemütsbewegungen, wie Schreck, Freude, Furcht, Zorn usw., gerade da oft augenblickliche Heilungen herbeiführen, wo der Zustand in Folge ähnlicher Affekte oder Aufregungen entstanden war; ja wir sind sogar der Ansicht, daß ohne gleichzeitige angemessene psychische Behandlung die Heilung in den meisten Fällen nicht nur sehr erschwert, sondern sogar auch ganz unmöglich gemacht werden kann.

Darum hier ein Wort über diese Behandlung, unter deren Hilfsmitteln die *Absonderung des Kranken* von den Seinen und von der menschlichen Gesellschaft überhaupt, bei den meisten Schriftstellern gleich oben an steht, und auch gewiß nicht ganz mit Unrecht diesen Platz behauptet, obschon sie in vielen Fällen auch durchaus nicht unerläßlich notwendig, sondern im Gegenteile oft höchst schädlich ist, indem häufig nichts mehr dazu beiträgt, einen beginnenden Irren zu einem vollen Narren zu machen, als der Eintritt in's Narrenhaus. Hier in Paris, wo die Behandlung derartiger Kranken in ihrer Wohnung, wegen des Mangels an Platz und des gedrängten Zusammenseins vieler in beschränktem Raume, so oft die unübersteiglichsten Schwierigkeiten bietet, ist man leider immer sehr schnell damit fertig, bei den leisesten Anfällen von Irresein, die Kranken sogleich, wo nicht in die öffentlichen Narrenhäuser, so doch in besonders dazu eingerichtete Privatheilanstalten zu bringen; gerade hier aber sind uns auch mehrere Fälle bekannt, wo oft schon das bloß dunkle Bewußtsein des Kranken von seinem neuen Aufenthaltsorte hingereicht hat, die bis dahin noch sehr gelinden Anfälle bald nach seinem Eintritte bis zur höchsten Wut und Raserei zu steigern; sowie in andern Fällen wieder bei Kranken, deren Rekonvaleszenz nur langsam vonstatten ging, und die sich sehr nach den Ihrigen sehnten, nichts weiter erforderlich war, als die Rückkehr in ihre Familie, um bald auch die letzten, ihnen noch gebliebenen, wunderlichen Ideen zum Verschwinden und ihre gesamten Seelentätigkeiten in einen normalen Gang zu bringen.

Wo daher die Absonderung der Kranken nicht absolut durch die Umstände angezeigt ist, namentlich bei allen unschädlichen, unschuldigen Narren, welche die Ihrigen noch erkennen, die Anhänglichkeit an dieselben noch nicht verloren haben, und ihre sonstigen Pflichten und Obliegenheiten noch erfüllen; besonders aber, wenn sich dabei zugleich eine große Furcht des Kranken vor dem Eintritte in eine Heilanstalt zeigt; da lasse man denselben lieber unter den Seinen, und suche ihn im Kreise dieser so gut zu behandeln, als es die Umstände erlauben.

Dagegen gibt es aber auch wieder Fälle, wo nicht sowohl um der Umgebungen, sondern vielmehr um des Kranken selbst und der Möglichkeit seiner Heilung willen, die Absperrung von den Seinen allerdings eine unerläßliche Notwendigkeit ist. Denn, was in vielen Fällen die Behandlung sehr erschwert, das ist, wenn die Kranken wissen, daß man nicht wagt, sie zu zwingen und ihnen endlich in allem nachgibt, wie dies unter den Ihren, deren Schwächen sie kennen und mißbrauchen, oft gar nicht anders möglich ist. In einer Heilanstalt sehen sie sich dagegen von lauter unbekannten, neuen Personen umgeben, und merken bald, daß da eine Ordnung und Zucht herrscht, der sich keiner entziehen kann, und vermöge deren alle, die dagegen handeln, bestraft werden. Sehen sie nun zugleich, daß der Direktor einer solchen Anstalt ein fester Mann ist, der ihnen nichts hingehen läßt, so unterwerfen sie sich, und befolgen, wenn sie sich auch hinter seinem Rücken durch Raisonnieren und Schimpfen entschädigen, doch in der Tat die vorgeschriebenen Ordnungen und Regeln des Hauses, zu ihrem eigenen Besten und der schnelleren Beförderung ihrer Wiederherstellung.

§ 38

Obgleich aber somit ein gewisser Zwang, oder eine Art großer Festigkeit im Widerstande gegen die Launen Geisteskranker, als unerläßliche Bedingung zu erfolgreicher Heilung angesehen, ja sogar oft durch wirkliche *Zwangsmaßregeln* unterstützt werden muß: so würden doch diejenigen sehr irren, die daraus den Schluß ziehen wollten, daß man nun auch derartigen Kranken in nichts nachgeben und ihren irrigen Ideen und Begierden immer nur mit absoluten Widersprüchen entgegentreten müsse. Nichts ist unerträglicher und widerlicher anzusehen, als die Moral- und Vernunftprediger in Irrenhäusern, welche durch ihre fruchtlosen Predigten auf der Kanzel inmitten der großen Narrenwelt noch nicht gelernt haben, ihre absurden und fabelhaften Ansichten vom freien Willen des Menschen zu berichtigen, und die nun glauben, durch ihren kategorischen Imperativ *„du sollst!,* und durch ihr *Ergo* im kleinen Narrenhause mehr auszurichten, als im großen. Kein Narr, wie überhaupt keiner, den Leidenschaft treibt, wird durch Vernunftgründe überzeugt; keiner *kann,* was er soll; keiner kann mehr wollen, als er *kann".*

Leidenschaften den Leidenschaften, unschuldige, aber nicht minder heftige Begierden den schuldigen und gefährlichen entgegenzusetzen; ruhige, bessere, edlere, aber nicht minder starke, ja überwiegende Neigungen an der Stelle der ungeregelten, lasterhaften, wahnsinnigen Triebe zu erwekken: das ist das große Geheimnis, das allein in der großen, wie in der kleinen Irrenwelt aus einem Narren einen verständigen Menschen machen, ja sogar im täglichen Leben den ärgsten Bösewicht aus dem Staube der Sünde und des Verbrechens zur höchsten Sittenreinheit erheben und in einen nach himmlischen und unvergänglichen Gütern trachtenden Menschen umwandeln kann. Ändere die Anschauungsweise und Neigungen der Psyche, und gleich wird sich auch ihr Wille mit seinen Äußerungen und Taten ändern! Freilich reichen zu dieser Änderung bei wirklichen Irren bloß psychische Heilmittel nicht immer aus; allein sehr oft auch können sie doch viel zur Heilung beitragen. Das erste Erfordernis hierzu ist aber, daß der Arzt das Vertrauen des Kranken zu gewinnen suche, durch gefälliges, angenehmes Betragen, Sanftmut und Liebe bei Festigkeit und Strenge, Eingehen auf Meinungen und Denkweise des Kranken, und allseitigen Beweisen großer

Teilnahme. Hat er so sein Vertrauen erworben, dann kann er den Kranken ganz nach innen und außen studieren; die ganze Seelen desselben, mit allen ihren irrigen und richtigen Schlüssen, guten und bösen Trieben, liegt bald offen vor ihm, und niemand weiß dann besser als er, wo er dem Kranken nachgeben, wo er ihm widersprechen, durch welche Mittel er seine überreizte Einbildungskraft zügeln, seine schlummernden Gefühle und Empfindungen erwecken, und die Strahlen der Hoffnung vor seinen Blicken soll leuchten lassen. Und nicht selten ist durch geschickte Anwendung freudiger Überraschung mit Erweckung froher Hoffnung mancher Irre wie durch einen Zauberschlag hergestellt worden. So z.B. die Heilung eines heimwehkranken Soldaten, von dem *Guislain* erzählt, durch Zusicherung seines Abschiedes im Falle seiner Heilung; die Wiederherstellung einer in einem Wahnsinnanfalle entbundenen und nach ihrem Kinde schreienden Mutter, durch plötzliches Wiedererhalten desselben; die Heilung des sich gerichtlich verfolgt glaubenden Schauspielers *Préville,* durch geschickte Fingierung eines Tribunales, vor dem man ihn verurteilen und freisprechen läßt, und noch viele andere ähnliche Fälle. Sehr groß ist auch der Einfluß der Familie auf die meisten Geisteskranken, so daß, wenn der Arzt diejenigen, welche nur irgend dazu fähig sind, namentlich Melancholiker, oder solche, die mit Selbstmord umgehen, sich verfolgt, eines Verbrechens bezüchtigt, oder gar ewig verdammt glauben, in sein Haus und an seinen Tisch aufnehmen, und sie wie Kinder des Hauses zugleich der körperlichen und geistigen Pflege der *Hausmutter* anvertrauen kann, dies gewiß zum größten Vorteil für ihre baldige Wiederherstellung gereichen wird.

Zuweilen, obgleich sehr selten, kommen indessen auch Fälle vor, wo der Arzt auf die Kranken durch *Einschüchterung* und *Härte* wirken muß, was namentlich bei den Kranken oft anwendbar ist, welche ihren Eigensinn und Trotz so weit treiben, daß sie sich zu Tode hungern wollen. Hier schlägt oft kein Mittel besser an, als die Erweckung der Furcht vor gewaltsamen, höchst schmerzhaften Maßregeln, durch die man sie unwiderstehlich zum Essen zwingt, die aber gewöhnlich schon beim ersten oder zweiten Male ihre volle Frucht bringen.

Einen sehr heilbringenden Einfluß zeigen ferner auch alle unschuldigen Zertreuungen, Gesellschaftsspiele, musikalischen und geschichtlichen Unterhaltungen, angnehme Lektüre, häufige Spaziergänge, überhaupt Bewegung im Freien, und heitere frohe Gesellschaft, sowie angemessene, den Neigungen der Kranken zusagende Beschäftigung und Arbeit: Mittel, die man ebenfalls überall, wo sie nur zulässig sind, in Anwendung bringen sollte.

§ 39

Nicht minder wichtig, als die *psychischen* Hilfsmittel, sind sodann auch die *diätischen,* und es existiert vielleicht keine Krankheit, zu deren Heilung eine geordnete und angemessene Lebensweise unerläßlichere Bedingung wäre, als es bei Seelenstörungen der Fall ist.

Das erste Erfordernis ist gleich ein trocknes, reines luftiges Lokal, am besten nach Südost gelegen, in kalten Ländern nach Süden und in heißen nach Osten seine Fenster öffnend. Einige Ärzte scheinen der Meinung zu sein, daß das Erdgeschoß dem ersten Stockwerke vorzuziehen sei, in vielen Gegenden aber bietet das erstere doch, trotz der darunter befindlichen Keller, zu wenig Trockenheit; wohl aber ist es nötig, den Kranken alles unnötige Treppensteigen soviel als möglich zu ersparen, und zugleich dafür zu sorgen, daß bei dem Hause, in dem sie sich befinden, ein hinlänglich geräumiger Garten für ihre täglichen Spaziergänge sei.

Die Nahrung muß kräftig und einfach, nie aber allzu reichlich sein. Fleichsbrühsuppen, gehacktes Rind- oder Hammelfleisch mit Brotkrumen gemischt, und zum Getränke, in den Weinländern, Wasser mit etwas Wein gemischt, in andern Ländern leichtes Malzbier, ebenfalls mit Wasser verdünnt; außer den drei Mahlzeiten des Tages, trocknes Brot; älteren oder schwächlichen Kranken kann zuweilen auch ein Glas reiner Bordeauxwein erlaubt werden. Gewürze, Kaffee, Tee und alles, was schon die bekannte Diät unserer Schule verbietet und in Hahnemann's Organon im allgemeinen als schädlich aufgeführt ist, muß natürlich auch von der Diät derartiger Kranken streng ausgeschlossen bleiben. Gewöhnlich zeigen die meisten Irren eine große Empfindlichkeit gegen atmosphärische Einflüsse, daher die Notwendigkeit warmer Kleidung von den ersten kalten Tagen des Herbstes an, und leichterer im Sommer, besonders in heißen Tagen.

Einer der wichtigsten Punkte aber ist die *Reinlichkeit,* auf deren strenge Beobachtung man nicht genug Fleiß verwenden kann, besonders da die Kranken selbst gewöhnlich höchst nachlässig in diesem Stücke sind, meist, auch bei der größten Reinlichkeit sogar, einen eigenen unangenehmen Geruch verbreiten, und sich nirgends leichter Läuse erzeugen, als bei Irren. Darum ist es nicht hinreichend, nur ihre Wäsche, ihre Bettücher und ihre Kleider zu wechseln und mit der größten Sorgfalt zu reinigen, auch ihre Betten, die am besten aus Strohsack und Matratze bestehen, müssen öfters auseinandergemacht, die Füllung der Matratzen in der Sonne ausgeklopft, das Stroh gewechselt, die Leinwand, sowie die Bettstelle und das Nachtgeschirr, gründlich gewaschen werden.

Jeden Tag, wenn es das Wetter nur irgend erlaubt, muß der Kranke wenigstens zwei Stunden, wo nicht mehr, sich Bewegung in freier Luft machen, und die übrige Zeit des Tages mit Abwechslung von gesellschaftlicher Unterhaltung und Zerstreuung ausgefüllt werden. Dabei ist sodann ebenso die höchste Regelmäßigkeit in der Tagesordnung eine unerläßliche Bedingung. Einen Tag, wie den andern, müssen die Tischzeiten, die Spaziergänge, die Arbeitsstunden und die gesell-

schaftlichen Erholungen mit dem Glockenschlage auf dieselbe
Zeit fallen; morgentliches Aufstehen und abendliches Schla-
fengehen müssen ihre festen Stunden haben.

Überhaupt müssen die Irren sowohl in psychischer, wie
auch in physischer Hinsicht wie Kinder behandelt werden;
nur ein guter Erzieher wird stets auch ein guter Irrenvater
sein; denn bei den einen, wie bei den andern, gelten dieselben
pädagogischen und didaktischen Regeln, dieselbe Notwendigkeit der Ordnung und des Gehorsams, dieselbe Notwendigkeit der Bestrafung, wenn Worte nicht helfen wollen, und dieselbe Gerechtigkeit, Festigkeit und Weisheit in Anordnung
und Ausführung der *Strafen.* Übrigens sind die Strafen, welche man Irren auferlegen muß, selten in sehr harter Weise erforderlich; Entziehung eines Gerichtes oder Vesperbrotes,
Entfernung von gesellschaftlichen Zerstreuungen, im Notfal-
le ein- oder mehrstündige Einsperrung, reichen gewöhnlich
vollkommen hin, sie zum Gehorsam zurückzuführen.

II.

Medizinisch-pharmazeutische Behandlung.

§ 40

Wir übergehen das Kapitel von den verschiedenen *Zwangsmaßregeln,* welche zur Bändigung Toller und Rasender vorgeschlagen worden, weil wir es hier [...in diesem Buche...] weniger mit der *Behandlung,* als mit der *Heilung* derartiger Kranken zu tun haben, und wenden uns demnach sogleich zu dem
Hauptpunkte und Hauptzwecke des ganzen Buches, der *ho-
möopathisch-medizinischen* Behandlung der Seelenstörungen. Ehe wir aber an die Aufführung des reichen Schatzes von
Heilmitteln gehen können, den uns die bis jetzt geprüften und
mehr oder weniger durch die Praxis bestätigten Arzneien un-

serer Schule bieten, und die Anzeigen angeben, welche eine jede derselben in vorkommenden Fällen besonders empfehlen, scheint es uns unerläßlich, über einige bei der *Wahl der Mittel* zu beobachtende Punkte, wie z.B. die *Aufnahme des Krankheitsbildes* und die beste *Darreichungsweise der Gaben,* noch einige Worte vorauszuschicken.

Daß die *Wahl der Heilmittel* auch hier, wie überall, stets nach *Symptomenähnlichkeit* getroffen werden muß, bleibt trotz dem, was einige feindselige Kritiker und Kryptoallpathen unserer Schule gegen dieses, von ihnen *Symptomendeckerei* genannte, Wahlprinzip gesagt haben, stets eine ausgemachte Sache. Denn, wie wir auch die Sache anstellen mögen, so können wir bei der Wahl doch für's erste nie von den *Symptomen* absehen, indem uns, selbst wenn wir uns auch bloß an das halten wollten, was die alte Schule *Anzeigen* für die Anwendung eines Heilmittels nennt, hierzu doch immer die Beachtung der *Erscheinungen,* die ein Fall bietet, notwendig sein würde. Denn was sind diese *Anzeigen* sogar in der alten Schule anders, als gewisse hervorstechende, außergewöhnliche *Symptome* des Falles, wie z.B. der *punktierte Zungenbeleg* bei Wechselfieberkranken, den man auf allen Kathedern als eine *Gegenanzeige* gegen die Darreichung der Chinarinde kann anführen hören, und der doch ganz gewiß keine *Krankheit* und kein *Krankheitsname,* sondern eine bloße *symptomatische* Erscheinung ist? Da nun aber ferner, nicht sowohl, weil es Hahnemann gesagt hat, sondern vielmehr der Erfahrung zufolge, die *wahren Anzeigen* zu erfolgreicher Anwendung eines Heilmittels durch die Übereinstimmung derjenigen Symptome gegeben werden, welche die Arznei und den vorliegenden Fall charakterisieren: so müssen, wenn der Erfolg nicht ausbleiben soll, die Arzneien auch so gewählt werden, daß ihre Anwendungsanzeigen oder charakteristischen *Symptome* den indizierenden des *Krankheitsfalles entsprechen,* d.h. daß sie *zusammenpassen, congruieren,* oder – scheuen wir uns nur nicht es zu sagen, weil es Wahrheit und also auch wissenschaftlich ist – *sich decken*.

Indizierende Symptome durch indizierende geschickt *zu decken*, bleibt also, trotz den Kritikern, das einzige wahrhaft *rationelle* und echt *wissenschaftliche* Prinzip der Mittelwahl auch bei Behandlung der Seelenstörungen, und es fragt sich daher nur, wo wir bei diesen die *indizierenden* oder wahrhaft *anzeigenden* Erscheinungen und Merkmale zu suchen haben. Da möchten wir nun angehende Praktiker gern auf die wichtige Rolle aufmerksam machen, welche in dieser Hinsicht zunächst die *somatischen* Nebenerscheinungen spielen, indem sich gerade in diesen oft die unerkannte, entferntere, nichts desto weniger aber die Krankheit *unterhaltende, innere pathologische* Ursache gewisser Fälle, ja zuweilen sogar die Einwirkung der *veranlassenden* und bei der Mittelwahl nicht minder der Beachtung werten, *äußeren* Ursache zu erkennen gibt. Wie in körperlichen Leiden die Gemütszeichen, so sind bei allen Seelenstörungen die *somatischen* stets *wahlentscheidend,* wenn zwei oder mehrere Mittel in Bezug auf ihre psychischen Symptome auf gleiche Weise dem Falle zu entsprechen scheinen, und wir haben daher auch nicht versäumt, in der Tabelle des nachfolgenden Artikels (§ 44), neben den angeführten Gemüts- und Geistessymptomen der hierher gezogenen Heilmittel, nicht nur häufige Winke in Absicht auf ihre somatischen Anzeigen zu geben, sondern auch dem *alphabetischen Repertorium* am Schlusse dieses ersten Teiles einen eigenen Artikel (§ 52) über diese Anzeigen beizufügen. Sind aber die somatischen Symptome so dunkel und schwach ausgeprägt, daß sie keine einzige bestimmte Anzeige liefern, dann bleibt eben nichts übrig, als sich an die höchst speziellen und individuellen psychischen zu halten, oder auch sich in der Wahl durch die *äußere* Ursache leiten zu lassen, welche die Krankheit veranlaßt hat, wenn anders diese ermittelt werden kann.

§ 41

Von der höchsten Wichtigkeit ist es daher, bei der Aufnahme des Krankheitsbildes Irrer nicht bloß die psychischen Symptome, sondern auch die somatischen mit höchster Genauigkeit und sorgfältigster Erforschung aller regelwidrigen Erscheinungen und Funktionen des organischen Lebens, aufzuzeichnen, und bei der Anammese zugleich auf alles zu achten, und bei den Angehörigen nach allem zu fragen, was auf die frühere Lebensweise des Kranken, seine Gewohnheiten, gebräuchlichen Arzneimittel, früher überstandene Krankheiten und ähnliche Einflüsse Bezug hat, und nur irgend geeignet ist, über die Entstehungsweise der Krankheit und die Umstände, welche dieselbe veranlaßt oder herbeigeführt haben können, einiges Licht zu verbreiten. Es ist ganz unglaublich und kann nicht oft genug wiederholt und in das Gedächtnis der Praktiker zurückgerufen werden, wie wichtig für eine erfolgreiche Behandlung hier oft die allerkleinsten, von den Kranken und dessen Angehörigen oft ganz übersehenen, gar nicht der Beachtung wertgehaltenen Umstände sind. So erinnern wir uns unter andern namentlich eines Falles von Melancholie mit bedeutender Verdauungsstörung, gänzlicher Apatie und Indifferenz, stetem gedankenlosen Vorsichhinstarren, großer Schwäche und bedeutender Abmagerung, gegen den alle noch so passend scheinenden Heilmittel absolut furchtlos blieben, bis uns endlich eines Tages der dem merkurialischen Speichelflusse sehr ähnelnde Mundgeruch des Kranken, den wir bis dahin nicht so wahrzunehmen Gelegenheit hatten, auffallend berührte. Andere, deutlich ausgesprochene und den Merkurialwirkungen *ausschließlich* zukommende Zeichen in der Mundhöhle waren nicht vorhanden, da der anwesende scorbutische Zustand des Zahnfleisches und die weiße, etwas breite Zunge, ganz demjenigen glich, den man auch sehr oft bei *Dyspepsia haemorrhoidalis* findet. Dabei hatte der Kranke auch nie syphilitische Krankheiten gehabt, so daß uns bei

Aufnahme der anamestischen Momente gar nicht eingefallen war, an früher gebrauchtes Quecksilber zu denken. Kaum aber hatten wir den Namen des Merkur ausgesprochen, als uns der Bruder des Kranken, durch diese Bemerkung frappiert, erzählte, daß sein Bruder seit der letzten Cholera, mehrere Jahre hindurch, und bis vor wenigen Monaten noch, um sich vor Ansteckung zu sichern, stets ein ledernes Säckchen mit Merkur auf der Brust getragen, er dieses Umstandes aber nicht der Erwähnung wert gehalten, weil er die Verdauungsstörungen, denen der Kranke längere Zeit unterworfen gewesen, der im ganzen wenig geregelten Diät desselben zugeschrieben, und nie geglaubt hätte, daß der so getragene Merkur irgend einen Einfluß auf das Befinden hätte haben können. Wir gaben nun *Aurum,* mehrere Gaben, und in weniger als 14 Tagen war der seit mehr als 6 Monaten schwer melancholische Kranke wieder der heiterste, lebenslustigste Mann, der bald auch seine voll Eßlust und das blühendste, vollste Aussehen wieder gewann. Aus diesem Beispiel kann man aber nicht nur sehen, wie wichtig es ist, bei der Anamnese auch nicht den kleinsten, geringfügigsten Umstand zu übersehen, sondern auch, welchen Einfluß die Beachtung dieser Umstände bei der Mittelwahl auf deren erfolgreiche Einwirkung hat.

Wir haben daher nicht umsonst das Kapitel der *Ursachen* in diesem allgemeinen Teile (§§ 17 – 24) sehr ausführlich behandelt, hoffend dem Praktiker dadurch einen Anhaltspunkt mehr für seine Fragen und Forschungen in vorkommenden Fällen zu geben, und seine Aufmerksamkeit auf manche Dinge zu lenken, die ohne die stete Vergegenwärtigung der einzelnen möglichen Umstände leicht übersehen werden könnten. Und ebenso haben wir dann auch in dem Kapitel, welches das Repertorium der *Anzeigen* enthält, bei dem besonderen Artikel von den *Bedingungen* und *Umständen* (§ 50) alle die *äußeren Ursachen* mit aufgeführt, für welche wir nach dem jetzigen Standpunkte der Wissenschaft einzelne Mittel als besonders angezeigt angeben konnten. Außerdem wird man dann in dem *speziellen* Teile dieses Werkes für jede einzelne Form der Seelenstörungen stets noch nähere einzelne Angaben über alle diese so wichtigen Dinge finden.

§ 42

Was endlich die *Anwendungsweise* der Arzneien und ihre Wirkungsdauer in Seelenstörungen betrifft, so findet in dieser Hinsicht keine Abweichung von der allgemeinen Regel statt, die wir schon so oft und wiederholt in allen unsern Werken und namentlich auch in der Einleitung zu den *„klinischen Anweisungen"* mit solcher Ausführlichkeit besprochen haben, daß wir wohl von unser Lesern erwarten dürfen, uns nicht zuzumuten, dieselben hier nochmals zu wiederholen. Darum hier nur im allgemeinen so viel, daß, selbst nach den wenigen bisher durch den Druck veröffentlichten und in *Rückerts* trefflicher Sammlung *klinischer Erfahrungen* (Dessau, 1852) aufgeführten Heilungsfällen, die Wahrheit sich auf's neue bestätigt hat, daß Seelenstörungen mit allen *Verdünnungsgraden* von 1 – 1000 oder gar ∞, in Tropfen, oder mit trocknen oder in Wasser aufgelösten Kügelchen geheilt werden können, und daß die Hauptsache stets die *richtige* Wahl des Heilmittels, nicht aber dessen *Dosis,* bleibt.

Weil aber hieraus folgt, daß kleine und seltenere Gaben auch zum Ziele führen *können,* und es auf der andern Seite ebenfalls feststeht, daß zu große und zu reichlich dargereichte, wenn auch nicht immer, so doch namentlich dann schaden *müssen,* wenn das Mittel unpasend gewählt war, so geht daraus auch ferner hervor, daß der Praktiker, so lange er sich der *wirklichen* Angemessenheit seines gewählten Mittels nicht durch die Tat versichert hat, immer besser tun wird, dasselbe im Anfange nur versuchsweise in einer höchst kleinen Gabe zu reichen, und erst, wenn auf diese irgend eine vorteilhafte Veränderung eintritt, den Fortgebrauch des Mittels in wiederholten Dosen zu verordnen. Denn ist das Mittel wirklich passend, so kann unter unser bisher angewandten Verdünnungsstufen mit Gabengrößen keine sein, welche so klein wäre, daß sie nicht ihre Wirksamkeit und mit dieser die tatsächliche Angemessenheit des Mittels durch *irgendein* Zeichen beginnender Besserung an den Tag legen sollte. Allerdings gehört zum Wahrnehmen der ersten Zeichen der Besserung meist eine große Aufmerksamkeit und Beobachtungsgabe von Seiten des Arztes, und da diese nicht immer Jedermanns Sache ist, so ist leicht begreiflich, wie man so oft kann behaupten hören, daß dieses oder jenes Mittel erst in großen, massiven Gaben Besserung gebracht, in kleinen aber nichts, auch gar nichts getan. Es ist dieser Fall noch nie in Praxi vorgekommen, und nie, selbst wenn zur Fortführung oder Unterhaltung der begonnenen Besserung später öfters wiederholte, reichlichere Gaben, ja wohl auch niedere Verdünnungen nötig waren, haben wir gesehen, daß bei *angemessenem* Heilmittel die erste, auch noch so kleine Gabe *gar nichts* getan hätte. In den meisten Fällen, nicht nur psychischer, sondern auch anderer Erkrankungen, nehmen wir in den ersten 24 Stunden (in akuten Leiden oft sogar früher, oder in chronischen nach 2, 3 Tagen) wenigstens an *einigen* Zeichen wahr, wo es mit dem Mittel hinaus will, ob zur Verschlimmerung oder zur Besserung, und können uns über seine Angemessenheit oder Unpassendheit versichern und danach unser ferneres Handeln einrichten.

Alles, was wir in dieser Hinsicht anempfehlen können, beschränkt sich daher auf *die eine* Regel, die wir aber auch jedem und für jeden Fall empfehlen möchten: *Tue zuerst dein möglichstes, mit Hilfe eines recht guten und gründlichen Krankenexamens alle nur erdenklichen Zeichen und Erscheinungen zu erforschen, welche als Anzeigen für die Anwendung eines Mittels dienen können; suche dann das diesen Anzeigen durch seine speziellen Wirkungen am meisten entsprechende Mittel; reiche von diesem für's erste versuchsweise* eine der kleinsten Gaben, und, wenn du das getan hast, **dann sperr die Augen auf und beobachte deinen Kranken:** so wirst du dann bald sehen, was weiter zu tun ist, ob das Mittel fortgesetzt und in öfteren, reichlicheren Gaben gereicht, oder mit einem andern, besser passenden vertauscht werden muß. Eine andere Regel zu geben, nach welcher angehende Ärzte, wie bei einem Rezepttaschenbuche, eben nur in das Formular zu schauen brauchten, um für jeden Fall eine Gabe angezeigt zu finden, die sie unbesehens reichen könnten und dann ihrer Wege gehen, ohne sich weiter um den Kranken zu bekümmern, als höchstens ihm den Puls zu fühlen, ist eine reine Unmöglichkeit. Wer nicht selbst beobachten kann und sich selbst zu helfen weiß, der ist nicht zum Arzte geschaffen, und für den kann auch kein Mensch je eine passende Regel geben.

III.

Übersicht der wichtigsten Arzneimittel.

§ 43

Obgleich alle unsere bis jetzt geprüften Heilmittel auch mehr oder weniger interessante Gemütssymptome aufzuweisen haben, so ist doch zuletzt die Zahl derer, bei denen diese Erscheinungen einen wahrhaft *idiopathischen* Charakter tragen, und in dem Zentrum des Gemüts- und Geisteslebens selbst wurzeln, viel geringer, als man auf den ersten Anblick meinen sollte. Ja, als recht eigentlich in diese Sphären selbst eingreifend, stellen sich sogar nur sehr wenige heraus, wie z.B.

1. bell., hyos., stram., veratr.
2. canth. croc., cupr., lyc., nux-v., op.
3. anac., agar., cic., con., hell., lach., plat.,puls., rhus, sec.,

worauf dann, als schon mehr nur den mit somatischen Leiden gemischten und in organischen Übeln begründeten Psychopathien entsprechend, fernerstehende folgen, wie z.B.

4. acon., arn., ars., aur., calc., carb.-a., carb.-v., graph., hep., kali-c., merc., rhus-t, sep., sil., sulf.,

denen sich dann zuletzt erst, in noch weiterer Ferne und für seltenere Fälle, ja meist nur als gelegentliches Zwischenmittel anreihen:

5. Arg.n., camph., cann-s., cham., phos., chinin., cocc., crot-h., dulc., kali-c., led., mez., mosch, natr.m., phos-ac., plumb., rhod., ant-t.,

der übrigen, noch seltener sich zur Wahl bietenden, nicht erst zu gedenken.

Allein da auch die Seelenstörungen selbst, weit entfernt ihren letzten Grund stets im Zentrum des Nervensystems haben, sehr oft im Gegenteile nur der Reflex anderweitiger organischer Leiden sind, so darf eigentlich zuletzt kein Mittel, das nur irgend hierher passende Zeichen aufzuweisen hat, aus der Reihe der psychiatrischem Medikamente ausgestrichen werden; ja es können eben in den Fällen, wo die Seelenstörungen ihren tieferen Grund in somatischen Unordnungen haben, gerade diejenigen Heilmittel die vorzüglichsten werden, bei denen die Gemütsleiden ebenfalls nur sekundärer oder symptomatischer Art zu sein scheinen. Demzufolge wird es daher wohl nicht befremden können, in nachfolgender Übersicht der zu beachtenden Heilmittel, mehrere zu finden, die auf den ersten oberflächlichen Anblick vielleicht als überflüssig hätten erscheinen können, deren Anwesenheit sich aber bald durch die bei ihrem Namen aufgeführten Zeichen rechtfertigen wird.

Dagegen bedarf aber das vielleicht einer Rechtfertigung, daß für die nachfolgende Aufführung die *rein alphabetische* Folge, ohne Rücksicht auf die *Rangordnung* der Mittel nach ihrer *Wichtigkeit* und der *Ausdehnung ihrer Wirkungssphäre*, gewählt worden, wie dies bei den einzelnen Formen in der *speziellen* Therapie des *zweiten* Teiles durchgängig geschehen ist. Wir gestehen offen, daß diese letztere Weise uns selbst anfangs mehr eingeleuchtet; allein bei gründlicherer Überlegung der Sache haben sich doch zuletzt für die *alphabetische* Folge der Mittel zum Behufe einer *allgemeinen* Charakteristik derselben so überwiegende Gründe herausgestellt, daß dieser Weise *hier* der Vorrang gelassen werden mußte. Der Zweck nachfolgender Aufführung ist übrigens durchaus nicht das Eingehen in *spezielle Data,* da diese ihre Erörterungen und Angaben im *speziellen* Teile bei den einzelnen Formen der Geisteskrankheiten finden, sondern im Gegenteile eine *allgemeine* Charakteristik durch die hervorstechendsten Erscheinungen, die jedes Mittel bietet, und vermöge derer dem Praktiker gewisse allgemeine Anhaltspunkte für die letzte Entscheidung der Wahl in einzelnen Fällen geboten werden.

§ 44

Demnach stellt sich uns also die Übersicht bei der Behandlung der Geisteskrankheiten und Seelenstörungen mehr oder weniger in Betracht kommenden Heilmittel unserer Schule mit ihren Hauptanzeigen, wie folgt:

ACONITUM. – Stets beachtenswert in frisch entstandenen, durch Aufregung des Nerven- oder Gefäßsystems herbeigeführten Formen, besonders mit dem Charakter der allgemeinen oder teilweisen *Überreizung* der Gemüts- oder Geistesfunktionen, wie sich dieselbe bei gewissen Arten von Manie, Wahnsinn, Phrenesie usw. vorfindet, besonders wenn dabei zugegen:
Große, untröstliche Angst mit nervöser Überreizung, Jammern, Stöhnen, Klagen und Vorwürfen, Verzweiflung an Genesung und *Befürchtung nahen Todes, besonders mit Voraussagung des Sterbetages;*

Menschenscheu; Gespensterfurcht;

übelnehmende Empfindlichkeit;

große Schreckhaftigkeit und Widerwille gegen Geräusch und
Musik;

Ahnungen wie magnetisches Hellsehen;

schweigsame Laune;

veränderliche Stimmung, besonders Wechsel von weinerlicher Niedergeschlagenheit mit lustigem Singen und Trällern;

nächtliche Delirien mit Lustigkeit oder mit Wut; Possenreiße-
rei;

Unstetigkeit der Ideen;

übereilte Geschäftigkeit;

schwieriges Denken mit Gefühl, als gingen die Seelentätigkeiten in der Herzgrube vor sich.

Vorzüglich aber, wenn zu diesen zeichen sich noch gesellen:

Große Aufgeregtheit des Gefäßsystems;

Krämpfe oder Ohnmachtsanfälle;

Blutdrang zum Kopfe mit Hitze und Gesichtsröte, oder sehr
blasses Gesicht;

nächtliche, angstvolle Schlaflosigkeit;

Lichtscheu mit erweiterten Pupillen, oder große Begierde in's
Licht zu sehen;

erhöhte Empfindlichkeit des Gehörs und des Geruches;

vorherrschender Durst;

auffallend verminderte Urinabsonderung oder übermäßig
starker Harnfluß;

großes Angstgefühl in der Brust;

ängstliches Herzklopfen etc.

Selten wird sich Aconit in offenbaren auf Schwäche beruhenden Anästhesien und ähnlichen Herabstimmungen der
Gemütstätigkeit angezeigt finden, so wenig als in erklärter
Verwirrtheit, Sinnlosigkeit und an Blödsinn grenzende Formen. Wohl aber verdient dieses Mittel stets Beachtung nach

Einwirkung von *Schreck,* allzugroßer *Freude,* heftigem Ärger etc., besonders wenn dabei *Angst* und *Furcht* vorherrschende Zeichen sind.

AETHUSA CYNAPIUM. − Wenn die Symptome, welche dieses Mittel bietet, zuverlässig sind, was allerdings bezweifelt werden kann, so möchte es in einigen Arten von *Wahnsinn* oder *Wut,* ja selbst in *Verwirrtheiten,* auch wohl in gewissen *Melancholien* nicht ohne Erfolg sein, da die Zeichen von *fixen Ideen,* großer befürchtender *Angst* und trauriger Bangigkeit, sowie die beobachtete Sinnlosigkeit und das verstandlose Niederliegen, wie auch die auffallenden Krampfsymptome, die bei seinen Erscheinungen verzeichnet sind, allerdings auf bedeutende hierher gehörige Kräfte schließen lassen.

AGARICUS MUSCARIUS. − Hat bereits gegen Epilepsie seine Kräfte bewährt und wird daher auch in Seelenstörung sie ebenso wenig verleugnen, als andere gegen Neurosen [hier: Sammelbegriff für Epilepsie, Katalepsie, Veitstanz, Hysterie] wirksame Mittel, die stets auch treffliche Heilmittel in psychischen Leiden sind. Die befürchtende Unruhe und Sorge, die Redeunlust mit Wortmangel und die zornige Ärgerlichkeit können es auch in Melancholien anzeigen. Seine Hauptsphäre aber scheinen *Überreizungen* zu sein: erhöhte Phantasie, Entzückungen mit Prophezeiungen und Versemachen; drohende, schadenstiftende, rachsüchtige Wut, also in der schlimmsten Art der Tobsucht, und eines der wenigen Mittel, welche der sogenannten *Kryptomania* (schadenfrohe Wut, *mania sine delirio*) entsprechen.

ALUMINA. − Ein der *Calcarea* sehr nahe stehendes Mittel, das, wie wir aus eigener Erfahrung bestätigen können, in allen sogenannten asthenischen Seelenstörungen, die sich durch *niedergedrücktes Gemüt* (Melancholie, Hypochondrie, Lebensüberdruß etc.) oder durch *Abnahme der Geisteskräfte*

(Verwirrtheit, Stumpfsinn, Blödsinn etc.) zu erkennen geben, die allerernsteste Beachtung verdient. Besonders wird man es stets angezeigt finden bei folgenden Symptomen:

Gram und traurige, kummervolle Niedergeschlagenheit, mit finsterer Miene;

Weinen, Heulen, Ächzen und Stöhnen;

befürchtende Bangigkeit;

Furcht vor Krankheit, Unglück oder Verstandesverlust;

Zaghaftigkeit, Verzweiflung, Gedanken an Selbstmord;

sehr veränderliche Launen;

ärgerliche Verdrießlichkeit, *Eigensinn* und Zanksucht;

Langeweile und Arbeitsscheu;

Zerstreutheit und Unaufmerksamkeit;

leicht Versprechen und Verwechseln der Worte;

große Vergeßlichkeit;

Stumpfsinn und Unfähigkeit zu arbeiten und zu denken;

Gefühl, als sei das Selbstbewußtsein außer dem eigenen Körper, oder einem andern angehörig.

Vorzüglich wenn dabei außerdem vorhanden:

Öftere Schwindelanfälle;

zusammendrückende, krampfhafte Kopfschmerzen;

Blutdrang zum Kopfe mit Hitze darin;

auffallende Dürre des Haupthaares und juckende Schuppen auf dem Haarkopfe;

öfteres Tränen der Augen oder Neigung zum Schielen;

krampfhafte Gefühle im Halse;

sehr unregelmäßiger Appetit und Neigung zu Säure in den ersten Wegen;

vermehrter Geschlechtstrieb;

Neigung zu allgemeinen Krämpfen mit Lachen oder Weinen usw.

AMBRA GRISEA. − Oft sehr zweckdienlich in gewissen Paraphronesen und Narrheiten, die auf verrückter Einbildungskraft beruhen, besonders wenn vorhanden:

Nervöse Aufregung mit großer Bangigkeit oder mit großer Ungeduld, *Geschwätzigkeit* und Übereilung bei geistigen Arbeiten;

viele Fratzen, Teufelsgesichter und Zerrbilder vor der Phantasie;

geile Phantasiebilder;

abendliche Ängstlichkeitsanfälle, trostlose Niedergeschlagenheit, mit Zudrang trauriger Gedanken;

Verzweiflung und Lebensüberdruß;

Widerwille gegen Sprechen und Lachen;

Verlegenheit in Gesellschaft;

stete Stumpfsinnigkeit, wie im Traume;

schlechtes Gedächtnis;

schwache Denkkraft und schweres Verstehen des Gelesenen.

AMMONIUM CARBONICUM. – Vorzüglich in Depressionen des Gemütes und Schwächezuständen des Geistes und der Intelligenz anwendbar, und namentlich, wenn vorhanden:

Grämliche, kummervolle, *weinerliche Traurigkeit* mit Todesgedanken;

umhertreibende Unruhe mit *Gewissensangst wie nach böser Tat,* Seufzen und Herzbeklemmung;

Abendunruhe;

große Verstimmung durch trübes Wetter;

Arbeitsscheu, Unaufgelegtheit und Lebensüberdruß;

Mißlaunigkeit mit Redescheu, Unerträglichkeit des Widerspruchs und Unleidlichkeit des Geräusches;

Eigensinn und Unlenksamkeit;

zornige Ärgerlichkeit und Schimpfen;

große Exaltiertheit, Schreckhaftigkeit, ausgelassene Lustigkeit und unbändiges Lachen über Kleinigkeiten;

Furchtsamkeit;

Vergeßlichkeit und verminderte Denkkraft;

unstete, schwerzuordnende Ideen, und große *Zerstreutheit;*

leicht Verschreiben, Verrechnen und Verreden mit Verwechseln der Worte im Sprechen und Verlieren des Zusammenhanges im Erzählen.

Dabei: Große Empfindlichkeit gegen Kälte und freie Luft;
Schwäche und große Angegriffenheit von Reden und Redenhören;
Sommersprossen auf der Haut;
ängstliche Träume von Tod, Sterben und Leichen;
öfteres Kopfweh, wie zum Zerspringen;
unterdrückte Kopf- oder Gesichtsausschläge;
öftere Flechtenauschläge um den Mund; große Neigung zu
Zucker und zu Süßem;
Neigung zu Hartleibigkeit usw.

AMMONIUM MURIATICUM. − Wenn vorhanden:
Große Ernsthaftigkeit;
grämliche, kummervolle *Schwermut* und *Bangigkeit* mit viel
Weinen, Mundbitterkeit, Brecherlichkeit und bitterem
Aufstoßen;
verdrießliche Mißlaunigkeit mit Vertieftheit in Gedanken und
Redeunlust;
ärgerliche Reizbarkeit und Schreckhaftigkeit;
Abneigung gegen gewisse Personen;
große Ereiferung bei wichtigen Besprechungen.

ANACARDIUM OIENTALE. − Ein unersetzliches Mittel bei tiefen Verstimmungen des geistigen Lebens, besonders bei großer Gesunkenheit der innern geistigen Tätigkeit, Trübung des
klaren Selbstbewußtseins und des moralischen Selbstgefühls,
in tiefen Melancholien, schweren Hypochondrien, Verirrungen der Phantasie bis zum Wahne der Besessenheit usw., und
besonders wenn zugegen:
Ängstliche Besorgnis und Befürchtungen;
Furcht vor Unglück, Gefahr, Verfolgung durch Feinde oder
nahem Tode;

158

Zerworfenheit mit der Welt;

Verzagtheit; hypochondrische Mutlosigkeit;

läppisches Wesen mit Unbeholfenheit und Ungeschicktheit;

Menschenscheu, Traurigkeit;

düstere, verdrießliche Mißlaunigkeit und Empfindlichkeit gegen Beleidigungen;

Heftigkeit, Widerspruch und tätlicher Jähzorn;

gefühllose Gleichgültigkeit, Mangel an moralischem Gefühl, Hartherzigkeit, Unmenschlichkeit, Verruchtheit, Gottlosigkeit;

Fluchen und Lästerungen, wie bei Besessenheit;

Scheu vor jeder Arbeit und Beschäftigung;

Lachen bei ernsten Dingen und Ernsthaftigkeit bei lächerlichen;

Gefühl, als habe er zwei Willen, von denen der eine hintertreibt, was der andere fordert;

Gefühl, als sei der Geist ohne Zusammenhang mit dem Körper;

große Aufgeregtheit der Phantasie, mit unaufhörlichem Zudrange stets neuer Ideen und Projekte;

Trieb zu scharfen Untersuchungen, die aber den Kopf sehr schmerzhaft angreifen;

Verwechslung der Gegenwart mit der Zukunft;

Phantasietäuschungen, als riefen ihn die entfernten Seinen, oder *als stecke ein anderer in ihm,* oder als stehen Leichen und Totenbahren in seiner Nähe;

große *Gedächtnisschwäche,* mit Wortmangel im Sprechen und Verlieren des Gedankenganges;

Vergeßlichkeit für Namen;

Verstandesschwäche, Stumpfsinnigkeit, Mangel an eigenen Ideen;

gänzlicher Mangel an Fassungskraft;

Schlaf voll ängstlicher Träume von Feuer, ekelhaften Krankheiten und Leichen usw.

Dabei: blasse Gesichtsfarbe, mit hohlen, blaurandigen Augen;

schwere Verdauung und Schwäche des Magens mit hypochondrischer Laune und Schläfrigkeit nach dem Essen;

große Mattigkeit und Hinfälligkeit, auch mit Lähmungen, zeitweise reißend drückende Kopfschmerzen oder Gehirn wie zerschlagen usw.

ANTIMONIUM CRUDUM. – Oft als Zwischenmittel recht brauchbar, besonders wenn vorhanden:

Wehmütige, sentimentale Traurigkeit, mit leichter Gerührtheit bis zu Tränen;

Neigung sich zu erschießen;

unmürrische Mißlaunigkeit und Redeunlust;

Widerwille gegen Anfassen und Ansehen;

schwärmerische, exastatische Liebessehnsucht nach eingebildetem Liebesobjekte;

wahnsinnige Handlungen;

blödsinniges Niederliegen ohne Verlangen nach Speise und Trank, mit gänzlicher Gefühllosigkeit und unwillkürlichen Ausleerungen.

ARNICA MONTANA. – Ein recht gutes Zwischenmittel in gewissen Hyperästhesien, zumal wenn vorhanden:

Hypochondrische Ängstlichkeit und Unruhe, mit Seufzen;

Hoffnungslosigkeit und Weinen; traurige Gedankenlosigkeit;

große Gleichgültigkeit, *Unlust zur Arbeit* und Unaufgelegtheit zu allem;

überreizte Empfindlichkeit mit Schreckhaftigkeit und Zornauffahren;

übergroße Geschäftigkeit und Drang zu geistigen Arbeiten, ohne hinreichend physische Kraft dazu;

mürrische Verdrießlichkeit, bei der nichts recht ist;

Widerspenstigkeit, Trotzigkeit, Neigung zu Zank, Widerspruch und Rechthaberei;

mutwillige Flatterhaftigkeit und Ungezogenheit;
Zerstreutheit und gedankenloses Vorsichhinstarren, wie wachendes Träumen;
Umherschweifen der Ideen von einem Objekte zum andern,
mit viel Bildern und Phantasien.

Dabei: Unruhiger Schlaf, mit schreckhaften Träumen von
schwarzen Hunden und Katzen, beschämenden Vorwürfen, Totengrüften, geschundenen Menschen und Halten
langer Reden;
zeitweiser Kopfschmerz, wie zusammengeballt im Gehirne
usw.

ARSENICUM. – Vorzüglich gegen Geisteszerrüttungen, die
sich auf das Organ des *Gewissens* und der *Vorsicht* beziehen,
namentlich gegen gewisse tiefe Melancholien mit Hang zum
Selbstmorde, Wahnsinn der Säufer, Psychopathien nach unterdrückten Ausschlägen usw., überhaupt aber gegen mancherlei Störungen des Gemütes, die sich durch folgende
Zeichen charakterisieren:
Zeitweise Anfälle mit nächtlichen Exacerbationen;
große Herzens- und Gewissensangst, wie nach Mord oder
sonstiger *böser Tat, nachts besonders aus dem Bette treibend, mit kleinem, aussetzendem Pulse und schnellem
Sinken der Kräfte;*
Angstanfälle mit Ohnmacht, oder mit Zittern und kaltem
Schweiße;
melancholische Traurigkeit mit Besorgnis für die Seinen;
religiöse Schwermut, mit Zurückgezogenheit;
Weinen und Heulen mit wenig Reden;
durchdringenden Klagen;
Furcht vor der Einsamkeit, vor Totenerscheinungen, Gespenstern, umherkriechenden Gewürme, *Dieben* usw., auch
Nachts aus dem Bette treibend;
Unentschlossenheit und Wankelmut;

Verzweiflung an Genesung;
große Furcht vor dem nahegeglaubten Tode;
überempfindliche Gewissenhaftigkeit und Zartheit;
bekümmernde Sorge um das Geringste;
Unzufriedenheit mit dem eigenen Tun und Selbstvorwürfe;
schweigsame Laune, wenig Reden;
Unmut, der niemand ansehen und von nichts wissen will;
große Neigung zu Tadel und Vorwürfen;
übergroße *Empfindlichkeit gegen Geräusch,* Gerede anderer
    und helles Licht;
ärgerliche Zornmütigkeit mit *Übelnehmen* der geringsten Be-
    leidigungen;
Neigung zu hämischem Spotte;
Verlangen über Bedürfnis und Kräfte;
große *Gleichgültigkeit* und Teilnahmlosigkeit;
Lebensüberdruß und Neigung zum Selbstmorde;
Wut mit Sucht zu entfliehen;
Wahnsinn mit Visionen von Erhängten;
Irreden bei offenen Augen;
wahnsinniges Niederknieen und Beten;
Gedächtnismangel;
Verstandesschwäche;
Stumpfsinnigkeit;
Delirien;
Zudrang vieler Gedanken;
Sinnentäuschungen;
sinnloses Niederliegen mit unverständlichem Lallen;
Sinn- und Verstandlosigkeit.

Dabei: Große Schwäche, bis zur Ohnmacht;
vorherrschende Kälte des Körpers;
starke Abmagerung oder auffallendes Fettwerden;
Zittern der Glieder;
Schlaf voll ängstlicher Träume von Gewitter, Feuersbrunst,
    schwarzem Wasser und Finsternis;

162

Aufschrecken und Zucken beim Einschlafen und im Schlafe;
kalter Gesichtsschweiß bei den Anfällen;
eingefallenes, blasses, erdfahles Gesicht, oder gelbsüchtige
  Farbe;
Verlangen auf Branntwein;
krampfhaft zusammenziehendes Weh im *Bauche* oder im Magen;
Brustbeklemmung und schwieriges Atmen;
öfteres Zähneknirschen;
viel Durst mit geringem Trinken;
aussetzende Puls- und Herzschläge usw.

ASA FOETIDA. − Oft ein treffliches Zwischenmittel, namentlich in Gemütsstörungen hysterischer Frauen, oder überhaupt, wenn zugegen:
Große Launenhaftigkeit;
stete mürrische Unzufriedenheit auch mit sich selbst, und mit
  Klagen über seine Beschwerden;
hysterische Ängstlichkeit und Traurigkeit, mit Furcht vor
  dem Tode;
große Unbeständigkeit und stete Willensveränderung;
Trägheit und Arbeitsscheu;
Anfälle großen Frohsinns mit lautem Lachen;
öftere Gedankenlosigkeit;
Verwirrung der Ideen;
scharfe Denkkraft, mit Aufgeregtheit des Gemütes und Blutwallungen.

AURUM FOLIATUM − Eins der trefflichsten Mittel nicht nur
gegen *Mercurial-Hypochondrie,* gegen die kein besseres Spe-
zificum existiert und sonstigen Gemütsdepressionen, mit oder
ohne Neigung zum Selbstmorde, besonders aber, wenn folgende Zeichen zugegen:
Wehmütige Niedergeschlagenheit mit Suchen der Einsamkeit;
Gram über selbstverschuldetes Schicksal und vermeintlichen
  Verlust der Liebe anderer;

religiöse Besorgnisse und Gewissensbisse nach Fehltritten; Weinen und Beten;

große Bangigkeit und Herzensangst, mit umhertreibender Unruhe, Mattigkeit, Schwäche und *Selbstentleibungssucht,* unter Krampfschmerz im Bauche;

Sehnsucht nach dem Tode, als passe er nicht in die Welt;

Unruhe und hastige Übergeschäftigkeit;

Menschenscheu, Schüchternheit, Kleinmut, Mutlosigkeit, Verzagtheit und Mangel an Selbstvertrauen;

Heulen und Schreien, als sei er verloren;

mürrische Verschlossenheit, Redescheu, stilles Alleinsitzen und widerwärtige Stimmung;

Widerwille gegen gewisse Personen;

Zanksucht, Groll, übelnehmend und leicht beleidigt;

Ereiferung selbst über Abwesende;

zornige Heftigkeit und *Auffahren* beim geringsten Widerspruche;

Zittern, wenn er den Zorn nicht auslassen kann;

wechselnde Laune;

bald Weinen, bald Lachen;

bald Jähzorn, bald Lustigkeit;

Sehnsucht nach den Seinen, wie Heimweh;

großer Hang zum Nachdenken, das aber bald schwach und zitterig macht;

nächtliches Irrereden in Fragen;

unwillkürliches Lächeln beim Sprechen; ungereimtes Reden in Gedanken;

Angegriffenheit von der geringsten Kopfarbeit.

Dabei: Schlaf voll schreckhafter Träume von Dieben, Toten, Zank;

Zerschlagenheitsschmerz des Gehirnes, von der geringsten Geistesanstrengung bis zur Verwirrung der Begriffe erhöht;

164

öfterer Blutdrang zum Kopfe, mit Toben und Brausen darin;

sehr aufgeregter Geschlechtstrieb, mit vielen nächtlichen
Erektionen und Pollutionen;
ängstliches Herzklopfen mit Blutdrang zur Brust;
viel Blutwallungen;
Überempfindlichkeit aller Sinne usw.

BARIUM CARBONICUM – Steht der *Calc.* und der *Alum.*
ziemlich nahe, und kann in vielen Fällen von Abstumpfung
der Geisteskräfte und Gemütsdepressionen, wie schon die uns
selbst vorliegenden Erfahrungen bestätigen; gar sehr nützlich
werden, zumal, wenn folgende Zeichen zugegen:

Weinerliche Traurigkeit und Niedergeschlagenheit mit *Befürchtungen und ängstlicher Besorgtheit* für die Zukunft
und *häusliche Angelegenheiten;*
Redeunlust;
Verlassenheitsgefühl;
große Schreckhaftigkeit;
große Unentschlossenheit und Veränderlichkeit;
Furchtsamkeit, Mangel an Selbstvertrauen, Kleinmut, Verzagtheit, Feigheit und Furcht zu sterben;
Scheu vor fremden Menschen und Gesellschaft;
Argwohn und Furcht vor tadelnder Kritik anderer;
Mißlaunigkeit und Langeweile;
wütendes Zornauffahren, bis zu Tätlichkeiten;
verlorene Spiellust, bei Kindern; mutwillige Munterkeit;
Unaufmerksamkeit beim Lernen;
große Vergeßlichkeit und Entgehen der Worte im Sprechen;
auffallende Zerstreutheit.

Dabei: *Allgemeine Körper-, Nerven- und Sinnenschwäche;*
scrophulöser Habitus;
große Tagesschläfrigkeit und Schlafsucht;
erhöhter Geschlechtstrieb, mit öfteren Pollutionen;

Regel zu früh, mit Drängen nach den Geburtsteilen und dem Kreuze.

BELLADONNA. — Eins der wichtigsten und umfassendsten Mittel gegen Gemüts- und Geistesstörungen, und obschon gegen *Hyperthymien* und *Aufgeregtheit der Phantasie,* sowie gegen die daher rührenden Verrücktheiten besonders passend, so doch auch nicht minder anwendbar gegen *Depressionszustände des Gemütes* und *Abnahme der Geisteskräfte,* so daß zuletzt nicht leicht im allgemeinen eine Form von Seelenstörung aufzuweisen sein dürfte, in der *Bell.* unter sonst geeigneten Umständen nicht von großem Nutzen sein könnte. Vorzüglich ist sie oft angezeigt in Psychopathien nach Rotlaufentzündung, Gehirnentzündung typhösen Fiebern, Schlagflüssen und anderen Cerebralaffektionen, sowie nicht minder bei Säufern, bei Schwangeren und Wöchnerinnen, nach Schreck, Ärger, Kränkung, Kummer und Gram, oder auch nach Erkältung, und besonders, wenn in dem vorliegenden Falle mehr oder weniger folgende Symptome zugegen:

Verliebte Melancholie, mit Aufregung des Geschlechtstriebes; Heimweh;

nächtliches Auf- und Abgehen in tiefen Gedanken;

Niedergeschlagenheit und Verzagtheit;

Lebensüberdruß, mit Neigung aus dem Fenster oder *in's Wasser zu springen;*

Weinerlichkeit mit Heulen und Schreien;

Ächzen und Stöhnen;

große Herzensangst und umhertreibende Unruhe, besonders gegen Abend;

Schreckhaftigkeit und Furchtsamkeit mit Neigung sich zu verkriechen oder zu *entfliehen;*

Furcht bald zu sterben, bei lebendigem Leibe zu verfaulen, von Soldaten verhaftet, von Hunden gebissen, von Teufeln gepackt zu werden usw.;

apathische Gleichgültigkeit gegen alles;

Widerwille gegen Geräusch und Gesellschaft, mit Verlangen nach Einsamkeit und Ruhe;

Unlust zum Sprechen und Antworten;

große Reizbarkeit und *erhöhte Empfindlichkeit* aller Sinne; ärgerliche Reizbarkeit;

Eigensinn;

Zanksucht und Neigung zu beleidigen;

Fluchen, mit stieren Blicken;

große Listigkeit;

Hastigkeit, schnelles Sprechen, Umherfahren und Haschen mit den Händen in der Luft;

Schamlosigkeit;

Wuth mit Knurren und Bellen;

Toben, Rasen, Gewalttätigkeiten, Zerreißen der Dinge, Beißen, Spucken, Schlagen, Raufen an den Haaren und Werfen mit Steinen;

übermäßige Lustigkeit und Ausgelassenheit, besonders abends;

Singen, Pfeifen, Trällern;

lächeln und lautes *Lachen,* auch unbändiges;

wahnsinnige, geile *Geschwätzigkeit;*

auffallender *Wechsel der verschiedensten Stimmungen;*

Täuschungen der Sinne und der Phantasie;

liebliche oder *fürchterliche Visionen,* von schönen Bildern, *Verstorbenen, Gespenstern, Insekten,* Fledermäusen, Teufeln, Soldaten, Wölfen, Stieren usw.;

lustige murmelnde oder *wütende Delirieren,* besonders *nachts;*

wahnsinnige, närrische Handlungen und lächerliche Possen, meist mimischer, nachahmender Art;

Zerstreutheit;

große und schnelle Vergeßlichkeit;

Unaufmerksamkeit;

Geistesschwäche und Stumpfsinn;

Unbesinnlichkeit, wie im Traume;

Sinn- und *Verstandlosigkeit;*

Betäubung und *Bewußtlosigkeit;*

hört nicht und sieht nicht;

erkennt selbst die Seinen nicht, als höchstens nur durch das Gehör; Verwechselung der Personen mit andern.

Dabei: völlige Schlaflosigkeit, oder unruhiger Schlaf mit Schreien, Seufzen und ängstlichen Träumen von Feuer, Räubern und Mördern;

schreckhafte Visionen beim geringsten Schließen der Augen zum Schlafen;

krampfhafte Erscheinungen, besonders *allgemeine Convulsionen* oder *Schlundkrämpfe;*

große Scheu vor freier Luft und Zugwind;

zeitweise heftige Stirnschmerzen, als sollte der Kopf zerspringen;

Blutdrang zum Kopfe mit Pulsieren der Carotiden, Schwindel und Ohrenbrausen;

rotes, gedunsenes Gesicht, oder große Blässe;

Augen hervorstehend, rotglänzend, oder matt und trübe;

erweiterte Pupillen;

große Lichtscheu, oder große Begierde, in's Licht zu sehen;

Zusammenschnüren im Halse;

Durst mit Abscheu vor Getränken;

Anfälle von Kehlkrampf, mit Erstickungsgefahr;

verminderter Geschlechtstrieb;

Blutdrang nach der Brust;

ängstliches, zitterndes Herzklopfen usw.

BORAX VENETA — Der bisherigen Erfahrung zufolge, ein nicht zu übersehendes Zwischenmittel in manchen Arten von Hypochondrie und ähnlichen *Herabgestimmtheiten,* besonders wenn zugegen:

Ängstlichkeit und Schwäche, Zittern der Beine und Herzklopfen;

Scheu und Furcht vor Ansteckung;
Schreckhaftigkeit;
Reizbarkeit bei wichtigen Geschäften;
Ernsthaftigkeit;
verdrießliche Ärgerlichkeit mit Neigung zu Vorwürfen, Weinen und Heulen;
Heftigkeit mit Schimpfen und Fluchen über das Geringste;
Unlust zur Arbeit und Herumtrödeln von einem Geschäft zum andern;
Vergeßlichkeit und Vergehen der Gedanken.

BOVISTA. – In einigen Melancholien namentlich passend, besonders wenn zugegen:
Wehmütige, trübsinnige *Traurigkeit und Niedergeschlagenheit,* besonders beim Alleinsein;
launische Reizbarkeit und Teilnahmslosigkeit; ärgerliche Mißlaunigkeit und Verdrießlichkeit, besonders früh oder Nachmittags;
Widerwille gegen alles;
Mißmut und Lebensverachtung;
übelnehmende Empfindlichkeit;
große Reizbarkeit, bei der alles angreift;
Ungeschicktheit, bei der alles aus der Hand fällt;
wechselnde Laune;
Redseligkeit und allzugroße Offenherzigkeit;
mutvolles Kraftgefühl und Neigung sich zu schlagen;
schwaches Gedächtnis;
gedankenloses Vorsichhinsehen;
große Zerstreutheit und schwieriges Aufmerken;
leicht Verschreiben mit Auslassen ganzer Silben.

BROMUM. – Wenn vorhanden:
Traurige Niedergeschlagenheit;
Kurzsilbigkeit und Zanksucht;
große Tätigkeit und Drang zu geistigen Arbeiten;

Scheu gegen sein Geschäft;
Gesichtstäuschungen und Visionen von fremden Leuten hinter ihm, oder von tausend Dingen, die auf der Erde herumtanzen.

BRYONIA. – Oft, wie schon Hartlaub ganz richtig bemerkt, von sehr heilbringendem Einfluß in Melancholien, in denen der Kranke sich unglücklich fühlt und für seine Vermögensumstände fürchtet, und zwar nicht nur bei Frauen nach dem Wochenbett, sondern auch bei Männern, und überhaupt in noch manchen anderen Formen von *Herabstimmungen* der gemütlichen und geistigen Tätigkeit, überhaupt aber, wenn zugegen:

Niedergeschlagenheit, Kleinmut, *ängstliche Befürchtungen für die Zukunft,* besonders für *häusliche, geschäftliche* und *Vermögensangelegenheiten;*

Zweifel an Aufkommen und Todesfurcht;

Schreck und *Furcht mit Neigung zu entfliehen;*

viel Weinen;

Übergeschäftigkeit und Drang viel vorzunehmen und zu arbeiten;

Redeunlust und mürrischer, verdrießlicher, zanksüchtiger Mißmut;

ärgerliche Reizbarkeit und Zornmütigkeit, mit Hastigkeit;

hastige Sprache;

Verlangen nach Dingen, die nicht vorhanden sind, oder die nicht mehr gewollt werden, wenn sie erlangt sind;

Delirien und Irrereden, besonders *nachts,* oder früh, von Geschäften;

Wahn unter fremden Menschen zu sein, mit Verlangen nach Hause zu gehen;

Geistesschwäche mit Vergehen der Gedanken, wie bei Ohnmacht;

große Vergeßlichkeit und schwieriges Denken;

Unbesinnlichkeit, bei der sie alles aus den Händen fallen läßt.

Dabei: Unruhiger Schlaf mit ängstlichen, furchterregenden Träumen von einhauenden Soldaten, Zänkerei, Geschäften und Hauswirtschaft, Toten, Einbruch durch die Fenster usw.;
Neigung zu Hartleibigkeit und Leberaffektionen.

CALCAREA. [Calcium carbonicum] – Ein Hauptmittel in tiefen schweren Melancholien und Hypochondrien, mit religiöser oder sonstiger Verzweiflung, desgleichen in gewissen verrückten Zuständen, wie z.B. der Säuferwahnsinn, überhaupt aber, wenn vorhanden:

melancholische Niedergeschlagenheit und Unheiterkeit, mit Gram, Klage und *viel Weinen;*

gedrückte Stimmung, Weinen bei Ermahnungen;

große Ängstlichkeit mit Schauder, Furcht und Grausen, besonders in der Abenddämmerung;

Angst mit Herzklopfen oder mit Rucken in der Herzgrube;

Befürchtungen und bange Ahnungen, als stehe Krankheit, Unglück, Elend, Verstandesverlust usw. bevor;

hypochondrische Ängstlichkeit;

Verzweiflung über zerrüttete Gesundheit, Zweifel an Aufkommen und große Furcht vor dem Tode;

rastlose Unruhe, die zu steter Beschäftigung treibt;

Unerträglichkeit der Einsamkeit;

nervöse Angegriffenheit und Gereiztheit;

große Schreckhaftigkeit, mit höchster Angegriffenheit vom geringsten Geräusch;

Mißlaunigkeit;

widerwärtige Verdrießlichkeit;

großer Eigensinn;

empfindliche Ärgerlichkeit, mit Neigung, alles von der schlimmsten Seite zu nehmen und viel Speichelauswerfen;

große zornige Reizbarkeit;

Gleichgültigkeit, Mangel an Teilnahme und Wortkartheit;

Widerwille gegen die meisten Menschen;

Scheu und Ekel vor der Arbeit, bei Reizbarkeit und Schwere der Füße; Willenlosigkeit bei Gefühl von Kraft;

Phantasie und Sinnestäuschungen;

Visionen von Feuer, Mord, Ratten und Mäusen;

schwaches Denkvermögen, mit Gefühl, als werde das Gehirn gelähmt;

wie verwirrt im Kopf, mit zittrigem Wesen darin;

öftere Unbesinnlichkeit;

leicht Versprechen und Verwechseln der Worte.

Dabei: ängstliche Schwärmereien im Schlafe;

ängstliche, schreckhafte Träume von Hunden, Feuer, Kranken, Toten und Leichengeruch, oder von Zank und Streit;

langwierige Kopfbefangenheit, wie ein Brett vor dem Kopf;

öfters Klamm und Krummziehen, oder Taubheit und Absterben verschiedener Teile;

große Abmagerung oder *übermäßiges Fettwerden;*

Neigung zu Warzen;

rauhe, dürre Haut;

viel Frostigkeit;

leicht Blutdrang zum Kopf;

rote Nasenspitze;

Ekel vor Fleisch und Verlangen auf Näschereien;

Neigung zu Hartleibigkeit.

CAMPHORA. – Oft ein treffliches Zwischenmittel in einigen Arten von akuter Verrücktheit, vorzüglich wenn vorhanden:

Große Angst mit Furcht und Verkriechen;

Weinen und Heulen;

Widerwille gegen alles;

übelnehmende Empfindlichkeit gegen Beleidigungen;

Streitsucht und Rechthaberei;

Übereilung und vorschnelle Hastigkeit;

Wut;

172

Verwirrung der Ideen; Delirien; Irrereden und unsinnige Handlungen;
Gedächtnisverlust;

Vergehen der Sinne, Unbesinnlichkeit. –

Dabei: Neigung zu Starrkrämpfen;
Kälte des Körpers;
kalte Haut;
kalte klebrige Schweiße bei den Anfällen;
blasse Gesichtsfarbe;
Schlaflosigkeit und überreizte Munterkeit usw.

CANNABIS. [Cannabis sativa]. – Ebenfalls nicht ohne Wert in manchen Arten von Narrheiten und Hyperästhesien, besonders wenn vorhanden:

Traurigkeit und freudelose Gleichgültigkeit;
Ängstlichkeit, Schreckhaftigkeit;
Schwanken und Unfestigkeit des Gemütes;
heftiger Zorn und Kränkungsgefühl über Kleinigkeiten;
trunkene Heiterkeit, wie von Rausch;
Wahnsinn fröhlicher oder auch ernsthafter Art;
Wut, mit Neigung den Leuten in's Gesicht zu speien;
lebhafte Phantasie und Denktätigkeit, mit unsicherem, schwankendem Geist;
starres Vorsichhinsehen, wie in Gedankenlosigkeit;
öfteres Verschreiben;
Wortmangel;
Mangel an Phantasie, Geistlosigkeit, Unbesinnlichkeit.

CANTHARIS. – Ein dem *Merc.,* der *Bell.,* dem *Stram.* und *Hyos.* in Absicht auf seine Wichtigkeit und seinen Charakter sehr nahe stehendes Mittel, das sich besonders für Hyperästhesien, überreizte Phantasie und bis zur Wut gesteigerte Aufregungen des Gemütes empfiehlt, ohne darum gegen Melancholie, Hypochondrien, Verstandesschwächen und andere

Depressionen ganz unwirksam zu sein. Vorzüglich wird man ihre Kraft in Praxi erfahren, wenn folgende Symptome mehr oder weniger zugegen:

Bange Schwermut und Weinerlichkeit;
alles ergreift tief und macht Weinen;
Jammern und Winseln, *Schreien* und Bellen;
Bangigkeit und große Angst;
hypochondrische Ängstlichkeit, Mangel an Selbstvertrauen, Verzagtheit und Kleinmut, mit Furcht zu sterben;
große Unruhe zu stetem Bewegen nötigend und von einem Ort zum anderen treibend;
unsinniges Herumlaufen, wie dem Feuer entflohen;
ärgerliche, zornige Reizbarkeit und große Empfindlichkeit gegen Beleidigungen;
trotzige Widerspenstigkeit;
lärmend und mit nichts zufrieden;
Wutanfälle mit Konvulsionen und Erneuerung durch den Anblick von Wasser oder Berührung der Kehle;
Irrereden und Delirien;
Verwirrtheit des Geistes;
Vergehen der Gedanken beim Nachdenken;
Zudrang vieler unabweislicher Nebengedanken.

Dabei: Neigung zu klonischen Krämpfen einzelner Teile oder aller Glieder, oder zu Starrkrämpfen und Mundklemme;
elendes, krankhaftes Ansehen;
schäumiger Speichelfluß;
Schlundkrämpfe mit erschwertem Schlingen;
Harnbeschwerden;
sehr erhöhter Geschlechtstrieb usw.

CAPSICUM. – Vorzüglich gegen melancholische, hypochondrische Verstimmungen (vielleicht auch gegen den englischen Spleen) [Nach Wiedemann Fremdwörterbuch 1843: „Eine eigene Krankheit der Engländer, finstere, üble Laune", Nach

174

Kürschner, Lexikon: „Milzsucht, Schwermut, Übellaunigkeit, Verdrießlichkeit"] träger, phlegmatischer Subjekte, oder überhaupt, wenn vorhanden:

Angst und Bangigkeit bis zum Sterben;
stille, in sich gekehrte Gleichgültigkeit;
Heimweh;
Lebensüberdruß und Neigung zum Selbstmord, mit hartnäckiger Leibverstopfung;
mürrische, *widerwärtige*Verdrießlichkeit;
Hartnäckigkeit, *Widerstreben* und Heulen;
empfindliche Reizbarkeit und *Übelnehmen der geringsten Kleinigkeit;*
Neigung zu Vorwürfen und Tadeln der Fehler anderer;
große Zornmütigkeit, auch mit Lachen, Spaßen, Schäkern und Witzeln wechselnd;
unruhige Übergeschäftigkeit;
Schreckhaftigkeit;
große Zerstreutheit und Verwirrung der Gedanken;
lähmige Geistesschwäche mit *Unfähigkeit zum Denken* und seine Ideen zur Klarheit zu bringen. –

Dabei: Chronische Leberleiden;
langwierige Leibverstopfung, große *Schwerfälligkeit,* Trägheit und Scheu vor Bewegung.

CARBO ANIMALIS. – Ganz in die Klasse derjenigen Mittel gehörend, welche in ihrer Erstwirkung die organische Lebenstätigkeit *herabstimmen,* verleugnet die Carbo diesen Charakter auch auf keine Weise in Bezug auf das Gemüts- und Verstandesleben. Melancholien, Hypochondrien, überhaupt *Dysthymien* und *Aphronesen*, Verstandes- und Geistesabstumpfungen sind daher ihr hauptsächlicher Wirkungskreis, in welchem man sie stets mit großen Nutzen reichen wird, wenn namentlich folgende Zeichen zugegen:

Melancholische, schwermütige *Traurigkeit* und Bangigkeit;
Verlassenheitsgefühl;
Heimweh;
Hang zur Einsamkeit;
Gram über Vergangenes und Gegenwärtiges;
großer Hang zum Weinen;
nächtliche Angstanfälle, oder *abendliche;*
hastige Unruhe;
Furchtsamkeit, Schreckhaftigkeit und Schüchternheit;
verzweifelnde Hoffnungslosigkeit mit Todesgedanken;
übelnehmende, zornige und boshafte Ärgerlichkeit;
verdrießliche Unlust zum Sprechen;
Unzufriedenheit und Eigensinn;
Anfälle großer *Lustigkeit* mit Pfeifen, meist im Wechsel mit
    Weinerlichkeit;
große Gedächtnisschwäche;
Unvermögen seine Gedanken auszudrücken;
die Gegenstände erscheinen verändert, wie in öder, verlasse-
    ner Stadt.

CARBO VEGETABILIS. – Bietet ganz denselben allgemeinen
Charakter, die die *C. animalis,* nur noch bestimmter ausgeprägt, wie folgende Zeichen, unter deren Anwesenheit es sich
stets sehr nützlich zeigen wird, dartun:
Kleinmut und Verlegenheit in Gesellschaft;
Unglücklichfühlen und weinerliche Verzweiflung bis zum Er-
    schießen;
unruhiges Beklommenheitsgefühl;
große Angst und Gewissensunruhe, wie nach böser Tat, be-
    sonders *nachmittags* und *abends, mit Zittern* und *Herum-*
    laufen;
nächtliche Gespensterfurcht;
ungeduldige Reizbarkeit, *empfindliche Ärgerlichkeit* und hef-
    tiges Zornauffahren;
Schreckhaftigkeit;

Gemüt leicht zum Weinen und zum Lachen erregbar;
Anfälle läppischer *Lustigkeit;*
Gleichgültigkeit, Mangel an Teilnahme, selbst für sonst ansprechende Musik;
träger *Geist* und *langsamer Ideengang;*
Gedächtnisschwäche und Vergessen des Ebengeschehenen.

Dabei: Öftere Schwächeanfälle bis zur Ohnmacht oder bis zur Lähmung;
zittrige Angegriffenheit;
große Tagesschläfrigkeit und durch Angst und Furcht gestörter Nachtschlaf;
große Neigung zu Schweiß;
blasse, graugelbe Gesichtsfarbe;
viel Qual von Blähungen;
erhöhter Geschlechtstrieb, mit geilen Gedanken und Pollutionen.

CAUSTICUM. – Weit entfernt, wie einige meinen, nur den langwierigen Folgen von Gram und Kummer zu entsprechen, geht die Wirksamkeit dieses Mittels in geistigen Leiden fast eben so weit, wie die der *Calc.* und der *Lach.,* indem es fast die Mitte hält zwischen den narkotischen Mitteln und den Erdsalzen. *Herabgestimmtheiten* sind übrigens auch hier der vorherrschende Charakter, und stets leistet in diesen *Caus.* sehr viel, wenn einige oder mehrere folgender Zeichen vorhanden:
melancholische Traurigkeit, *Schwermut und stete kummervolle Gedanken mit Weinen;*
Verzagtheit, ängstliche Mutlosigkeit, hoffnungslose Betrübnis und stete sorgenvolle Todesgedanken;
große befürchtende Gewissens- und Herzensangst, wie nach böser Tat, oder als stehe Unglück bevor;
Furchtsamkeit, besonders *abends;*
Furcht vor Hunden, vor phantastischen Gestalten, vor Schaden, den andere nehmen könnten, vor dem Geräusch auf der Straße;

Mißtrauen für die Zukunft;

Schreckhaftigkeit;

hypochondrische Niedergeschlagenheit;

stilles Insichgekehrtsein und *Unzufriedenheit auch mit sich selbst,* mit bangem Schweigen und finsterer Miene;

reizbare Ärgerlichkeit, empfindliches Übelnehmen und zornige Heftigkeit;

Aufgebrachtheit über Kleinigkeiten;

Widerspenstigkeit, *Zanksucht, Rechthaberei und Hang zum Poltern und Lärmen;*

wechselnde Laune;

Zerstreutheit und Unaufmerksamkeit;

Gedankenlosigkeit, wie Abwesenheit des Geistes;

langsame Ideenfolge;

verkehrt Aussprechen der Worte und Verwechseln der Silben und Buchstaben. −

Dabei: große Abmattung und Hinfälligkeit;

zeitweise Anfälle von epileptischen Krämpfen oder Veitstanz;

große Empfindlichkeit gegen freie Luft und Zugwind;

teilweise Lähmungen;

alte oder öftere Warzen, besonders im Gesicht;

gelbes, mißfarbiges Aussehen, besonders Gelbheit um die Schläfe;

langwierige Hartleibigkeit usw.

CHAMOMILLA. − Oft ein treffliches Zwischenmittel, zumal, wenn zugegen:

Öftere Anfälle großer Herzensangst mit stöhnendem Herumwerfen, Herzklopfen, verzweifelndem Außersichsein und Wimmern;

hypochondrische Ängstlichkeit;

stilles Insichgekehrtsein und mürrische Redeunlust, die kein Wort herausbringen läßt;

sitzt steif und stumm auf dem Stuhl, wie eine Bildsäule;

hypochondrische Grillen und innerer Ärger über das Geringste;
Einbildung erlittener Beleidigungen, mit Heulen darüber;

viel Gewissensbedenklichkeiten;

mürrische Verdrießlichkeit und Ärgerlichkeit, mit Stöhnen und Ächzen aus Unmut;

steter Drang über alte ärgerliche Sachen zu reden;

alles ärgert, nichts ist recht;

schon bloßes Ansehen oder Unterbrechen im Reden macht ärgerlich, besonders nach Aufstehen vom Schlaf;

zänkische Ärgerlichkeit, große *Zornmütigkeit und Streitsucht;*

große Gereiztheit des Gemütes und *Überempfindlichkeit aller Sinne,* besonders *gegen Geräusch* (selbst gegen Musik) und Gerüche;

große Schreckhaftigkeit;

Weinerlichkeit und jämmerliches Heulen vor Eigensinn;

Gleichgültigkeit gegen alle äußeren Eindrücke;

Unaufmerksamkeit, *Zerstreutheit* und gedankenloses Vorsichhinsehen;

Vergehen der Gedanken;

leicht Verreden und Auslassen von Silben und Worten im Schreiben;

verminderte Fassungskraft;

freudlose Sumpfsinnigkeit;

versteht und begreift nichts recht und antwortet verkehrt, wie von Taubhörigkeit oder wachenden Träumen.

Dabei: Herzklopfen;

Druck in den Präkordien, als wolle es das Herz abdrücken;

Reißen im Bauch;

fliegende Gesichtshitze und kühler Schweiß in den Handflächen;

Schlaflosigkeit und Zerschlagenheit in den Gliedern;

Leibverstopfung mit Kopfschwere;

Anfälle ohnmachtartiger Schwäche;

krampfhafte Zuckungen der Lippen, Gesichtsmuskeln und
  Augenlider;
unruhiger Nachtschlaf mit Heulen, Auffahren und Herumwerfen;
viel Phantasiebilder im Schlaf;
Gesicht rot und heiß oder sehr blaß.

CHINA. − Sehr oft bei *typischen* Anfällen, und besonders
wenn zugegen:
hypochondrische Niedergeschlagenheit und düsterer Trübsinn mit Lebensüberdruß;
Weinerlichkeit über eingebildete Grillen;
hofflungslose *Mutlosigkeit, fühlt sich unglücklich* und von
  Jedermann gequält;
ängstliche Besorgtheit um Kleinigkeiten;
abends oder *nachts* besonders, *große, untröstliche Angst,* bis
  zur Selbstentleibung;
verzweifeltes Außersichsein;
Jammern, Wimmern und Schreien;
nächtliche Furcht vor Hunden und anderen Tieren;
apathische Gleichgültigkeit, Insichgekehrtsein, *große Maulfaulheit* und hartnäckiges Schweigen;
verdrießliche Unzufriedenheit und Widerwille gegen alles, mit
  *Unlust zum Arbeiten, Denken und allen Anstrengungen
  des Körpers und Geistes;*
Erhöhung des Unmutes durch Liebkosungen;
Verachtung aller Dinge, weil alles wertlos und fade erscheint;
mürrische Ärgerlichkeit und Empfindlichkeit, mit *Neigung zu
  Vorwürfen und Verdrußmachen;*
zänkische Ärgerlichkeit und zornmütige Bosheit, selbst bis
  zur Mordsucht;
Unfolgsamkeit;
wechselnde Laune, Anfälle plötzlichen Aufschreiens und
  Herumwerfen;

nervöse Überreiztheit, mit Kleinmut und *Unerträglichkeit al-*
ler Sinneseindrücke, besonders des Geräusches;
übergroße *Munterkeit und Lebhaftigkeit, mit Leichtigkeit al-*
ler Bewegungen;
Zudrang vieler Ideen und Projekte, mit Unvermögen, die-
selben zu ordnen;
leicht gestörter Gedankengang, besonders durch das Reden
    anderer;
langsamer Ideengang und langsame Besinnung;
Anfälle von Stillstand der Gedanken.

Dabei: Große Scheu vor Bewegung und stete Neigung zum
    Liegen;
lähmige Schwäche und zitternde Kraftlosigkeit;
große Tagesschläfrigkeit;
Schlaflosigkeit wegen steten Zudranges von Gedanken und
    Phantasiebildern;
schwere, ängstliche Träume, mit unbesinnlichem Erwachen
    und fortdauernder Angst und Furcht;
nächtlicher Druck im Kopf, oder wunder Zerschlagenheits-
    schmerz des Gehirns bei Geistesarbeit;
öfterer Blutdrang zum Kopf mit Schmerz der Haare bei Be-
    rührung;
gelbe, erdfahle Gesichtsfarbe;
fader Geschmack aller Speisen;
große Verdauungsschwäche;
großer Hang zu Leckereien oder zu Wein;
viel Qual von Blähungen;
erhöhter Geschlechtstrieb mit geiler Lüsternheit etc.

CHININUM SULFURICUM. – Wenn vorhanden:
Anfälle großer Angst und Bangigkeit, besonders Nachts aus
    dem Bett treibend;
Niedergeschlagenheit und stille Melancholie;
weinerliche, hoffnungslose Mutlosigkeit;

verdrießliche Mißlaunigkeit mit Unlust zur Arbeit;

große Trägheit und Neigung zur Ruhe;

Anfälle großer Heiterkeit und Ausgelassenheit;

Aufregung wie nach Kaffeetrinken oder Genuß starken Weins;

Verwirrtheit mit starker Aufregung;

Delirien und Irrereden;

Tollheit im Kopf, mit Verlust der Willensherrschaft über die Glieder;

geschwächtes Vorstellungsvermögen;

Unfähigkeit, Hauptwörter auszusprechen, und langsame Besinnung;

Unbesinnlichkeit und Unfähigkeit einen Gedanken festzuhalten. –

Dabei: große Mattigkeit, Unfähigkeit lange zu stehen, große Hitze der Haut, Trockenheit des Mundes und des Rachens, Leibverstopfung etc.

CICUTA VIROSA. – Wenn vorhanden:

Traurigkeit mit großer Besorgnis für die Zukunft und Furcht vor Unglück;

Ängstlichkeit mit großer Angegriffenheit von traurigen Erzählungen;

große Schreckhaftigkeit;

Menschenscheu und Verlangen nach Einsamkeit;

Verachtung der Menschheit und ihrer Torheiten bis zum Menschenhaß;

Gleichgültigkeit gegen alles mit Zweifel an der Realität seines Zustandes;

Verwechslung der Gegenwart und der Vergangenheit;

Fremdheitsgefühl, als lebe er nicht in den gewöhnlichen Verhältnissen, und als sei alles umher fremd und furchtbar;

allerlei Gestalten vor der Phantasie;

kindliche Stimmung, die alles lieb und anziehend findet, wie ein Spielzeug;

wahnsinniges Tanzen, Lachen, Possentreiben, Weintrinken und Händeklatschen, nachts, bei starker Hitze und Gesichtsröte;

Anfälle von Unbesinnlichkeit mit gedankenlosem Vorsichhinstarren und Vergehen des Gesichtes.

COCCULUS. – Ein höchst wichtiges Mittel in manchen Arten von Melancholie und Hypochondrie, besonders, nach Griesselich [Hauptherausgeber der Hygäa, Zeitschrift für Heilkunst], bei überreizten oder abgespannten Stubenhockern, Bücherwürmern oder empfindsamen Romanheldinnen, mit unregelmäßiger Menstruation; außerdem aber auch noch bei Onanisten, geschlechtlichen Schwelgern und noch anderen schwächenden Ursachen, überhaupt aber, wenn zugegen:

Melancholische Traurigkeit mit Weinen und steter tiefer Versunkenheit in traurige Gedanken;

große *befürchtende Herzens- und Gewissensangst, wie nach böser Tat,* oder als stehe der Tod bevor, mit Hang zum Entspringen;

Befürchtung für die Gesundheit anderer;

hypochondrische *Freudelosigkeit* und *Unlust zu allem;*

Unzufriedenheit mit sich selbst;

verzweifelnde Mutlosigkeit;

Überempfindlichkeit des Gemüts und große furchtsame Schreckhaftigkeit;

empfindliche Reizbarkeit, besonders für Zwischenrede und Geräusch;

höchste *Neigung sich zu ärgern und alles übel zu nehmen;*

weinerliche Ärgerlichkeit über die geringste Kleinigkeit;

wechselnde Laune;

oft lustige Zufriedenheit;

große Redseligkeit mit Witzeln und Spaßen;

oft wahnsinniges Trällern und Singen;

Trödeligkeit, die mit nichts fertig werden läßt;

183

zu schnelles Vergehen der Zeit;
große Unentschlossenheit;
Zerstreutheit und Gedächtnismangel;
schwieriges Begreifen des Gelesenen.
Dabei: öftere Schwindelanfälle;
Klage über Steifheit in den Gelenken und Gliedern;
öftere Anfälle von Krämpfen und Konvulsionen;
Anfäller höchster Schwäche bis zur Ohnmacht;
Verschlimmerung der Leiden durch Trinken, Tabakrauchen,
    Fahren und Sprechen;
Kopf wie leer und hohl;
unterdrückte Regel mit vielen Beschwerden;
schmerzhafte, lähmige Schwäche in Kreuz und Rücken;
große Scheu vor freier, kalter Luft.

COFFEA. − Wenn vorhanden:
Große, befürchtende Herzens- und Gewissensangst mit zittri-
    ger Unruhe;
*Weinen, Heulen, Schreien, Herumwerfen und Außersich-
    sein;*
mißlaunige Verdrießlichkeit mit Redeunlust und Kurzsilbigkeit;
große Ärgerlichkeit mit Neigung alles hinzuwerfen;
Zudrang trauriger, ärgerlicher Gedanken mit untröstlichem
    Heulen und Besserung im Freien;
weinerliche, sorgenvolle Ärgerlichkeit;
Unaufgelegtheit zu Geschäften;
große *Aufgeregtheit* und Beweglichkeit;
stete Entzückung und Empfindelei;
scharfes Denken;
lebhafte Phantasie mit Zudrang vieler Gedanken und Projekte.
Dabei: *Überreiztheit aller Sinne und des ganzen Nervensy-
    stems;*
erhöhte Tätigkeit der Verdauungs- und Sekretions-Organe;
große Empfindlichkeit gegen freie Luft;

184

Schlaflosigkeit wegen überreizter Munterkeit und Aufgeregtheit;
starker Blutdrang zum Kopf;
Zerrissenheitsgefühl des Gehirns, oder Weh wie von einem
  Nagel im Schädel;
aufgeregter Geschlechtstrieb.

CONIUM MACULATUM. – In mancherlei Depressionszuständen, besonders unverheirateter, in strenger Enthaltsamkeit le-
bender Personen, und besonders, wenn zugegen:
hypochondrische Traurigkeit und Niedergeschlagenheit, mit
  Mutlosigkeit, Trübsinn und Todesgedanken;
hysterische Ängstlichkeit;
Befürchtungen für Gegenwart und Zukunft, mit Suchen der
  Einsamkeit;
weinerliche Verzagtheit und Furchtsamkeit;
Furcht vor Dieben, eingebildeten Gegenständen und aber-
  gläubischen Phantasien;
Schreckhaftigkeit;
weinerliche, leichtgerührte Empfindsamkeit;
trübsinniger Mißmut, wie von schwerer Schuld gedrückt;
verdrießliche Arbeitsscheu und Langeweile;
ärgerliche Reizbarkeit und leicht erregter Zorn;
Menschenscheu und doch Furcht vor Alleinsein;
Widerwille gegen das Gerede und die Nähe anderer, mit
  Drang dieselben zu mißhandeln;
teilnahmlose Unempfindlichkeit und Trägheit;
Anfälle von Hastigkeit;
Geist voll Phantasien, früh;
Delirien;
wahnsinnige, verwirrte Gedanken;
Mangel an Gedächtnis, große Vergeßlichkeit;
Anfälle von gänzlicher Unbesinnlichkeit, besonders nach
  Mittagsschlaf;
Unfähigkeit, sich im Sprechen richtig auszudrücken;
öfteres Verreden;

Dummheit und schwieriges Begreifen des Gelesenen, Stumpf-
heit aller Sinne;
unbesinnliches Herumgehen wie im Halbschlaf;
Wechsel von Aufgeregtheit und Herabgestimmtheit.
Dabei: Vorherrschende Frostigkeit;
öftere krampfhafte Bewegungen;
Lach- oder *Weinkrämpfe;*
zeitweise Lähmigkeit in den Gliedern;
Kopfeingenommenheit wie von Betäubung;
furchtsame schreckliche Träume, von Gefahr, Feinden,
    Krankheiten und Verstümmelungen, Verstorbenen, Ärger
    und Schlägerei;
große Lichtscheu;
großes Verlangen nach Kaffee, Saurem und Salzigem;
schwaches Geschlechtsvermögen und doch öftere Pollutio-
    nen.

CROCUS SATIVUS. – Mehr für *Aufgeregtheiten* sowohl der
gemütlichen als der geistigen Tätigkeit, als für Depressionszustände geeignet; obschon auch einige Arten von Melancholie
ihr Heilmittel in dem Safran finden können, zumal wenn dieser letztere Zustand mit Anfällen von Aufgeregtheit wechselt.
Besonders sprechen für ihre Anwendung:
Freudlose, hypochondrische, ängstliche Traurigkeit und
    Schwermut, oft mit ausgelassener Lustigkeit abwechselnd;
widerwärtige Ärgerlichkeit mit Zornauffahren, Zanken und
    schneller Reue, oder mit Lachen und Singen wechselnd;
Unwillen bis zur Wut auf die unbedeutendste Veranlassung;
Wutanfälle mit Neigung zum Beißen;
auffallender Wechsel der entgegengesetztesten Stimmungen;
Zärtlichkeit und Neigung andere zu umarmen, mit Ärgerlich-
    keit und Wut wechselnd;
große Fröhlichkeit und Lustigkeit bis zur wahnsinnigen Freu-
    de;

186

große, oft unbändige Neigung zum Lachen und Singen;
große Ausgelassenheit, Kinderpossen, Spaßhaftigkeit, Witz
   und große Redseligkeit;
erhöhtes Gedächtnis, besonders für musikalische Stücke;
Gleichgültigkeit gegen alles und Unlust zur Arbeit;
Beschränkung des freien Willens;
leicht *Vergehen der Sinne* und völlige Gedankenlosigkeit;
große *Vergeßlichkeit und Zerstreutheit;*
Verwechseln selbst bekannter Personen;
Irrung in der Zeit und den Gegenständen.

Dabei: Große Hinfälligkeit mit erweiterten Pupillen;
Kopfweh mit Augenverdunkelung;
Träume von Feuersbrunst;
erreger Blutlauf mit vielen Wallungen und Blutflüssen;
große Tagesschläfrigkeit und Schlafsucht;
Verschlimmerung des Zustandes gegen Morgen etc.

CUPRUM. – Seine Hauptwirkungssphäre sind Wahnsinnsarten und Narrheiten mit dem Charakter der Erregtheit, daher auch mehrere Arten von Wut und Tobsucht im Kupfer ihr Heilmittel finden. Überhaupt paßt es, wenn zugegen:
Unruhe, *Unglück befürchtende Ängstlichkeit* und *verzweifelnde Angst mit Weinen und Jammern;*
melancholische Mutlosigkeit mit Menschenscheu, Verlangen
   nach Einsamkeit und Furcht vor dem nahe geglaubten Tod;
Furchtsamkeit, die nur ganz leise aufzutreten erlaubt;
Furcht mit Neigung zu entfliehen;
große Unruhe und stetes Herumwerfen;
verdrießliche Unzufriedenheit und Unentschlossenheit;
Arbeitsscheu und Unlust zu allem;
exaltierte, ekstatische Stimmung;
Anfälle auffallenden, auch krampfhaften Lachens;
wahnsinnige, närrische Geberden, meist mimischer, nachahmender Art;

Phantasietäuschungen, Sehen verschiedener Gegenstände, und irrige Vorstellungen;

Unkenntnis der Seinigen;

Lustigkeit und Singen;

mutwilliges Spucken ins Gesicht der Leute;

wahnsinnige, mürrische Tücke;

Anfälle von Wut mit Beißen;

Gedankenlosigkeit und Gedächtnisschwäche;

öfters *Vergehen der Sinne;*

Dummheit und unempfindliches Daliegen in einem Winkel;

Delirien und Irrereden.

Dabei: Puls voll, stark und schnell, oder ungleich;

Augen rot und entzündet, mit wildem Blick;

Schweiß nach den Anfällen;

kalte Schweiße;

Krämpfe und Zuckungen, besonders an den Fingern und Zehen;

Pulsieren in den Präcordien;

allgemeine Frostigkeit ohne Erleichterung durch Wärme;

blasses, elendes Aussehen.

CYCLAMEN EUROPAEUM. – Oft als Zwischenmittel recht gut, wenn vorhanden:

Innerer *Gram, Traurigkeit* und Gewissensangst, wie nach böser Tat;

stete Insichgekehrtheit mit Redeunlust und Arbeitsscheu;

übelnehmende Verdrießlichkeit und Zornmütigkeit;

Geist stets wie betäubt und stumpfsinnig, mit Unfähigkeit zu jeder Arbeit;

Gedächtnis bald sehr stumpf, bald sehr lebhaft;

wechselnde Laune.

DIGITALIS PURPUREA. – Ein höchst wichtiges Mittel in tiefen, schweren Melancholien und anderen ähnlichen Depressionszuständen, besonders wenn vorhanden:

188

Bängliche Niedergeschlagenheit, *weinerliche Betrübnis* über Mißgeschick und *trauriges Krankheitsgefühl;*

große, *befürchtende Herzens- und Gewissensangst, wie nach böser Tat, oder als stehe Unglück bevor,* mit Erhöhung durch Musik, viel Seufzen und erleichterndem Weinen, Mutlosigkeit und Todesfurcht;

große Reizbarkeit, mit starker Angegriffenheit von trauriger und trostloser Verzweiflung;

düstere, mürrische Verdrießlichkeit, Hang zur Einsamkeit und Redeunlust;

große Teilnahmlosigkeit und Gleichgültigkeit;
Unlust zu Geistesarbeit und allen Geschäften;
viel lebhafte Phantasien;
nächtliches Irrereden mit Unruhe;

wahnsinnige Hartnäckigkeit und Unfolgsamkeit mit Sucht zu entfliehen;

große Vergeßlichkeit und schwieriges Denken.

Dabei: langwierige *Herzleiden* oder zeitweise *Anfälle heftigen Herzklopfens;*

veränderte Sehkraft, wie im Fieber;
Düsterheit im Kopf, mit Gefühl wie berauscht etc.

DROSERA. − Viel wichtiger in manchen Seelenstörungen als man bisher im Allgemeinen geglaubt zu haben scheint, und nicht ganz ohne Einfluß sogar in manchen Arten von Seelenstörungen der Säufer, stets aber vorzugsweise zu beachten, wenn vorhanden:

Traurige Niedergeschlagenheit über eingebildete Anfeindungen;

ängstliche Besorgnis für die Zukunft;
mißlaunische Ängstlichkeit;

ängstliche Furchtsamkeit;
abends und beim Alleinsein;
Furcht vor Gespenstern;
große Unruhe des Gemütes;
Neigung sich zu ersäufen;
ärgerliche, sehr übelnehmende Empfindlichkeit;
Außersichsein bis zur Wut über die geringste Kleinigkeit;
Eigensinn und große Hartnäckigkeit.

GRAPHITES. – Ein dem Arsenik und den Kohlen sehr nahe stehendes Mittel in Depressionszuständen und tiefen Melancholien, besonders wenn zugegen:

Angstvolle Niedergeschlagenheit, düsterer Trübsinn und wehmütige Traurigkeit mit Todesgedanken und viel Weinen;
Neigung sich unglücklich zu fühlen und *großer Hang zum Gram über die kleinsten Vorfälle, bis zur Verzweiflung;*

große Neigung zum Weinen, besonders Abends, oder bei Anhören von Musik;

beklommene Bangigkeit, besonders auch früh;

große, umhertreibende, befürchtende Herzens- und Gewissensangst, wie nach böser Tat, oder als stehe Unglück oder der Tod bevor;
Ängstlichkeit beim Arbeiten im Sitzen;
Furchtsamkeit;

Unruhe und Unstetigkeit mit Unlust zu allem und Gedankenlosigkeit bei der Arbeit;

langsame Entschließung und Besinnung;
große Bedenklichkeit;
hypochondrische Verdrießlichkeit;

große, ärgerliche Reizbarkeit, Heftigkeit und Jähzorn;
möchte stets allein sein, weil jede Störung ihn aufbringt;
Schreckhaftigkeit und Angegriffenheit;
große Erregbarkeit, schon von Sprechen heiße Hände;
Unlust zur Arbeit;

190

Vergeßlichkeit und Zerstreutheit;
leicht Verreden und Verschreiben;
Unfähigkeit zu geistigen Anstrengungen und Angegriffenheit
  von Kopfarbeit;
Wechsel von Lachneigung mit verzweifelndem Gram;
Erhöhung des Grams und der Traurigkeit, besonders gegen
  Abend, Bangigkeit und Reizbarkeit gegen Morgen. –

Dabei: Schwere der Füße;
Unbehagen im Magen, Schweiß mit Übelkeit;
allgemeines Zittern;
Kopfschmerz und Schwindel;
heißes Gesicht mit kalten Händen und Füßen;
große Empfindlichkeit gegen freie Luft und Zugluft;
große Trockenheit der Haut;
blasse oder gelbe Gesichtsfarbe;
große Aufregung des Geschlechtstriebes mit lüsterner Phantasie;
stinkende Fußschweisse.

GRATIOLA. – Mit Recht schon von Hartmann als ein treffliches Mittel in gewissen Hypochondrien genannt, überhaupt
aber stets zu empfehlen, wenn zugegen:
Große Mißlaunigkeit mit verdrießlicher Freudelosigkeit, Unerträglichkeit des Widerspruches, Auffahren, Lebensüberdruß und Besorgnis um seine Gesundheit;
unbehagliche Unaufgelegtheit mit Unlust zum Bewegen und
  Sprechen;
ernsthafte *Insichtgekehrtheit* mit Unbesinnlichkeit und *wie in*
  Gedanken vertieft;
Unentschlossenheit und Mangel an Ausdauer im Arbeiten;
Anfälle *großer Lustigkeit* mit Redseligkeit, Tanzen, Springen
  und Gefühl großer Leichtigkeit im Kopf.

HELLEBORUS NIGER. – Depressionen der gemütlichen
und Abstumpfungen der geistlichen Tätigkeit bis zum Idiotis-

191

mus und Kretinismus sind die Hauptwirkungen dieses Mittels, das nicht nur bei Melancholie junger, in der Pubertätsentwicklung begriffener Frauenzimmer, sondern überhaupt immer in ernsten Betracht zu ziehen, wenn zugegen:

Traurigkeit, die alles reizlos findet, Hang sich unglücklich zu fühlen, *stille Melancholie,* Heimweh, stille Insichgekehrtheit, *unwillkürliches Seufzen und Stöhnen* und Verzweiflung am Leben;

Hang zum Entfliehen und sich das Leben zu nehmen;

unruhige Ängstlichkeit, als stehe Unglück bevor;

schreckliche Angst, wie zum Sterben, besser nach Erbrechen;

zornmütige und sehr reizbare Ärgerlichkeit;

große Gleichgültigkeit gegen Freude und Leid;

hartnäckiges Schweigen;

unschickliches Kleiden;

Mißtrauen;

fixe Ideen;

große Gedächtnisschwäche und langsame Besinnung;

Zerstreutheit, die keinen Gedanken festhalten läßt;

gedankenloses Vorsichhinstarren;

Unfähigkeit zum Nachdenken;

Stumpfsinnigkeit und Abstumpfung des inneren Sinnes, die nichts deutlich sehen, nichts deutlich hören und vernehmen läßt, an nichts Geschmack findet, an nichts Freude hat und sich des eben Vergangenen sogar nur wie im Traum erinnert;

Willenlosigkeit und Mangel an Tatkraft;

Blödsinn;

Mangel an Geistesgegenwart, so daß er das Glas fallen läßt, wenn er beim Trinken angeredet wird.

Dabei: Anfälle plötzlicher Erschlaffung der Muskeln, die besonders bei fehlender Aufmerksamkeit gern ihre Dienste versagen;

Anfälle von Krämpfen und Konvulsionen;

kein Verlangen nach Speise und Trank;

Ausfallen der Haare und Abgehen der Nägel;

blasse, gelbliche Gesichtsfarbe;

altrunzelige Stirn;

schlaffe Geschlechtsteile, mit gänzlichem Mangel an Geschlechtstriebe. — Nach Griesselichs *Vermutungen* scheint der Angriff dieses Mittels vom Unterleibs-Nervensystem auszugehen und sich von da auf Rückenmark, *Medulla oblongata* und Gehirn fortzusetzen.

HEPAR SULFURIS. — Nicht allein in Melancholien und Hypochondrien, sondern auch in Hyperästhesien, Wutanfällen, Narrheiten etc. sehr oft vom wohltätigsten Einfluß und sehr zu beachten, wenn vorhanden:

Traurige, bange Niedergeschlagenheit, mit heftigem Weinen;

höchste Angst, abends, mit verzweifelnder Traurigkeit bis zur Selbstentleibung;

Befürchtungen für die Seinigen;

hypochondrische Laune;

mißmütige, *widerwärtige Stimmung,* sieht selbst die Seinen nicht gern an;

höchste Unzufriedenheit, Redeunlust, *Unlust zu allem,* Ungeduld und Eigensinn;

Ärgerlichkeit mit Hang zur Einsamkeit;

große, zornige Reizbarkeit bis zur höchsten Heftigkeit, die mit Mord und Brandstiftung droht;

schnelle, hastige Sprache bei der Heftigkeit;

erschreckende Visionen von Verstorbenen, Feuersbrunst etc.;

Anfälle von Unbesinnlichkeit und Vergehen der Gedanken;

leicht Verreden und Verschreiben;

völlige Dummheit, die nichts begreifen noch behalten läßt;

stummes, sprachloses Dasitzen in einem Winkel.

HYOSCYAMUS. — Ein ebenso viel umfassendes Mittel, wie die *Bell.,* und unter geeigneten Umständen in fast allen Formen von Seelenstörungen, Depressionen und Aufregungen, Narrheiten und Tobsuchten eine nicht selten zu beachtende Arznei, die sich stets besonders empfiehlt, wenn zugegen:

Melancholische Traurigkeit und *mürrische Niedergeschlagenheit bis zur Verzweiflung* und Neigung sich zu ersäufen;

höchste Angst, Selbstvorwürfe und Gewissensunruhe, als sei er ein Verbrecher;

große Furchtsamkeit und Schreckerschütterungen;

Mißtrauen und Menschenscheu;

Furcht vor beißenden Tieren, vor Vergiftung, vor Verkauftwerden;

große Ungeduld, übereilte Lebhaftigkeit und Übergeschäftigkeit;

große Schwatzhaftigkeit und Klatschsucht, plaudert alles aus;

geile Schamlosigkeit und *Nacktgehen;*

große Neigung zum Lachen;

Schimpfen, Zanken, *Schreien,* Lärmen, *Eifersucht,* Vorwürfe;

Neigung andere zu beleidigen und untereinander zu hetzen;

Gewalttätigkeiten, Schlagen, Mordanfälle;

unbändige Wut mit unerhörter Kraftäußerung;

Zudrang vieler Phantasiebilder;

Visionen von Schreckgestalten, Hühnern, Krebsen;

Verwechseln der Gegenstände;

irrige Vorstellungen und Sinnentäuschungen;

Delirien;

Irrereden und ungereimtes Schwatzen;

Murmeln;

unschickliche Redensarten;

Verwirrtheit und höchste Zerrüttung des Geistes;

Zustand wie vom Teufel besessen;

wahnsinnige, närrische Handlungen und Gebärden, besonders *unschicklicher, schamloser, geiler,* lächerlicher, nachahmender, *possenhafter Art;*

viel Bewegungen und Gestikulationen mit den Händen;

wahnsinniges Hüpfen und Tanzen;

Singen von Liebesliedern und Gassenhauern;

große Gedächtnisschwäche und Vergeßlichkeit, oft im Wechsel mit *höchst lebhafter Erinnerungskraft;*

langsamer, träger Gedankengang;

gedankenloses Vorsichhinstarren;

Dummheit mit steter Schlafsucht;

gefühllose Stumpfsinnigkeit und Trägheit;

Empfindung keines Bedürfnisses, außer Durst;

unempfindlich gegen Zwicken und Kneipen;

Betäubung und Bewußtlosigkeit;

gänzliche Sinn- und Verstandeslosigkeit;

sieht und hört nicht und rennt an alles an;

Unkenntnis der Seinigen;

steifes, sinnloses Dasitzen im Bett, wie eine Bildsäule;

Blödsinn.

Dabei: Anfälle von Krämpfen, besonders epileptischen;

trockene spröde Haut;

gelbe oder braune Flecke am Körper;

starker Blutdrang zum Kopf, mit roten, funkelnden Augen und stierem Blick;

erweiterte Pupillen;

blaß bläuliches, kaltes oder braunrotes Gesicht;

Schlundkrämpfe;

Sprachlosigkeit;

Scheu vor Getränken;

aufgeregter Geschlechtstrieb.

IGNATIA. – Seine Hauptwirkungssphäre sind, wie bekannt, namentlich die von Gram und Kummer erzeugten Depressionszustände, die indessen wohl auch in Exaltation übergehen oder damit wechseln können. Auch in *Hypochondrien* kann *Ignatia* Ausgezeichnetes leisten, so wie überhaupt, wo *fixe Ideen* vorherrschen, und im allgemeinen vorhanden:

Freudlose, *stille Melancholie mit gedankenlosem Vorsichhin-starren* und *großer Redeunlust;*

Traurigkeit, *innerer Gram und nagender Kummer* mit Seufzen und Ärgerlichkeit;

große Herzensangst, besonders nachts oder früh beim Erwachen;

große Furchtsamkeit und *Schreckhaftigkeit;*

Furcht vor Dieben;

hypochondrische Zaghaftigkeit, grillenhafte Einbildungen in Bezug auf seine Gesundheit, und Verzweiflung an Genesung;

Gewissensbisse über eingebildete Verbrechen;

Zweifel an Seelenheil;

mürrische Verdrießlichkeit;

mit Neigung zu Tadel und Vorwürfen;

eigensinnige Reizbarkeit mit Heulen und Schreien bei den geringsten Verweigerungen;

Unerträglichkeit des Widerspruches und *Aufgebrachtheit bis zum Zank beim geringsten Tadel;*

Wut und Tobsucht, mit Schlagen und Zerreißen, bei der geringsten Unterbrechung in ihren fixen Ideen;

Unerträglichkeit des Geräusches;

Hang zur Einsamkeit;

große Maulfaulheit und Redescheu, mit heimlicher, leiser Stimme;

große, *apathische Gleichgültigkeit,* mit weinerlicher Laune und Arbeitsscheu;

unruhige Vielgeschäftigkeit;

stete Bewegung des Körpers und Neigung zur Eile;

Voreiligkeit des Willens, mit Verreden, Verschreiben und ungeschicktem Benehmen;

Anfälle von Ungeduld, Unentschlossenheit, Unbeständigkeit und Zank;

große Veränderlichkeit des Gemüts;

Anfälle von *Spaßhaftigkeit, Schäkerei* und Kinderpossen;

zärtliches, feinfühliges Gemüt, zarte Gewissenhaftigkeit;
irrige Vorstellungen;
Dreistigkeit;
Gedanken- und Gedächtnisschwäche;
schwieriges Festhalten der Gedanken, *große Neigung zu fixen Ideen;*
Verduztheit, wie betroffen und verblüfft;
Stumpfsinn mit Neigung zur Eile;
gedankenloses Vorsichhinstieren.

Dabei: Erhöhung und Erneuerung der Beschwerden durch Tabakrauchen, Kaffeetrank und Branntwein;
große Empfindlichkeit gegen Zugluft;
Appetitlosigkeit und fader Geschmack aller Genüsse;
Schwindelanfälle, mit Ohnmacht und kalten Schweißen;
drückende Kopfschmerzen;
Blutdrang zum Gesicht;
Kribbeln in den Gliedern, wie Eingeschlafenheit;
krampfhafte Anfälle;
viel Gähnen;
unruhiger Nachtschlaf, mit Wimmern, Stöhnen und Klagen;
geistanstrengende Träume voll fixer Ideen;
große Lichtscheu;
halbseitige Wangenröte;
aufgeregter Geschlechtstrieb, mit verliebten Phantasien, bei Schwäche der Teile.

JODIUM. – Wenn vorhanden:
Düstere Niedergeschlagenheit und Traurigkeit, mit *Beklommenheit und stetem Weinen;*
Unruhe, mit stetem Drang zum Bewegen und Herumlaufen;
Widerwille gegen Stillsitzen;
hypochondrische Befürchtungen;
verzagte Mutlosigkeit, als sei er zu allem unfähig;
Arbeitsscheu;
verdrießliche Ärgerlichkeit und zornige Reizbarkeit;

große Angegriffenheit und Aufgeregtheit des Gemütes mit
höchster Empfindlichkeit gegen Geräusch und äußere Eindrücke;

ausgelassene Lustigkeit und Redseligkeit, die niemand zu
Worte kommen läßt;

Gefühlstäuschungen, Trägheit des Geistes mit Widerwillen
gegen alle Arbeit;

starre, unbewegliche Gedanken;

Schwerbesinnlichkeit und Unentschlossenheit;

Delirien.

IPECACUANHA. − Wenn vorhanden:

Befürchtende Bedenklichkeit und Besorgtheit;

Unglücklichfühlen;

Angst und Todesfurcht;

*verächtlicher Widerwille gegen alles, mit mürrischer, insich-
gekehrter Verdrießlichkeit;*

mißlaunige *Redeunlust,* mit Neigung zum Weinen;

höchste Ungeduld, mit Unbehilflichkeit und Ungeschicktheit,
die überall anstoßen macht;

ärgerliche, zornige Reizbarkeit, mit Aufgebrachtheit über das
geringste Geräusch;

heftiges *Schreien und Heulen vor Zorn;*

Widerwille, besonders gegen literarische Arbeit;

langsamer Ideengang und Mangel an Gedanken.

KALI CARBONICUM. − Wenn vorhanden:

Traurige Niedergeschlagenheit und *sehr weinerliche Stimmung,* mit Einsamkeitsgefühl, Verlangen nach Gesellschaft und steten Todesgedanken;

ängstliche Bangigkeit mit Befürchtungen für die Zukunft und
Zweifel an Wiederherstellung;

kleinmütige Verzagtheit und Furchtsamkeit, besonders beim
Alleinsein oder abends im Bett;

große Schreckhaftigkeit mit Aufschreien vor eingebildeten
  Erscheinungen;

unruhige Übereiltheit und Unentschlossenheit;

ärgerliche, mürrische Verdrießlichkeit mit Unleidlichkeit des
  Geräusches;

widerwärtiger Eigensinn, steter *Widerspruch mit sich selbst,*
  ungestümes Verlangen und große Aufgebrachtheit bei der
  mindesten Verweigerung;

zornige Reizbarkeit und Empfindlichkeit;

wechselnde Laune;

Zerstreutheit und schwieriges Aufmerken;

Mangel an Geistesgegenwart;

leicht Versprechen und Mangel an Ausdrücken;

öfteres Vergehen der Gedanken;

Delirien.

KALI CROMATICUM *(bichromaticum.)*
Menschenscheu und Mißmut bis zum Lebensüberdruß;

große Gleichgültigkeit;

melancholischer Trübsinn;

verdrießliche Trägheit und Arbeitsscheu.

KREOSOTUM.
Wehmütige Weinerlichkeit mit Verzweiflung an Wiedergene-
  sung und Sehnsucht nach dem Tod;

öfteres *Vergehen der Gedanken* mit gedankenlosem Vorsichhinstarren;

große Gedächtnisschwäche und Vergeßlichkeit.

LACHESIS. – Ebenfalls eins der wichtigsten Mittel sowohl ge-
gen Depressionen der gemütlichen und geistigen Sphäre, als
auch gegen Aufregungen und Narrheiten, und stets besonders
angezeigt, wenn vorhanden:

Schwermütige Niedergeschlagenheit und Traurigkeit, mit Tiefsinnigkeit, Grübeln, *Maulfaulheit, Trägheit,* Scheu vor Gesellschaft und Mutlosigkeit;

große Neigung zu Gram, der alles in den schwärzesten Farben sehen läßt;

hoffnungsloser, verzweifelnder *Mißmut und Lebensüberdruß,* mit Befürchtung für die Zukunft;

umhertreibende Unruhe;

angstvolle Bangigkeit, als stehe Böses bevor;

Furcht vor Krankheitsanfällen, vor Dieben, vor nahem Tod usw., mit Neigung zu entfliehen;

große Besorgtheit wegen seiner Gesundheit und Zweifel an Wiederherstellung;

Mißtrauen und Argwohn gegen seine Umgebung, mit Stolz;

Anfälle wahnsinniger Eifersucht;

Zweifel an allen Wahrheiten und Erfahrungen;

Zweifel an Seelenheil;

Langeweile, Gleichgültigkeit, Trägheit und Arbeitsscheu, mit Widerwillen gegen jede Bewegung und trödeligem Wesen;

Willensschwäche und Unentschlossenheit;

mürrische Ärgerlichkeit und *tadelsüchtige Unzufriedenheit* mit *Aufsuchen der Fehler anderer und Neigung zu Vorwürfen;*

große *Zanksucht* und *Rechthaberei;*

zornige Heftigkeit;

große Bosheit und Tücke, wobei alle Gedanken auf Unheil gehen, bis zur Mordsucht;

große, unruhige Hastigkeit und Übergeschäftigkeit;

große Reizbarkeit und Sentimentalität;

kleine Berührungen versetzen in Wut;

viel Klagen und Jammern;

große Schreckhaftigkeit;

erhöhte Heiterkeit und ekstatischer Frohsinn, mit Lachen, Vergnügungssucht, Humor, Spott, Satire, Witz, Spaß und *großer Gesprächigkeit;*

himmlische Entzückungen;

große Teilnahme und *mitteilende Aufgelegtheit;*

krankhafte Redseligkeit, mit Geraten aus einer Idee in die andere;

Vorträge in gewählten Ausdrücken;

großer Gedankenzudrang und erhöhte Tätigkeit der Phantasie, mit Nötigung, nachts aufzusitzen und zu arbeiten;

Delirien;

Verwirrtheit;

große Zerstreutheit und Gedankenlosigkeit mit Ängstlichkeit bei öffentlichen Vorträgen;

öfteres Vergehen der Gedanken und Unbesinnlichkeit;

Unfähigkeit zum Denken und zu geistigen Arbeiten;

große *Gedächtnisschwäche* und *Vergeßlichkeit,* besonders für Rechtschreibung;

leicht *Verschreiben* und Machen vieler orthographischer Fehler;

Irrung in der Zeit;

Verwirrtheit des Verstandes nach Überstudieren.

Dabei: Trägheit, Mattigkeit und Frostigkeit;

große Abmagerung;

viel Schwindel und Stuhlverstopfung;

krankhafte, blasse Gesichtsfarbe;

Scheu vor Bewegung und große Neigung zum Liegen;

große Tagesschläfrigkeit;

viel Blutdrang zum Kopf;

Verlangen nach Wein;

erhöhter Geschlechtstrieb und viel geile Gedanken, bei Schwäche der Teile;

viel Atembeschwerden und ängstliches Herzklopfen.

LAUROCERASUS. − Wenn vorhanden:

Traurige, freudlose, *mißlaunige Niedergeschlagenheit, mit Weinerlichkeit,* Mutlosigkeit und Lebensüberdruß;

ängstliche Beklommenheit, die in's Freie treibt;
Furcht vor eingebildeten Übeln;
Trägheit und Unlust zu aller körperlichen und geistigen Arbeit;
verdrießliche, ärgerliche Reizbarkeit und Widerwärtigkeit;
voreilige Hastigkeit;
heitere, lustige Aufgelegtheit und Ausgelassenheit;
sanftes Hinschmachten mit wohltuender Mattigkeit;
stumpfsinnige Gefühllosigkeit;
Unfähigkeit die Gedanken zu sammeln;
langsamer Ideengang;
Bewußtlosigkeit mit Verlust der Sprache und der Bewegung.

LYCOPODIUM. – Ein treffliches Mittel in Melancholien und Hypochondrien, besonders bei sonst gutmütigen, milden Charakteren, wie bei *Puls.,* mit der dieses Mittel überhaupt eine große Ähnlichkeit in seinen Wirkungen hat. Überhaupt stets besonders zu beachten, wenn vorhanden:

Melancholische, schwermütige Stimmung, besonders Abends, mit *viel Weinen,* Untröstlichkeit und *verzweifelndem Gram;*

hypochondrische Traurigkeit mit Gefühl wie unglücklich;

Mangel an Selbstvertrauen und mutlose, kleinmütige Verzagtheit;

furchtsame, zitternde *Ängstlichkeit,* zuweilen wie in der Herzgrube und meist Abends;

scrupulöse, ängstliche Gewissenhaftigkeit, die alle Seelenruhe raubt;

Furcht, besonders Abends, vor eingebildeten Erscheinungen;
Furcht vor Alleinsein;

übelnehmendes Mißtrauen, Hang zur Einsamkeit und *Menschenscheu* bis zum Fliehen der eigenen Kinder;
Angegriffenheit und innere Unruhe;
Empfindlichkeit;
leicht gerührte Empfindsamkeit;

ärgerliche Reizbarkeit und große Schreckhaftigkeit;

Eigensinn, Trotz, Halsstarrigkeit und Eigenmächtigkeit;

zornige Reizbarkeit, auch bis zur *heftigsten Wut,* mit Neid, Vorwürfen, Anmassung, Befehlshaberei und Zanksucht mit Schimpfen und Schlagen;

höchste Gleichgültigkeit und Unempfindlichkeit für äußere Eindrücke;

Redescheu;

Langeweile;

überlustige Munterkeit und Ausgelassenheit mit Pfeifen und Dudeln;

große Neigung zum Lachen, auch mit *Weinen wechselnd;*

Zerstreutheit im Benehmen;

große Gedächtnisschwäche;

Versprechen mit Worten und Silben, Verwechseln der Buchstaben und Vergessen ihrer Namen, und *Wahl falscher Worte* für alltägliche Dinge;

gehinderte Geistestätigkeit, Unfähigkeit zum Denken, mit Schwierigkeit, den rechten Ausdruck und die passenden Worte zu finden;

Geist unbehilflich und wie erstarrt. –

Dabei: *Erhöhung des Zustandes gegen Abend,* oder noch mehr *Nachmittags* mit Besserung gegen Abend;

Anfälle peinlichen Kältegefühls, als erkalte das Blut in den Adern, oder stehe still in seinem Laufe;

krampfhafte, konvulsivische Zuckungen;

große Mattigkeit und Abmagerung;

große Trockenheit der Haut, Frostigkeit und Mangel an Lebenswärme;

Kopfweh von der geringsten Geistesanstrengung;

blasses, erdfahles, faltiges Gesicht, mit viel Sommersprossen;

schwere Verdauung und viel gastrische Beschwerden;

große *Neigung zu Hartleibigkeit;*

langwierige Leberleiden;

übertriebener oder gänzlich mangelnder Geschlechtstrieb; organische Herzleiden.

MAGNES ARTIFICALIS. – Wenn vorhanden:

Schreckhaftigkeit und Ängstlichkeit mit Herzklopfen;

phlegmatische Trägheit und Arbeitsunlust;

Unentschlossenheit und *rastlose, übereilte Tätigkeit und Unbesonnenheit,* mit steter Verkehrtheit des Handelns, Verreden und Auslassen von Buchstaben und Silben;

ärgerliche Zornmütigkeit und große Neigung zur Ereiferung;

Zerstreutheit und Unaufmerksamkeit mit schwierigem Begreifen beim Lesen, obgleich alles sehr hell auf dem Papier erscheint;

große Vergeßlichkeit.

MAGNETIS. *pol.* **arcticus.**

Traurige *Niedergeschlagenheit, mit Weinerlichkeit, ängstlicher Zaghaftigkeit, Untröstlichkeit* und *Selbstvorwürfen;* ängstliche hypochondrische Besorgnis um seine Gesundheit;

Mutlosigkeit, ängstliche, allzu gewissenhafte Bedenklichkeit und Sorgfalt;

furchtsam und schreckhaft;

ärgerliche Gereiztheit;

übereilte Hastigkeit und Übergeschäftigkeit;

Dreistigkeit, Kühnheit, Festigkeit und schnelle Tat;

Trägheit, als könne er sich nicht bewegen;

Anfälle von Unentschlossenheit;

wechselnde Laune;

träge Phantasie und Mangel an Einbildungskraft;

schwaches Gedächtnis;

leicht Verschreiben;

Denkunvermögen, mit Gefühl als stehe der Verstand still, wie bei Ohnmacht, unter Herabdrücken im Gehirn.

MAGNETIS. *pol.* **australis.** –

Traurige Niedergeschlagenheit mit Einsamkeitsgefühl und Weinen;

Zaghaftigkeit und Schreckhaftigkeit;

mürrische, ärgerliche Verdrießlichkeit und Unzufriedenheit mit sich selbst;

Widerwille gegen Gesellschaft und heitere Gesichter, mit Redeunlust und Verlangen nach Einsamkeit;

mürrische, zänkische, oder weinerliche Ärgerlichkeit mit großer Scheu vor freier Luft;

wilde, barsche Hastigkeit, mit großem, *leicht erregtem Zorn, heftigen Reden und Schmähungen,* bei entstellten Gesichtszügen;

große Schnelligkeit der Phantasie, oder auch sehr stumpfe Einbildungskraft bei gutem Gedächtnis;

unfester, unsteter Geist, mit wankenden Urteilen und Entschlüssen, Unklarheit und schwierigem Festhalten der Ideen.

MERCURIUS. – Ebenfalls ein höchst wichtiges Mittel, sowohl in Depressionszuständen, als auch in Hyperästhesien und Aufregungen des Gemütes und Geistes, der *Bell.* und der *Hep. sulf.* sehr nahestehend, und stets vorzugsweise zu beachten, wenn zugegen:

Unaussprechliches Gefühl innern, unerträglichen Übels, als stehe er Höllenmarter aus, mit hartnäckigem Schweigen, Bettlägrigkeit, und *großer Neigung zum Weinen;*

höchste umhertreibende Unruhe und Gewissensangst, besonders *Nachts, wie nach böser Tat,* oder als sei Unglück zu befürchten;

Furcht vor Verstandeslust, vor nahem Tod usw.;

große Schreckhaftigkeit und höchste Angegriffenheit vom kleinsten Schrecken;

*höchste Gleichgültigkeit gegen alles in der Welt, selbst gegen
Essen und Trinken;*
Ernsthaftigkeit, mit Ärger über das Lachen anderer;
Widerwille gegen alles, selbst gegen Musik;
Mangel an Lebensmut und Sehnsucht nach dem Tod;
mißmutige Unzufriedenheit und Verdrießlichkeit, Uneinigkeit
    mit sich selbst und Unlust zum Sprechen und Scherzen;
mürrischer, ärgerlicher *Argwohn und Mißtrauen* mit *Unver-
    träglichkeit,* beleidigendem Wesen, *Zank, Streit und
    Rechthaberei;*
zornige, unternehmende Reizbarkeit;
sehnsüchtiges *Heimweh* und unwiderstehliche Reiselust;
hastiges, schnelles Reden;
Phantasietäuschungen;
Visionen von Fließwasser, Räubern, Dieben usw.;
kennt die Seinen nicht, Wut mit Zerreißen aller Dinge und
    Abscheu vor Flüssigkeiten;
Verrücktheit, mit ungereimtem Sprechen und Beginnen;
Possen machen, Narrheiten und mutwillige Späße aller Art,
    mit unsinnigen, ekelhaften Handlungen;
Vergehen der Gedanken, Unbesinnlichkeit und sprachlose
    Bewußtlosigkeit;
Zerstreutheit mit stetem Zudrang immer neuer sich verdrän-
    gender Ideen;
große Gedächtnisschwäche und Vergeßlichkeit;
Geistesschwäche mit Unvermögen deutlich zu hören, das Ge-
    lesene zu behalten und leicht Versprechen;
Unfähigkeit das Geringste zu berechnen und zu überlegen.

Dabei: Bettlägerigkeit und Unmöglichkeit zu gehen;
schmerzhaftes Aufsteigen in die Herzgrube, mit Schweiß der
    Hände und Gesichtshitze;
nächtliche Blutwallung mit Stechen in den Adern;
große Gleichgültigkeit gegen Speise und Trank;
Abscheu vor Flüssigkeiten;

große Mattigkeit und Hinfälligkeit;
Düsterheit und Schwere im Kopf;

viel Speichelauswerfen;
heftiges Leibschneiden mit blutigen Stühlen;
blasses, verfallenes Ansehen;
aufgeregter Geschlechtstrieb;

unruhiger Schlaf mit schweren Träumen von beißenden Hunden, verschluckten Nadeln, angestiftetem Aufruhr, Schießenhöhren, Räubern, *Wassernot* usw.

MEZEREUM. − Wenn vorhanden:
Große Traurigkeit mit völlig stumpfsinniger Gleichgültigkeit, Sinn für nichts und Unlust zur Arbeit;

hypochondrische Wehmut;
stiller Lebensüberdruß und Sehnsucht nach dem Tod;

ärgerliches, mürrisches Vorsichhinstarren;

empfindliche Verdrießlichkeit mit blassem, elendem, verfallenem Aussehen;

Neigung zu Zank, Vorwürfen und heftigem Zornauffahren; Unentschlossenheit;

große Zerstreutheit mit Zudrang stets sich erneuernder Ideen;

Vergehen der Gedanken und große Vergeßlichkeit;

Schwieriges Festhalten der Gedanken, die von jeder Zwischenrede anderer gestört werden;

große Stumpfsinnigkeit und Unfähigkeit zum Begreifen und Denken;

stundenlange Anfälle von gedankenlosem Vorsichhinsehen;

Mangel an Teilnahme und an Mitgefühl beim Lesen und Hören.

MOSCHUS. − Keins der unwichtigsten Mittel in Seelenstörungen, besonders bei hysterischen Frauen oder verzärtelten, empfindsamen Naturen, zumal wenn vorhanden:

Große Ängstlichkeit mit Schreckhaftigkeit, Zittern, Herzklopfen und Furcht vor dem Tod;

weinerliche Ärgerlichkeit und Verdrießlichkeit *mit heftigem
Zanken bis zur höchsten Bosheit und Wut;*

Neigung mit allen zu zanken, die er sieht;

große Geschäftigkeit, bei der alles aus der Hand fällt vor
Schwäche;

Anfälle von *Geistlosigkeit und Sinnevergehen mit Schmerz in
den Fingern;*

gedankenloses Dasitzen mit närrischen Gebärden, und Klagen über Schmerzen;

Stumpfsinn mit Gedächnisverminderung;

plötzlicher Gedächtnisverlust mit völliger Unbesinnlichkeit.

NATRIUM CARBONICUM. – Eines der Hauptmittel in Hypochondrien, und nicht minder für gar manche Arten von
Melancholie und andere Depressionszustände passend, namentlich, wenn vorhanden:

*große, schwermütige Traurigkeit und Niedergeschlagenheit,
mit stetem Seufzen und großem Hang zum Weinen;*

banges Verlassenheitsgefühl und Langeweile;

hypochondrische, ängstliche Besorgtheit für die Zukunft, mit
Hang zur Einsamkeit, *Scheu vor Menschen und Gesellschaft* und Furchtsamkeit;

Verzweiflung an der Zukunft;

öftere Angstanfälle mit Zittern und Schweiß;

ängstliche, hastige Unruhe und steter Bewegungsdrang mit
Unstetigkeit und unruhiger Geschäftigkeit;

phlegmatische Schlaffheit, mit Langerweile, Unlust zum Sprechen
und Arbeiten, Teilnahmlosigkeit und Lebensüberdruß;

reizbare Angegriffenheit mit *großer* Schreckhaftigkeit, Zittern und Ohnmachtsgefühl;

mißmutige Mutlosigkeit und Verdrießlichkeit, mit Unwillig-
keit und Übelwollen;

ärgerliche Reizbarkeit mit verzweifelnder Unzufriedenheit, *ärgerlicher Zornmütigkeit bis zum Raufen und Schlagen,* Unerträglichkeit des mindesten Widerspruchs und leidenschaftlichen, heftigen Reden;

Anfälle großer Lebhaftigkeit mit frohsinniger Redseligkeit, Trällern und Singen;

höchste Unaufmerksamkeit und Zerstreutheit;

leicht Verschreiben;

große Vergeßlichkeit;

unbeholfendes Benehmen und Ungeschicktheit;

Mangel an Fassungskraft, *Schwäche der Gedanken* und schwieriges Verbinden derselben, Unfähigkeit scharf zu denken, stumpfsinniges, gedankenloses Vorsichhinsehen, öftere Unbesinnlichkeit und große Angegriffenheit von Kopfarbeiten.

Dabei: Zittern und Beben durch den Körper;

schwieriges Einschlafen, Abends im Bett;

Mattigkeit zum Niederliegen;

dummliche Kopfbefangenheit;

große Angegriffenheit von Gewitter und Scheu vor freier Luft;

starke Schweiße bei der mindesten Bewegung;

schwärmerische oder ängstliche Träume von Leichen, Verstorbenen, Teufeln, Dieben, Räubern, Schlägerei, Mord, Irregehen, Wassergefahr usw.;

große Verdauungsschwäche mit sehr übler Laune nach dem Essen;

Beschwerden von Trinken;

aufgeregter Geschlechtstrieb.

NATRIUM MURIATICUM. – Mehr für *melancholische* als für hypochondrische Zustände geeignet, und dadurch von dem *N. carb.* deutlich unterschieden, doch, gleich jenem, auch in der einen wie in der anderen Art ähnlicher Seelenstörungen sehr hilfreich, namentlich wenn zugegen:

Große melancholische Traurigkeit und Schwermut, auch in kurzen Anfällen, *mit stetem Zudrang unangenehmer Gedanken an alte Beleidigungen und Unannehmlichkeiten;*

unglaublicher Hang zum Weinen, schon beim bloßen Ansehen und erhöht durch Trostzuspruch;

wehmütige, kummervolle Besorgnis für die Zukunft bis zur hoffnungslosesten Verzweiflung und stetem Aufsuchen betrübender Gedanken;

hypochondrische Befürchtungen bis zum Lebensüberdruß, mit Furcht vor Wahnsinn, nahem Tod und elendem Aussehen;

Ängstlichkeit mit Herzklopfen, wie nach böser Tat;

große, *freudlose Gleichgültigkeit* und Teilnahmslosigkeit, Trockenheit im Benehmen und *Maulfaulheit;*

ungeduldige *Hastigkeit* und Unbesonnenheit;

Mangel an Selbständigkeit;

große Aufgeregtheit, Gereiztheit und Schreckhaftigkeit;

große, mißmutige, übelnehmende, *zänkische Ärgerlichkeit* mit Redeunlust und Gesellschaftsscheu;

zornige Reizbarkeit, höchste Ereiferung über das Geringste, *heftiges, leidenschaftliches Auffahren* und *Bosheit;*

Haß gegen ehemalige Beleidiger;

Anfälle *großer Heiterkeit* und lustiger Aufgelegtheit, *mit großer Neigung zum Lachen,* Tanzen und Singen;

Wechsel von verdrießlicher Ermattung mit Leichtigkeit der Glieder und Munterkeit;

Abendliche Aufregung der Phantasie mit Drang zum Versemachen;

Unentschlossenheit und Trödeligkeit bei geistigen Arbeiten;

Ungeschicktheit, die überall anstoßen und alles aus der Hand fallen macht;

große Zerstreutheit in allen Handlungen und stetes Umherschweifen der Gedanken;

leicht Versprechen und Verschreiben;

Unbesinnlichkeit;

große Gedächtnisschwäche und Vergeßlichkeit;

Denkunvermögen mit sehr langsamer Besinnung, *häufige Gedankenlosigkeit;*

Stumpfsinn mit Gedankenschwäche und Mutlosigkeit.

Dabei: öfteres Herzklopfen;

viel Unruhe im Blut;

große Schwerfälligkeit, Trägheit und Scheu vor Bewegung;

große Abmagerung;

unerquicklicher Schlaf, mit schwärmerischen, ängstlichen Träumen von Mord, Schlägerei, Vergiftung, Feuer, begangenen Fehlern und Vorwürfen usw.;

öfteres Kopfweh zum Zerspringen;

steter Drust und große Verdauungsschwäche;

sehr erhöhter Geschlechtstrieb, mit vielen Erektionen und Pollutionen;

aussetzende Herzschläge usw.

NITRI ACIDUM. – Ein eigenes, sonderbares Mittel, das in seinen Haupterscheinungen zwischen *Bell., Amm-c., Merc.* und *Hep.* schwebend, fast nie selbständig, sondern nur *nach* anderen, sehr häufig aber als eine Art *Antidot* angezeigt ist, und, wenn es nicht ganz paßt, nie ohne großen Nachteil der Kur längere Zeit hindurch fortgereicht werden darf. Nach *Nat-m.,* mit dem es ebenfalls Ähnlichkeit hat, scheint es nur Unheil anzurichten, sehr wohltätig aber wirkt es oft nach *Calc.* und *Hep.,* sowie auch nach *Sulf.,* zumal, wenn zugegen:

Trübsinnige, verzagte *Niedergeschlagenheit, Unheiterkeit und Traurigkeit,* mit großer *Weinerlichkeit* und unabweislichen, trüben, schwermütigen Gedanken, wie fixe Ideen;

Ängstlichkeitsanfälle, als lebe er in beunruhigendem Prozeß, mit umhertreibender Unruhe;

ängstliche Besorgtheit über seine Krankheit, mit Furcht vor dem Tod;

Überreiztheit, Schreckhaftigkeit und zaghafte Furchtsamkeit;

wortkarge, schweigsame Verschlossenheit;

freudlose Gleichgültigkeit und Mangel an Teilnahme;

verzweifelnde Hoffnungslosigkeit mit Wahn bald zu sterben;

Lebensüberdruß und Sehnsucht nach dem Tod, der doch gefürchtet wird;

verdrießliche Unzufriedenheit mit sich selbst und mißmutige Ungeduld, mit Erleichterung durch Weinen;

ärgerliche Reizbarkeit, Eigensinn und störrische Laune, mit großer Angegriffenheit von Ärger;

zornige Heftigkeit mit Zanken und Schimpfen;

Anfälle von Wut und Verzweiflung, mit Fluchen und Verwünschungen;

Groll und Unversöhnlichkeit;

Unlust zur Arbeit;

große Gedächtnisschwäche;

Schwäche der Denkkraft;

Mangel an Gedanken und öfteres *Vergehen derselben* bei der Arbeit;

Gedankenlosigkeit, die nichts begreifen, nichts verstehen läßt und nichts zu hören scheint.

Dabei: straffe Faser mit braunen Augen und dunklen Haaren;

große Verkältlichkeit;

Erhöhung des Zustandes gegen Abend;

krankhafte Mattigkeit und zittrige Schwäche;

große Trockenheit der Haut;

unruhiger Nachtschlaf mit vielen Träumen von Schmausereien und Trinkgelagen, begangenen Verbrechen, Leichen und Todesgefahr;

Gelbheit des Gesichtes um die Augen;

langwierige Weichleibigkeit;

sehr stinkender Harn;

große Geilheit usw.

Nux Moschata. – Ein nicht zu übersehendes Mittel in Paraphronesen und Narrheiten, die in volle Verwirrtheit und Blödsinn überzugehen drohen, besonders wenn zugegen:

Weinerlichkeit, gleichgültige, hypochondrische Laune; veränderliche Stimmung und wankende Entschließung;

Anfälle großer *Heiterkeit mit unwiderstehlicher Neigung zum Lachen;*

Delirien;
wahnsinnige Trunkenheit;
Irrereden mit wunderlichen Gebärden und lauter Stimme; aberwitzige, wahnsinnige Verrücktheit;

alberne Gebärden mit völliger Geistesabwesenheit, *albernem Lachen* und dummem, kindischem, narrenhaftem Aussehen;

große *Gedächtnisschwäche* und Vergeßlichkeit, wie gelähmt;

Geistesabwesenheit, Vergehen der Gedanken und *Unbesinnlichkeit mit Neigung zu Schlaf;*

Anfälle völliger Gedankenlosigkeit und Zerstreutheit, mit Einmischen verschiedener Alphabete im Schreiben, Auslassen von Buchstaben und Silben und Geraten aus einer Idee in die andere;

Träger Ideengang und langsame Besinnung;
Mangel an Fassungskraft beim Lesen;
Blödsinn.

Dabei: Viel Schläfrigkeit und Neigung zu Ohnmacht; kühle, trockene Haut;
Schwäche des Magens und schwache Verdauung;
Verschlimmerung des Zustandes bei naßkaltem Wetter.

Nux Vomica. – Nicht nur gegen Melancholie und Lebensüberdruß oder als Folge von Abdominalstörungen, wie man bisher meinte, anwendbar, sondern auch gegen diejenige, die sich nach *Onanie* häufig einstellt, sowie überhaupt noch gegen viele Depressionszustände und Paraphronesen, unter denen die *Hypochondrie der Stubensitzer* und die Geisteszerrüttung nach Mißbrauch *geistiger Getränke* keine der letzten ist. Vorzüglich ist dies Mittel zu beachten, wenn zugegen:

Traurigkeit und Schwermut mit stiller, grämlicher Insichgekehrtheit und *Unvermögen zu weinen;*
höchste, befürchtende und umhertreibende Angst und *Gewissensunruhe,* wie nach böser Tat oder als stehe Unglück bevor, mit *Trieb zur Selbstentleibung, Herzklopfen und Schweiß;*
bängliche Besorgtheit und Unentschlossenheit;
hypochondrische Grämlichkeit und Besorgtheit um seine Gesundheit, besonders *nach Tisch* und *Abends,* mit ängstlichem Grübeln und Bedürfnis von seinem Zustand zu reden;
Verzweiflung an Genesung und Befürchtung nahen Todes;
Überempfindlichkeit gegen alle Sinneseindrücke, besonders gegen Licht, Geräusch, Gerede, Musik, Gesang, helles Licht und die geringste Erschütterung;
große Schreckhaftigkeit;
Verlangen nach Ruhe und Stille;
Untröstlichkeit, mit lautem schluchzendem Weinen, Stöhnen und Ächzen, heftigen Klagen und Vorwürfen, und *Unmöglichkeit sich auch nur über das kleinste Übel hinwegzusetzen;*
stille Verdrießlichkeit und Maulfaulheit, mit Stirnrunzeln und Übereinanderschlagen der Arme;
Hartnäckigkeit, eigensinniges Widerstreben und Unerträglichkeit des Widerspruches;
zänkische Ärgerlichkeit und *große Zanksucht* mit Übelnehmen, *Neigung zu Tadel und Vorwürfen,* Schimpfreden, eifersüchtigen Schmähungen, unzüchtigen Ausdrücken und Tätlichkeiten;
zornmütige, große Heftigkeit, mit *Bosheit und Tücke;*

weiches, überzartes, besonders von Musik leicht gerührtes
Gemüt;

Langeweile, Trägheit und *Unlust, besonders zu Kopfarbeiten;*

trödelige Unentschlossenheit und stetes Schwanken, mit
Mangel an Selbstvertrauen;

tölpisches, ungeschicktes Benehmen;

übermäßiger Ideenzudrang;

wahnsinnige Reden und närrische Handlungen mit Sucht zu
entfliehen;

Phantasietäuschungen und schreckhafte Visionen;

Delirien mit Murmeln;

Sinnlosigkeit und *Verstandlosigkeit;*

Zerstreutheit und schwieriges Sammeln der Gedanken;

leicht Verreden und *Verschreiben,* mit Auslassen von Worten
und Silben;

Unfähigkeit zum Denken mit Verwirrung der Ideen, Vergeßlichkeit, Mangel an Worten, Gebrauch unpassender Ausdrücke und Irrung in Maß und Gewicht;

Bewußtlosigkeit und Betäubung.

Dabei: Innere Hitze mit Nachtschweiß;

periodische Anfälle der Beschwerden;

Taubheitsgefühl und Kribbeln in einzelnen Teilen;

Lähmungen;

Konvulsionen und Ohnmachtsanfälle;

große Trägheit und Bewegungsscheu, mit *Neigung zum Liegen;*

große Nervenschwäche;

*Erhöhung des Zustandes durch Kaffee, Wein, Tabakrau-
chen, Nachtwachen und Geistesanstrengung;*

spätes Einschlafen, Abends im Bett, wegen vieler Ideen;

große Tagesschläfrigkeit nach Tisch;

Angegriffenheit des Kopfes von der mindesten Geistesarbeit;

Blutdrang zum Kopf mit dunkler Gesichtsröte, oder gelbli-
cher Anflug um Nase und Mund;

viel Beschwerden nach dem Essen;
Druck der Kleider um die Hypochondren;
langwierige Neigung zu Hartleibigkeit;
starker, leicht erregbarer Geschlechtstrieb.

OLEANDER. – In gewissen Schwächezuständen des Geistes, besonders wenn vorhanden:

Traurigkeit und Mangel an Selbstvertrauen, zurückgezogene Verstimmtheit, stumpfsinnige Unaufgelegtheit und Arbeitsscheu;
Unerträglichkeit des Widerspruchs;
zornige Hitze und heftiges Auffahren mit schneller Reue;
Stumpfheit des Geistes, schweres Fassen des Gelesenen, mit Verwirrung der Gedanken;
große Zerstreutheit mit stetem Zufluß sich verdrängender Ideen voll Träumereien und schöner Bilder von der Zukunft;
Gedächtnisschwäche.

OPIUM. – Ebenfalls ein Hauptmittel in geistigen *Hyperästhesien, Exaltationen* und Paraphronesen aller Art, vom einfachen Irrewahn bis zur höchsten Wut hinauf und zum Blödsinn herab, da es auch diesen, so wenig als melancholische *Depressionszustände,* ausschließt. Stets ist es besonders angezeigt, wenn zugegen:

Melancholische, grämliche Traurigkeit, mit Jammern, Weinen, Heulen, mürrischer Hoffnungslosigkeit und Verdrießlichkcit, Mißtrauen und Mutlosigkeit;
große Unruhe und Herzensangst, Furchtsamkeit und Schreckhaftigkeit;
in sich gekehrte Stille und hartnäckiges Schweigen;
große Seligkeit, mit Vergessenheit aller Übel und lieblichen Phantasien, wie im Himmel;
Entzückungen;
heitere Munterkeit und erhöhtes Kraftgefühl;

mutige, unternehmende, durchsetzende *Standhaftigkeit, Unerschrockenheit und Todesverachtung;*

schwelgende *Fröhlichkeit,* mit verliebtem Singen, Lachen, Possentreiben, und nachfolgender zorniger Wildheit oder weinerlicher Traurigkeit;

Unbeständigkeit und Mangel an Zuverlässigkeit und Worttreue;

Mangel an Schamhaftigkeit und Zartgefühl;

wilde Verwegenheit, Grausamkeit und *wahnsinnige Wut* mit Drohungen;

krankhaft erhöhte Geistestätigkeit, mit häufig zuströmenden Ideen, Neigung *zu erhabenen, tiefsinnigen Betrachtungen und Nötigung, Nachts aufzusitzen und zu meditieren;*

Delirien;

Phantasietäuschungen und Visionen von Mäusen, Skorpionen, Gespenstern, Teufeln, Fratzen, verlarvten Leuten, Fechtern und anderen *Schreckgestalten, mit Neigung zum Entfliehen;*

irrige Vorstellungen;

Begehen ungereimter Handlungen;

schwankende Begriffe, *Schwäche* und völliger Verlust des Gedächtnisses;

Geistesschwäche und *stumpfsinnige Gleichgültigkeit gegen Freude und Leid;*

Dummheit und erloschene Fassungskraft, wie trunkene Schläfrigkeit;

Stumpfsinn, Stupidität und *Sinnenbetäubung;*

Verwirrtheit, Verstandlosigkeit, Unvernunft;

völlige *Bewußtlosigkeit und Empfindlungslosigkeit;*

kennt die Seinen nicht mehr.

Dabei: Höchste Schwäche mit gebrochenen Augen und Erschlaffung aller Muskeln, oder großes Leichtigkeits- und Kraftgefühl mit rotem Gesicht und glänzenden Augen;

betäubte Schlaflosigkeit mit schreckhaften Phantasien, oder komatöser Schlaf mit Schnarchen;

217

Geschwulst des Kopfes und Gesichter, mit hervorgetretenen, entzündeten Augen und dicken, rotblauen Lippen;
krampfhafte Zufälle, *besonders tonische Krämpfe;*
Lähmungen;
häufige Schweiße, mit Jucken und Ausschlag auf der Haut;
Blutdrang zum Kopf mit Pulsieren der Carotiden;
Pupillen erweitert und unbeweglich;
Verzerrung des Mundes;
Stuhlverstopfung und Hartleibigkeit;
verminderte Harnabsonderung.

PETROLEUM. – Nicht selten gegen gewisse Arten von Melancholien, zumal wenn vorhanden:

traurige, *sehr weinerliche Mutlosigkeit* und *Niedergeschlagenheit* mit Gefühl von Herzschwäche;
ängstliche Unruhe, Menschenscheu und Besorgnis für die Zukunft;
Angegriffenheit und *große Schreckhaftigkeit;*
höchste Unentschlossenheit und Willenlosigkeit mit Arbeitsscheu und Langeweile;
hypochondrische Verstimmtheit, mit freudloser, düsterer Gleichgültigkeit für jede Zerstreuung;
ärgerliche, mißmutige Verdrießlichkeit, besonders früh beim Erwachen;
zornige, heftige Reizbarkeit und schnelles Aufbrausen;
zänkische Laune, boshafte Ärgerlichkeit, Schimpfen und wilde Unbändigkeit;
wechselnde Laune;
Gedächtnisschwäche;
Mangel an Denkkraft und große Vergeßlichkeit.

PHOSPHORUS. – Nicht ohne große Wichtigkeit in gewissen *Überreizungen* des Gemütes und der Phantasie, in Narrheiten, Manien, somnambulistischen Zuständen, sowie nicht minder in Melancholien, und anderen *Depressionen,* namentlich wenn vorhanden:

Melancholische Unheiterheit und Traurigkeit mit Befürchtung für die Seinen, kleinmütiger Bangigkeit, untröstlichem Jammern, Weinen, Lebensüberdruß und Widerwille gegen die ganze Welt;

betrübte Verschlossenheit und Nachdenklichkeit;

große, stumpfe Gleichgültigkeit;

große ängstliche Reizbarkeit, besonders *beim Alleinsein,* mit Beklommenheit, Zittern, Herzklopfen, Besorgtheit für seine Gesundheit und die Zukunft;

große Neigung zu Angst und Furcht und stehts sehr angegriffen davon;

Abendangst wie zum Sterben;

Abend-Furchtsamkeit mit Scheu vor eingebildeten schreckhaften Phantasien;

höchste Reizbarkeit des Gemütes mit arger Angegriffenheit vom mindesten unangenehmen Eindruck;

Überempfindlichkeit aller Sinne, besonders des Gehöres und Geruches, und große *Schreckhaftigkeit;*

ängstliche Unruhe bei Gewitter;

mißlaunige, hypochondrische Unzufriedenheit und Unaufgelegtheit;

ärgerliche, zornige Reizbarkeit und Aufgebrachtheit mit großer Angegriffenheit von Ärger;

Hartnäckigkeit;

Menschenhaß;

wechselnde Laune;

erhöhtes Gemeingefühl bei großer *Munterkeit* und lustiger Aufgelegtheit mit Singen und Trällern;

krampfhaftes Lachen und Weinen;

große Lebhaftigkeit der Phantasie gegen Abend;

wahnsinnige Schamlosigkeit;

große Gleichgültigkeit gegen alles, selbst gegen die eigenen Kinder;

Unlust zur Arbeit;

steter Zudrang schwer zu ordnender Gedanken;

delirierende Phantasien von fernen Inseln, großen Geschäften, vornehmem Stand etc.;

zoomagnetisches Hellsehen;

große Zerstreutheit, langsamer Ideengang und Mangel an Gedanken.

Dabei: Erhöhung des Zustandes besonders Abends und in der *Dämmerung;*

Hitze im Kopf, mit Stirnschweiß und roten, heißen Händen;

allgemeines Zittern mit bitterem Aufstoßen und Herzklopfen;

Hitze wie mit heißem Wasser übergossen, bei jedem lebhaften Eindruck;

allgemeine Hitze, besonders aber im Gesicht, mit kalten Händen, Herzklopfen, Magendrücken, Appetitverlust und Übelkeit, nach geringem Ärger;

unruhiger Schlaf mit *schweren Träumen von drängenden Geschäften, Feuer,* beißenden Tieren, Läusen, Insekten, Schlägereien, Räubern, Toten und Blutsturz;

viel Blutwallungen;

Trägheit und Schwerfälligkeit des Körpers;

große Mattigkeit und jähliche Schwächeanfälle;

Abmagerung und Lähmungen;

viel Blutdrang zum Kopf mit Schwindel;

krankes, bleiches, hohläugiges Aussehen;

Gedunsenheit um die Augen;

große Magen- und Verdauungsschwäche;

Neigung zu Weichleibigkeit;

heftiger Geschlechtstrieb mit viel Erektionen und Pollutionen;

öftere Anfälle von Schweratmigkeit mit *Beklommenheit und Angst in derBrust, am Herzen und in den Präcordien* etc.

PHOSPHORI ACIDUM. – Besonders nach Gram, Kummer, geschlechtlichen Ausschweifungen oder anderen schwächenden Ursachen, gegen die daraus entspringenden Melancholien und Hypochondrien, und auch sonst noch oft mit großem Nutzen zu beraten, besonders wenn zugegen:

Traurige Niedergeschlagenheit mit Besorgtheit für die Zukunft und seine Gesundheit;
Weinerlichkeit wie von Heimweh;
ängstliche Unruhe mit Bangigkeit wie von Brustbeengung;
stetes Grübeln über seine Gesundheit;
große Hastigkeit und Gereiztheit, mit *Unerträglichkeit des Geräusches und Gespräches,* wie auch der *Musik;*
stete verdrießliche Redeunlust und *Maulfaulheit;*
mürrische *Unzufriedenheit mit sich selbst,* Selbstvorwürfe und ärgerliche Gereiztheit;
höchste, apathische Gleichgültigkeit und Unlust zur Arbeit, mit viel Bohren in der Nase;
wechselnde Stimmung;
muntere Lebhaftigkeit und aufgelegte Lustigkeit, mit großer Ausgelassenheit und wildem, fast wahnsinnigem Tanzen;
Sinnestäuschungen;
Ziffern vor der Phantasie;
Angegriffenheit des Verstandes, träger, stumpfer, phantasie- und schwungloser Geist;
Mangel an Gedanken und Angegriffenheit von Nachdenken; langsamer Ideenfluß und schwieriges Ordnen der Gedanken;
Mangel an Worten beim Sprechen;
gänzliche Unfähigkeit zu Geistesarbeit mit stetem Zudrang anderer, störender Ideen, Mangel an Fassungskraft und großer Vergeßlichkeit beim Lesen und Nachdenken.

Dabei: Allgemeine Schwäche mit blassem Aussehen und großer Neigung zu Schweiß am Tag;
große Schwäche der Augen mit Lichtscheu;
viele Pollutionen bei Schwäche der Teile etc.

PLATINA. – Ein besonders in Psychopathien des weiblichen Geschlechts, in Nymphomanien, Puerperalmanie etc., noch mehr aber in Melancholien höchst wichtiges und oft unersetzliches Mittel, das immer vorzugsweise zu beachten, wenn zugegen:

Kleinlautes, verschlossenes, furchtsames Wesen;
große, stille Traurigkeit, besonders *Abends und im Zimmer,* mit *untröstlichem, argem Weinen* und Trübsinn;

sehr angegriffenes, leicht weinerlich gerührtes, empfindsames Gemüt;

Ängstlichkeit und *große, ungeheure Herzensangst, wie zum Sterben, mit starkem Herzklopfen, großer Todesfurcht* und Weinen;

melancholischer Lebensüberdruß, doch mit großer Scheu vor dem Tod;

Furcht vor eingebildeten Phantasiegestalten, Teufeln, Fratzen etc.;

hysterische Laune, mit großer nervöser Gereiztheit;

mißmütige, mürrische Unzufriedenheit und Verstimmtheit, mit zänkischer Redeunlust und Uneinigkeit mit der ganzen Welt;

ärgerliche, reizbare Heftigkeit bis zum Losschlagen auf Andere;

teilnahmlose Gleichgültigkeit und Kaltsinn, mit Fremdheitsgefühl im eigenen Haus;

Hoffahrt, Stolz und Überschätzung seiner selbst, mit verächtlicher Erhebung über andere, und *Gefühl, als sei alles umher sehr klein, bei eigener Erhabenheit und Größe,* besonders im Zimmer, und *vergehend im Freien und im Sonnenschein;*

Wankelmut;

wechselnde Stimmung;

Anfälle großer, seliger Heiterkeit, mit Spaßen, Lachen, Pfeifen, Singen, erhöhtem Kraftgefühl, Tanzen und Neigung alles zu umarmen;

222

große Zerstreutheit und Vergeßlichkeit mit Unaufmerksam-
keit, die nichts deutlich hören läßt;
Bewußtlosigkeit;
Irrereden.

Dabei: Viel Kribbeln in den Gliedern, wie eingeschlafen, oder
klammartige Schmerzen;
krampfhafte Anfälle;
große Nervenschwäche und Gereiztheit des Gefäßsystems;
öfteres Brausen und Toben im Kopf;
blasses, elendes Aussehen, oder glühend rotes Gesicht;
große Neigung zu Hartleibigkeit;
widernatürlich erhöhter Geschlechtstrieb, mit wohllüstigem
Kribbeln in den Teilen;
Blutdrang nach dem Uterus;
Regel zu früh und zu lang, etc.

PLUMBUM. – Merkwürdig, daß man dieses in Geistes- und
Gemütslähmungen nicht minder wichtige Mittel, als in somatischen Paralysen, bis heute noch fast gar nicht gegen Seelenstörungen in Gebrauch gezogen. Nach unseren eigenen Erfahrungen ist es nicht nur in Melancholien, sondern auch in
Paraphronesen und Narrheiten oft vom besten Erfolg, und
stets verdient es Beachtung, wenn vorhanden:
Tiefe Melancholie mit Mutlosigkeit und Stumpfsinn;
lebenssatte Verstimmtheit und Unzufriedenheit;
große Bangigkeit, Unruhe und Herzensangst mit Seufzen,
Zittern, Herzklopfen und Schweiß;
Langeweile, Trägheit, Redeunlust und Arbeitsscheu;
Anfälle von wahnsinniger Wut;
nächtliche wütende Delirien mit Schreien, Lärmen und Kon-
vulsionen;
wahnsinniges Irrereden und Sinnlosigkeit;
Geistesabwesenheit;
Stumpfsinn;
Blödsinn.

Dabei: Krämpfe und Konvulsionen, oder Lähmungen;
blasses, elendes, kachektisches Ansehen;
große Neigung zu Schweiß;
große Dürre und Ausfallen der Kopfhaare;
Anfälle von Ohnmacht oder hysterischen Paroxysmen;
große Abmagerung;
stete Tagesschläfrigkeit und Schlafsucht;
öftere Kolikanfälle;
langwierige Neigung zu Hartleibigkeit;
Verhärtungen im Bauch;
sehr erhöhter Geschlechtstrieb, mit vielen Erektionen und
Pollutionen etc. etc.

PULSATILLA. – Eins der Kardinalmittel gegen melancholische Gemütsverstimmungen des weiblichen Geschlechts und gutmütiger, sanfter Personen, besonders auch gegen *religiöse* Melancholie, oder die im Wochenbett eintretende, überhaupt aber stets, wenn vorhanden:

Düstere Melancholie und Schwermut, mit Weinen, Traurigkeit, stillem Dasitzen, Seufzen, Händefalten, finsterem Blick und Furcht zu sterben;

große, kummervolle Grämlichkeit und *Besorgtheit für seine Geschäfte und häuslichen Angelegenheiten,* sowie für *seine Gesundheit;*

Verzweiflung an Seelenheil, mit stetem Beten;

Gewissensbisse bei Annäherung des anderen Geschlechts;

große, höchste, zittrige Angst, besonders in der Herz- und Präkordialgegend, *als stehe Schlagfluß oder Tod bevor, mit Nötigung die Kleider zu lösen, Herzklopfen* und Erhöhung *bis zur Selbstentleibung;*

Drang sich zu ersäufen;

Furcht, Abends oder *Nachts im Dunkeln, vor Gespenstern* oder eingebildeten Schreckgestalten der Phantasie, mit Neigung zu entfliehen oder sich zu verstecken;

weinerliche Schüchternheit;

Menschenscheu, Argwohn und Mißtrauen;

Gewissensunruhe wie von Pflichtvergessenheit;

Unentschlossenheit mit Fliehen der Geschäfte und Außersichsein;

üble Laune, *mürrisches Wesen* und *Verdrießlichkeit, wie hypochondrisch, mit Redeunlust,* grilliger Ärgerlichkeit, *sehr übelnehmender Stimmung,* Geneigtheit *zu innerer Kränkung,* Schreien und Weinen, Ächzen und Stöhnen;

sehr stilles Wesen, mit Leerheitsgefühl im Kopf und um sich her, als sei die ganze Welt ausgestorben;

gleichgültige Freudlosigkeit mit Verachtung aller Außendinge;

Widerwille und Ekel gegen alles;

Habsucht, Gierigkeit, Ungenügsamkeit, Neid und *Verlangen bald nach diesem, bald nach jenem,* ohne zu wissen, wonach;

Übereiltheit und Voreiligkeit;

großer Zudrang sehr wandelbarer Ideen;

nächtliches Irrereden;

Delirien, *schreckhafte Visionen,* fixe Ideen;

öftere Unbesinnlichkeit und Vergehen der Gedanken;

Mangel an Ausdrücken im Reden;

Auslassen einzelner Buchstaben im Schreiben;

Dummheit wie von Gedächtnismangel;

Blödsinn.

Dabei: viel Frostigkeit, besonders *Abends,* mit Ohrenklingen und Fingerzucken;

beklemmendes Hitzegefühl, wie in heißer Luft;

fliegende Hitze, mit Brecherlichkeit in der Herzgrube, kalten Händen und blassem Gesicht;

Verschlimmerung des Zustandes besonders Abends, Nachts und Vormitternachts;

Schwerheitsgefühl in Armen und Beinen;

Kribbeln in den Gliedern, wie von Eingeschlafenheit;

viel Tagesschläfrigkeit;

spätes Einschlafen Nachts und unruhiger Nachtschlaf voll
lebhafter, schwerer Träume und Schwärmereien von
fremden Leuten, schwarzen Hunden, Katzen, Bienen,
Schlägereien, bevorstehendem Unglück, Zank, Schreck
und Ärger;
Wüstheit des Kopfes wie nach Rausch oder Nachtwachen;
Blässe des Gesichts;
Bittergeschmack beim Hinterschlingen der Speisen;
Pulsieren in der Herzgrube;
schleimige Stühle;
große Aufregung des Geschlechtstriebes mit heftigen Erektio-
nen;
Weißfluß und viele Beschwerden bei der Regel;
viel Herzklopfen, ja selbst organische Herzleiden etc., öftere
Anfälle von Engbrüstigkeit.

RHUS TOXICODENDRON. – Nicht selten nach unterdrückten
Ausschlägen, oder im Wochenbett, nach unterdrückten Lo-
chien, wie auch nach typhösen Fiebern, und besonders dann
angezeigt, wenn vorhanden:

Melancholische Niedergeschlagenheit und Zaghaftigkeit, mit
unabweislichem Zudrang einer großen Fülle trauriger Ge-
danken, freudeloser Gleichgültigkeit, Scheu vor Menschen und Gesellschaft, Verlangen nach einsamer Stille,
Gefühl wie verlassen oder wie nach Abschied von nahem
Freund, *großer Weinerlichkeit und mißmütiger Verzweif-*
lung bis zum Lebensüberdruß, und Verlangen nach dem
Tod;
große Unruhe, die zu stetem Bewegen nötigt;
große Herzens- und Gewissensangst, besonders Nachts und in
der Abenddämmerung, wie zum Sterben, oder als stehe
Unglück bevor, mit Seufzen, oder auch als solle er sich das
Leben nehmen;
Furchtsamkeit und Zaghaftigkeit;

226

Furcht vor Vergiftung, vor der Zukunft, vor Unglück in seinen Geschäften oder unter den seinen;

Mangel an Selbstvertrauen;

große Schreckhaftigkeit;

ärgerliche Verdrießlichkeit und Redeunlust, mit großem Nachteil von Ärger;

Widerwille gegen jede Beschäftigung, Phantasietäuschungen und Visionen;

geschwätzige Delirien;

öftere Anfälle von *Gedankenlosigkeit* wie Abwesenheit des Geistes;

stumpfsinnige Geistesabspannung, mit erschwertem Denken und Sprechen und sehr langsamem Ideengang;

Verwirrung des Verstandes;

große Gedächtnisschwäche und schwierige, langsame Besinnung, besonders auf Namen von Gegenständen.

Dabei: große Kraftlosigkeit mit Nötigung zum Liegen;

Erhöhung des Zustandes im Zimmer, Minderung bei Gehen im Freien;

Zittern mit Raffen in der Herzgrube;

Drücken am Herzen;

Schweratmigkeit und Reißen im Kreuz;

Brustbeengung wie von einer Last;

Schlaflosigkeit nach Mitternacht, und *viel Schweiß,* besonders im Rücken;

leicht Einschlafen der Glieder oder Kribbeln darin;

Lähmungen;

öftere Ohnmachtsanfälle;

viel Warzen und häufige Niednägel;

öfteres, heftiges, krampfhaftes Gähnen;

Nachtschlaf voll lebhafter *Träume von Tagesgeschichten, projektierten Ideen, Feuersbrunst,* Weltuntergang etc.;

Kopfschmerz wie wund oder zerrissen;

blasses, krankhaftes, entstelltes Ansehen;

kupferige Röte um Mund und Kinn;
Rücken- und Kreuzschmerzen wie verhoben etc.

SECALE CORNUTUM. – Wohl hat Griesselich vollkommen
recht, wenn er das Mutterkorn als ein Mittel bezeichnet,
das nicht nur in paralytischen Geisteskrankheiten, sondern
auch in Nymphomanien, Melancholien nach übermäßigem
Samenverlust, und bei Onanisten, wie auch bei solchen
Seelenstörungen, die mit Krämpfen gepaart sind, Großes
leisen könne. In den Seelenstörungen der Greise verdient es
ebenfalls ernste Beachtung, wie überhaupt stets, wenn zugegen:

*Höchste, traurige, melancholische Niedergeschlagenheit, mit
    furchtsamer Mutlosigkeit, Kräftemangel* und großem
    Krankheitsgefühl;
große Beängstigungen und Furcht vor dem Tod;
Eigensinn;
höchste Gleichgültigkeit und Arbeitsscheu;
Raserei mit Hang sich zu ersäufen;
Tob- und Beissucht mit Nötigung gefesselt zu werden;
Sinnestäuschungen;
wütende Delirien;
wahnsinnige Gewalttätigkeit und Treiben ungereimter Dinge
    mit Verspotten der seinen;
Narrheit;
Stumpfsinn und *gänzliches Verschwinden der Sinne;*
Unfähigkeit zu hören und zu verstehen;
Stupidität und Blödsinn.

Dabei: Neigung zu Krämpfen, zu Lähmungen oder gar zu
    brandigem Absterben einzelner Teile;
spröde, trockene, welke Haut, Ausfallen der Haare und
    Abgehen der Nägel; viel Schwindelanfälle mit Betäu-
    bung;
bleiches, mißfarbiges Gesicht mit eingefallenen Zügen etc.

228

SEPIA. – Ein Hauptmittel in Melancholien besonders des weiblichen Geschlechtes, wie auch in derjenigen, welche häufig eine Begleiterin beginnender Gehirnerweichung bei Leuten in vorgerückten Jahren ist, und die sich besonders durch Verzweiflung an zeitlichem Auskommen in den Vermögensumständen charakterisiert; überhaupt aber ein sehr kräftiges Heilmittel in noch vielen anderen Psychopathien, namentlich wenn zugegen:

Traurige Niedergeschlagenheit und tiefsinnige Schwermut und Melancholie, mit viel Weinen, traurigen Erinnerungen und unruhiger Ungeduld;

trübe, kummervolle Gedanken über seine Gesundheit, die Zukunft, sein zeitliches Auskommen etc. mit zagender Furcht vor Auszehrung, baldigem Tod, Unglück, Elend oder Verarmung;

grämliches Gemüt, und sehr zu Kränkung geneigt;

mißmütige, verzagte Mutlosigkeit und Lebensüberdruß, mit Hang zur Selbstentleibung aus Verzweiflung über sein elendes Dasein;

Menschenscheu und Hang zur Einsamkeit mit Neigung die Augen zu schließen und still dazuliegen;

Anfälle von Ängstlichkeit und Angst, besonders Abends;

Unruhe und Hastigkeit bei der Arbeit;

Schreckhaftigkeit und Furchtsamkeit;

mißmütige Unzufriedenheit mit Zudrang vieler ärgerlicher Gedanken;

große Aufgeregtheit und nervöse Reizbarkeit besonders für Geräusch und Klavierspiel;

zänkische Verdrießlichkeit und große Tadelsucht;

zornmütige Reizbarkeit und *heftige Aufwallungen* mit wütenden Gebärden und Aufgeregtheit bis zu drohendem Schlagfluß;

Trägheit des Geistes und große, *apathische Teilnahmlosigkeit und Gleichgültigkeit* selbst gegen die Seinen;

Unlust zum Arbeiten und *Scheu gegen sein Geschäft;*

heftiges Wechseln von lustigem Lachen und weinerlicher Traurigkeit;

schwaches Gedächtnis;

Zerstreutheit mit Versprechen, Verschreiben, Wahl unrechter Worte und Ausdrücke, Begehen verkehrter Handlungen und stetem unruhigen Widerspruche mit sich selbst;

gedankenlose *Unbesinnlichkeit;*

schwieriger Gedankenfluß und Unfähigkeit zu denken.

Dabei: Große *Mattigkeit und nervöse Angegriffenheit,* mit schnellem Puls und Atemvergehen;

öftere Hitzeanfälle mit fliegender Gesichtsröte;

Zittern mit kaltem Schweiß an der Stirn, oder mit Herzklopfen und allgemeinem Schweiß;

Anfälle von Dummheit im Kopf, mit Schaudern und Atemversetzung;

große Nachteile von Ärger;

viel Blutwallungen und gereiztes Gefäßsystem;

große Empfindlichkeit gegen kalte Luft und Nordwind;

Schwerfälligkeit und Trägheit des Körpers mit schwerem Atmen;

jähliche Schwächeanfälle und Ohnmachtsanwandlungen;

Mangel an Lebenswärme und viel Frösteln;

viel Schweiß beim Gehen;

braune Flecke am Körper;

Nachtschlaf voll vieler Träume von Verunstaltung seines Körpers, Gejagtwerden, zu befürchtender Notzucht, Fall etc.;

viel Blutdrang zum Kopf;

blasses, krankes Ansehen, mit trüben, roten Augen und gelben Flecken über Nase und Stirn;

übermäßiger Appetit und große Gefräßigkeit, mit großer Verdauungsschwäche;

viel Neigung zu Säure in den ersten Wegen;

große Neigung zu Leibverstopfung;

erhöhter Geschlechtstrieb mit geilen Gedanken und vielen Erektionen und Pollutionen;

große Neigung zum Weißfluß und zögernder Monatsfluß;
viel Herzklopfen und aussetzende Herzschläge etc.

SILICEA. – Wenn vorhanden:
Melancholische Niedergeschlagenheit, Unheiterkeit und weinerliche Mutlosigkeit, mit Sehnsucht nach den Seinen und
nach Hause, wie Heimweh;
Unruhe und Angst mit ungeduldiger Mißlaunigkeit und viel
Gewissenskrupel, wie nach böser Tat;
große Schreckhaftigkeit mit ängstlicher Empfindlichkeit gegen Geräusch und Gerede;
Unmut, Verzagtheit und verworrene Unstetigkeit im Handeln, mit Lebensüberdruß;
Eigensinn, grillige, übelnehmende Empfindlichkeit, und *widerwärtige, verdrießliche Unzufriedenheit über alles;*
zänkische *zornmütige Ärgerlichkeit* und Reizbarkeit;
Gleichgültigkeit und Mangel an Teilnahme, und Unlust zur
Arbeit;
fixe Ideen von Stecknadeln, die überall gesehen und gefürchtet werden;
große Gedächtnisschwäche und Vergeßlichkeit;
große Zerstreutheit und leicht Verreden;
Geist immer wie an zwei Orten zugleich;
Unvermögen zu denken, zu lesen und zu schreiben, mit großer Angegriffenheit davon.

Dabei: Große Angegriffenheit und Nervenschwäche;
nachlässiger, schwerfälliger Gang;
Verschlimmerung zur Zeit des Neumondes und bei Wetterveränderungen, besonders bei Gewitter;
viel Hitze und Blutwallungen;
unruhiger *schwärmerischer Nachtschlaf, mit vielen, schweren
Träumen* von Schlangen, Erwürgt werden, Verrat, Mord,
Ertrinken, Gejagtwerden, *Räubern und Mördern,* epileptischen Anfällen, Todesgefahr, *Gespenstern und Geistern* etc.;

231

Blutdrang zum Kopf mit Schmerz zum Zerspringen;
starkes Ausfallen der Haare;
Neigung zu Stuhlverstopfung und Hartleibigkeit;
sehr aufgeregter Geschlechtstrieb mit geilen Gedanken etc.

SPIGELIA. − Wenn vorhanden:
Ängstliche Traurigkeit, mit ärgerlicher Mutlosigkeit, Furchtsamkeit und Gesichtsröte;
ängstliche Unruhe mit banger Sorge für die Zukunft;
Mißmut mit Redeunlust, ärgerlicher Empfindlichkeit und
Hang zum Selbstmord;
zornmütige Ärgerlichkeit;
Anfälle von überspannter Heiterkeit, auch im Wechsel mit
Herzklopfen und Brustbeklemmung;
gedankenloses Dasitzen und Vorsichhinstarren, Mangel an
Aufmerksamkeit;
große Gedächtnisschwäche und Vergeßlichkeit;
öfteres Herzklopfen mit Angst;
langwierige Herzleiden.

SPONGIA. − Wenn vorhanden:
Ängstlichkeit und große Angst, als stehe Unglück bevor, mit
wehem Herzen, großer Reizbarkeit, Ungeduld, Weinen
und Untröstlichkeit;
Furchtsamkeit mit schreckhaften Bildern aus der Vergangenheit, die stets verfolgen und quälen;
große Schreckhaftigkeit;
verdrießliche Redeunlust, mit Faulheit und Neigung zur
Ruhe;
trotzige Widerspenstigkeit und Ungezogenheit;
*Anfälle übergroßer Lustigkeit, mit unwiderstehlichem Trieb
zum Singen;*
mutwillige, witzige Laune;
stumpfer Geist und Kopfschwäche mit Unfähigkeit zum Denken.

STANNUM. – Wenn vorhanden:

Große unbeschreibliche Angst mit hypochondrischer Stimmung. Schwermut, Weinerlichkeit, Menschenscheu, Unlust zum Sprechen, Gleichgültigkeit gegen alles und Mutlosigkeit;
trödelige Gereiztheit und unruhige, fruchtlose Geschäftigkeit;
große Arbeitsscheu, mit Unfähigkeit zu denken, Gleichgültigkeit gegen Außendinge, Unaufgelegtheit, Gesichtsblässe und Trübheit um die Augen;
stille, in sich gekehrte Unzufriedenheit und Verdrießlichkeit mit großer Redeunlust und großem Unbehagen im Körper;
ärgerliche Empfindlichkeit mit *großer Neigung zum Aufbrausen und zu stürmischem Zorn;*
Gedächtnismangel.

STAPHYSAGRIA. – Ein nicht unwichtiges Mittel in *Depressionszuständen* besonders nach Ärger, Gram, wie auch bei Onanisten und nach geschlechtlichen Ausschweifungen überhaupt, besonders wenn vorhanden:

Große weinerliche Traurigkeit mit Harm und Gram, großer Verdrießlichkeit, Gefühl wie abgestorben am Geist und Befürchtung der schlimmsten Folgen von kleinen Übeln;
große hypochondrische Gleichgültigkeit mit phlegmatischer Stimmung, geistiger Abspannung, Unlust zum Denken und Sprechen, Traurigkeit, Mangel an Teilnahme, Arbeitsscheu und stiller, in sich gekehrter Ernsthaftigkeit;
Furchtsamkeit und Angst, mit Furcht vor der Zukunft und Verfolgung, ängstlichen Gedanken über vergangene Dinge, Angstschweiß, Augenverdunkelungen, Phantasietäuschungen und Unlust zum Leben;
mürrische Verdrießlichkeit, mit Weinen, umhertreibender Unruhe, stiller Ärgerlichkeit und höchster Tiefsinnigkeit;

höchste ärgerliche Reizbarkeit mit Ärger über die geringste
Anrede und *solchem Unmut, daß er alles, was er in der
Hand hat, von sich werfen möchte;*
*große, zänkische Empfindlichkeit, Stumpfheit des Geistes
und Schwinden der Gedanken im Reden und Denken;*
große Unstetigkeit der Ideen und häufiger Zudrang verworrener Gedanken;
große Gedächtnisschwäche und Vergeßlichkeit.

Dabei: Unruhiger Schlaf mit vielen Träumen von Tagesgeschäften, ängstlichen Dingen, Kampf und Streit, Mord
etc.;
große Mattigkeit und Trägheit mit steter Neigung zum Liegen;
große Neigung zu Schweiß, oder Unmöglichkeit zu schwitzen;
starkes Ausfallen der Haare;
elendes, blasses, eingefallenes, abgehärmtes Ansehen;
Stuhlverstopfung und zögernder Stuhl;
sehr erhöhter Geschlechtstrieb mit geilen Gedanken und
Träumen etc.

STRAMONIUM. – Ganz in die Klasse von *Bell., Hyos.* und
Verat. gehörend, steht auch dieses Mittel als eine Hauptwaffe
gegen *Seelenstörungen aller Art* da, namentlich gegen Paraphronesen, Narrheiten und wahnsinnige Verstimmungen mit
dem Charakter der *Aufregung und Vielbeweglichkeit* bis zur
unbedingten *Wut*, obschon auch viele *Melancholien* und andere *Depressionszustände* in ihm ihr Heilmittel finden. Besonders verdient es Beachtung, wenn vorhanden:

Melancholische Traurigkeit mit Sterbegedanken, Sehnsucht
nach dem nahegeglaubten Tod, *heftigem Weinen*, Verzweiflung und Verlangen nach Licht und Sonnenschein;
Verzweiflung an Seelenheil, mit Beichten, Niederknieen und
viel Beten;

Schreckhaftigkeit und furchtsame Gereiztheit, mit Einsam-
  keitsgefühl wie verlassen und Sucht zu entfliehen;
Furcht vor eingebildeten Schreckgestalten, oder geschlachtet,
  gebraten und aufgefressen zu werden;
Mißtrauen auf seine Kraft, wechselnd mit Gleichgültigkeit gegen sein Geschäft;
große Verdrießlichkeit bis zum heftigsten Auffahren;
wahnsinnige, verstandlose Zanksucht;
Wutanfälle mit großer Kraftanstrengung, Schreien, Gewalttätigkeiten, Zerreißen der Dinge, Umsichschlagen, *Bei-*
  ßen und *Mordsucht;*
Murmeln;
Schreien bis zur Heiserkeit;
Anfälle *wahnsinniger Lustigkeit mit großer Geschwätzigkeit,*
  Tanzen, Singen, lautem Lachen, Gestikulieren, Possenmachen, närrischen Gebärden und viel spaßhaften Redensarten;
schneller Wechsel von Lachen, Weinen und singen;
Neigung zum Küssen und *unzüchtiges, geiles Gerde;*
Täuschung, als sei alles umher sehr klein bei eigener Erhabenheit und Größe;
affektiertes Vornehmtun;
wachendes Träumen mit vielen Phantasiebildern und verkehrten Handlungen;
schreckhafte Phantasietäuschungen und *Visionen von dun-*
  kelfarbigen, furchtbaren Bildern und Gestalten, Geistern,
  Gespenstern, Teufeln, verdächtigen Juden, Hunden, Katzen, Kaninchen etc., die alle meist *seitwärts* vom Gesichtskreis gesehen werden;
schreckhafte oder geschwätzige Delirien;
falsche Vorstellungen von sich selbst und anderen;
närrische, wahnsinnige Handlungen und Gebärden, meist
  furchtsamer, trauriger, klagender und ängstlicher Art;
vermindertes Gedächtnis;

Abwesenheit des Geistes und *Sinnenbetäubung, die nichts um-*
her bemerken und selbst die Seinigen nicht erkennen läßt;
Stumpfsinnigkeit;
sinnloses, verstandloses, steifes Dasitzen, wie ein Götzenbild;
Verdunkelung aller Sinne und Unempfindlichkeit für äußere
Eindrücke;
Blödsinn.

Dabei: Verschlimmerung des Zustandes im Dunkeln und beim
Alleinsein, sowie im Herbst;
Konvulsionen und Krampfanfälle mit Zähneknirschen;
Kribbeln in den Gliedern, wie von Eingeschlafenheit;
Lähmungen;
große Schwäche mit Ohnmachtsanfällen;
heftige Kopfschmerzen mit Augenverdunkelung und Schwer-
hörigkeit;
von Angst und Schmerz verzerrte Gesichtszüge, mit tiefen
Falten und Runzeln auf der Stirn;
Geschwulst des Gesichtes mit freundlichem Ansehen;
Bellen und Stammeln, wie von Lähmung der Sprachorgane;
Schlundkrämpfe mit Scheu vor Flüssigkeit;
Geilheit und Unzüchtigkeit etc.

SULFUR. – Wenn *Bell.* die erste und Hauptreihe der Mittel
gegen Seelenstörungen eröffnet und sozusagen den Typus bildet, an den sich *Hyos., stram., verat.* und weiterhin *Canth.,*
cupr., lach., merc., op. usw. anschließen, so kann man sagen,
daß *Sulf.* die folgende Reihe anhebt, in welcher wir *Calc.,*
hep., ars., carb-v., carb-an., graph. und andere Mittel im Gefolge finden, und die besonders gegen *Depressionszustände,*
Melancholien, Hypochondrien, sowie gegen Abstumpfungen
der geistigen Tätigkeit, *Blödsinn, Verwirrtheit* etc., zumal
wenn diese mehr im organischen Leben, als im Gehirn selbst
ihren letzten Grund haben, von ausgezeichnetem Erfolg sind.
Besonders ist der Schwefel zu beachten, wenn vorhanden:

Melancholische Niedergeschlagenheit und *Traurigkeit, mit Zudrang vieler ärgerlicher, kränkender Ideen, hypochondrischer Betrübnis über seinen Zustand,* jammernden Klagen und Händeringen, Unglücklichfühlen, Sehnsucht nach dem Tod, *Verzweiflung am Seelenheil,* Untröstlichkeit und Gewissensskrupeln über jede Handlung und *großer Weinerlichkeit;*

Anfälle von Angst, besonders Abends im Bett, wie zum Sterben;

ängstliche Befürchtungen für andere;

Furchtsamkeit und Schreckhaftigkeit;

nächtliche Gespensterfurcht;

unruhige Hastigkeit, besonders im Zugreifen und Gehen, und steter Drang zur Bewegung;

trödelige Unentschlossenheit und Aufgeregtheit;

Widerwille gegen jede Beschäftigung, große Trägheit des Geistes, mit Unaufmerksamkeit, Zerstreutheit und ungeschicktem Benehmen;

mißlaunige, krittelige Verdrießlichkeit und Unaufgelegtheit mit Freudelosigkeit, Unlust zu allem, zum Bewegen und Sprechen, und großer Ungeduld;

zornmütige Ärgerlichkeit und Reizbarkeit mit Neigung zum Auffahren, höchst übelnehmender Stimmung, und leicht sich erbossender Eigengerechtigkeit und Sucht sich zu verantworten;

großer, *mürrischer Eigensinn* mit innerem Unmut, Unleidlichkeit anderer, Unzufriedenheit mit sich selbst, Hartnäckkigkeit und Unbiegsamkeit;

Erbitterung wie nach erlittener Beleidigung;

Zanken über alles;

großer Ideenzudrang, besonders bei Gehen im Freien oder Abends im Bett, auch mit *Groll* und *Kränkungsgefühl;*

viele Einfälle von lustigen Dingen und Melodien;

große Neigung zu philosophischen und religiösen Schwärmereien;

nächtliche Delirien, *Phantasietäuschungen* und Visionen *von Fratzengesichtern,* Ziffern, schönen Kleidern, lächerlichen und ängstlichen Bildern;

widernatürliche Verirrungen des Geschlechtstriebes, zu Knabenschändung und Sodomiterei treibend;

fixe Ideen von schönen Kleidern und Überfluß an allem;

Verwechslung der Vorstellungen und Begriffe;

ungereimte Reden;

große Gedächtnisschwäche und Vergeßlichkeit besonders der Eigennamen;

stumpfsinnige Unbesinnlichkeit und Verlegenheit, mit Menschenscheu;

Geistesschwäche und schwierige Verbindung der Gedanken;

blödsinniges Aussehen mit Vertieftheit wie im Traum und schwierigem Begreifen und Antworten;

unbesinnliches Herumlaufen im Zimmer;

große Zerstreutheit und Unaufmerksamkeit.

Dabei: Erhöhung des Zustandes Nachts oder Abends im Bett, wie auch bei Gehen im Freien;

große *Trägheit des Körpers und Scheu vor Bewegung;*

große Angegriffenheit von Sprechen;

Scheu vor Waschen;

große Empfindlichkeit gegen freie Luft und Wind;

häufige Blutwallungen;

große Abmagerung;

stete Frostigkeit;

arge Tagesschläfrigkeit;

schwieriges Einschlafen Abends im Bett mit vielen ängstlichen, schwärmerischen Träumen von *Feuersbrunst,* Todesgefahr, Leichen, beißenden Hunden, und *Dingen, die sich Tags darauf wirklich ereignen;*

viel Blutdrang nach dem Kopf mit klopfenden Schmerzen;

Schmerz der Kopfhaut und Ausfallen der Haare;

gebückter Gang mit hängendem Kopf;

blasses, bleiches Ansehen und schwarze Schweißlöcher im
   Gesicht;
übermäßiger Hunger;
Anlage zu Hämorrhoiden und zu Hartleibigkeit;
erhöhter, naturwidrig verirrter Geschlechtstrieb;
Anlage zu Weißfluß und zögernder Regel;
viel Niednägel an den Fingern.

TABACUM. – Wohl können wir aus eigener Erfahrung bestätigen, was Griesselich von der Wichtigkeit dieses Stoffes in
Seelenstörungen sagt, und vielleicht über zwei Drittel der gegenwärtig an Hypochondrie und Melancholie leidenden jungen Leute verdanken diesen Zustand dem Tabakrauchen, besonders seit die Pfeifen den Zigarren den Platz geräumt haben und nicht nur der Tabaksrauch eingezogen, sondern auch
der *Tabakssaft* am Mundende der Zigarre eingesogen wird.
Aber selbst bei erklärten Zigarren-Nutschern versagen unsere
Potenzen ihre Wirkung nicht und bringen oft augenblickliche
Erleichterung. Besonders verdient dieses Mittel Beachtung,
wenn zugegen:

Trübe, schwermütige, freudelose *Traurigkeit und melancholi-*
   sche Niedergeschlagenheit mit Erleichterung durch Wei-
   nen;
große Bangigkeit und Angst, als stehe Unglück bevor;
Verzagtheit, Kleinmutt und Furcht zu sterben, mit Brechübel-
   keit;
umhertreibende Unruhe mit stetem Seufzen;
mürrische, maulfaule Verdrießlichkeit;
Unlust zur Arbeit;
großer Zudrang wandelbarer, schwer festzuhaltender Ideen;
Anfälle *wahnsinniger Lustigkeit und Heiterkeit,* mit trunke-
   ner Geschwätzigkeit, Lachen, Tanzen und Singen;
Schreien und Tobsucht.

Dabei: *Zittern,* besonders des Kopfes und der Hände;

Tagesschläfrigkeit mit vielem Gähnen;
starke Abmagerung;
Krampf und Kribbeln in den Gliedern;
stete Kopfschwere mit vielem Schwinden;
Sprache leise und abgesetzt, und schleppendes, eintöniges Lesen;
Widerwille gegen Wasser etc.

TARTARUS EMETICUS. [Autimonium tartaricum] – Wenn vorhanden:
Bängliche Unruhe mit Mutlosigkeit, Ächzen, Unbehaglichkeit und Nötigung zu stetem Herumgehen;
abendliche Hoffnungslosigkeit mit Frost und Schläfrigkeit;
verdrießliche Ärgerlichkeit mit Furcht vor der Zukunft;
Anfälle wilder Lustigkeit;
Raserei mit Hang zum Selbstmord;
Geistesabspannung;
Verschwinden aller Sinne;
Gedankenschwäche; Bewustlosigkeit.

THUJA OCCIDENTALIS. – Wenn vorhanden:
Mißmut und Unzufriedenheit, mit *Niedergeschlagenheit, Widerwillen gegen alles, Unruhe im Gemüt,* großer Nachdenklichkeit, ängstlicher Besorgtheit für die Zukunft und *Lebensüberdruß;*
mürrische Verdrießlichkeit, Übelnehmen selbst unschuldigen Spaßes und Eigenwilligkeit;
unstetige Geschäftigkeit und Zerstreutheit;
Anfälle großer Heiterkeit mit Aufgeräumtheit, Redseligkeit und großer Leichtigkeit in allen Bewegungen, Mangel an Aufmerksamkeit auf seine Umgebungen;
große Gedankenschwäche, Gehirn wie taub und tot;
Festsitzen der gefaßten Gedanken;
schwierige Besinnung mit Mangel an Worten und langsamem Sprechen.

Dabei: Gefühlstäuschung, als sei der Körper zu dünn und zu zart, und allzuleicht zerstör- und trennbar;

Erhöhung des Zustandes Nachmittags oder nach Mitternacht;

viel Blutwallungen mit Pulsieren in allen Adern;

Auftreibung der Hautvenen;

Nachtschlaf voll *vieler Träume von Leichen,* Todesgefahr, falschen Anschuldigungen etc.;

Kopfschmerz wie von eingeschlagenem Nagel;

öfteres Herzklopfen.

VALERIANA. – Wenn vorhanden:

Große hypochondrische Unruhe und Angst, mit zittrigem Wesen, Fremdheitsgefühl und Drang, das Zimmer zu fliehen;

Furchtsamkeit im Dunkeln;

verzweifelnde Stimmung;

große, zittrige Aufgeregtheit;

sehr wechselnde Laune;

Anfälle großer, frohsinniger Heiterkeit mit leichter Fassungskraft;

Exaltiertheit und überschneller *Ideenwechsel, wie von Trunkenheit;*

übermäßige Aufgeregtheit des Geistes, mit Täuschungen des Gesichtes, des Gehöres und des Gemeingefühles.

Dabei: Erhöhung des Zustandes Abends oder nach Tisch;

Gefühl großer Mattigkeit mit Überempfindlichkeit aller Sinne etc.

VERATRUM. – Nächst *Bell., hyos., stram.* eins der kräftigsten Heilmittel in den verschiedensten Arten von Seelenstörungen, von der einfachen Melancholie durch wahnsinnige, narrenhafte und wütende Aufregungen hindurch, bis zur vollkommenen Verwirrtheit und blödsinnigen Abstumpfung herab, und stets besonders zu beachten, wenn vorhanden:

Melancholische Wehmut und Niedergeschlagenheit, mit Kopfhängen, gedankenlosem Dasitzen, *Weinen,* Jammern, Heulen, Schreien, Stöhnen, Außersichsein, *höchster Mutlosigkeit und Verzweiflung am Leben;*

große Herzens- und Gewissensangst, wie nach böser Tat, oder *als stehe Unglück bevor,* besonders Abends und nach Tisch, mit Unruhe, die nirgends bleiben läßt;

Furchtsamkeit und Schreckhaftigkeit mit Schreien und Herumlaufen;

Furcht vor fremden Menschen und eingebildeten Gestalten;

Gewissensvorwürfe mit Neigung zum Ersäufen;

unruhige Vielgeschäftigkeit und Tätigkeit;

große Gleichgültigkeit mit Unbesinnlichkeit;

hartnäckiges Stillschweigen, mit leiser, schwacher Stimme beim Reden;

zornmütige Ärgerlichkeit mit Tadelsucht und Vorwürfen;

Überempfindlichkeit;

exaltierte *Munterkeit, Fröhlichkeit und Ausgelassenheit, mit Lachen, Singen,* Trällern, Händeklatschen und großer Scharfsinnigkeit;

Schwatzhaftigkeit mit sehr schneller Sprache;

Anfälle von Wut, mit Lärmen, Fluchen, Klagen, Neigung zum Entfliehen, Fußstampfen, Zerreißen der Dinge oder Zerbeißen, Umsichspucken, Verschlingen des eigenen Kotes und Unkenntnis der Seinigen;

Delirien, auch wütender Art;

fixe Ideen von *religiösen Dingen,* mit Weinen und Beten;

Ortstäuschungen;

Stolz und Vornehmtum;

irrige Vorstellungen über sich selbst;

Vorgehen erdichteter oder eingebildeter Krankheitszustände, besonders von Schwangerschaft, baldiger Niederkunft etc.;

verliebte, unzüchtige, geile Gedanken, mit Neigung zum Küssen;

wahnsinnige, ungereimte, närrische Handlungen und Gebär-
  den;

Gedächtnisverlust;

Mangel an Ideen und Unfähigkeit zum Denken;

Verwirrtheit des Verstandes;

Besinnung nur wie ein Traum und fast gänzliches Verschwinden der Sinne;

vollkommene Verstandeslosigkeit.

Dabei: Frost wie von Übergießung mit kaltem Wasser, mit
  Brecherlichkeit;

stetes Kältegefühl, kalte, trockene Haut;

große Hitze des Körpers;

Verschlimmerung des Zustandes im Herbst und Frühjahr, bei
  naßkaltem Wetter;

Zittern der Gliedern, *mit großer lähmiger Schwäche und Neigung zu Ohnmacht;*

Erschütterungen im Körper, wie elektrische Rucke;

gänzliche Schlaflosigkeit, oder ängstliche *Träume* von beißenden Hunden, Gejagtwerden und Räubern;

Zerschlagenheitsschmerz des Gehirns;

Kopfweh mit Speichelfluß;

viel Schwindel, *Gefühl von Frost auf dem Wirbel* und große
  Empfindlichkeit der Kopfhaut;

unsteter, *wilder Blick;*

blasses, entstelltes Gesicht, oder Hitze und hohe, dunkelblaue
  Röte desselben;

große Gefräßigkeit;

langwierige Hartleibigkeit und Stuhlverstopfung;

viel und heftiges Herzklopfen mit großer Angst am Herzen;

Lähmung im Kreuz;

aufgeregter Geschlechtstrieb;

Husten mit zähem Schleim auf der Brust.

VIOLA ODORATA. – Wenn vorhanden:

Düstere, *hysterische Wehmut* und Traurigkeit, mit stetem Weinen;

Redeunlust;

große Gedächtnisschwäche und Vergeßlichkeit;

großer Zudrang unsteter, wechselnder Ideen;

ausgezeichneter Scharfsinn und starke Gehirntätigkeit;

Vorherrschen des Verstandes über Gefühl und Gemüt.

VIOLA TRICOLOR. – Wenn vorhanden:

Traurigkeit und große Besorgnis für seine häuslichen Angelegenheiten;

Hastigkeit wie von innerer Angst, bei Gefühl großer Schwäche;

weinerliche, mürrische Mißlaunigkeit und Redeunlust;

große Empfindlichkeit und Zanksucht;

Ungehorsam;

Unlust zur Arbeit.

ZINCUM. – Wird vielleicht später, wenn auch nicht eins der *ersten,* so doch sicher eins der *wichtigeren* Mittel gegen Psychopathien werden, obschon wir es, ungeachtet seiner bekannten Wirkungen auf das Gehirn, doch nicht gerade in die Klasse von *Bell., hysc., verat.* usw., sondern mehr in die von *Calc., ars., merc., sulf.* usw., d.h. in die Reihe derjenigen Mittel stellen möchten, die sich besonders gegen solche Seelenstörungen empfehlen, die ihren letzten Grund in organischen Leiden haben, oder die wenigstens zugleich mit *organischer* Gehirnaffektion verbunden sind. Besonders verdient *Zinc.* Beachtung, wenn vorhanden:

Mißmutige, trübsinnige, mürrische *Traurigkeit und Niedergeschlagenheit, mit Todesgedanken wie zum Sterben,* hypochondrische Stimmung und Verzagtheit;

Bangigkeit und Angst, wie nach böser Tat, mit Langeweile, Verlangen nach Gesellschaft, und Weinerlichkeit;

Furcht vor Dieben; Teufeln, verfolgenden Feinden, oder eingebildeten gräßlichen Gestalten;

Gleichgültigkeit und schlaffe Stimmung, mit *Scheu vor Arbeit und jeder Beschäftigung* und Bewegung;

mürrische Verdrießlichkeit, mit verstörtem, finsterem Aussehen, *ärgerlicher Schweigsamkeit* und Redescheu, mit innerem Groll;

zornmütige Ärgerlichkeit mit großer Neigung, sich in Tätlichkeiten auszulassen;

große, grämliche Reizbarkeit und *Schreckhaftigkeit,* mit *Widerwillen gegen Sprechen anderer und jedes Geräusch,*
und großer Ungeduld;

unruhiges, unstetes Wesen;

sehr veränderliche Laune und steter Wechsel von zorniger
Reizbarkeit, Schreckhaftigkeit, Verzagtheit und Schwermut;

Anfälle *großer, heiterer Aufgeregtheit,* mit Lachen und großer Redseligkeit;

Phantasietäuschungen über den eigenen Körper;

unzusammenhängende Ideen;

gedankenloser Schlummerzustand des Geistes, *große Vergeßlichkeit und Gedächtnisschwäche;*

*schwere Fassungskraft und Gedankenverbindung mit Unfä-
higkeit zu aller Arbeit.*

Dabei: Trägheit und Scheu vor Bewegung;

große Tagesschläfrigkeit;

nächtliche *Schlaflosigkeit* oder *ängstliche Träume* von Herab-
stürzen, *Verfolgtwerden,* Besudelung mit Urin und
Menschenkot, Leichen, Pferden, Hunden, beißenden
Gänsen, Erdrosselung usw.;

große Mattigkeit und Abgeschlagenheit;

viel Schwindel und Kopfschmerz;

lähmungsartiger Druck auf das Gehirn;

viel Kopf- und Gesichtshitze.

Fünftes Kapitel

Symptomatische Anzeigen für die Mittelwahl

I.

Anzeigen nach den
befallenen phrenologischen Organen

§ 45

Wenn in der Phrenologie zuletzt nicht die ganze Wissenschaft sich auf *richtige* Wahl der Worte und Ausdrücke, mit denen die verschiedenen Organe bezeichnet werden, reduzierte, so könnte von dieser Seite vielleicht manche Hilfe für die Erleichterung der Mittelwahl zu erwarten stehen. So aber ist einesteils da, wo über das befallene Organ kein Zweifel mehr obwaltet, das dahin passende Mittel schon in unseren gewöhnlichen Symptomatologien und Repertorien durch denselben Ausdruck gegeben, wie z.B. *Stolz, List* usw., so daß in Bezug auf derartige Angabe eine Aufführung der phrenologischen Anzeigen eigentlich weiter nichts ist, als eine nochmalige wortgetreue Abschrift des symptomatischen Repertoriums, nur unter einem anderen Titel oder mit veränderter Überschrift. Und was diejenigen Organe betrifft, deren Funktionen sich in verschiedenen geistigen und gemütlichen Erscheinungen aussprechen, wie z.B. das der *Vorsicht* durch Befürchtungen, Angst, Kummer, Sorge, Kargheit, Geiz sogar, so ist hier, einmal schon wegen der immer noch der Kritik ausgesetzten wissenschaftlichen *Bezeichnung* des Organs selbst, andererseits wegen der Schwierigkeit, die wahre geistige und moralische Triebfeder gewisser psychischer Erscheinungen im Leben des Kranken zu ermitteln, stets eine solche Ungewißheit und Unsicherheit in den Angaben zu besorgen, daß zuletzt die Praxis nur wenig, wo nicht gar nichts dabei gewinnen kann. Dennoch aber haben sehr viele, freilich leider mehr vom theoretischen, als vom *streng praktischen* Gesichtspunkt aus, urteilende Kritiker, zu oft die Ansicht von der Notwendigkeit einer phrenologischen Bearbeitung unserer Arzneisymptome ausgesprochen und das Publikum zu sehr glauben gemacht, daß hierin allein das Heil der Wissenschaft liege, als daß wir zu ihrer Befriedigung nicht wenigstens hier unseren guten Willen zeigen und auf einen Versuch dieser Art eingehen sollten. Wir haben daher die nachstehende Tabelle, so unvollkommen sie auch erscheinen mag, doch mit großem Fleiß nach unserem besten *derzeitigen* Wissen ausgearbeitet, und durch „ *Vakat* " angedeutete *absolute* Lücken nur da gelassen, wo wir durchaus nichts zu sagen wußten. Sollten über die gelieferten Angaben andere anders denken, als wir, so würde uns dies freilich auch nicht sehr wundern, da dies in einer Wissenschaft, wo, wie gesagt, zuletzt alles nur auf richtige Bezeichnung durch Worte hinausläuft, nicht wohl anders möglich ist. Mache man also mit nachstehender Tabelle, was man für gut hält und ziehe man daraus soviel Nutzen, als die Natur der Sache gestattet.

§ 46

Was uns in phrenologischer Hinsicht zu geben vergönnt ist, beschränkt sich demnach vor der Hand auf folgende Andeutungen:

ÄHNLICHKEITSSINN, Analogien: Anac., asaf., aur., calc., cann-s., coff., hyos., nux-v., op., verat., viol-od.

ANHÄNGLICHKEITSTRIEB: Aur., bell., caps., carb-an., hell., mag-m., merc., nit-ac., phos-ac., sil.

AUSDAUER:
1) Acon., caps., dig., dros., lyc., nit-ac., nux-v., phos., sulf.
2) Am-c., alum., arn., calc., ign., sep., spong.

BAUSINN: Cupr.

BEKÄMPFUNGSTRIEB:
1) Bell., hyos., op., verat.
2) Anac., bar-c., chin., cocc., con., hep., lach., lyc., mosch., nat-v., nux-v., plat., stram., stront., zinc.

BEOBACHTUNGSGABE: Vacat.

CAUSALITÄTSSINN: Vacat.

DENKVERMÖGEN:
1) Alum., anac., calc., hell., hyos., nat-m., nux-v., olnd., op., staph.
2) Bell., lach., lyc., nat-v., ph-ac., sep., stram., thuj.
3) Am-c., aur., carb-v., nux-m., rhus-t., sil., sulf.
4) ambr., arg-n., caust., con., cycl., ign., merc., nit-ac., petr., verat.

EHRGEIZ:
1) Acon., caust., puls.
2) Anac., ars., aur., carb-an., cocc., lyc.
3) Bov., calc., camph., cina, coloc., cycl., dros., nat-m., nux-v., phos., ran-b., sars., sil., spig., sulf.

ERWERBSTRIEB:
1) Bry., calc. − 2) Puls., sulf. − 3) Ars., bar-c., lyc., phos., sep.

ERZIEHUNGSFÄHIGKEIT, Bildungstrieb, Bildsamkeit:
1) Lyc., rhus-t.
2) Graph., hyos., lach., mez., nat-m., sulf.

FARBENSINN: Vacat.

GEHEIMNISKRÄMEREI: Aur., bor., nit-ac., phos., plb.

GESCHLECHTSTRIEB, s. *Zeugungsfähigkeit.*

GESTALTSINN:
1) Bell., cupr., hyos.
2) Carb-v., cic., hell., nit-ac., stram., sulf.
3) Ambr., arg-n., calc., carb-an., caust., op.

GEWISSENHAFTIGKEIT: Ars., cham., cycl., ign., m-arct., nux-v., puls., sil., sulf.

HÄUSLICHKEITSSINN: Aur., bell., caps., carb-an., hell., mag-m., merc., nit-ac., sil.

HOFFNUNG:
1) Acon., calc., verat., sulf.
2) Ign., lach., puls., valer.
3) Alum., aur., carb-v., graph., hyos., lyc., nit-ac.
4) Ambr., ant-t., ars., canth., carb-an., caust., chin., cocc., colch., dig., nat-c., nat-m., rhus-t., stram.

IDEALITÄTSSINN: Vacat.

INDIVIDUALITÄTSSINN: Vacat.

KINDERLIEBE:
1) Ars., hep. — 2) Plat., phos., sep.

LIST: Bell., verat.

MECHANIK, Sinn für: Vacat.

METAPHYSIK, Sinn für: Sulf.

NACHAHMUNGSTRIEB: Sinn für Mimik: Bell., cupr., hyos., stram., verat.

ORTSSINN: Vacat.

PERSONENKENNTNIS:
1) Bell., cupr., hyos.
2) Carb-v., cic., hell., nit-ac., stram., sulf.
3) Ambr., arg-n., calc., carb-an., caust., croc., guaj., olnd., rhus-t., sulf.

RAUMSINN: Vacat.

SATYRE, s. **Witz.**

SELBSTACHTUNGSTRIEB:
1) Ign., lach., plat. — 2) Arn., lyc., par.
3) Alum., chin., cupr., ferr., hyos., ip., stram., verat.

SPRACHSINN: Vacat.

STREITSINN, s. **Zanksucht.**

VEREHRUNGSTRIEB Anac., ars., aur., bell., croc., hyos., lach., lyc., puls., stram., sulf., verat.

VORSICHT:
1) Acon., ars., cupr., hyos., nux-v., op., puls., stram.
2) Am-c., aur., bar-c., caust., chel., chin., cic., coff., dros., graph., ip., lach., lact., m-arct., mang.

3) Anac., arn., kali-n., nat-c., nat-m., ph-ac., spig., stram., thuj.

WITZ und **SATYRE:** Lach.

WORTGEDÄCHTNIS: Anac., croc., guaj., lyc., olnd., rhus-t., sulf.

WOHLWOLLEN: Agar., am-m., anac., aur., calc., cic., lach., led., mang., nat-m., nit-ac., phos., stann., sulf.

WUNDER, Hang zum Wunderbaren:
1) Bell., con., op., stram.
2) Ars., lach., nat-m., plat., sep., sulf.

ZAHLENSINN: Am-c., ph-ac., sulf.

ZEITSINN: Cocc., lach., nux-v.

ZEUGUNGSFÄHIGKEIT:
1) Hyos., nux-v., phos., stram., verat.
2) Aur., bell., calc., canth., carb-v., chin., nux-m.
3) Ant-c., con., dig., graph., lach., nat-c., nat-m., sel., sep.

II.

Allgemeines alphabetisches Repertorium aller psychischen Symptome

§ 47

Es war eine Frage, die uns lange beschäftigte, ob wir dieses Repertorium abermals alphabetisch oder nach wissenschaftlichen Gesichtspunkten abgeteilt anfertigen sollten. Hätten wir es nach wissenschaftlichen Gesichtspunkten geordnet, so würde unser Freund, *Dr. Rummel,* eben abermals alles *bunt durcheinander gewürfelt* finden; jetzt dagegen werden andere, namentlich die Kritiker der Hygäa, wieder finden, daß alles *bunt durcheinander gewürfelt* ist, ohne Rücksicht auf logische, pathologische, diagnostische und psychologische Unterschiede, und wahrscheinlich werden sie uns zum Dank dafür wieder die Ehre antun, uns einen *mechanischen,* aller Einsicht und Kritik entbehrenden *Dummkopf* zu nennen. Mag es sein! Wenn wir daran denken, wie schwierig es z.B. für den Leser sein würde, mit Schnelligkeit dieses oder jenes Symptom aufzufinden, welches der Verfasser ebensowohl unter die fixen Ideen, als unter die Halluzinationen, Illusionen, Befürchtungen, oder närrischen Handlungen hätte aufnehmen können, und so anderes mehr, und wenn wir dabei zugleich in Betracht ziehen, daß alles, was seinem Zweck entspricht, auch zweckgemäß, also konsequent, das ist logisch richtig und somit endlich auch *wissenschaftlich* ist: so fühlen wir uns vor uns selbst und vor dem Forum der Wissenschaft gerechtfertigt, und können, allen vernunft- und verstandlosen Kritikern zum Trotz, nur darauf denken, Freund Rummel in seinen allerdings *gerechten* und wahrhaftig auch *billigen* Anforderungen zu befriedigen. Das haben wir denn auch getan, hoffen aber, es werde sich nun auch keiner wundern, wenn wir hierbei die höchste Konsequenz beobachtet, und uns, ohne alle und jede Rücksicht auf etwa mögliche Zusammenstellung und Zusammenziehung des Einzelnen unter gewisse Gattungsbegriffe, eben nur vom Alphabet haben leiten lassen.

Demnach wird man dann z.B. Dinge, wie *Visionen von Gänsen* usw., nicht als Unterordnung unter dem Artikel *Visionen,* sondern unter *G,* als *Gänse* sehen aufzusuchen haben, und ebenso den *Kirchhof* besuchen oder Unterhaltung mit *Geistern,* nicht unter *Narrheiten,* sondern unter *K* und *G,* als *Kirchhof*besuchen und *Geister*sehen, mit einem Wort, alles als einzeln und selbständig, in der Folge des Alphabets. Dabei haben wir zugleich versucht, dieses Repertorium *so kurz,* als möglich, und dabei so *ausführlich,* als nötig, abzufassen, und wer sich die Mühe des Vergleichs geben will, wird wohl auch bald finden, daß es nicht nur *weit mehr* enthält, als der Artikel des Gemütes in unserem kleinen Handbuch, sondern auch alle Nebenumstände eben so genau angibt, als das große Repertorium unseres Kodex, ohne dabei des letzteren Weitschweifigkeit zu teilen. Wir haben es, ohne uns durch unsere früheren Arbeiten irre machen zu lassen, mit großer und allseitiger Kritik ganz neu angefertigt, und hoffen, es werde dem Leser in vielen Fällen der Praxis reelle Dienste leisten können.

Wo wir konnten, haben wir synonyme Ausdrücke zusammengezogen, obgleich dies nicht so leicht ist, als vielleicht mancher meint, wenn anders man keine Irrung begehen will; denn wie synonym zuweilen auch zwei verschiedene Ausdrücke scheinen mögen, fast immer findet doch eine Verschiedenheit der Begriffe dabei statt, die nicht übergangen werden darf, wie z.B. Angst und Furcht, Ärgerlichkeit und Verdrießlichkeit, Zaghaftigkeit und Verzagheit, Kleinmut und Mutlosigkeit usw. Leider haben freilich die wenigsten unserer Arzneiprüfer auf diese Begriffsunterschiede bei dem Gebrauch ihrer Ausdrücke Rücksicht genommen, und sie oft ohne klares Bewußtsein ihrer Bedeutung niedergeschrieben, was eine sehr ärgerliche Sache ist. Dessen ungeachtet aber haben wir in der Zusammenziehung lieber *zu wenig,* als *zu viel* tun wollen, und lieber vorgezogen, durch Hinweisen eines synonymen Ausdruckes auf den anderen, den Leser in den Stand zu setzen, da, wo er das Recht dazu zu haben glaubt, die bei dem einen befindlichen Mittel durch die bei dem anderen aufgeführten an ergänzen.

Wie man ferner sehen wird, so haben wir auch die verschlimmernden und bessernden *Umstände,* so wie die *somatischen* Nebenleiden gleich unter den Symptomen angegeben, auf die sie sich beziehen.

§ 48

Nach den obigen Vorbemerkungen folge nun hier das Repertorium selbst:

[Im Gegensatz zu anderen Repertorien sind hier auch die Zeit-modalitäten streng alphabetisch eingeordnet. Träume sind ebenfalls alphabetisch unter dem jeweiligen Traumbild zu finden. Besondere Aufmerksamkeit verdienen auch die unterschiedlichen Rubriken „empfindsam" und „empfindlich" und die Rubrik der wechselnden Gemütsverfassungen unter dem Stichwort: Wechsel der Laune.]

A

ABERGLÄUBISCHE Ideen: Con.

ABERWITZ, s. *Verwirrtheit.*

ABNEIGUNG, s. *Widerwille.*

ABSPANNUNG, s. *Geistesabspannung.*

ABWESENHEIT, des Geistes: s. *Geistesabwesenheit.*

ÄCHZEN, s. *Stöhnen.*

ÄNGSTLICHKEIT und **ANGST, ÜBERHAUPT** s. auch *Befürchtungen:*
1) Ars., bell., calc., caust., cham., coff., merc., nat-c., nux-v., phos.
2) Acon., aur., bar-c., bry., camph., carb-v., chin., cocc., con., cupr., dig., graph., hell., hyos., ign., lach., laur., lyc., nat-m., nit-ac., plat., puls., rhus-t., sec., sep., sil., stram., sulph., verat.
3) Alum., am-c., anac., coloc., ip., petr., plb., sabad., spig.
4) Ambr., am-m., ant-t., arg-m., calad., cann-s., canth., chlor., cic., cina., crot-h., cycl., dros., euph., ferr., fl-ac., grat., jatr., jod., kali-c., lact., led., m-arct., mag-m., meny., mosch., mur-ac., ran-s., ruta, sang., seneg., spong., squil., stann., staph., stront., sul-ac., thuj., valer., viol-t.

Ärgerliche: Bov., phos., verat., zinc.

Andere, um s. *Befürchtungen für die Seinen*

254

Anfallsweise:
1) Cham., sulph.
2) Ars., cocc., nat-c., nat-m., phos., plat., sep., spong.

Außersichbringende:
1) Acon., ars., cham., chin., graph.
2) Mag-c., m-arct., nux-v., spong.

Bängliche, Bangigkeit:
1) Aur., calc., caust., graph.
2) Aeth., alum., am-m., cast., electr., kali-c., lyc., mag-m., meny., merc., nux-v., phos., plb., rhus-t., sul-ac., zinc.
3) Agar., am-c., ant-c., bar-c., bov., calad., canth., caps., carb-an., chinin, cina., con., crot-h., cupr., hep., jod., kali-i., kali-n., lach., mag-c., nat-c., nat-m., nux-v., ph-ac., plat., sep., spig., stront., sulph., tab.

Befürchtende:
1) Acon., arn., bar-c., bry., cocc., coff., nat-m., verat.
2) Alum., anac., ars., caust., dig., graph., merc., nit-ac., nux-v., petr., phos., tab.
3) Aeth., agar., ant-c., aur., carb-an., carb-v., chin., dros., dulc., euph., kali-c., lach., mag-c., m-arct., meny., mur-ac., nat-c., sabin., sep., spig., spong., staph., sulph., sul-ac., thuj.

Gewissensangst:
1) Ars., cocc., verat.
2) Am-c., coff., dig., merc.
3) Alum., carb-v., caust., cina, ferr., graph., m-arct., nat-m., nit-ac., nux-v., puls., ruta, sil., stront., sulph.

Große, höchste, ungeheure Angst:
1) Acon., ars., aur., bell., carb-v., caust., cham., chin., cocc., coff., dig., nux-v., phos., plat., puls., rhus-t., sulph., verat.
2) Arn., hyos., raph.
3) Am-c., cann-s., coloc., graph., hell., hep., merc., mosch., nat-c., plb., sars., sec., stann., staph.

4) Aeth., bar-c., calc., camph., chinin, cupr-ac., ign., jatr., lyc., mag-c., ruta, sabad., sabin., seneg., sep., sil., spong., squil., vip.

Hypochondrische:

Am-c., arn., ars., asaf., calad., canth., cham., dros., kali-chl., m-arct., nat-m., nit-ac., phos., ph-ac., valer.

Hysterische: Con.

Lebenverleidende, zum Selbstmord treibende:

1) Aur., bell., nux-v., puls.

2) Caust., chin., dros., hep., plat., rhus-t., spong., staph.

Melancholische:

1) Am-m., cic., croc., hep., kali-c., lyc., tab.

2) Bar-c., calc., canth., carb-an., caust., cupr., laur., nat-m., nit-ac., rhus-t., stann.

3) Aeth., asaf., asar., graph., jod., mag-c., mag-m., m-arct., plat., spig.

Tödliche, Todesangst:

1) Acon., ars., cocc., nux-v.

2) Aur., cupr., hep., ip., mosch., plat., puls., rheum., rhus-t.

3) Alum., am-c., asaf., caps., con., graph., hell., lyc., nat-m., nit-ac., phos., squil., sulph., tab.

Umhertreibende, mit Unruhe:

1) Ars., cham., graph., hep., merc.

2) Acon., am-c., bell., bry., calc., carb-v., sabad., verat.

3) Aeth., alum., anac., caust., chin., croc., m-arct., nat-c., nat-m., nit-ac., nux-v., op., phos.

4) Alum., ambr., asaf., aur., bov., camph., caps., carb-an., chinin, coff., crot-h., dros., hell., lact., meny., ph-ac., plat., puls., rhus-t., ruta, sep., spig., spong., staph., valer.

Untröstliche, verzagende, usw.:

1) Acon., cham., chin., graph.

2) M-arct., nux-v., spong.

Weinerliche:
1) Kali-c., phos., spong.
2) Am-c., am-m., asar., bell., calc., camph., canth., carb-an., dig., graph., ign., lyc., nat-m., puls., sulph., sul-ac., zinc.

Zittrige:
1) Cham., lach., nat-c.
2) Ars., carb-v., coff., puls.
3) Aur., calc., caust., croc., cupr., graph., lach., mag-c., mosch., phos., rhus-t., sars., sep.

Zukunft, um die s. *Befürchtungen*

ÄNGSTLICHKEIT, und ANGST, LOKALISATION:
Bauchgegend, in der:
1) Ars., carb-v., mosch., sulph., sul-ac.
2) Bry., gran., mur-ac., plat.

Brust, in der:
1) Acon., phos., verat.
2) Am-c., anac., ars., calc., jod., merc., ph-ac.

Herzen, am:
1) Acon., aur., bell., cham., lyc., nat-m., plat., puls.
2) Ambr., ars., calc., cann-s., caust., cocc., coff., cupr., hell., lyc., meny., op., plb.
3) Bar-c., carb-v., croc., graph., kali-c., lach., nat-c., nit-ac., olnd., phos., ruta, sars., sep., spig., sulph., zinc.

Herzgrube, in der:
1) Ars., cham., lyc., nux-v., puls., stram., verat.
2) Anac., bov., calc., cann-s., cina., cic., croc., cupr., gran., ign., lact., laur., merc., nat-m., phos., stann., thuj.

Hypochondergegend, in der: Dros., kali-chl.

Kopf, im: Cic., laur., sars.

ÄNGSTLICHKEIT und ANGST, MODALITÄTEN:

Früh: 1) Graph. − 2) Caust., lyc., nux-v., sulph.

3) Alum., am-c., anac., ars., carb-an., carb-v., chin., ign., ip., led., mag-m., nit-ac., plat., puls., rhus-t., sep., sul-ac., verat.

früh, im Bett:

1) Caust., lyc., nux-v., phos.

2) Alum., anac., carb-an., carb-v., chin., ign., ip., nit-ac., plat., puls., rhus-t., sep.

Nachmittags:

1) Am-c., carb-v., kali-n., nux-v., tab.

2) Aeth., bell., bov., calc., carb-an.,mag-c., nat-c., ph-ac., puls.

abends in der Dämmerung:

1) Calc. − 2) Rhus-t.

Abends:

1) Calc. − 2) Carb-v., sulph.

3) Ambr., bry., carb-an., cocc., graph., lyc., mag-c., nit-ac., phos., rhus-t., sep.

4) Ars., bar-c., bell., caust., dig., graph., hep., kali-h., laur., mag-m., m-arct., nat-m., nux-v., puls., ruta, sabin., sil., stront., tab., verat.

abends im Bett:

1) Ambr., bry., carb-v., cocc., graph., lyc., mag-c.

2) Am-c., ars., bar-c., calad., caust., hep., laur., mag-m., nat-c., nux-v., phos., puls., sabin., sil., stront., sulph., verat.

Nachts:

1) Ars., bell., calc., chin., graph., hep., hyos., ign.

2) Acon., alum., arn., cann-s., carb-an., carb-v., caust., cham., ferr., kali-c., lyc., mag-c., merc., nat-m., nit-ac., nux-v., phos., puls., sep., sil., zinc.

3) Agar., am-c., am-m., ant-c., arg-m., bar-c., bov., bry., cocc., coff., con., dig., dulc., kreos., lact., m-arct.,

m-artif., mag-m., mang., nat-c., petr., plat., rhus-t., sabin., spong., squil., stront., sulph., verat.

Nachts, vor Mitternacht:
1) Bry., carb-v., cocc., graph., lyc., mag-c., sulph., verat.
2) Ambr., am-c., ars., bar-c., caust., hep., laur., mag-m., nat-c., nux-v., phos., puls., sabin., sil., stront.

Nachts, nach Mitternacht:
Alum., ant-c., chin., dulc., lyc., m-arct., mang., nux-v., rhus-t.

Ärger, nach: Lyc.

Alleinsein, beim:
1) Phos. − 2) Dros.

Arbeiten, beim: Graph.

Augenschließen, beim: Calc.

Darandenken, durch s. *Gedanken*

Einschlafen, beim: Calc., lyc.

Erwachen, beim:
1) Chin., samb.
2) Am-c., calc., carb-v., caust., con., graph., ign., ip., lyc., nit-ac., nux-v., phos., puls., sep., sil., sulph.
3) Agar., alum., am-m., anac., arg-m., ars., bry., dig., dros., kali-c., nat-m., plat., ran-s., sep., stront., tab., verat., zinc.

Essen, beim: Carb-v., sep.

Essen, nach dem: Ambr., canth., carb-an., caust., chin., hyos., lach., mag-m., nat-m., nit-ac., phos., ph-ac., sil., viol-t.

Fahren, von: Bor., lach.

Freien, im: Anac., arg-m., bell., cina, hep., ign., lach., plat.

Fußbad, nach: Nat-c.

Gedanken, durch, erregbar:
1) Calc., nit-ac.
2) Alum., ambr., bry., caust., con., staph., tab.

Gehen, beim:
1) Anac., arg-m., arg-n., bell., cina, hep., ign., nux-v., plat., staph.

Gehen im **Freien:** Anac., arg-n., bell., cina., hep., ign., plat.

Geräusch, von: Caust., sil.

Gesellschaft, in und unter vielen Menschen: Bell., lyc., petr., plat.

Gewitter, bei: Nat-c., nat-m., nit-ac.

Handarbeit, bei: Jod.

Kindern, bei: Bor., calc., kali-c.

Krämpfen, bei:
1) Bell., hyos., ign.
2) Alum., caust., cupr., ferr.

Lesen, beim: Mag-m.

Liegen, im: Sil.

  Liegen auf der *Seite:* Bar-c., kali-c., phos., puls.

  Liegen auf der *linken Seite:* Bar-c.

morgens s. *früh*

Regel, vorher:
1) Cocc. − 2) Am-c., nit-ac., stann.

Regel, während der:
1) Sil. − 2) Ign., kali-i., merc., nat-m., nit-ac., zinc.

Schlaf, im:
Cocc., graph., lyc., m-artif; nat-m., phos., spong., verat.

Schmerzen, bei:
1) Ars. − 2) Caust., nat-c.

Schnellgehen, bei: Staph.

Schreck, nach: Sil.

Seitenlage, in der: Bar-c., kali-c., phos., puls.

Sitzen, im:
1) Graph. − 2) Caust.

Sprechen, von: Alum., ambr., plat.

Stubensitzen, von: Ars.

Traum, im (angstvolle Träume):

1) Acon., anac., ant-t., bell., calc., caust., chin., kali-c., lyc., nat-m., nit-ac., nux-v., sil., sulph.

2) Am-c., am-m., arn., carb-v., cocc., hep., mag-c., merc., nat-c., op., phos., sep., spig., spong., verat.

3) Ant-t., bar-c., cann-s., euph., jod., kreos., lact., mang., mez., mur-ac., puls., rheum., staph., teucr., thuj., valer., zinc.

4) Agar., alum., ambr., ang., ant-c., arg-m., ars., bism., bruc., bry., canth., carb-an., cina., clem., coloc., crot-t., dros., hell., hyos., kali-chl., kali-i., kali-n., laur., lob., m-artif., mang., petr., ph-ac., plb., rhod., rhus-t., stann., sul-ac., tab., valer.

Zimmer, im: Bry., mag-m.

ÄNGSTLICHKEIT und ANGST, BESSER:

Abends:

Mag-c., zinc.

Erbrechen, nach: Hell.

Freien, im: Bry., graph., laur., mag-m.

Nasenbluten, nach: Kali-chl.

Sitzen, im: Jod.

Stehen, im: Phos.

Weinen, nach:

1) Tab. − 2) Dig., graph.

ÄNGSTLICHKEIT und ANGST, NEBENLEIDEN:

Armkribbeln: Nat-m.

Atembeschwerden:

1) Ars., hep., rhus-t., sil.

2) Acon., ambr., am-c., anac., bor., calc., carb-v., cocc., jod., lact., lyc., nit-ac., nux-v., seneg., spig.

Aufstoßen bitteren Geschmacks: Am-m., phos.

Augenstarrheit: Am-c.

Augentränen: Arg-n.

Augenverdunkelung: Arg-n., staph.

Bauchschmerz:
1) Ars., aur., cupr-a.
2) Aeth., alum., am-m., ant-t., bor., bov., kali-chl., sep.

Beinezittern: Bor., rhus-t., sars.

Beinezucken: Hep.

Blähungsgetöse: Bor.

Blutwallung: Bar-c., bry.

Brecherlichkeit, Übelkeit:
1) Calc.
2) Alum., am-m., ars., nit-ac., nux-v., puls., tab.

Brechwürgen: Bar-m.

Brustschmerzen: Rhus-t.

Durst: Cupr-ac.

Erbrechen: Cupr-ac., vip.

Fingerzucken: Puls.

Fußkälte: Graph.

Fußschwere: Ign.

Geräuschempfindlichkeit: Caps.

Gesichtsblässe: Puls.

Gesichtshitze:
1) Acon. − 2) Arg-n., bell., carb-v., graph., merc.

Gesichtsröte: Acon., sep.

Gesichtsschweiß: Ars., cic., mur-ac., nat-c.

Gliederreißen: Ars., bell.

Gliederschwere: Mag-c.

Gliederzittern:
1) Cham., lach., nat-c.
2) Ars., carb-v., coff., puls.
3) Aur., calc., caust., croc., cupr., graph., lach., mag-c., mosch., phos., rhus-t., sars., sep.

Halstrockenheit: Rhus-t.

Handhitze: Carb-v.

Handkälte: Graph., puls.

Händeschweiß: Cham., merc.

Händezittern: Am-c., cic., plat., puls.

Herzdrücken, Herzweh: Bar-c., carb-v., cham., cic., nit-ac., spong.

Herzgrubenschmerz: Calc., carb-v., cham., cic., ferr-m., merc.

Herzgrubenschweiß: Kali-n.

Herzklopfen:
1) Acon., dig., puls., spig.
2) Aur., cham., lyc., nat-m., ruta.
3) Calc., caust., nat-c., nit-ac., olnd., phos., plat., sulph., zinc.
4) Alum., am-c., ant-t., ars., bor., cann-s., carb-v., ferr., ign., kali-c., lach., mosch., nux-v., plb., sars., sep., sil., verat., viol-o., viol-t.

Hitze:
1) Alum., ars., bry., calc., mag-c.
2) Arn., carb-an., chin., dros., grat., hep., mag-m., nat-m., nux-v., ph-ac., plat., puls., ruta, sep., spong.

Hypochonderschmerz: Kali-chl.

Kälte: Cupr-ac., nit-ac.

Kopfbetäubung: Alum., bov., caust., sil.

Kopfkongestionen:
1) Acon., carb-v., mag-c., phos., puls.
2) Laur., sulph.

Kopfeingenommenheit: Alum., bov.

Kopfhitze:
1) Mag-c., phos. − 2) Carb-v., laur., sulph.

Kopfschmerz: Acon., alum., bell., bov., calc., carb-v., caust., graph., laur., mag-c., phos., puls., ruta, sulph.

Kopfschweiß: Ars., carb-v., nux-v., phos., sep.

Krämpfe: Cocc.

Kreuzweh: Rhus-t.

Luftscheu, Empfindlichkeit gegen Zugluft: Graph.

Magenschmerz: Bar-m., calc., carb-v., cham., ferr., graph., merc.

Mundbitterkeit: Am-c., bell.

Niederliegen: Carb-v.

Ohnmacht: Ars., cic., ign., mag-m., nit-ac., op., ran-b.

Ohrgeräusch: Puls.

Ohrempfindlichkeit gegen Geräusch: Caps.

Rückenschweiß: Rhus-t.

Schauder: Carb-v.

Schläfrigkeit: Ars., bor., led., nux-v., rhus-t.

Schlaflosigkeit:
1) Ars., bell., cham., coff., graph., hep., hyos., merc.
2) Carb-an., caust., cocc., ferr., mag-c., sep., sil.
3) Acon., agar., arn., bar-c., bry., carb-v., chin., chinin., con., cupr., kali-c., laur., m-arct., nat-c., nat-m., nit-ac., ran-b., ran-s., sabin., sulph., thuj., verat.

Schwäche, Mattigkeit, Abspannung:
1) Am-c., aur.
2) Acon., agn., alum., ang., ars., bor., calc., carb-an., carb-v., caust., cic., ign., kali-n., mag-c., phos., rhus-t., sil., verat.

Schweiß:
1) Merc., nat-c.
2) Am-c., ars., bar-c., bell., calc., cann-s., caust., graph., kali-n., mag-c., nat-m., nux-v., rhus-t., staph.

Schwindel: Bar-m., seneg., sil., verat.

Sprachlosigkeit: Ign.

Übelkeit s. *Brecherlichkeit*

Zugluftempfindlichkeit: Graph.

ÄRGERLICHKEIT, ÜBERHAUPT:
1) Ars., bry., caust., cham., merc., nat-m., nux-v., staph., sulph.
2) Acon., aur., carb-v., con., graph., hep., ign., nat-c., nit-ac., petr., phos., puls., sep., sil.
3) Arn., calc., chin., cocc., croc., ip., kali-c., lyc., m-aust., ran-b., verat., zinc.

4) Aeth., agar., agn., alum., ambr., am-c., am-m., anac., ant-c., ant-t., bar-c., bell., bor., bov., cann-s., canth., caps., carb-an., coff., coloc., cycl., daph., dros., hell., hydr., jod., kali-chl., kali-n., kreos., lach., laur., led., m-artif., m-arct., mag-c., mag-m., mang., mez., mosch., mur-ac., olnd., op., par., ph-ac., plat., rat., rhus-t., ruta, sabad., sabin., sars.,seneg., spig., spong., squill., stann., stram., stront., sul-ac., teucr., thuj., verb.

Aufbrausende, mit Auffahren, Heftigkeit etc.:

1) Carb-v., caust., hep., nat-m., nux-v., sulph.

2) Bry., lyc., m-aust., sep.

3) Bar., croc., ign., kali-c., lyc., petr., stann.

4) Anac., bell., bor., cann-s., graph., kali-chl., lach., led., mez., mosch., phos., ph-ac., plat., seneg.

Empfindliche, übelnehmende:

1) Acon., calc., carb-v., caust.

2) Ars., cocc., plat., sep.

3) Chin., cycl., dros., kali-n., nat-c., ran-b., sars., spig., stann., sulph., thuj.

Erboste:

1) Chin., sulph.

2) Ambr., ars., canth., carb-an., croc., cycl., ip., kali-c., m-artif., mosch., nat-m., petr., plat., ran-b.

Gedanken in, innerliche:

Calc., coff., con., ign., lach., lyc., phos., ran-b., sars., sulph.

Mißlaunige, mürrische:

1) Agar., arn., bor., bov., cocc., con., kali-c., laur., m-aust., mag-c., merc., nat-c., petr., sabad., stann., sulph.

2) Aeth., am-c., am-m., anac., ant-c., ant-t., bell., carb-an., caust., chin., coloc., cycl., graph., hep., ign., lach., mag-m., mez., mur-ac., nat-m., olnd., par., ph-ac., ruta, sep., staph., stront., sul-ac., thuj.

Reizbare, leicht erregbare:

1) Ars., bry., carb-v., caust., con., nat-m., nit-ac., phos., staph., sulph.

2) Am-m., arn., bell., calc., cham., chin., cocc., hep., ign., ip., kali-c., laur., lyc., m-artif., nat-c., petr., plat., puls., spig.

3) Am-c., bar-c., cann-s., coloc., croc., cycl., graph., hell., hydr., jod., m-arct., mag-c., mang., merc., mez., mur-ac., par., ph-ac., ran-b., sabad., sep., sil., squil., stann., teucr., verat., zinc.

stille Ärgerlichkeit s. unter: *Gedanken*

Ungeduldige: Coloc., kali-c., rhus-t., staph., sulph.

Wegwerfen, machend, was man hält:
1) Staph. − 2) Coff.

Weinerliche:

1) Bell., cocc., puls.

2) Ambr., caust., coff., m-aust., nux-v., petr., sabin., spong., staph.

Zänkische:

1) Cham., nux-v.

2) Arn., croc., ign., ran-b.

3) Acon., alum., ambr., chin., kali-chl., nat-m., nit-ac., petr., ruta, sil., spong., sulph.

Zornige, wütende:

1) Aur., bry., carb-v., cham., nux-v., sulph.

2) Am-c., arn., ars., caps., chin., croc., graph., ip., kali-c., m-artif., m-aust., nat-c., nat-m., nit-ac., petr., phos., sep., sil., zinc.

3) Acon., ambr., anac., bell., calc., cann-s., canth., carb-an., caust., con., cycl., hell., ign., jod., lach., led., lyc., mang., merc., mez., mur-ac., olnd., op., ran-b., ruta, sabad., seneg., spig., stann., stront., sul-ac., verat.

ÄRGERLICHKEIT, MODALITÄTEN:

Abends:
1) Calc., croc.
2) Am-c., ant-t., bov., canth., kali-c., nat-m., sil.

Arbeiten, beim: Berb.,

Erkältung, nach: Calc.

Erwachen, beim: Bell., Carb-an., cast., caust., cham., lyc.,
petr., rhus-t., sul-ac.

Freien, im: Aeth.
Früh:
1) Calc., petr.
2) Am-m., bov., canth., carb-an., cast., kali-c., mang.,
staph., sul-ac.

Früh im Bett: Canth., carb-an., cast., kali-c., petr., sul-ac.

Mittags: Am-m.

Nachmittags: Bov., canth., kali-c.

Nachts: Graph., lyc., rhus-t.

Vormittags: Nat-c., phos.

Morgens s. *Früh*

Regel, vor der: Sep.

Regel, während der: Am-c., cast., zinc.

Schlaf, im: Cast.

Schmerzen, bei den: Canth., op.

Sprechenhören, von: Mang., rhus-t.

Stuhlgang, vor dem: Calc.

Tadel, von: Ign.

Traum, im:
1) Chin. − 2) Bry., caust., cham., nat-m., nit-ac.
3) Acon., alum., ars., con., hep., m-artif., m-arct., nat-c., petr., phos., ph-ac., sep.
4) Agar., ambr., asar., bor., bov., dros., kali-chl., kali-n., m-aust., mang., mur-ac., op., phel., puls., rat., ruta, sars., spong., sul-ac., zinc.

Widerspruch, von:
1) Ign. − 2) Lyc.
Zimmer, im: Anac.

ÄRGERLICHKEIT, BESSER:
Abends:
Nat-s., verb.
Essen, nach: Am-m.
Freien, im: Anac.

ÄRGERLICHKEIT, NEBENLEIDEN:
Appetitlosigkeit: Phos.
Atembeengung: Cham.
Atmen, schnell: Verat.
Augen empfindlich gegen Licht, Lichtscheu: M-aust.
Augenverdunkelung: Sep.
Augenstern unbeweglich: Cham.
Brecherlichkeit: Phos.
Frostigkeit: Caust.
Gesichtshitze: Phos.
Gesichtsröte: Spig.
Gliederzittern: M-aust., sep.
Handkälte: Phos.
Händezittern: Sep.
Herzklopfen: Sep., verat.
Hitze: Caust., phos.
Kopfbefangenheit: Bov., daph.
Kopfschmerz: 1) Bry. − 2) Mang., zinc.
Magendrücken: Phos.
Niederliegen: Calc.
Ohrempfindlichkeit gegen Geräusch: Kali-c.
Schlaflosigkeit: Calc.
Schwäche, Mattigkeit: Nat-m.
Schwindel: Calc.
Speichelauswurf: Kali-c.

Sprache hastig: Hep.

Stirnrunzeln: Mang.

Übelkeit: Phos.

Unbesinnlichkeit: Daph.

Zähneknirschen: Kali-c.

Zittern: M-aust., sep.

AHNUNGEN, HELLSEHEN:
1) Acon., phos. − 2) M-arct., stann.

ALBERNHEIT (s. auch *Lustigkeit, läppisches Wesen*):
1) Croc. ign. − 2) Carb-v.
3) Acon., anac., carb-an., nux-m., par., seneg.

ALLEIN UNGERN s. *Einsamkeitsscheu*

ALLEINSEINWOLLEN, s. *Einsamkeitsliebe.*

ANFASSENWOLLEN, alles: Bell.

ANGEGRIFFENHEIT des Gemütes:
1) Lach., nat-m., nux-v.
2) Cann-s., con., dig., graph., hep., jod., laur., led., lyc., merc., nat-c., nit-ac., petr., plat., sars., sel., seneg., sep., spong., stann., sulph., sul-ac., teucr., zinc.

ANGST, s. *Ängstlichkeit* und *Angst.*

ANMASSUNG: Gran., lyc.

ANREDEN, leblose Dinge: Stram.

ANSTOSSEN an alles: Hyos.

ANTWORTEN, verkehrte: Nux-v.

ARBEITSDRANG: Dig., m-arct., verat.

ARBEITSSCHEU, Unlust zur Arbeit (s. auch *Trägheit*):
1) Alum., bell., chin., con., graph., ign., lach., nit-ac., nux-v., phos., zinc.
2) Agar., am-c., anac., arn., calc., caust., cham., chinin, ip., laur., nat-m., sars., sep.
3) Ars., bar-c., bor., calc-p., clem., cocc., coff., colch., croc., cupr., dig., dros., hyos., jod., kali-c., mez., mur-ac., nat-c., olnd., par., petr., plb., puls., ran-b., ran-s.,

rhod., rhus-t., sabad., sec., sil., spong., squil., staph., sulph., tab., teucr., verb., viol-t.

4) Asaf., asar., berb., crot-h., crot-t., cycl., lact., m-artif., m-aust., meny., tarax., ther.

ARBEITSUNFÄHIGKEIT, s. *Denkunfähigkeit.*

ARGWOHN, Mißtrauen:
1) Bell., lach. − 2) Hell., hyos., puls.
3) Cham., dros., lyc., merc. − 4) Bar-c., op., ruta.

AUFBRAUSEN, Auffahren, s. *Heftigkeit.*

AUFFRESSEN, Befürchtung, als wolle man ihn, s. *Befürchtungen.*

AUFGEBRACHTHEIT, s. *Zorn.*

AUFGEREGTHEIT des GEMÜTES, ÜBERHAUPT:
1) Acon., asar., coff., nux-v., teucr., valer.
2) Ambr., bruc., chin., chinin, hyos., lach., petr., stram.
3) Anac., ang., arn., asaf., bell., cic., crot-h., cupr., cycl., hydr-ac., jod., kreos., meph., nat-c., nat-m., ph-ac., sabad., sulph., sul-ac., zinc.
4) Ant-c., aur., bor., calc., carb-an., carb-v., laur., lyc., m-aust., merc., mez., phos., ran-b., ran-s., rhus-t., sep., sil., spig., staph.

AUFGEREGTHEIT des GEMÜTES, MODALITÄTEN:
Abends:
1) Bruc., lach., zinc. − 2) Anac.
Abends im Bett:
1) Ang., merc., nat-m., nit-ac., nux-v., puls., sep., spig., sulph. zinc.
2) Ant-c., arn., aur., bor., calc., carb-an., carb-v., lach., laur., lyc., m-aust., mez., nat-m., phos., ran-b., ran-s., rhus-t., sil., staph., sul-ac.
Gehen im Freien, von: Alum.
Nachmittags: Ang.

Nachts:
1) Coff., lach. − 2) Calc., lyc., sep., zinc.
3) Berb., carb-an., laur., mez., mosch.

AUFGEREGTHEIT des GEMÜTES, NEBENLEIDEN:
Angegriffenheit: Ambr., jod.
Augenstarrheit: Alum., chin.
Beben im Körper: Petr.
Brustkongestion: Asaf.
Gliederbeweglichkeit: Chin., coff., stram.
Gliedereinschlafen: Nat-m.
Gliedererschlaffung: Lach.
Gliederspannen: Ang.
Kopfeingenommenheit: Ang.
Kopfhitze: Meph.
Zittern:
1) Teucr., valer.
2) Bruc., petr.

AUFGEREGTHEIT des GEISTES, der PHANTASIE, ÜBERHAUPT:
1) Calc., chin., graph., nux-v., puls., sulph.
2) Lyc., sep.
3) Alum., anac., ang., bry., coff., kali-c., lach., m-arct., olnd., op., sil., spong.
4) Agar., ambr., ars., bor., canth., caust., cocc., coloc., con., hep., hyos., kali-n., phos., ph-ac., plat., rhus-t., sabad., staph., verb., viol-o., viol-t., zinc.

AUFGEREGTHEIT des GEISTES, der PHANTASIE, MODALITÄTEN:
Abends: Anac., chin., phos.
Abends im Bett:
1) Calc., chin., nux-v., puls., sil., sulph.
2) Bry., kali-c., lyc.
3) Agar., caust., cocc., graph., rhus-t., sabad., staph., viol-t.

Alleinsein beim: Ars.

Arbeiten beim: Ang., mur-ac., olnd.

Früh:
1) Nux-v. − 2) Canth., chin., con.

Gehen im Freien bei: Ant-c., sulph.

Geschäftlosigkeit bei: Sulph.

Nachmittags: Anac., ang.

Lesen beim: Coff., ph-ac.

Nachts:
1) Calc., chin., nux-v., puls.
2) Plat., sep.
3) Bry., graph., kali-c., lach., m-arct., op., sil., sulph.
4) Agar., bor., con., hep., hyos., kali-n., ph-ac., spong., zinc.

Nacht und Tag: Ambr., Caust.

AUFGEREGTHEIT des GEISTES, BESSER:

Freien, im: Coff.

AUFGEREGTHEIT des GEISTES, NEBENLEIDEN:

Blutwallung: Graph.

Brustkongestion: Asaf.

Herzweichlichkeit: Ambr.

Hitze: Bry.

Schlaflosigkeit:
1) Chin., nux-v., puls., sep. − 2) graph., lyc., sil.
3) Agar., bor., bry., calc., caust., cocc., coloc., hep., kali-c., kali-n., plat., sabad., staph., sulph., viol-t.

AUGENZUKNEIFEN, närrisches, auf Befragen: Sep.

AUSDRÜCKE MANGELND:

1) Thuj. − 2) Con., crot-h., kali-c., lyc., nux-v., puls.

AUSGELASSENHEIT (s. auch *Lustigkeit*):

1. Bell.
2) Am-c., cast., caust., chinin., croc., jod., petr., phel., ph-ac., plat., stram., verat.

AUSSERSICHSEIN:
1) Acon., coff. − 2) Cham., nux-v., puls.
3) Dros., graph.
4) Chin., ign., kali-c, lyc., phos., ph-ac., sil., stram., verat.

B

BANGIGKEIT, s. *Ängstlichkeit,* bängliche, bange.
BÄNGLICHKEIT, s. ebendas.
BEÄNGSTIGUNG, s. ebendas.
BEDENKLICHKEIT, Besorglichkeit (Vergl. *Befürchtung* und *Unentschlossenheit.*):
1) Bar-c., bry., m-arct.
2) Am-c., ars., aur., caust., chel., chin., cic., coff., dros., euph., graph., ip., lach., lact., led., m-arct., mang., nux-v.
BEFEHLSHABEREI: Arn., cupr., lyc.
BEFÜRCHTUNGEN, ÜBERHAUPT (vgl. *Furcht* und Sorge):
1) Calc. − 2) Bell., bry., cocc., hyos.
3) Acon., coff.
4) Am-c., bar-c., caust., dig., graph., hell., kali-h., nux-v., sul-ac., tab.
5) Agar., agn., anac., ant-t., arn., carb-an., carb-v., clem., colch., con., cupr., dros., hep., hydr-ac., ign., ip., lach., lact., laur., mag-c., mang., meny., merc., mur-ac., nat-m., phos., puls., rhus-t., sabin., spong., verat.
BÖSES AHNENDE, Unglück besorgende:
1) Calc.
2) Alum., anac., caust., graph., meny., merc., nux-v., phos., tab.
3) Agar., am-c., bar-c., cast., cic., clem., colch., dig., dros., hell., hydr., ip., kali-i., lach., laur., mag-c., mang., mur-ac., nat-m., rhus-t., sab., spong. verat.

Geschäfte, wegen seiner:
1) Bar-c., puls. − 2) Nat-m. − 3) Nat-c., spig.
4) Anac., arn., ars., caust., chel., dros., graph., kali-n.,
mang., op., ph-ac., stann., thuj.

Gesundheit, wegen seiner:
1) Acon., bry., calc.
2) Alum., am-c., arn., bell., canth., cupr., hyos., ign., kali-c.

Seinen, für die: Ars., hep., rhus-t.

Unglück s. *Unglücksbefürchtung*

Zukunft, für die:
1) Bry. − 2) Bar-c., nat-m., puls.
3) Dig., kali-c., nat-c., spig.
4) Anac., ant-t., caust., chel., cic., con., dros., dulc., mang.
5) Arn., ars., graph., kali-n., op., ph-ac., stann., thuj.

BEFÜRCHTUNGEN, MODALITÄTEN:

Abends: Alum., dig., hep., kali-n., kali-j., nat-m.

Abends im Bett: Ars., graph.

Alleinsein, beim: Hep.

Erwachen, beim: Lyc., nux-v., puls.

Essen, nach dem: Lach.

Einschlafen, beim: Rhus-t.

Fahren, im: Lach.

Freien, im: Anac., hep.

Gehen im Freien, beim: Anac.

Morgens: Lyc., nux-v.

Musikanhören, von: Dig.

Nachmittags: 1) Nux-v., tabac., − 2) Am-c., carb-v.

Nachts: Arn., calc., dulc., lach.

Nachts im Bett: Ars., graph.

Schreck, nach: Nat-m.

Vormittags: Am-c.

BEFÜRCHTUNGEN, BESSER:

Abends: Mag-c.

Weinen, nach: Dig., tab.

BEFÜRCHTUNGEN, NEBENLEIDEN:
Brustkongestion: Anac.
Frostigkeit: Ars.
Gliederkälte, Hände und Füße: Graph.
Hitze: Graph.
Kälte: Am-c., ars.
Schlaflosigkeit: Graph.
Schwäche, Mattigkeit: Ars.

BEGREIFEN schwierig, s. *Fassungskraft* vermindert.

BEISSEN, Beißlust:
    1) Bell., stram.
    2) Cupr., sec., verat.

BEKLOMMENHEIT:
    1) Carb-v. − 2) Jod., laur., tab.

BELEIDIGT, s. *Übelnehmen* und *Empfindlichkeit*
BELEIDIGTE Stimmung: Merc.
BELLEN: Bell., canth.
BESESSENHEIT, Zustand wie: Anac., hyos.
BESINNUNGSLOSIGKEIT, s. *Betäubung.*
BETASTEN wollen, alles: Bell.
BETÄUBUNG, Besinnungslosigkeit:
    1) Arn., bell., hyos., lach., laur., nux-v., op., ph-ac., verat.
    2) Acon., calc., dulc., led., merc., olnd., rhus-t., stann., sulf., verb.
    3) Agar., ars., asaf., cina., euph., hell., mosch., sabad., sabin., staph., tarax.
    4) Ant-t., bov., caps., carb-an., caust., chin., cic., cycl., m-art., mag-c., mang., meny., mez., nat-m., nux-m., phos., plb., rheum., ruta, seneg., sul-ac., thuj., valer., zinc.

BETEN, irres:
    1) Aur., bell., puls. − 2) Stram., verat.

BETRÜBNIS, s. *Traurigkeit.*

BETT, als wolle ein anderer sich hineinlegen: Nux-v.

als **liege ein anderer neben ihm:** Petr.

als **werde es aufgehoben:** Canth.

als **klappere es darunter:** Calc., canth.

als **werde ein Laut darunter gehört:** Bell.

als **seien Mäuse darin:** Colch.

als **sei es von Teufeln umgeben:** Op.

als **träte jemand heran:** Carb-v.

als **treibe ihn etwas heraus:** Rhus-t.

als **krieche Ungeziefer oder Gewürm darauf herum:** Ars.

als **habe man es ihm verkauft:** Nux-v.

BETTSTROH umherreißen: Merc.

BEWEGEN, als sehe man die Dinge sich: Phos.

BEWEGUNGEN der **HÄNDE,** wie zum Spinnen: Stram.

BEWUSSTLOSIGKEIT (s. auch *BETÄUBUNG*)

1) Arn., bell., hyos., nux-v., op., stram.

2) Camph., plat., rhus-t., verat.

3) Ant-t., ph-ac.

4) Alum., canth., laur., mag-m., nit-ac.

BIENEN sehen: Puls.

BILDER, VIELE, vor der Phantasie:

1) Bell., graph., stram., sulf.

2) Cham., hyos., op., sep., sil., spong.

3) Alum., ambr., arn., calc., graph., lact., lyc., nat-m., nux-m., olnd., plat., rhod., verb.

BITTEN: Ars., stram.

BITTERKEIT des Gemüts, s. *Erbitterung.*

BLINDHEIT vorgeben: Verat.

BLÖDIGKEIT, s. *Schüchternheit.*

BLÖDSINN:

1) Bell., hell., hyos., lach., op., sulf.

2) Anac., nux-m., sep., stram.

3) Alum., arg-n., calc., olnd., sec., staph.

4) Agar., ant-c., ars., croc., nat-c., nat-m., ph-ac., plb., puls.

BOSHEIT, Tücke etc.:

1) Anac., bell., hyos., lach., nux-v., stram.

2) Canth., carb-an., chin., mosch., nat-m., petr.

3) Agar., bar-c., cann-s., caps., cocc., coloc., con., croc., cupr., hep., lyc., merc., nat-c., op., plat., sec., stront., verat., zinc.

BRANDSCHADEN befürchtend: Bell.

BRATEN, befürchtet, man wolle ihn: Stram.

BRAUNFLECKIG, glaubt seinen Körper: Bell.

BRÜLLEN: Canth.

BRUMMEN hören um sich her: Mag-m.

D

DASITZEN, stilles: Cham., puls.

DELIRIEN, ÜBERHAUPT:

1) Bell., bry., hyos., op., stram., rhus-t., sulf.

2) Acon., ars., cham., chin., cupr., lach., nux-v., phos., sec., verat.

3) Arn., aur., calc., canth., cic., cina., coloc., dulc., ign., kali-c., lyc., puls., sabin., spong.

4) Ant-c., camph., carb-v., chinin., con., jod., nux-m., plb., rhod.

ängstliche, schreckhafte:

1) Bell., op., stram.

2) Acon., hyos., sil.

3) Anac., hep., phos., verat.

bilderreiche:

1) Bell., stram., sulf.

2) Cham., hyos., op., sep., sil., spong.

3) Alum., ambr., calc., graph., lyc., nat-m., nux-m., plat., rhod.

furchtsame, schreckhafte:
1) Bell., op., stram.
2) Calc., coloc., nux-v., puls., sil.
3) Carb-v., caust., chin., hep., lyc., merc., nit-ac., rhod., sulph.

geschwätzige:
1) Bell., stram., verat. − 2) Rhus-t. − 3) Lach., op.

heitere, lachende, lustige:
1) Bell. − 2) Acon., op., sulph., verat.

murmelnde:
1) Bell., hyos., stram. − 2) Crot-h., nux-v.

traurige:
Acon., bell., dulc., lyc., puls.

wütende:
1) Bell., op. − 2) Acon., bry., coloc.
3) Plb., verat.

DELIRIEN, MODALITÄTEN:

Abends: Bry., lach., lyc., sulf.

Abends im Bett:
1) Calc., graph.
2) Alum., ambr., camph., carb-an., carb-v., chin., ign., merc., nat-c., nit-ac., nux-v., ph-ac., rhus-t., sulph.

Augenschließen, beim:
1) Bell., bry., graph.
2) Calc., camph., led., sulph.

Dunkeln, im: Carb-v.

Einschlafen, beim:
1) Bell., bry.
2) Calc., spong.
3) Camph., chin., guaj., ign., merc., phos., ph-ac., sulf.

Erwachen, beim: Aur., carb-v., colch., dulc., merc., nat-c., par.

morgens: Ambr., bry., con., dulc., hell., hep., nat-c.

Morgens im Bett: Ambr., dulc., hell., hep., nat-c.

Nachts:
   1) Acon., bry., puls.
   2) Arn., coloc., sec.
   3) Aeth., bell., canth., carb-v., dulc., nux-v., plb.
   4) Aur., cham., con., dig., kali-c., merc., nit-ac., op., sulph.
Schmerzen, bei: Dulc., verat.
Sitzen, im: Ph-ac.

DELIRIEN, BESSER:
   Windeabgang, nach: Calc.

DELIRIEN, NEBENLEIDEN:
   Augen offen: Cham., coff., coloc., verat.
   Augengeschwulst: Plb.
   Bauchgeschwulst: Plb.
   Erbrechen: Sec., vip.
   Flechsenspringen: Jod.
   Flockenlesen: Hyos., rhus-t.
   Gesichtsröte: Aur., cham., plb.
   Herumwerfen: Cham., cina., hell.
   Hitze: ph-ac.
   Kälte: Verat.
   Kopfeingenommenheit: Ph-ac.
   Lendengeschwulst: Plb.
   Lichtsucht: Calc.
   Mund voll Schleim: Plb.
   Schlaflosigkeit: Op., vip-red.
   Schlafsucht:
      1) Acon., bry., puls., 2) Arn., coloc.
      3) Ant-c., camph., sec.
   Schwäche, Mattigkeit: Sec.
   Schwindel: Sec.
   Sehnenzucken, Flechsenspringen: Jod.
   Übelkeit: Ph-ac.

DEGEN kreuzweise zusammenlegen: Merc.

DENKEN schwierige, schwache Denkkraft (Vgl. *Geistesabstumpfung.*):
1) Alum., calc., hell., hyos., nat-m., nux-v., olnd., op., staph.
2) Bell., lach., lyc., nat-c., ph-ac., sep., stram., thuj.
3) Am-c., aur., carb-v., nux-m., rhus-t., sil., sulf.
4) Ambr., arg-n., caust., con., cycl., ign., merc., nit-ac., petr., verat.

DEPRESSION s. *Melancholie* und *Traurigkeit*

DIEBE sehen: Ars., merc., sil.

  Traum, im:
1) Cast., merc., nat-c., sil.
2) Alum., aur., bell., kali-c., mag-c., mag-m., petr., phos., verat., zinc.

DIEBESFURCHT, Furcht vor Dieben:
1) Ars., lach.
2) Con., ign., merc., nat-m., sil., zinc.

DRACHEN sehen: Op.

DREISTIGKEIT:
1) Ign., op. − 2) Acon., m-arct.
3) Agar., alum., bov., merc., sulf.

DUMMHEIT (Vgl. *Stumpfsinnigkeit* und *Geistesschwäche*): Ambr., cupr., hep., hydr., hyos., mag-m., merc., nux-m., op., puls., rhus-t., sec., tab.

DUNKELHEIT fürchtend: Calc.

DURCHSICHTIG seinen Körper glaubend: Bell.

DÜSTERES Gemüt, finstere Laune:
1) Cocc., nux-v.
2) Anac., caust., cham., chin., dig., graph., jod., meny., petr., rheum., rhod., sulph., sul-ac., tarax., zinc.

E

EIFERSUCHT:
1) Hyos. − 2) Lach. − 3) Camph., nux-v., puls.

EIGENLIEBE, empfindliche (Vgl. *Empfindlichkeit* und *Übelnehmen):*
1) Acon., caust., puls.
2) Anac., ars., bov., calc., camph., cocc., dros., lyc., phos., spig.
3) Aur., carb-an., cina., coloc., cycl., nat-m., nux-v., ran-b., sars., sil., sulph.

EIGENSINN:
1) Calc., ign., lyc., nux-v.
2) Am-c., arn., bell., nit-ac., sulf.
3) Acon., alum., caps., dros., kali-c., sil.
4) Anac., canth., carb-an., caust., chin., dig., ferr., guaj., hep., kreos., phos., ph-ac., sep., spong., thuj., viol-t.

Abends: Ign.
Kind, bei:
1) Bell. − 2) Am-c., lyc. sec. sil.

EINBILDUNGEN, fixe Ideen usw. (vgl. *fixe Ideen*):
1) Aur., cic., ign.
2) Anac., bell., cupr., hyos., lach., sil., stram., sulf., verat.
3) Cham., chin., cocc., con., croc., dros., jod., mag-c., plat., rhus-t.

EINGEFALLEN, wähnt seinen Leib eingefallen: Sabad.

EINSAMKEITSLIEBE, allein sein wollen:
1) Bell., ign.
2) Aur., calc., chin., cic., cupr., nux-v.
3) Carb-an., con., cycl., dig., graph., kali-c., lach., led., lyc., m-aust., mag-m., meny., rhus-t., sep.

EINSAMKEITSSCHEU:
1) Stram.
2) Ars., bism., bov., calc., con., lyc., mez., phos.

EINSILBIGKEIT, s. *Redescheu.*

EINTRETEN, wähnt jemand in's Zimmer eintreten zu hören: Con.

EMPFINDLICHKEIT, empfindliche Reizbarkeit (vgl. *Reizbarkeit* und *Eigenliebe*):
1) Acon., carb-v., caust., lyc.
2) Arn., ars., cocc., kali-c., mez., puls., sep.
3) Alum., anac., ang., bell., bov., calc., camph., canth., cham., cina., dros., jod., kali-n., lach., mag-c., nat-c., nux-v., phos., plat., sars., seneg., spig., stann., staph., viol-t.

EMPFINDLICHKEIT durch Überreizung s. *Überreiztheit*

EMPFINDSAMKEIT:
1) Ign. − 2) Ant-c., coff., nux-v.
3) Calc., calc-p.
4) Ars., canth., con., crot-h., kreos., lach., lyc., phos., plat., puls.

EMPFINDUNGSLOSIGKEIT, s. *Gefühllosigkeit.*

ENTBLÖSST sich, macht sich nackt: Hyos., phos.

ENTFLIEHEN wollen, Sucht zu entfliehen:
1) Bell., bry.
2) Acon., coloc., nux-v., puls., stram.
3) Cupr., dig., hyos., lach., verat.

ENTSCHLUSSLOS s. *Unentschlossenheit*

ERDE, aus der, **Gestalten, die hervortreten: Stram.**

ERHÄNGTE sehen: Ars.

ERHÄNGT werden, Einbildung im **Traum: Am-m.**

ERMORDET werden, als solle er, **Furcht:** Op., phos., stram.
Traum, im: Am-m., guaj., ign., kali-h., lact., lyc., merc., zinc.

ERNSTHAFTIGKEIT: Alum., am-m., ars., aur., bell., bor., cham., chin., cina, euph., ign., led., merc., nux-m., ph-ac., spig., staph., sul-ac.

bei lächerlichen Dingen: Anac.

ERREGUNG durch Überreizung s. *Überreiztheit*

ERSÄUFEN, Wahn, als wolle man ihn, im **Traum:** Ign.

ERSCHEINUNGEN sehen; **Visionen:**

    1) Bell., hyos., op., stram.

    2) Hep., nux-v., puls., rhus-t.

    3) Carb-v., dulc., hell., kali-c., mag-m., nat-c., nit-ac., phos., sulf.

    4) Ambr., ars., calc., camph., carb-an., caust., cham., cic., dros., lach., merc., ph-ac., plat., sep., verat.

ERSCHIESSEN, als wolle man ihn, Wahn im **Traum:** Lact.

ERSTECHEN, als wolle man ihn, **Wahn:** Op.

Traum, im: Guaj.

ERSTECHEN, als solle er andere, Wahn im **Traum:** Lach.

ERTRINKEN, als solle er, Wahn im **Traum:** Alum., ign., merc., ran-b.

ERWÜRGEN, als wolle man ihn, **Wahn:** Phos.

Wahn im **Traum:** Phos., zinc.

EXALTATION, s. *Überspanntheit*.

EKSTASE, Entzückung: Lach., op.

F

FALLEN, als wolle er, **Traum:**

    1) Chin., dig.

    2) Alum., aur., bell., caps., hep., kali-c., kreos., m-arct., mag-m., merc., mez., plb., puls., sars., sep., sulph., zinc.

ins Wasser, als solle er, Traum: Am-m., dig., ferr., ign., jod.

als wollten die Gegenstände, Wahn: Hyos.

FALSCHHEIT: Cupr., lach., nux-v.

FANGEN, als wollten Soldaten ihn: Bell.

FASSUNGSKRAFT vermindert, schwach, schwieriges Begreifen:
   1) Cham., nat-c., olnd.
   2) Agn., con., hell., zinc.

FECHTER sehen: Op.

FEIERLICHES Wesen, in Reden und Handlungen: Hyos.

FEIGHEIT: Bar-c.

FEINDE, die ihn verfolgen, **Wahn:** Dros.
   Wahn im **Traum:** Con.

FELSEN sehen, in der Luft: Mag-m.

FEUER anlegen wollen: Hep.

FEUERSBRUNST sehen:
   1) Bell., calc., hep. − 2) Spong., sulf.

   Traum, im:
   Anac., m-aust., nat-m., phos., rhod., rhus-t., spig., spong.
   2) Alum., ant-t., ars., bell., calc., calc-p., clem., croc., daph., hep., kali-n., kreos., laur., mag-m., plat., stann., sulph., zinc.

FIXE IDEEN (vgl. *Einbildungen*):
   1) Ign., sil.
   2) Acon., carb-v., nux-m., puls., sulf., thuj.

   Traum, im:
   1) Ign., puls. − 2) Acon., stann.

FLEDERMÄUSE sehen, Wahn: Bell.

FLIEHSUCHT, s. *Entfliehen wollen*.

FLUCHEN, Schimpfen:
   1) Anac. − 2) Verat. − 3) Lyc.

FRATZEN sehen:
   1) Op. − 2) Ambr., calc., carb-an., caust., sulph.

FREMDHEITSGEFÜHL: Bry., par., valer., verat.
   Leuten, wie unter fremden: Bry.
   Ort, wie an fremdem: Par., verat.

FREUDELOSIGKEIT (vgl. *Traurigkeit.*):

   1) Croc.

   2) Acon., alum., am-c., cann-s., cham., coloc., dros., ip., laur., lyc., prun., tab.

FRÖHLICHKEIT, Frohsinn, s. *Heiterkeit.*

FURCHT:

   1) Bell., calc., op., puls.

   2) Am-c., ars., bar-c., chin., lach., phos., plat., sep., stram., sulph.

   3) Carb-an., con., cupr., graph., lyc., ran-b., rhus-t., verat.

   4) Acon., alum., anac., aug., bor., bry., camph., carb-v., caust., cic., cocc., coloc., crot-h., daph., dig., dros., hep., hyos., ign., kali-c., m-arct., mur-ac., nat-c., nat-m., nit-ac., rhod., sec., sil., spig., staph., valer., zinc.

FURCHT:

Ansteckung, vor: Bor., calc., lach.

Aufgefressenwerden, vor: Stram.

Bett, vor dem: Cann-s., caust., lyc., merc., nat-c.

Cholera, vor der: Lach.

Dieben, vor:

   1) Ars. − 2) Lach.

   3) Con., ign., merc., nat-m., sil., zinc.

   4) Alum., aur., bell., mag-c., nat-c., phos., verat.

Dunkelheit, vor:

   1) Puls. − 2) Calc., lyc., valer.

Einsamkeit, vor:

   1) Ars., lyc., − 2) Con., chos., − 3) Kali-c., ran-b.

Ermordet werden: Op., phos., stram.

Gespenstern, vor:

   1) Ars., puls., sulf.

   2) Acon., carb-v., dros.

   3) Cocc., phos., stram., sulph., zinc.

Hunden, vor:
  1) Chin. − 2) Caust.
Krankheit, vor, Ansteckung usw.:
  1) Calc. − 2) Bor., lach.
Tieren, vor:
  1) Chin. − 2) Caust., hyos., stram.
Unglück, vor s. *Unglücksbefürchtung*
Vergiftung, vor: Hyos., rhus-t.
Verkauft zu werden: Hyos.
FURCHT, MODALITÄTEN:
Abends:
  1) puls.
  2) Caust., dros., lyc., phos.
  3) Calc., carb-an., valer.
  Abends im Bett: Calc., kali-c., merc.
  Abends in der Dämmerung: Calc.
Alleinsein, beim:
  1) Ars., lyc. − 2) Con., dros. − 3) Kali-c., ran-b.
Annäherung anderer, bei: Con., ign.
Augenschließen, beim: Caust.
Dämmerung, in der: Calc.
Dunkeln, im:
  1) Calc., puls. − 2) lyc., valer.
Einschlafen, beim: Merc., rhus-t.
Erwachen, beim:
  1) Sil., sulph.
  2) Am-c., bell., cocc., con., lyc., nat-c., nat-m., nit-ac.,
  ph-ac., zinc.
  schnellem Gehen, bei: Staph.
Geräusch, bei: Caust.
Kind, bei: Caust.
Nachmittags: Sulph.
Nachts:
  1) Ars., chin., sulph.
  2) Graph., con., lach., puls.

3) Am-c., bell., carb-v., caust., cocc., dros., hep., ip., lyc., merc., nat-c., nat-m., nit-ac., phos., ph-ac., rhus-t., sil., stann., zinc.

Schlaf, im: Ip., phos., stann.

Schnellgehen, bei: Staph.

Schreck, nach: Nat-m.

Tag und Nacht: Ars.

Traum, im:
1) Chin., graph., lyc., nux-v., phos., rhus-t.
2) Am-m., cocc., con.
3) Ars., bell., carb-v., kali-c., op., petr., puls., sars., sil., spong., sulf.
4) Alum., bar-c., calc., croc., hep., hyos., laur., mang., mur-ac., nat-c., nit-ac., ph-ac., zinc.

Zimmer, im: Valer.

FURCHT, NEBENLEIDEN:

Aufstoßen: Verat.

Gesichtsblässe: Verat.

Gesichtsgedunsenheit: Carb-v.

Gesichtsröte: Carb-v.

Herzensangst: Rhus-t.

Pulsieren im Körper: Carb-v.

Schauder: Calc., carb-an., sulph.

Schweiß: Ars.

Schwindel: Lach.

Stuhlverstopfung: Lach.

FURCHTSAMKEIT, s. die vorigen.

FÜRST, hält sich für einen: Verat.

G

GÄNSE sehen, vor der Phantasie: Hyos.
Traum, im: Zinc.

GEBÄRDEN, närrische:
1) Hyos., mosch., nux-m., sep., stram.
2) Ars., bell., cic., cupr., merc., puls., verat.

GEBURTSWEHEN, vorgeben: Verat.

GEDÄCHTNIS-ERHÖHUNG:
1) Hyos. − 2) Anac., croc. − 3) Cycl., seneg.

GEDÄCHTNISMANGEL, ÜBERHAUPT:
schwaches Gedächtnis, Vergeßlichkeit usw.:
1) Aur., hep., hyos., lach., nat-m., nux-m., op., staph., sulph.
2) Anac., ars., bell., bry., cycl., guaj., hell., ign., kreos., lyc., petr., rhus-t., sep., sil., stram., verat.
3) Alum., calc., colch., croc., graph., nit-ac., olnd., puls., spig., zinc.
4) Acon., ambr., am-c., arg-m., arn., bar-c., bor., bov., camph., carb-an., carb-v., cocc., coff., cupr., dig., kali-c., m-arct., mang., merc., mez., mosch., nat-c., phos., ph-ac., plb., rhod., sabad., sel., stann., stront., verb., viol-o.

Buchstaben für, beim Lesen: Lyc.

Eigennamen, für:
1) Sulph.
2) Anac., croc., guaj., olnd., puls., rhus-t.

Dingnamen, für:
1) Lyc. − 2) Rhus-t.

Gedachtes, für:
1) Nat-m. − 2) Cocc., colch., hyos., staph.

Gehörtes, für: Hyos., lach., mez.

Gelesenes, für: Guaj., hell., ph-ac., staph.

Geschäfte, für: Hyos., kali-c., kreos., m-artif., phos., sabin., sel., sulph.

Geschehenes, für: Graph., nat-m., sulph.

Gesprochenes, für (des Wortes im Mund):
1) Bar-c.
2) Arn., carb-an., colch., hell., hep., m-artif., merc., mez., rhod., sulph., verat.

Personen, für: Croc.

Rechtschreibung, für: Lach.

Worte, für: Bar-c., lyc.

Zeit, für die: Lach.

GEDÄCHTNISMANGEL, MODALITÄTEN:
Ärger, nach: Ign.

Erwachen, beim: Stann.

Lesen, beim: Lyc.

Morgens:
Sil., stann.

Morgens im Bett: Stann.

Nachmittags: Anac.

Schreiben, beim: Nat-m.

GEDÄCHTNISMANGEL, NEBENLEIDEN:
Kopfschmerz: Kali-c., mosch.

Schwäche: Nit-ac.

GEDANKENFLUSS langsam, schwieriges, langsames Denken (vgl. *Geistesabstumpfung*):
1) Alum., calc., lach., lyc., nat-m., nux-v.
2) Am-c., aur., petr.
3) Chin., dig., hell., hyos., nat-c., nux-m., rhus-t.
4) Carb-v., op., phos., ph-ac., ruta, thuj.
5) Acon., agar., ambr., ars., bry., caust., coff., hyos., ign., ip., lact., laur., m-arct., meny., mez., nit-ac., olnd., sel., sep., stann., sulf., verat.

GEDANKENLOSIGKEIT (vgl. *Geistesabstumpfung*):
1) Lach., ph-ac.
2) Caust., hyos., kali-c., kreos., merc., mez., nit-ac., nux-m., phos., ran-b., rhod., rhus-t., ruta, sep.

3) Agn., alum., am-c., am-m., anac., asaf., bov., cann-s., cham., cic., clem., coff., croc., cupr., guaj., hell., ign., kreos., mez., nat-c., nat-m., valer., verat.

GEDANKENMANGEL, Mangel an Ideen (vgl. *Geistesabstumpfung*):
1) Am-c., caust., lach., nat-m., ph-ac.
2) Alum., hyos., lyc., nat-c., nit-ac., olnd., rhus-t., staph., thuj., verat.
3) Aur., calc., hell., ip., nux-m., sep., sil.
4) Agn., anac., arg-n., asaf., bov., cann-s., caps., chin., clem., coff., croc., cupr., guaj., ign., jod., kreos., m-arct., meny., mez., mosch., sulph., valer.

GEDANKENSCHWÄCHE, s. *Geistesabstumpfung*.

GEDANKENSTILLSTAND, s. Gedankenvergehen.

GEDANKENUNSTETIGKEIT, unstete, schwer festzuhaltende Ideen: Acon., berb., chinin, lyc., nux-m., staph.

GEDANKENVERBINDUNG schwierig, schwer zu ordnende, schwer zu verbindende Ideen:
1) Chin., nat-c.
2) Caps., laur.
3) Am-c., asaf., bor., lact., nux-v., ph-ac., sulph., verat.

GEDANKENVERGEHEN:
1) Lach.
2) Kali-c., kreos., merc., mez., nux-m., ran-b., rhod.
3) Anac., asar., bor., bry., calc., canth., carb-an., cham., coff., cupr., hep., nit-ac., puls., ran-b., staph.

GEDANKENVERSUNKEN in s. *Tiefsinn*

GEDANKENVERWIRRUNG:
1) Chin., nat-c.
2) Am-c., ars., asaf., bor., cann-s., lact., laur., nux-v., ph-ac., sulf., verat.

GEDANKENZUDRANG:
1) Calc., chin., lyc., nux-v., op., phos., puls., sep., stram., sulph.

2) Alum., anac., ang., bry., coff., graph., kali-c., lach., m-arct., olnd.

3) Agar., ambr., ars., bor., canth., caust., cocc., coloc., con., hep., hyos., kali-n., ph-ac., plat., rhus-t., sabad., spong., staph., verb., viol-o., viol-t., zinc.

GEFÜHLLOSIGKEIT, moralische (vgl. auch *Gleichgültigkeit*.):

1) Anac., laur.

2) Bism., con., hyos., op., sabad.

GEFÜHLSTÄUSCHUNGEN:

1) Anac., stram.

2) Canth., ign., phos., sabad.

3) Ant-t., bell., mag-m., op., petr., plat., rhus-t., sulph.

GEHEN hören, Wahn: Canth., carb-v.

GEHÖRTÄUSCHUNGEN: Anac., bell., calc., canth., carb-v., cham., con., dros., mag-m., ph-ac.

GEILHEIT, geile Gedanken:

1) Bell., calc., carb-v., chin., phos., stram.

2) Canth., lach., nat-m., puls., sep.

3) Graph., majoran., mosch., stann., stram., verat.

4) Ant-c., con., ign., m-arct., nit-ac., sars., sil., zinc.

GEIST, wie los vom Körper: Anac.

GEISTER SEHEN, s. Gespenster sehen.

GEISTESABSPANNUNG, geistige Angegriffenheit, Kopfangegriffenheit:

1) Nux-v., sulph.

2) Lach., nat-c., puls., sil.

3) Aur., calc., colch., lyc., mosch., op., rhus-t., sep.

4) Bell., hyos., nat-m., ph-ac., stram. verat.

5) Acon., ambr., am-c., anac., ant-t., bry., canth., caust., cham., chin-a., cin., cocc., coloc., dig., hell., hep., ign., kali-n., laur., mag-c., merc., nux-m., phos., plat., rhus-t., spong., staph., sul-ac., valer., zinc.

GEISTESABSTUMPFUNG, ÜBERHAUPT:

Denken schwierig, langsam, unmöglich, Unfähigkeit zu geistigen Arbeiten usw.:

1) Alum., lach., lyc., nat-m., nux-v., ph-ac.

2) Am-c., calc., graph., hell., hyos., nat-c., olnd., op., puls., sil., staph., sulph.

3) Bell., sep., stram., thuj.

4) Am-m., aur., carb-v., mosch., rhus-t.

5) Acon., ambr., arg-n., asaf., caust., con., cycl., ign., laur., meny., meph., merc., nit-ac., petr., ran-b., sec., spig., verat.

GEISTESABSTUMPFUNG, MODALITÄTEN

Abends: Am-c., ign., nat-m.

Ärger, nach: Ign., lach.

Alleinsein, beim: Ph-ac.

Essen, nach dem: Rhus-t.

Frühstück, beim: Guaj.

Gehen, beim: Rhus-t.

Kopfarbeit, nach:

1) Nux-v., sil., sulph.

2) Graph., lach., lyc., nat-c., nat-m., puls.

3) Asaf., aur., berb., cham., cocc., sabad., sars., sel.

Lesen, beim: Coff., nux-m.

Mittagsschlaf, nach: Graph.

Morgens: Berb., canth., carb-v., phos.

Nachmittags: Anac., graph., nat-m., sep., sil.

Nachts: Kali-c., ran-s.

Schreiben, beim: Nux-m.

Sprechen, im: Mez.

Stehen, im: Bry., guaj.

Zwischenrede anderer, bei: Mez.

GEISTESABSTUMPFUNG, BESSER:

Abends: Sil.

Freien im: Meny.

292

Gehen im **Freien**: Bov.

GEISTESABSTUMPFUNG, NEBENLEIDEN:
Augen herausdrängen: M-arct.
Augenverdunkelung: Carb-v.
Fingerschmerz: Mosch.
Gesichtshitze: Bry.
Haut feucht: Aur.
Kälte: Aur.
Kopfkongestion: Kali-c.
Kopfeingenommenheit: Anac., carb-v., dig., kreos., lach.,
   lyc., meny., mez., nat-c.
Kopfhitze: Dig.
Kopfkälte: Ambr.
Kopfschmerz: Carb-v., kali-c., lach., lyc., m-arct., nat-c.,
   sabad.
Schläfrigkeit: Bruc., nux-m.
Schwäche, Mattigkeit usw.: Aur., dig., sel.
Schwindel: Ambr., ph-ac., rhus-t.
Übelkeit: Aur.
Zehenschmerz: Mosch.
Zittern: Aur.

GEISTESABWESENHEIT (vgl. *Zerstreutheit*):
   1) Cham.
   2) Agn., alum., am-c., anac., caust., daphn., kreos.,
   mosch., nux-m., plat., plb.
GEISTESAUFREGUNG, s. *Aufgeregtheit* des Geistes.
GEISTESSCHWÄCHE (vgl. *Geistesabstumpfung*):
   1) Aur., ign., petr.
   2) Caps., nat-c., nat-m., spong.
   3) Ambr., anac., ars., asaf., asar., bell., bry., caust., ph-
   ac., sulph., sul-ac., thuj.

GEISTESSTUMPFHEIT: s. *Geistesabstumpfung.*
GEISTESVERWIRRUNG, s. *Verstandesverwirrung.*
GEISTESZERRÜTTUNG, s. ebendas.

GEISTLOSIGKEIT: Cann-s., mosch.

GELD sehen, im Traum: Alum., cycl., mag-c., zinc.

GELDZÄHLEN, Gebärden, wie zum: Bell.

GELÜBDE, Wahn von zu erfüllendem: Verat.

GEMÜTSKÄLTE: Plat., sabad., squil.

GERÄUSCH hören, s. *Gehörtäuschungen.*

GEREIZTHEIT, s. *Reizbarkeit.*

GERIPPE sehen, Op. – (Vgl. *Leichen* sehen.)

GERÜHRTHEIT, leichte, s. *Empfindsamkeit.*

GESCHÄFTE verrichten, im **Delirium:** Bell., bry., canth., phos.

  Traum, im:

    1) Bry., lach., sil.

    2) Anac., bell., chel., cic., cina, croc., kali-c., lyc., merc., nux-v., phos., rhus-t., sars., staph.

GESCHÄFTIGKEIT, unruhige:

    1) Ign., lach., mosch.

    2) Dig., m-arct., mosch., verat.

    3) Acon., aur., bell., bry., calc., caps., hyos., ip., mag-c., nat-c., stann., sul-ac.

GESCHÄFTSSORGEN, befürchten für sein Geschäft und häusliches Auskommen (s. auch *Befürchtung* und *Sorge*):

    1) Bar-c., bry., calc., nux-v., puls., sulf.

    2) Nat-c., nat-m., spig.

    3) Anac., arn., ars., caust., chel., dros., graph., kali-n., mang., op., ph-ac., stann., thuj.

GESCHWÄTZIGKEIT, s. *Redseligkeit.*

GESELLSCHAFTSSCHEU (vgl. *Einsamkeitsliebe*): Ambr., bar-c., carb-v., nat-c.

GESELLSCHAFTSSUCHT, s. *Einsamkeitsscheu.*

GESICHTER SEHEN: Ambr., arg-n., calc., carb-an., caust., op., sulf.

GESICHTSTÄUSCHUNGEN, s. *Erscheinungen.*

GESPENSTER, Geister, Teufel usw., sehen:
1) Ars., bell., cupr., op., plat.
2) Dulc., lach., stram., sulf.
Traum, im:
1) Carb-v., sil.
2) Alum., ign., kali-c., puls.
3) Am-c., ant-t., bov., lach., lact., mag-c., nat-c., nit-ac., op., sars., sep., spig., sulf.

GESPENSTERFURCHT:
1) Ars., puls., sulf.
2) Acon., carb-v., dros.
3) Cocc., phos., stram., sulf., zinc.

GESTALTEN sehen: Carb-v., cic., hell., nit-ac., stram., sulf.

GESUNDHEITSBESORGNIS, ängstliche, Zweifel an Aufkommen, Furcht vor Krankheit:
1) Calc., lach., nux-v., puls.
2) Acon., ars., bry., ign., nat-c., ph-ac.
3) Kali-c., phos., sep., sulf.
4) Alum., am-c., bor., calad., kreos., m-arct., merc., nat-m., nit-ac.

GEWISSENHAFTIGKEIT, bedenkliche, skrupulöse:
1) Ars., ign., lyc., sulf.
2) M-arct.
3) Cham., cycl., hyos., puls., sil.

GEWISSENSUNRUHE, Angst wie von bösem Gewissen:
1) Ars., bell., cocc., cupr., ign., verat., zinc.
2) Am-c., cocc., dig., merc.
3) Alum., carb-v., caust., cina., ferr., graph., m-arct., nat-m., nit-ac., nux-v., puls., ruta, sil., stront., sulf.

Erwachen, beim: Puls.
Lähmigkeit, mit: Con.
Nachmittags: Am-c., carb-v.
Nachts: Puls.

Schwäche, mit: Am-c.

Zittern, mit: Carb-v.

GEWÜRM kriechen sehen: Ars.

Traum, im:
1) Nux-v.
2) Am-c., mur-ac., phos.
3) Alum., bov., kali-c., ran-s., sil.

GLEICHGÜLTIGKEIT, Mangel an Teilnahme, Apathie usw.:
1) Ars., ign., op., ph-ac., sep., staph.
2) Bell., calc., chin., sil., verat.
3) Ambr., anac., arn., asaf., bism., caps., cham., cic., cina, croc., crot-h., dig.,hell., kali-c., lyc., merc., mez., nat-c., nat-m., nit-ac., phos., plat., puls., rheum., sec., stann.
4) Agar., agn., alum., am-m., arg-n., bov., cann-s., carb-an., carb-v., caust., clem., con., cycl., euphr., ip., kali-bi., lach., laur., m-arct., meny., mosch., rhod., rhus-t., ruta., sabad., sabin., seneg., squil., stram., sulf., thuj., verb., zinc.

gegen alles, höchste:
1) Ars., bell., chin., ign., op., ph-ac., puls., sep., staph.
2) Anac., lyc., merc., mez., nat-m., phos., plat., rheum.
3) Arn., asaf., bell., bism., caps., cham., chin., cic., cina., croc., hell., hyos., kali-chl., sec., stann., verat.

gegen seine Geschäfte:
1) Stram., − 2) Arn., fl-ac., sep.

gegen die Seinen: Sep., phos., plat.

stumpfsinnige:
1) Bar-c., bell., chin., hell., ign., op., ph-ac.
2) Am-c., mez., op., sil.
3) Anac., con., laur., nat-c., plat., sep.
4) Agn., ars., berb., bism., calc., coloc., dig., hyos., laur., lyc., meny, nat-m., nit-ac., phos., sabad., sabin., staph., sulf.

GLEICHGÜLTIGKEIT, MODALITÄTEN, BESSERUNG und NEBENLEIDEN:

Abends: Dig., kali-chl.

Anstrengung, nach: Nat-m.

Freien, im: Plat.

Nachmittags besser: Con.

Mit:

Frostigkeit mit: Kali-chl.

Gesichtsblässe mit: Stann.

Kopfeingenommenheit mit: Dig.

Schwäche, Abspannungmit: Lach.

Schläfrigkeit mit: Dig.

GLOCKENSCHLAG wird zu hören gewähnt: Ph-ac.

GOTTLOSIGKEIT, Mangel an religiösem Gefühl: Anac., coloc.

GRAM, GRÄMLICHKEIT:
1) Ign., staph.
2) Alum., ars., caust., lach., lyc., ph-ac., sep.
3) Am-m., cycl., graph., nat-m., op.
4) Acon., agar., am-c., aur., bar-c., calc., carb-an., lact., puls., sul-ac.

GRAUSAMKEIT: Anac., op.

GREIFEN nach Gegenständen: Hyos.

nach den Leuten: Merc., stram.

möchte die Leute bei der Nase fassen: Merc.

GROLL, s. *Haß.*

GRÖSSER als andere sich wähnen: Plat., stram.

GRÖSSER wähnen der **Dinge:** Berb.

GRÖSSER werdende Erscheinungen: Camph., dros., kreos., nit-ac., sulf.

GRÜFTE, Gräber sehen, im **Traum:** Anac., arn.

H

HABSUCHT, Neid usw.:

1) Puls. — 2) Ars., bry. — 3) Calc., lyc., sep.

HALS, Wahn als würde er **angefaßt:** Canth., phos.

HALSSTARRIGKEIT, s. *Hartnäckigkeit.*

HAND, als werde er dabei **ergriffen:** Canth.

HANDGESTIKULATIONEN, Handbewegungen:

Ars. bell., cic., hyos., mosch., puls., stram., verat.

Aufheben der Hände: Ars.

Fechten damit: Mosch.

Falten der Hände: Puls.

Haschen damit: Stram.

Klatschen mit den Händen: Bell., cic., verat.

Übereinanderschlagen der Hände: Mosch.

Ringen der Hände: Phos., puls., sulf.

HÄNDELSUCHT, s. *Zanksucht.*

HARLEKIN, Wahn, als sei er ein: Hyos.

HARM, s. *Gram.*

HARTHERZIGKEIT: Anac., Croc.

HARTNÄCKIGKEIT, Halsstarrigkeit (vgl. auch *Eigensinn*):

1) Arn., — 2) Caps., nux-v.

3) Acon., dig., lyc., nit-ac., phos., sulf.

HASTIGKEIT: Ambr., aur., bry., cann-s., carb-an., con., hep., lach., laur., m-arct., m-aust., merc., nat-c., nat-m., ph-ac., sep., sulf., sul-ac., viol-t.

HASS, Groll usw. (vgl. *Menschenhaß*:

1) Aur., nat-m.

2) Mang., nit-ac., sulf.

3) Agar., am-m., anac., calc., cic., lach., led., phos., stann.

gegen Andere überhaupt: Am-m., aur., calc., stann.

gegen Beleidiger:

1) Aur., nat-m., nit-ac., sulf., – 2) Mang.

Menschenhaß: Cic., led., phos.

HAUPTMANN, wähnt sich ein: Cupr.

HAUSE, will nach Hause, glaubt nicht zu Hause zu sein:
1) Lach. – 2) Bell., bry., op., verat.

HEFTIGKEIT, ÜBERHAUPT:
Leidenschaftlichkeit:
1) Bry., nux-v.
2) Carb-v., Caust., dros., hep., lyc.
3) Anac., aur., bar-c., bell., bor., croc., kali-c., lach.,
nat-m., nit-ac., petr., phos., plat., seneg., sep., stann.
4) Ambr., am-c., ang., arn., calc., ferr., graph., hyos., ign.,
led., mang., mez., mosch., nat-c., olnd., stront., sulf.

HEFTIGKEIT, MODALITÄTEN:
Ärger, nach: Lach.

Abends: Nat-m.

Berührung, von: Lach.

Redenhören, von: Mang.

Stuhlgang, vor: Calc.

Widerspruch, bei:
1) Ign. – 2) Aur., grat., lyc., nux-v.

Früh: Calc., graph.

HEFTIGKEIT, NEBENLEIDEN:
Augenstarrheit, mit: Mosch.

Gesichtsblässe: Mosch.

Gliederzittern: Aur., m-aust., sep.

Händezittern: Sep.

Herzklopfen: Sep.

Kopfschmerz: M-artif.

Lippenbleue: Mosch.

Mundtrockenheit: Mosch.

Schwäche: Mosch., nat-c.

Schweiß: Sep.

Zittern: Aur., m-aust., sep.

HEIMWEH:
    1) Ign., – 2) Bell., caps., ph-ac.
    3) Aur., hell.
    4) Carb-an., mag-m., merc., sil.

HEITERKEIT, ÜBERHAUPT:
  Frohsinn, gute Laune, Zufriedenheit usw.:
    1) Coff., croc.
    2) Bell., lach., lyc., nat-m., op., plat., stram., verat.
    3) Laur., petr., phos., seneg., spig., zinc.
    4) Ang., arg-m., ars., aur., bor., bov., cann-s., canth., caps., carb-v., caust., chinin., cycl., merc., nit-ac., ph-ac., ruta, sabad., sars., squil., stann., tarax., teucr., ther., thuj., valer.

HEITERKEIT, MODALITÄTEN:
  Abends: Nat-m., zinc.
  Essen, nach dem: Carb-v.
  Freien, im: Ang., plb., teucr.
  Früh: Bov.
  Harnen, nach: Eug.
  Kind, bei: Bor.
  Nachmittags: Sars.
  Vormittags: Nat-m., zinc.

HEITERKEIT, NEBENLEIDEN:
  Brustbeklemmung, im **Wechsel:** Spig.
  Gelenkzittern: Cycl.
  Handhitze: Phos.
  Herzklopfen, im **Wechsel:** Spig.
  Hitze, Wärme: Petr.
  Kopfeingenommenheit, im **Wechsel:** Spig.
  Kraftgefühl: Op., plat.
  Leichtigkeitsgefühl: Petr.
  Schwäche, Mattigkeit: Laur.

HELLSEHEN s. *Ahnungen*

HEMDE, Herumlaufen im: Bell.

HEREINKOMMEN zur Türe, als **höre** er etwas: Con.

HERSCHSUCHT: Lyc.

HERUMLAUFEN, irres:

    1) Nux-v.

    2) Bell., canth., hyos., stram., verat.

HERUMTAPPEN, irres: Hyos.

HEULEN, s. *Weinen.*

HIRSCHE sehen, im **Traum:** Canth.

HOCHZEIT zu sehen wähnend: Hyos.

  Traum, im: Alum., mag-m., nat-c.

HODENSACK wird geschwollen gewähnt: Sabad.

HOFFAHRT, s. *Stolz.*

HOFFNUNGSLOSIGKEIT (vgl. *Mutlosigkeit*):

    1) Arn., caust., lach.

    2) Carb-an., chin., chinin., nat-m., nit-ac., op.

HÜHNER sehen: Hyos.

HILFE rufen: Plat.

  Traum, im: Kali-c.

HUNDE sehen vor der Phantasie:

    1) Bell., – 2) Puls., stram.

  Traum, im: Arn., calc., lyc., merc., sil., sulf., verat., zinc.

HUNDEFLEISCH wird zu essen gewähnt, im **Traum:** Alum.

HUNDEFURCHT: Chin., stram.

HUNDSWUT, Hydrophobie:

    1) Bell.,

    2) Canth., hyos., lach.

    3) Arg-n., stram., verat.

HYPOCHONDRISCHE STIMMUNG:

    1) Calc., con., ign., lach., nat-c., nux-v., puls.

    2) Acon., ars., aur., bell., bry., caust., cham., chin., hell., nat-m., ph-ac., plat., rhus-t., sep., zinc.

    3) Alum., cupr., graph., jod., kali-c., lyc., m-arct., merc., nit-ac., petr., phos., sabad., staph., stram., sulf., valer.

    4) Agn., am-c., arg-n., arn., asaf.,bor., calad., canth., carb-an., cocc., croc., dig., euphr., grat., hep., ip., kali-

n., kreos., mez., nux-m., sabin., seneg., squil., stann., verat., viol-o.

HYPOCHONDRISCHE STIMMUNG, MODALITÄTEN:
Abends: Kreos., nux-v., phos., puls.
Abends im Bett: Puls.
Alleinsein, beim: Ars.
Erwachen, beim: Alum., lyc.
Essen, nach dem: Nux-v., zinc.
Freien, im: Con. Petr.
Morgens im Bett: Alum., Lyc.
Nachmittags: Cocc., graph., zinc.
Nachts: Alum., calc., lach., m-arct., nat-m.
Sitzen, im: M-arct.
Vormittags: Nux-m.
Zimmer, im: Valer.

HYPOCHONDRISCHE STIMMUNG, NEBENLEIDEN:
Atembeschwerden: Lob., sep.
Blutlauf gereizt: Plat., sep.
Fieberzustand: Petr.
Frostigkeit: Ars., con., puls.
Gesichtsblässe: Mosch.
Gesichtshitze: Nux-m.
Handhitze: Nux-m.
Herzweh: Lyc., plat.
Hitze: Calc.
Hypochonderschmerz: Zinc.
Kälte: Ars.
Kopfeingenommenheit: Dig.
Krämpfe: Con.
Ohnmacht: Mosch.
Ohrgeräusch: Puls.
Puls gereizt: Plat., sep.
Schwäche, Mattigkeit etc.: Ars., mosch., nux-m., plat., sep., zinc.

HYSTERISCHE STIMMUNG:
1) Ign.
2) Aur., calc., con., mosch., nux-m., nux-v., phos., plat., puls.
3) Anac., asaf., caust., grat., sep., sil., sulf., viol-o.
4) Acon., bell., bry., cann-s., cham., chinin., cic., cocc., croc., hyos., jod., kali-c., lact., mag-c., mag-m., nat-m., nit-ac., staph., ther., valer.

J

JÄGER, hält sich für einen: Verat.
JAMMERN, s. *Klagen.*
IDEEN, s. *Gedanken.*
IDEEN fixe s. *Einbildungen*
INDIGNATION:
1) Staph. − 2) Coloc.
INSEKTEN werden zu sehen gewähnt: Bell., puls.
INSEL, als sei er auf ferner: Phos.
INSICH-GEKEHRTSEIN (vgl. *Stilles Wesen*):
1) Cycl., nux-v.
2) Alum., arn., aur., canth., caps., caust., cham., euphr., hell., ip., mez., mur-ac., olnd., op., sulf.
IRREREDEN:
1) Bell., bry., hyos., op., stram., sulf.
2) Acon., ars., cham., chin., cupr., lach., nux-v., phos., sec., verat.
3) Arn., aur., calc., canth., cic., cina, coloc., dulc., ign., kali-c., lyc., puls., rhus-t., sabin., spong.
4) Ant-c., camph., carb-v., chinin., con., jod., nux-m., plb., rhod.
IRRESEIN, s. *Verwirrtheit* des Verstandes.
IRRUNGEN, Täuschungen:
1) Bell., op., stram.
2) Calc., canth., cham., hep., hyos., nux-v., puls., rhus-t.

3) Anac., ars., camph., carb-an., carb-v., caust., colch., con., dros., hell., kali-c., mag-m., merc., sec., staph., sulf.

4) Acon., ambr., ant-c., arn., aur., bry., chin., chinin., cic., cina, coff., coloc., cupr., dig., dulc., graph., ign., iod., lach., lyc., nat-c., nit-ac., nux-m., phos., ph-ac., plat., plb., rheum., rhod., verat.

des Gefühls, *Gefühlstäuschungen*:
1) Anac., stram.
2) Canth., ign., phos., sabad.
3) Ant-t., bell., mag-m., op., petr., plat., rhus-t., sulf.

des Gehörs, *Gehörtäuschungen:* Anac., bell., calc., canth., carb-v., cham., con., dros., mag-m., ph-ac.

des Gesichts, *Gesichtstäuschungen:*
1) Bell., hyos., op., stram.
2) Hep., nux.v., puls., rhus-t.
3) Carb-v., dulc., hell., kali-c., mag-m., nat-c., nit-ac., phos., sulf.
4) Ambr., ars., calc., camph., carb-an., caust., cham., cic., dros., lach., merc., ph-ac., plat., sep., verat.

der Phantasie, *Phantasietäuschungen:*
1) Bell., nux-v., rhus-t., stram.
2) Calc., canth., hep., hyos., op., sulf.
3) Anac., berb., carb-v., cham., colch., con., dulc., mag-m., merc., par., sec., staph.

IRRUNGEN der **SINNE ÜBERHAUPT**, *Sinnestäuschungen:*
1) Bell., op., stram.
2) calc., canth., hep., nux-v.
3) Anac., ars., berb., camph., carb-an., carb-v., caust., colch., con., dros., dulc., mag-m., merc., par., rhus-t., sec., staph., sulf.
4) Ambr., cic., hell., ign., kali-c., nat-c., nit-ac., phos., ph-ac., plat., sep., verat.

K

KALTSINN, Kälte des Gemüts: Plat., sabad., squil.

KANINCHEN sehen vor der Phantasie: Stram.

KATZEN sehen vor der Phantasie: Puls., stram.

   Traum, im: Arn., daph., hyos., puls.

KELLER, wie eingesperrt darin, im **Traum:** Bov.

KINDISCHES Wesen:
   1) Croc., ign. − 2) Carb-v.
   3) Acon., anac., carb-an., nux-m., par., seneg.

KIRCHHOF besuchen, irres: Bell., stram.

   Traum von Kirchhof: Anac., arn.

KLAGEN, Jammern (vgl. auch: *Weinen*):
   1) Acon., cina, lach., nux-v.
   2) Ars., ign., mosch., phos., sulf., verat.
   3) Alum., anac., asaf., bell., bism., calc., canth., cham.,
   chin., cocc., hyos., merc., op., ph-ac., puls., rhus-t., sil.

KLAPPERN unter dem **Bett,** als höre man etwas: Calc.,
canth.

KLATSCHSUCHT, Neigung zum Verhetzen: Hyos.

KLEIDER, als habe man sehr **schöne:** Aeth., sulf.

KLEIDERZERREISSEN, wütendes: Verat.

KLEINER scheinen der Dinge: Plat., stram.

KLEINERWERDEN der Erscheinungen: Camph., carb-v.,
nit-ac.

KLEINLAUTES Wesen: Sabin.

KLEINMUT, Verzagtheit:
   1) Acon., bry., puls.
   2) Anac., bar-c., chin., ign., kali-c., m-arct., sil.
   3) Alum., ang., aur., canth., carb-an., carb-v., caust.,
   kali-n., lyc., mur-ac., nat-m., nit-ac., phos., ran-b.,
   sulf., sul-ac., tab., verb., zinc.

KLETTERN am Ofen hinauf: Hyos.

KLOPFEN unter dem **Bett,** als höre man etwas: Calc., canth.

KNIEEN und Beten: Ars., stram.

KNURREN, Brummen: Alum., hell., lyc.

KOMMANDIERENDER Hauptmann sich während: Cupr.

KÖRPER, wie **durchgeschnitten** scheinend: Stram.

KOPF, durchsichtig und braungefleckt wähnend: Bell.

KOPFLOSE Körper vor der Phantasie: Nux-v.

KOPFSCHÜTTELN, närrisches: Bell., cham.

KOT, wahnsinniges Verschlingen des eigenen: Verat.

    Traum von Besudelung mit Menschenkot: Jod., zinc.

KRANKE sehen im Traum: Calc., rat.

KRANKHEIT befürchten, s. *Gesundheitsbesorgnis.*

    Träumen davon: Am-c., anac., bor., con., kali-c., kali-n., nux-v.

KRÄNKUNGEN, eingebildete: Ign., nux-v., puls.

KRÄUTERSAMMELN, närrisches: Bell., cupr.

KREBSE sehen: Hyos.

KREBSSCHADEN vorgeben: Verat.

KRIECHEN im Bett herum: Stram.

KRIEG sehen vor der Phantasie: Bell.

    Traum, im: Ferr., hyos., plat., ran-s., thuj., verb.

KRUNKEN (vgl. *Stöhnen*):

    1) Ign., – 2) Cocc., hell., sep.

KUHMISTAUFLAPPEN, wahnsinniges: Merc.

KUMMER, Sorge (vgl. auch: *Befürchtung* und *Gram*):

    1) Bar-c., nat-m., puls.

    2) Alum., am-m., caust., cic., ign., nat-c., spig.

    3) Acon., agar., am-c., anac., arn., ars., chel., dros., graph., kali-n., mang., nux-v., op., ph-ac., stann., thuj.

KUMMER, MODALITÄTEN:

    Abends: Ars., dig., graph., kali-c.

    Abends im Bett: Ars., graph.

    Alleinsein, beim: Hep.

    Erwachen, beim: Alum.

Gehen im Freien, bei: Hep.

Morgens im Bett: Alum.

Nachts: Dulc.

Nacht und Tag: Caust.

L

LACHEN:
1) Bell., croc., stram.
2) Acon., hyos., phos.
3) Alum., anac., con., nat-m., nux-m., plat., verat.
4) Am-c., asaf., aur., calc., carb-v., cic., cupr., graph., kreos., lach., op., puls., sabad., sep., sulf., tarax., verb., zinc.

bei ernsten Dingen: Anac., nat-m.

krampfhaftes:
1) Aur., calc., con., ign.
2) Alum., bell., caust., croc., cupr., phos.
3) Acon., anac., asaf., cic., nat-m., nux-m., plat., stram., verat., zinc.

sardonisches: Ran-s., sec., zinc.

wechselnd mit Weinen:
1) Aur., puls., – 2) Alum., lyc., stram.
3) Bor., caps., graph., phos., sep., sulf., verat.

Nachts: Alum., caust., kreos., lyc., sep., sil., sulf., verat.

im Schlaf: Alum., caust., croc., kreos., lyc., sil., sulf.

LANGEWEILE:
1) Nat-c., nux-v., – 2) Kali-n., plb.
3) Alum., bar-c., con., lach., lyc., mag-m., petr., zinc.

LÄPPISCHES WESEN, Albernheit, Kinderei (s. auch: *Lustigkeit*):
1) Croc., ign.
2) Acon., anac., carb-an., nux-m., par., seneg.

LARVEN, verlarvte Leute sehen vor der Phantasie: Op.

Traum, im: Kali-c.

LASTERHAFTIGKEIT: Anac.

LÄUSE sehen, im Traum:
   1) Nux-v., – 2) Am-c., mur-ac., phos.

LAUNE FINSTERE s. *düsteres Gemüt, Mißlaunigkeit, Verdrießlichkeit, murrköpfisches Wesen*

LAUNE WECHSELT s. *Wechsel der Laune*

LEBENSÜBERDRUSS, Selbstmordsucht:
   1) Aur., nux-v., puls.
   2) Ambr., am-c., ars., lach.
   3) Bell., carb-v., caust., kreos., merc., nit-ac., phos., sep., thuj.
   4) Alum., ant-c., ant-t., berb., bov., chin., dros., grat., hep., hyos., kali-chl., laur., led., mez., nat-c., nat-m., plat., plb., rhus-t., ruta, sec., sep., sil., spig., spong., staph., stram., sulf., sul-ac.,

LEBENSÜBERDRUSS, MODALITÄTEN:
   Abends: Aur., dros., hep., kali-chl., rhus-t., spig.
   Erwachen, beim: Lyc., nat-c.
   Gehen im Freien, bei: Bell.
   Morgens im Bett: Lyc., nat-c.
   Nachts: Ant-c., nux.v.
   Weinen, nach **Besser:** Phos.

LEBENSÜBERDRUSS, NEBENLEIDEN:
   Brustschmerz: Aur.
   Brecherlichkeit: Puls.
   Frostigkeit: Kali-chl.
   Gliederschwere: Lyc.
   Herzklopfen: Nux-v.
   Herzweh: Plat., spong.
   Hitze: Chin.

LEBHAFTIGKEIT:
   1) Coff., hyos.
   2) Alum., ang., cann-s., chin., crot-h., cupr., cycl., nat-c., petr., ph-ac., sul-ac., verat.

LEIB, der eigene, scheint eingefallen: Sabad.

LEICHEN, Tote sehen vor der Phantasie:
1) Anac., ars., bell., – 2) Nat-c., nux-v., op.
3) Canth., hep.
Traum, im:
1) Kali-c., mag-c., phos., ph-ac., thuj.
2) Am-c., arn., aur., calc., cocc., con., graph., plat.
3) Alum., bar-c., brom., bry., caust., fluor., jod., laur., mag-m., nit-ac., ran-s., sars., sil., sulf., sul-ac., verb., zinc.

LESEN, als höre man hinter sich: Mag-m.

LEUTE sehen vor der Phantasie:
1) Puls., – 2) Hyos., mag-c., op., rheum., sep., stram.
Traum, im: Bell., merc.

LICHTER in einen Winkel stellen, wahnsinniges: Merc.

LIST: Bell.

LUSTIGKEIT, ÜBERHAUPT:
Fröhlichkeit, Ausgelassenheit etc.:
1) Bell., croc., stram.
2) Acon., cupr., hyos., ign., lach., lyc., plat., verat.
3) Alum., anac., carb-v., caust., cocc., nat-m., nux-m., op., phos., ph-ac., spong., zinc.
4) Am-c., ant-t., arg-m., arn., asaf., asar., aur., bar-c., cann-s., caps., carb-an., chin., chinin., cic., con., ferr., graph., jod., kreos., laur., m-arct., mag-c., meny., merc., nat-c., par., petr., puls., sabad., sars., seneg., sep., stann., staph., sulf., sul-ac., teucr., ther., thuj., verb.

LUSTIGKEIT, MODALITÄTEN:
Abends: Alum., bell., cast., cupr., nat-m., phel., zinc.
im Bett: Alum.
Freien, im: Nux-m., plat.
Musik, bei: Croc.
Nachmittags: Staph.

Nachts: Alum., bell., caust., croc., kreos., lyc., m-arct., ph-ac., sep., sil., stram., sulf., verat.

Schlaf, im: Alum., bell., caust., croc., hyos., kreos., lyc., m-arct., ph-ac., sil., sulf.

Vormittags: Graph.

LUSTIGKEIT, NEBENLEIDEN:

Armermattung: Carb-v.

Augenstern erweitert: Croc.

Augenverdunkelung: Croc.

Gang leicht: Thuj.

Gesichtsblässe: Croc.

Gesichtshitze: Verat.

Gesichtsröte: Acon., verat.

Herzgrube leidend: Anac., con.

Hitze: Acon.

Husten: Verat.

Kopfeingenommenheit: Ther.

Kopfschmerz: Croc.

Schwäche, Abspannung: Con., croc.

M

MAGEN wird angefressen gewähnt: Ign., sabad.

MÄNNER sehen, s. *Leute* sehen.

MASKEN, s. *Larven.*

MAULFAULHEIT, s. *Redescheu.*

MÄUSE sehen, vor der Phantasie:
1) Calc., − 2) Colch., op.

Traum, im: Colch.

MELANCHOLIE, Schwermut:
1) Ars., aur., bell., calc., caust., graph., ign., lach., nat-m., puls., rhus-t., sep., sulf., verat.
2) Cocc., hell., hyos., lyc., merc., nux-v., phos., plat., sil., stram.

3) Acon., alum., anac., acet-ac., carb-an., chin., croc., dig., dros., kali-c., nat-c., nit-ac., ph-ac., ruta, staph.

4) Ambr., am-c., arn., bar-c., canth., cic., con., cupr., hep., petr., plb., sec., sul-ac., tab., zinc.

MENSCHEN sehen vor der Phantasie, s. *Leute.*

werden für Schweine gehalten: Hyos.

MENSCHENHASS, Mißanthropie:

1) Cic., led., phos.

2) Am-m., aur., calc., stann.

MENSCHENSCHEU, Anthropophobie:

1) Hyos., nat-c., puls., rhus-t.

2) Anac., bar-c., lyc.

3) Acon., aur., bell., cic., con., cupr., sel., stann.

MILDES GEMÜT:

1) Lyc., m-arct., puls.

2) Ars., croc., cupr., ign., kali-c., mosch., sil.

MISSLAUNIGKEIT, ÜBERHAUPT (vgl. *Verdrießlichkeit, düsteres Gemüt):*

Verdrießlichkeit, mürrisches Wesen etc.:

1) Nux-v., phos., staph., sulf.

2) Am-m., ars., bell., calc., caust., cham., ign., kali-c., kreos., lyc., merc., nit-ac., puls., rhus-t., sep., sil., stann., staph.

3) Acon., alum., arg-m., aur., chin., con., fl-ac., graph., hep., lach., led., nat-c., nat-m., petr., ph-ac., stront.

4) Am-c., ang., ant-c., arn., asaf., asar., bor., bry., calc-p., carb-an., chlor., cic., colch., cycl., guaj., jod., lact., m-aust., mag-m., mang., meph., mez., mur-ac., olnd., plat., prun., rheum., sabin., samb., sars., spig., squil., sul-ac., teucr., thuj., verb., viol-t., zinc.

MISSLAUNIGKEIT, MODALITÄTEN:

Abends:

1) Mag-c., mag-m., mur-ac., sulf.

2) Am-m., ant-c., bar-c., bor., calc., con., ign., puls., spig., zinc.

3) Chin., kali-c., rhus-t.

Abends im Bett: Chin., kali-c., rhus-t.

Ansehen, wenn man ihn ansieht, beim:
1) Ant-c.
2) Ars., cham.

Augenöffnen, beim: Ign.

Aufstoßen, beim: Agn.

Bewegung, bei: Caps., sulf.

Einschlafen, beim: Kali-c.

Erwachen, beim:
1) Lyc. — 2) Ars.
3) Anac., ant-t., bell., bor., bry., ign., kali-c., mez., nit-ac., nux-v., petr., phos., ph-ac., plat., plb., rhus-t., sabad., thuj.

Essen, nach dem: Bov., carb-v., cham., jod., kali-c., nat-c., puls.

Freien, im:
1) Con., — 2) Aeth., bor., mur-ac.

Frühstücken, nach: Con.

Gehen, beim: Bor., clem., con., thuj.

Gehen im Freien, bei: Bor., con.

Gehen im Freien, nach:
1) Con., — 2) Am-c., calc., m-aust., puls.

Kind, bei:
1) Ant-c., ant-t.
2) Ars., bor., graph., puls., sil.

Liebkosung ärger, von: Chin.

Mittagsschlaf, nach: Anac., caust.

Regel, bei der: Am-c.

Morgens:
1) Lyc., mag-m.
2) Nit-ac., plat.
3) Am-c., am-m., ars., asaf., bell., bov., bruc., bry., calc., con., hep., kali-c., kreos., mang., mez., nux-v.,

petr., ph-ac., plb., puls., rhus-t., sars., sep., sulf., sul-ac., tarax., thuj., zinc.

Morgens im Bett:
1) Lyc.
2) Ars., bell., bry., con., kali-c., mez., nit-ac., nux-v., petr., ph-ac., plat., plb., puls., rhus-t., thuj.

Nachmittags: Aeth., anac., bov., cann-s., con., mang., mur-ac., nit-ac.

Nachts: Anac., bor., cham., chin., lyc., m-arct., rhus-t., sabad.

Schlaf, im: Cham.

Schlafen, nach: Anac., bell., caust., cham., m-aust.

Schmerzen, bei den: Hep., ign.

Sonnenuntergang, nach: Puls.

Stillsitzen, im: Calc.

trübem Wetter, bei: Am-c.

Vormittags: Am-c., grat., mag-c., sars., seneg.

Zimmer, im: Anac., ign.

MISSLAUNIGKEIT, BESSER:

Abendessen, nach dem: Am-c.

Abends: Bism.

Freien, im: Anac., asar., coff., stann.

Gehen im Freien, von: Asar.

Musik, von: Mang.

Nachmittags: Mag-c.

Nasenbluten, nach: Kali-chl.

Schlafen, nach: Caps.

Weinen, nach:
1) Plat. − 2) Nit-ac.

MISSLAUNIGKEIT, NEBENLEIDEN:

Appetitlosigkeit: Puls., spong.

Augenstern verengert: Cocc.

Augenstern unbeweglich: Cham.

Bauchschlaffheit: Ferr.

Beine schwer, müde: 1) Nit-ac. − 2) Ant-c.

Frostigkeit: Camph., kreos., spig.

Gähnen: Chinin.

Gesichtsblässe: Mez.

Gesichtshitze: Acon., asar., kreos., sars.

Gesichtsröte: Acon.

Kälte: Camph.

Kopfeingenommenheit: Ars., bar-c., bov., con., sars.

Kopfhitze: Acon., aeth.

Kopfschmerz: Acon., am-c., bell., bov., calc., ign.

Krämpfe, Zuckungen: Con.

Lähmigkeit: Con.

Magenschmerz: Con.

Ohrempfindlichkeit für Geräusch: Bell., phos.

Schlaflosigkeit: Cham.

Schläfrigkeit:
1) Calc., carb-an., cycl.
2) Asar., carb-v., con., mag-m., plat., spong.

Schwäche, Mattigkeit usw.: Bar-c., bruc., bry., caps., carb-v., con., cycl., grat., m-arct., mur-ac., nat-m., sabin., spong., vip.

Schweiß: Mag-c.

Steifigkeit: Puls.

Stirnrunzeln: Mang., nux-v.

Übelkeit: Meph.

Zerschlagenheit: Cham.

MISSMUT, s. die Vorigen.

MISSTRAUEN, s. *Argwohn.*

MISSVERGNÜGTHEIT, s. *Mißlaunigkeit.*

MORD und Totschlag vor der **Phantasie:** Calc., op., phos., stram.

Traum, im:
1) Nat-m., petr., staph.

2) Am-m., calc., carb-an., guaj., ign., kali-h., lach., lact., led., lyc., m-arct., merc., nat-c., ol-an., rhus-t., sil., spong., zinc.

MORDSUCHT:
1) Hep., hyos.
2) Ars., chin., lach., stram.

MUNTERKEIT, s. *Lebhaftigkeit.*

MURMELN:
1) Bell., − 2) Hyos., lach., stram., − 3) Nux-v.

MÜRRISCHES, murrköpfiges Wesen (vgl. *düsteres Gemüt, Mißlaunigkeit, Verdrießlichkeit*):
1) Puls., − 2) Lach., lyc., sep.
3) Acon., arn., canth., caps., caust., cham., colch., hyos., ign., ip., led., m-aust., mag-m., mang., mur-ac., phos., prun., rheum., sars., sulf., thuj.
4) Ant-c., aur., bar., bism., bry., chin., clem. coloc., con., cupr., dig., guaj., merc., mez., op., ph-ac., plat., rhod., ruta, staph., sul-ac., tab., verb., viol-t., zinc.

MUTLOSIGKEIT, ÜBERHAUPT:
Hoffnungslosigkeit, Verzagtheit:
1) Acon., anac., lach., petr., puls., sep., verat.
2) Aur., caust., cham., con., laur., lyc., m-arct., stann.
3) Ambr., ant-t., arn., canth., carb-an., carb-v., chin., chinin., cocc., coff., cupr., dig., graph., hep., ign., ip., jod., nat-m., nit-ac., op., ph-ac., plb., sec., sil., spig., sulf., ther., zinc.
4) Agar., alum., ang., bar-c., bry., calc., colch., hyos., kali-c., kali-n., merc., mur-ac., nux-v., olnd., phos., ran-b., rhus-t., sabin., stram., sul-ac., valer., verb.

MUTLOSIGKEIT, MODALITÄTEN:
Abends: Ant-t., ran-b.
Erwachen, beim: Graph., puls.
Freien, im: Ph-ac.
bei Gehen im Freien: Ph-ac.
Kind, bei: Lyc.

Morgens im Bett: Puls.

Nachts: Carb-an., graph.

Schmerzen, bei den: Colch., hep., lach., nux-v.

MUTLOSIGKEIT, NEBENLEIDEN:

Atembeschwerden: Puls.

Bauchschmerz: Cham.

Frostigkeit: Ant-t.

Gesichtshitze: Nux-v.

Gesichtsröte: Nux-v.

Herzweh: Cham., petr.

Kopfschmerz: Vip.

Magenschmerz: Lach.

Schläfrigkeit: Ant-t.

Schlaflosigkeit: Puls.

Schwäche, Mattigkeit usw.: Caust., lyc., petr.

Schweiß: Cham.

Übelkeit: Tab.

MUTWILLE (vgl. *Ausgelassenheit*): Arn., bar-c., merc., spong. −

N

NACHDENKLICHKEIT, Vertieftheit in Gedanken:

1) Canth., cic., hyos., nat-c., phos., plb., sabad.

2) Am-m., cann-s., cham., ign., rhus-t., sulf.

3) Cic., clem., guaj., hell., hyos., kreos., mez., nat-c., ran-b.

NACHGIEBIGKEIT:

1) Puls., − 2.) Lyc., m-arct., sil.

3) Ars., croc., ign., mosch.

NACKT gehen: Hyos., phos.

NADELN vor der Phantasie: Sil.

Traum, im: Merc.

NARRHEIT, närrische Handlungen:
1) Ars., bell., hyos., nux-v., op., puls., stram., verat.
2) Calc., croc., cupr., merc., plat., rhus-t., sil., sulf.
3) Acon., agar., ant-c., canth., cic., lyc., mosch., nux-m., sep.
4) Ant-t., arg-n., arn., aur., camph., cann-s., carb-an., cham., chinin., cocc., con., crot-h., dig., dulc., kali-c., led., mez., nat-m., phos., ph-ac., plb., rhod., sec.,

NASCHSUCHT:
1) Chin., nat-c. – 2) Ip.
3) Calc., kali-c., mag-m., petr., rhus-t.

NASE, faßt andere bei der: Merc.
scheint durchsichtig und braun gefleckt: Bell.

NEID, Habsucht:
1) Puls. – 2) Ars., bry. – 3) Calc., lyc., sep.

NIEDERGESCHLAGENHEIT (vgl. *Traurigkeit*):
1) Bry., calc., chin., nat-c., sep., sulf.
2) Petr., phos., rhus-t., ruta, sil.
3) Colch., coloc., crot-h., jod., nit-ac., thuj.
4) Acon., alum., bell., canth., caust., chel., cupr., daphn., dros., graph., kreos., lach., laur., mang., merc., nux-v., plat., plb., sabin., sars., sul-ac., verat.

NIEDERKUNFT vorgeben: Verat.

O

OCHSEN, als reite er auf einem: Bell.

OFEN wird für einen Baum gehalten: Hyos.

OFFENHERZIGKEIT, allzugroß: Bov.

ORTSTÄUSCHUNGEN:
1) Bry., par., verat. – 2) Lach., valer.

P

PERSONEN sehen, s. *Leute.*

PFAUEN verscheuchen, Gebärden, als wolle er: Hyos.

PFERDE vor der Phantasie, im **Traum:** M-aust., mag-m., zinc.

PHANTASIEAUFREGUNG, s. *Aufgeregtheit* des Geistes.

PHANTASIETÄUSCHUNGEN, s. *Irrungen* der Phantasie.

PHANTASIESCHWÄCHE, Mangel an Phantasie (vgl. *Gedankenmangel* und *Geistesabstumpfung): Anac., cann-s., m-arct.*

PHANTASIEREN, s. *Delirien.*

PHLEGMATISCHES Wesen, s. *Trägheit.*

POSSENREISSEN:
   1) Bell., stram. − 2) Cupr., hyos.
   3) Cic., croc., ign., lach., merc., op.

PROJEKTE machen:
   1) Chin., − 2) Anac., ang., coff., olnd.

PROPHEZEIEN: Agar.

R

RACHSUCHT: Agar., lach. − (S. auch *Haß.*)

RASEREI, s. *Wut.*

RATTEN vor der Phantasie, s. *Mäuse.*

RAUFEN an den Haaren, Lust zum: Bell.

RECHTHABEREI: Camph., caust., ferr., lach., merc.

REDEN ABNEIGUNG s. *Schweigsamkeit*

REDEN, unschickliche: Hyos., nux-m.

REDEN über andere: s. *Tadelsucht.*

REDESCHEU, Maulfaulheit, Wortkargheit:
   1) Bell., ign., ph-ac., puls.
   2) Acon., ars., bry., hell., lach., nux-v., petr., verat.
   3) Agar., ambr., calc., cham., chin., cocc., coloc., cycl.,

grat., ip., merc., mur-ac., nat-m., plat., rheum., sabin., spong., stann., staph., sulf., sul-ac.

4) Aeth., am-c., am-m., anac., ant-c., arn., berb., bism., bor., calc-p., carb-an., caust., clem., coff., dig., euphr., guaj., hep., lyc., m-arct., mag-c., mag-m., meny., nat-c., nit-ac., plb., spig., squil., stront., tab., viol-o., viol-t., zinc.

REDSELIGKEIT, Geschwätzigkeit (s. auch *Schwatzhaftigkeit*):

1) Hyos., stram. − 2) Cupr., op., verat.

3) Bor., jod.

4) Arg-m., ars., bell., canth., caust., croc., lach., m-arct., mag-c., meph., nat-c., sel., stann., tarax., teucr., thuj.

REISEN, Phantasiebilder von: Bell., hyos.

Traum, im: Brom., crot-h., lach., mag-m., nat-c., op., sang., sil.

REITEN auf einem Ochsen, wähnt zu: Bell.

REIZBARKEIT, ÜBERHAUPT (vgl. *Empfindlichkeit*):
Gereiztheit, Überreiztheit:

1) Acon., bry., merc., nux-v., phos., sulf.

2) Carb-v., caust., con., hep., jod., kali-c., lyc., nat-m., nit-ac., puls., staph.

3) Am-m., arn., ars., aur., calc., canth., graph., ign., ip., lach., m-arct., mez., nat-c., petr., plat., sep.

4) Ambr., am-c., anac., ang., bar-c., bell., bor., bov., camph., cann-s., caps., carb-an., cham., chin., cocc., coloc., cycl., daph., dros., kali-bi., kali-n., lact., mag-c., mur-ac., ran-b., sang., sars., sil., spig., spong., stann., sul-ac., teucr., thuj., viol-t., zinc.

REIZBARKEIT, MODALITÄTEN:
Abends: Calc., canth., lach., puls.

Essen, beim: Teucr.

Essen, nach dem: Am-m., carb-v., teucr.

Geräusch, von: Ip.

Mittags: Nat-c.
Morgens: Calc., nat-c., spong.
Nachmittags: Graph.
Nachts: Spong.
Regel, bei der: Am-c.
Schlafen, nach: Caust.
Sonnenuntergang, nach: Puls.
Stuhlgang, vor: Calc.

REIZBARKEIT, NEBENLEIDEN:
Armabspannung: Carb-v.
Augenstern verengert: Cocc.
Frostigkeit: Caust.
Fußschwere: Calc.
Gesichtsröte: Puls.
Händeabspannung: Carb-v.
Händeröte: Puls.
Hitze: Carb-v.
Kopfschmerz: Bry., teucr.
Schauder: Puls.
Schlaflosigkeit: Calc.
Schwäche usw.: Ambr., calc., carb-v., caust.
Schwindel: Calc.

RELIGIÖSE Gemütsleiden:
1) Hyos., lach., puls., stram.
2) Ars., aur., bell., ign., lyc., sulf.
3) Croc., dig., nux-v., sel.
4) Alum., am-c., carb-v., caust., cham., cina, coff., con., cycl., ferr., graph., merc., nux-v., ruta, sabad., sil., ver-at., zinc.

RUFEN, angstvolles: Mosch., plat., stram.
als höre er sich:
1) Plat. − 2) Anac., dros.
Traum, im: Kali-c., thuj.

S

SCHLAFWANDELN s. *Somnambulismus*

SANFTMUT, s. *Milde.*

SÄUFERWAHNSINN:
1) Ars., nux-v., op., stram.
2) Coff., hell., hyos., lach., puls., sulf.
3) Bell., carb-v., chin., dig., nat-c.
4) Acon., agar., ant-c., arn., ign., led., lyc., merc., nat-m., nux-m., ran-b., rhod., rhus-t., ruta, sel., sil., spig., sul-ac., verat., zinc.

SCHADENFREUDE: Agar.

SCHAMLOSIGKEIT:
1) Hyos., verat. − 2) Phos., stram.
3) Hell., nux-v., op. − 4) Nux-m.

SCHARFSINN:
1) Anac., aur., coff., op. − 2) Asaf., verat., viol-o.

SCHIESSEN hören, im **Traum:** Hep., spong.

SCHIESSEN mit dem Stock, wahnsinniges: Bell.

SCHIMPFEN, s. *Schmähsucht.*

SCHLACHTEN und Krieg, vor der Phantasie, s. *Krieg.*

SCHLACHTEN und **BRATEN,** als wolle man ihn: Stram.

SCHLAGEN, um sich:
1) Bell., hyos., stram. − 2) Nat-c.
3) Canth., lyc., nux-v., plat., phos., stront.

SCHLÄGEREI sehen, im **Traum:** Bry., con., guaj., ind., kali-c., kali-n., lyc., m-aust., nat-c., nat-m., phos., puls., sars., stann.

SCHLAFWANDELN s. *Somnambulismus*

SCHLAMMAUFLAPPEN, wahnsinniges: Merc.

SCHLANGEN sehen, im **Traum:** Alum., bov., grat., kali-c., ran-s., rat., sil.

SCHMÄHSUCHT, Schimpfen, Fluchen:
1) Nux-v. − 2) Anac., lyc., petr., verat.
3) Am-c., bell., bor., hyos., ip., nit-ac., stram.

SCHMAUSEREIEN sehen, im **Traum:** Mag-c., nit-ac., ph-ac.

SCHNEE sehen, im **Traum:** Kreos.

SCHRECKGESTALTEN vor der Phantasie:
  1) Bell., op., stram.
  2) Calc., chin., lyc., nux-v., puls., sil.
  3) Carb-v., spong., sulf.

  Traum, im:
  1) Graph., phos., rhus-t.
  2) Ars., con., kali-c., petr., phos., sars.
  3) Bar-c., croc., hyos., laur., mang., mur-ac., nat-c., ph-ac., sars.

SCHRECKHAFTIGKEIT:
  1) Bell., bor., ign., nux-v., op., stram.
  2) Caps., carb-an., caust., con., kali-c., lach., nat-m., petr., phos., rhus-t., sep., sulf.
  3) Calc., cocc., sabad., samb.
  4) Acon., alum., ang., ant-c., arn., cann-s., cham., cic., graph., led., merc., nat-c., nit-ac., plat., sil., spong., sul-ac., ther., verat.

SCHREIEN:
  1) Bell., caust., cham.
  2) Acon., bry., coff., lyc., sil.
  3) Bor., canth., cupr., hyos., ign., nux-v., plat., puls., sep., verat.
  4) Arn., ars., aur., calc., carb-an., chin., cic., cocc., croc., ip., kali-c., mag-c., merc., nit-ac., ran-s., rheum., stram., sulf.

SCHÜCHTERNHEIT: Aur., Carb-an.

SCHUHE zerbeißen, wahnsinniges: Merc.

SCHWACHSINN, s. *Geistesschwäche.*

SCHWANGERSCHAFT vorgeben: Verat.

SCHWÄRMEREIEN: Agar., ambr., ang., ant-c., lach., nux-v., sel., sulf.

Traum, im:
1) Calc., graph., kali-c., lyc., nat-c., nat-m., nux-v., petr., sil., sulf., zinc.
2) Carb-v., con.
3) Carb-an., chin., kali-n., sep., spong.
4) Ars., cham., led., mur-ac., nit-ac., prun.

SCHWARZE GESTALTEN vor der Phantasie:
1) Bell. − 2) Op., plat., puls.
Traum, im: Arn., ars., puls.

SCHWATZHAFTIGKEIT, Klatscherei, Ausplaudern: Hyos., verat.

SCHWEIGSAMKEIT (vgl. *Redescheu*):
1) Hell., lyc., mang.
2) Bell., caust., cham., hyos., ign., nux-v., plat., puls., stann., verat.
3) Aur., carb-an., euph., euphr., ip., mur-ac., ph-ac., plb., sil.

SCHWERMUT, s. *Melancholie.*

SCHWIMMEN, glaubt zu, im Traum: Jod., lyc., ran-b.

SEELENHEIL beunruhigt, s. *Religiöse* Verstimmungen.

SEINIGEN, Unkenntnis der: Bell., hyos., merc., verat.
verspotten derselben: Sec.

SEITWÄRTS GESTALTEN sehen: Stram.

SELBSTMORDSUCHT (vgl. *Lebensüberdruß*):
1) Ars., nux-v. − 2) Aur., puls.
3) Ant-t., bell., carb-v., chin., dros., hep., rhus-t., spig., stram.,
4) Alum., ant-c., aur-m., hell., hyos., ign., mez., sec., sep., verat.
Neigung zum Erhängen, mit: Ars.
Ersäufen, zum: Bell., dros., hell., hyos., puls., sec., verat.
Erschießen, zum: Ant-c., carb-v.
Herabstürzen, zum: Bell.

SELBSTVERTRAUEN mangelnd, Kleinmut, Verzagtheit:
1) Anac., bar-c., bry., chin., kali-c., puls., sil.
2) Ang., aur., canth., mur-ac., tabac.
3) Ign., jod., lyc., olnd., rhus-t., ther.
4) Alum., caust., kali-n., nit-ac., zinc.
5) Carb-an., carb-v., lyc., phos., ran-b., sulf., sul-ac.

SENTIMENTALITÄT, s. *Empfindsamkeit.*

SEUFZEN (vgl. *Stöhnen*):
1) Bry., ign. − 2) Lach., rhus-t.
3) Hell., plb., puls. ˙
4) Am-c., ang., chin., chinin., dig., nat-c., tabac.

SINGEN, Trällern, Pfeifen usw.:
1) Bell., stram. − 2) Croc., teucr.
3) Hyos., m-arct., spong., verat.
4) Acon., cocc., cupr., mag-c., nat-c., nat-m., op., phos., plat., ther.

Schlaf, im:
1) M-arct. − 2) Bell., croc., ph-ac.

SINNENSTUMPFHEIT, s. *Stumpfsinn.*

SINNENTÄUSCHUNGEN s. *Irrungen* der Sinne.

SINNENVERGEHEN, s. *Unbesinnlichkeit.*

SINNLOSIGKEIT, s. *Bewußtlosigkeit.*

SKORPIONE vor der Phantasie: Op.

SOLDATEN vor der Phantasie: Bell., bry., nat-c.

SOMNAMBULISMUS:
1) Phos. − 2) Bry., m-arct., sulf. − 3) Acon., op., sil.
4) Alum., nat-m., petr., rheum., stann., zinc.

SORGE, Kummer:
1) Bar-c., nat-m., puls.
2) Alum., am-m., caust., cic., ign., nat-c., spig.
3) Acon., agar., am-c., anac., arn., ars., chel., dros., graph., kali-n., mang., nux-v., op., ph-ac., stann., thuj.
wegen anderer: Cocc., sulf.
wegen häuslicher, geschäftlicher Angelegenheiten: Bar-c., puls., rhus-t.

wegen der Seinen: Ars., hep., rhus-t.

wegen der Zukunft:

1) Dig., kali-c., nat-m.

2) Anac., arn., bar-c., caust., chel., cic., con., dros., dulc., lach., mang., nat-c., phos., ph-ac., rhus-t., spig., stann., staph., thuj.

SORGE, MODALITÄTEN:

Abends: Ars., dig., graph., kali-c.

im Bett: Ars., graph.

Alleinsein, beim: Hep.

Erwachen, beim: Alum.

Gehen im Freien, bei: Hep.

Morgens im Bett: Alum.

Nachts: Dulc.

Nacht und Tag: Caust.

SPASSHAFTIGKEIT, Scherzhaftigkeit:

1) Croc., ign., lach.

2) Bell., caps., meny, plat., sars., stram., sul-ac.

SPEICHELAUFLECKEN, wahnsinniges: Merc.

SPIELEN mit den **HÄNDEN:** Calc.

SPINNEN, Bewegungen wie zum: Stram.

Träumt er spinne: Sars.

SPOTTSUCHT, Verächtlichkeitslaune:

1) Ars., chin. − 2) Lach., plat.

3) Ip., par. − 4) Alum., guaj., ign.

SPUCKEN, um sich her oder auf die Leute: Bell., cann-s., cupr.

STAMPFEN mit den Füßen:

1) Verat. − 2) Ant-c.

STECKNADELN vor der Phantasie, s. *Nadeln.*

STEHLEN zu sehen wähnen, s. *Diebe.*

STEIF dasitzen: Cham., hyos., puls., sep., stram.

STEINE in den Mund nehmen, wahnsinniges: Merc.

STERNE fallen sehen, im **Traum:** Alum.

STIEFEL in einen Winkel stellen, wahnsinniges: Merc.

STILLES WESEN (s. auch *Insich-Gekehrtsein):*
1) Hell., hyos., ign., puls., stann.
2) Bell., caust., cham., nux-v., op., plat., rheum., verat.
3) Alum., aur., bism., calc., caps., chin., clem., coloc., cycl., euph., euphr., ip., lach., lyc., mag-c., mang., mur-ac., nat-m., nit-ac., petr., ph-ac., plb., sabad., sabin., spong.
4) Acon., agar., ambr., am-c., am-m., anac., ant-c., arn., ars., bor., bry., canth., carb-an., cic., cina, cocc., coff., con., cupr., dig., graph., guaj., hep., kali-c., led., mag-m., meny, merc., mez., nat-c., nux-m., olnd., phos., sars., sep., spig., squil., staph., stront., sulf., sul-ac., thuj., viol-o., viol-t.

STILLES WESEN, MODALITÄTEN:
Abends: Am-m.
Essen, nach dem: Plb.
Gehen im Freien, bei: Bor., ph-ac., sabin.
Gehen im Freien, nach: Arn., calc.
Morgens: Cocc., hep., petr.
  im Bett: Cocc.
Nachmittags: Anac., mang.
Regel, bei der: Am-c., mur-ac.
Schlafen, nach: Anac.

STILLES WESEN, BESSER:
Abends: Clem.
Freien, im: Stann.

STILLES WESEN, NEBENLEIDEN:
Lichtscheu: Con.
Ohr empfindlich gegen **Geräusch:** Con.
Schläfrigkeit: Carb-an.

STOCK als Schießgewehr brauchen, wahnsinniges: Bell.
STÖHNEN, Ächzen:
1) Acon., bell., cham., nux-v.

2) Alum., ign.

3) Am-c., ant-t., bry., cocc., graph., hell., kali-c., m-artif., merc., nit-ac., puls., sars., sep., stram., verat.

STOLZ, Anmassung usw.:

1) Lach., plat. − 2) Arn., lyc., par.

3) Alum., chin., cupr., ferr., hyos., ip., stram., verat.

STÖRRIGKEIT, s. *Hartnäckigkeit.*

STREITSUCHT, s. *Zanksucht.*

STÜHLE ausbessern, Gebärden wie: Cupr.

STUMPFSINN:

1) Alum., nat-m., olnd., op., ph-ac., sil.

2) Anac., aur., cham., chinin., hell., hydr-ac., hyos., laur., sec., staph., sulf.

3) Agar., bell., con., cycl., dros., ign., m-aust., mag-m., mez., mosch., nat-c., nat-m., plb., ran-b., sabad., spong., stram.

4) Acon., ambr., am-c., anac., ars., calc., caps., dig., jod., lach., lact., meny, nit-ac., petr., sel., ther.

STUPIDITÄT, s. die vorigen.

T

TADELSUCHT, Vorwürfe:

1) Ars., lach., verat.

2) Caps., merc., nat-m., nux-v.

3) Chin., ign., sep.

4) Acon., alum., aur., bell., bor., calc-p., caust., cham., hyos., lyc., mez., mosch., petr., staph.

TANZEN:

1) Bell., stram. − 2) Cic., hyos.

3) Acon., nat-m., ph-ac., plat.

TAUBHEIT vorgeben: Verat.

TÄTIGKEIT, s. *Geschäftigkeit.*

TÄTLICHKEITEN:

1) Bell. − 2) Hyos., stram.

3) Anac., bar-c., chin., cocc., con., hep., lach., lyc., mosch., nat-c, nux-v., plat., stront., zinc.

TÄUSCHUNGEN, s. *Irrungen.*

TEILNAHMLOSIGKEIT, s. *Gleichgültigkeit.*

TEUFEL sehen vor der Phantasie:
1) Bell., cupr., plat. − 2) Hyos., op.
Traum, im: Kali-c., nat-c.

TIEFSINN, tiefes Nachdenken, Versunkenheit in Gedanken:
1) Cocc., ign., lach., sep., staph.
2) Canth., cic., hyos., nat-c., phos., plb., sabad.
3) Am-m., cann-s., cham., rhus-t., sulf.
4) Cic., clem., guaj., hell., hyos., kreos., mez., nat-c., ran-b.

TIERGESTALTEN sehen:
1) Bell., hyos. − 2) Calc., stram.
3) Ars., colch., op., puls.
Traum, im:
1) Sulf.
2) Alum., am-c., am-m., arn., daph., hyos., lyc., mag-m., merc., nux-v., phos., sil., sul-ac., verat., zinc.

TÜRE, jemand wird zur Türe hereintretend gewähnt: Con.

TOBSUCHT, s. *Wut.*

TODESAHNUNG, Wahn bald zu sterben:
1) Acon., bell., lach., nux-v., plat., zinc.
2) Ars., lyc., mosch., nat-m., calc., canth., cupr., kali-c., kali-n., merc., nit-ac., sep., staph., verat.

TODESFÄLLE vor der **Phantasie:**
1) Anac., ars.
2) Bell., canth., hep., nat-c., op.
Traum, im: Alum., caust., con., kali-n., mag-c., nat-c., nux-v., plat., rat., rheum., sars., sul-ac.

TODESFURCHT, Furcht, Abscheu vor dem Tode:
1) Acon., ars., bell., lach., mosch., plat.
2) Hep., ip., puls., rhus-t., zinc.

3) Alum., bry., nit-ac., nux-v.

4) Agn., anac., calc., cocc., cupr., dig., graph., kali-n., sec., squil., stram.

TOTE, Leichen, Gerippe, vor der **Phantasie:**

1) Anac., ars., bell.

2) Nat-c., nux-v., op.

3) Canth., hep.

  Traum, im: 1) Kali-c., mag-c., phos., ph-ac., thuj.

2) Am-c., arn., aur., calc., cocc., con., graph., plat.

3) Alum., bar-c., brom., bry., caust., fl-ac., jod., laur., mag-m., nit-ac., ran-s., sars., sil., sulf., sul-ac., verb., zinc.

TRÄGHEIT, ÜBERHAUPT:

1) Caps., lach., nux-v.

2) Chin., crot-h., nat-m., sep.

3) Chel., chinin., croc., guaj., m-arct., phos., sulf.

4) Alum., arn., asaf., asar., aur-m., bell., camph., cann-s., canth., carb-an., carb-v., cocc., con., euphr., ferr., hell., jod., laur., n-jug-v., olnd., petr., ph-ac., plb., ran-b., rheum., spig., squil.

TRÄGHEIT, MODALITÄTEN:

  Abends: Carb-v., mag-m., mur-ac., puls., ran-s.

  Essen, nach dem: Chel.

  Gehen im Freien, bei: Cocc.

  Gehen im Freien, nach: Arn.

  Kind, bei: Bar-c., lach.

  Morgens: Am-c., canth., chel., cocc., lact., nux-v., squil.

  Morgens im Bett: Chel., cocc.

TRÄGHEIT, BESSER:

  Abends: Sulf.

  Freien, im: Graph.

  Nachmittags: Anac.

TRÄGHEIT, NEBENLEIDEN:

  Atembeschwerden: Puls.

  Augenstern verengert: Cocc.

Dehnen: Cann-s.

Frost: Camph., crot-h., lach.

Fußschwere: Calc.

Gähnen: Cann-s., chinin.

Gesichtshitze: Agar., stann.

Kälte: Camph.

Kopfkongestion: Agar., nux-v.

Kopfeingenommenheit: Berb., jod.

Kopfschmerz: Alum.

Schwäche, Mattigkeit usw.: Alum., bruc., canth., cham., chel., chinin., croc., lach., lact., nux-v., staph.

Schläfrigkeit: Cann-s., carb-an., carb-v., chin., clem., colch., croc., crot-h., m-artif., nat-m.

TRAURIGKEIT,ÜBERHAUPT:

Niedergeschlagenheit Unheiterkeit usw.:

1) Aur., calc., cocc., con., ign., nat-m., nit-ac., petr., puls.

2) Anac., ars., bry., chin., hyos., merc., nat-c., phos., ph-ac., plat., rhus-t., sep., sil., staph., sulf.

3) Acon., agn., ambr., am-c., caust., cham., con., croc., hell., lyc., nux-v., petr., verat.

4) Asar., aur-m., bell., bov., brom., cann-s., carb-an., clem.,, cupr., dig., ferr., graph., hep., kali-c., lact., laur., meny, mez., mur-ac., olnd., prun., sabin., sec., spig., stram., viol-o., viol-t., zinc.

TRAURIGKEIT, MODALITÄTEN:

Abends: Ant-c., ars., bar-c., bov., calc., carb-an., cast., dig., ferr., graph., hep., kali-c., kreos., lact., lyc., m-arct., nit-ac., phos., plat., ran-s., ruta, seneg., sep., stram., verat., zinc.

Abends im Bett: Ars., graph., stram., sulf.

Abends in der Dämmerung: Phos.

Dunkeln, im: Stram.

Essen, nach dem: Ars., canth.

bei Gehen im Freien: Ant-c., coff., con., ph-ac., sep., sulf., tabac.

Kind, bei: Calc., caust.

Mittags: Zinc.

Morgens:

1) Carb-an.

2) Alum., bruc., lach., nit-ac., petr., phos., plat.

Morgens im Bett: Alum., carb-an., phos.

Musik, von: Acon., dig.

Nachmittags: Aeth., carb-an., con., ruta, zinc.

Regelzeit, zur: Mur., nit-ac.

Schwangeren, bei: Lach.

Sonnenschein, im: Stram.

Tag und Nacht: Caust., sulf.

Vormittags: Am-c., aut-c., cann-s., graph., phel.

Zimmer, im: Plat., rhus-t.

TRAURIGKEIT, BESSER:

Freien, im: Coff., laur., plat.

TRAURIGKEIT, NEBENLEIDEN:

Appetitlosigkeit: Cupr-ac., sulf.

Atembeschwerden: Lach.

Aufstoßen von Bitterkeit: Am-m., cupr.

Augenschmerz: M-arct.

Augentränen: Verat.

Bauchgeräusch: Rhus-t.

Beinschwere: Calc., graph.

Blutlauf gereizt: Plat.

Brecherlichkeit: Am-m., ars., verat.

Durchfall: Crot-h.

Durst: Ars., cupr., sulf.

Fieber: Dig.

Frost: Kali-chl., lach., verat.

Fußschwere: Calc., graph.

Geschlechtstrieb erregt: Bell.

Gesichtsröte: Caps., spig.

Gliederschmerzen: Graph.

Händeringen: Puls., sulf.

Herzklopfen: Nat-m.

Herzweh: Crot-h., petr., spong.

Hypochonderschmerz: Zinc.

Kältegefühl: Am-c.

Kehle leidend: Lact.

Kopfeingenommenheit: Bov., con.

Kopfschweiß an der Stirn: Lact.

Kopfweh: Ars., crot-h.

Mundbitterkeit: Am-m.

Mundlätschigkeit: Cupr-ac.

Ohnmacht: Ars.

Schlaflosigkeit: Carb-an., rhus-t., sulf.

Schläfrigkeit: Plb.

Schwäche, Mattigkeit usw.: Bov., bruc., carb-an., crot-h., kali-c., lach., laur., merc., nat-c., ph-ac., sec., sep., vip., zinc.

TRINKER s. *Säufer*

TROSTLOSIGKEIT, s. *Untröstlichkeit.*

TROTZ, Widerspenstigkeit:
1) Arn., lyc. − 2) Canth., spong.
3) Acon., anac., caust., guaj., nux-v.

TRÜBSINN, s. *Traurigkeit.*

TÜCKE, Falschheit: Cupr., lach., nux-v.

U

ÜBELLAUNIGKEIT, s. *Mißlaunigkeit.*

ÜBELNEHMEN (vgl. *Empfindlichkeit*):
1) Acon., caust., puls. − 2) Anac., ars., cocc., lyc.
3) Bov., calc., camph., cina, dros., nat-m., phos., spig.
4) Aur., carb-an., coloc., cycl., nux-v., ran-b., sars., sil., sulf.

ÜBEREILTHEIT, Übereilung:
1) Ign., m-arct. − 2) Puls.

3) Bov., calad., camph., kali-c., nat-m.

ÜBERFLUSS, Wahn als habe man alles im: Sulf.

ÜBERREIZTHEIT:

1) Acon., bell., cham., coff., m-arct., merc., nux-v.

2) Arn., asar., aur., calc., chin., phos., puls., teucr., valer.

3) Ant-c., ars., bry., carb-v., ferr., hep., hyos., lach., lyc., nat-m., sep., sulf., verat.

4) Am-c., ang., asaf., bar-c., carb-an., cocc., daph., dros., ign., kreos., mag-m., meph., nit-ac., stann.

ÜBERSCHÄTZUNG seiner selbst, s. *Stolz.*

UMHERLAUFEN, irres, s. *Herumlaufen.*

UNAUFGELEGTHEIT, s. *Mißlaunigkeit.*

UNAUFMERKSAMKEIT beim Lernen, beim Lesen usw.:

1) Bar-c.

2) Alum., asar., bell., caust., cham., coff., kali-c., nat-c., spig., sulf.

UNBEDACHTSAMKEIT, s. *Übereilung.*

UNBEHOLFENHEIT, s. *Ungeschicklichkeit.*

UNBESINNLICHKEIT, Sinnevergehen:

1) Arn., bell., hyos., op.

2) Acon., calc., dulc., lach., laur., nux-v., olnd., phos., ph-ac., rhus-t., stann., sulf., verat., verb.

3) Agar., ant-t., ars., asaf., caust., kali-c., led., merc., mosch., nat-m., plb., sec., sil., staph.

4) Am-c., ang., arg-n., aur-m., bism., bor., bov., bry., carb-an., cina, cycl., jod., lact., lyc., ran-b., samb., sang., spig., stram., valer., zinc.

UNBESONNENHEIT, s. *Übereilung.*

UNBESTÄNDIGKEIT, s. *Wankelmut.*

UNEMPFINDLICHKEIT, s. *Gefühllosigkeit.*

UNENTSCHLOSSENHEIT:

1) Lach., petr.

2) Cocc., hell., ign., m-arct., nux-v., puls.

3) Alum., ars., bar-c., calc., cham., chin., cupr., daph., ferr., jod., kali-c., mag-m., mez., nat-m., phos., ruta, sulf., tarax.

UNFOLGSAMKEIT, Ungehorsam (Vgl. auch *Eigensinn*):
1) Am-c., chin., dig., lyc., viol-t.
2) Acon., arn., canth., caust., guaj., nux-v., spong.
3) Caps., nit-ac., phos., sulf.

UNGEDULD:
1) Sil. − 2) Dulc., ign., merc. − 3) Lyc., puls.
4) Ambr., ars., calc., carb-v., dros., hep., hyos., ign., kali-c., lach., nat-c., nat-m., nit-ac., ph-ac., sep., spong., sulf., sul-ac., thuj., zinc.

UNGEHORSAM, s. *Unfolgsamkeit.*

UNGESCHICKTHEIT:
1) Caps., nat-c., nat-m., nux-v.
2) Anac., ip., sulf. − 3) Ambr., bov., sars.

UNGEZIEFER vor der **Phantasie:** Ars.

Traum, im:
1) Nux-v. − 2) Am-c., mur-ac., phos.
3) Alum., bov., kali-c., ran-s., sil.

UNGEZOGENHEIT:
1) Hyos. − 2) Lyc., verat.
3) Arn., eug., hell., nux-m., nux-v., op., phos., stram.

UNGLÜCKBEFÜRCHTUNG (vgl. *Befürchtungen*):
1) Calc., cupr., verat.
2) Alum., anac., ars., bry., caust., graph., meny, merc., nux-v., phos., tabac., verat.
3) Agar., am-c., bar-c., cast., cic., clem., colch., dig., dros., hell., hydr-ac., ip., kali-j., lach., laur., mag-c., mang., mur-ac., nat-m., rhus-t., sabin., spong.

UNHEITERKEIT, s. *Traurigkeit.*

UNLUST, s. *Mißlaunigkeit.*

UNMENSCHLICHKEIT: Anac., op.

UNMUT, s. *Mißlaunigkeit.*

UNRUHE des Gemütes:
1) Acon., ars., cham., merc., nux-v.
2) Arn., bell., carb-v., lach., m-arct., nat-c., rhus-t., sabad., sil., sulf., valer.
3) Ant-c., aur., carb-an., dros., graph., hell., hyos., ign., laur., mang., nit-ac., phos., plat., plb., puls., stann., thuj., verat.
4) Alum., ambr., am-c., anac., asaf., bov., bry., calc., canth., cina, coloc., dig., dulc., graph., jod., kali-c., led., lyc., op., ph-ac., spig., spong., staph., stram., sul-ac., tarax.

UNRUHE, MODALITÄTEN:
Abends:
1) Ars., carb-v.
2) Am-c., calc., nat-c., nit-ac., ruta, verat.
Abends im **Bett:** Am-c.
Essen, nach dem: Verat.
Gehen, beim: Merc.
Gewitter, bei: Phos.
Kind, bei: Ars., cham., kali-c.
Morgens: Dulc., hyos.
Nachmittags: Ang., carb-v., hyos., tabac.
Nachts: Graph., jod., kali-c., merc., spong.
Tag und Nacht: Canth., sulf.
Vormittags: Anac., phos.

UNRUHE, BESSER:
Freien, im: Graph., lach., valer.

UNRUHE, NEBENLEIDEN:
Armunruhe: Bell., nat-c.
Atembeschwerden: Ambr., hep., prun., puls.
Augenstern erweitert: Nux-v.
Bauchschmerzen: Ars., bov., cham., tarax.
Blutwallung: Calc.
Brecherlichkeit: Calc., hell.
Frost: Cann-s., caps.

Fußstampfen: Dulc.

Gesichtsröte: Ign.

Gesichtsschweiß: M-artif.

Gliederreißen: Ars.

Händezittern: Mag-c.

Herzweh: Am-c., anac., ars., hell.

Hitze: Ars., m-artif., ruta.

Kopfhitze: Canth., phos.

Kopfschmerz: Bry., ruta, vip.

Kopfschweiß an der **Stirn:** Phos.

Schauder: Ars.

Schlaflosigkeit: Jod.

Schläfrigkeit: Hyos.

Schwäche: Ambr., calc., m-artif., viol-t.

UNSINNIGKEIT, s. *Verstandlosigkeit.*

UNTRÖSTLICHKEIT, Trostlosigkeit:
1) Acon., ars., cham., nux-v. − 2) Coff., spong., stram.
3) Ambr., sulf., verat.
4) Dig., lyc., nat-c., phos., plat.

UNWILLEN, s. *Mißlaunigkeit* und *Widerwärtigkeit.*

UNZÜCHTIGKEIT (vgl. *Schamlosigkeit*):
1) Hyos., stram., verat. − 2) Nux-v., op., phos.

UNZUFRIEDENHEIT, s. *Verdrießlichkeit.*

V

VERÄCHTLICHKEITSLAUNE, Neigung, alles zu verachten:
1) Ars., chin. − 2) Lach., plat.
3) Ip., par. − 4) Alum., guaj., ign., puls.

VERÄNDERLICHKEIT, s. *Wankelmut.*

VERBRANNT, wähnt alles zu Hause verbrannt: Bell.

VERBRECHER, als sei er ein:
1) Ars., cocc., hyos., verat.
2) Am-c., coff., cycl., dig., merc.

3) Alum., carb-v., caust., cina, ferr., graph., m-arct., nat-m., nit-ac., nux-v., puls., ruta, sil., stront., sulf.

VERDERBEN seiner Sachen, wahnsinniges: Sulf.

VERDRIESSLICHKEIT, Unzufriedenheit:

1) Am-m., calc., cina, kreos., puls., rhus-t., sil., staph.

2) Alum., am-c., arn., aur., bell., carb-an., caust., chin., coloc., con., cupr., hep., ign., kali-c., m-aust., nat-c., petr., ph-ac., sep., spong., sulf.

3) Agar., ang., ant-c., ars., asaf., bar-c., bism., bor., canth., chinin., cocc., cycl., graph., grat., hydr-ac., ip., kali-n., lact., led., mag-c., mag-m., nat-m., nux-v., phos., sabin., sars., stront.

4) Aeth., agn., asar., berb., bry., camph., cann-s., clem., colch., dig., dros., guaj., lyc., m-arct., mang., merc., nit-ac., olnd., op., plat., plb., rheum., rhod., ruta, sabad., samb., sul-ac., tabac., teucr., vip., zinc.

VERFOLGEN, Wahn als wolle man ihn: Anac., bell.

Traum, im:

1) Sil. − 2) Bell., kreos., verat.

VERGESSLICHKEIT:

1) Con., lach., zinc.

2) Anac., bell., bry., hyos., nat-m., nux-m., petr., rhus-t., sil., staph., sulf.

3) Alum., am-c., bar-c., calc., colch., croc., cycl., graph., hell., hep., olnd., phos., rhod., spig., stram., verat.

4) Ars., bor., carb-an., carb-v., cocc., dig., guaj., kreos., mag-c., merc., mez., mosch., nat-c., ph-ac., sel., stront., viol-o.

VERGIFTEN, als wolle man ihn: Hyos., rhus-t.

Traum, im: Kreos., nat-m.

VERHAFTEN, als wolle man ihn: Bell.

Traum, im: Clem.

VERHETZEN, andere unter sich: Hyos.

VERKAUFEN, als wolle man ihn: Hyos.

VERKRIECHEN, sich, wahnsinniges: Ars., bell., puls.

VERLANGEN, wahnsinniges, nach Allerlei:
1) Puls. − 2) Bry., coff., dulc., rhus-t.
3) Ars., cham., chin. − 4) Cina, ign., ip., rhus-t.

VERLASSENHEITSGEFÜHL:
1) Carb-an., stram. − 2) Bar-c., nat-c., plat.

VERLEGENHEIT in Gesellschaft: Ambr., carb-v.

VERLEUMDUNGSSUCHT: Ip.

VERLIEBTHEIT: Ant-c., hyos., op., stram., verat.

VERRECHNEN, s. *Verwechslungen* im Rechnen.

VERSCHREIBEN, s. *Verwechslungen,* im Schreiben.

VERSEMACHEN: Agar.

VERSPRECHEN, s. *Verwechslungen* im Sprechen.

VERSTANDESSCHWÄCHE, s. *Geistesabstumpfung.*

VERSTANDESVERWIRRUNG, s. *Verwirrtheit.*

VERSTANDLOSIGKEIT, Unsinnigkeit, Verstandesverlust, Sinnlosigkeit usw.:
1) Bell., cic., hyos., stram.
2) Ars., canth., op., sec., verat.
3) Aeth., alum., ant-c., bry., chel., croc., crot-h., led., m-artif., mag-m., nat-m., nux-v., rhod.

VERSTECKEN, sich, s. *Verkriechen.*

VERSTIMMTHEIT, s. *Mißlaunigkeit.*

VERSTORBENE sehen, vor der **Phantasie** (vgl. auch *Geister, Tote, Gespenster* usw.):
1) Bell., stram. − 2) Nat., nux-v.
3) Anac., ars., canth., hep., nat-m., op.
Traum, im: Caust., con., mag-c., nat-c., nux-v., sars., sulf-ac.

VERSTÜMMELTE sehen, vor der **Phantasie:** Merc., nux-v.
Traum, im: Ant-c., arn., con., m-arct., mag-m., sep.

VERWECHSLUNGEN:
1) Lach., nux-v., sulf.
2) Am-c., calc., cham., chin., graph., hep., hyos., nat-m., sep.

3) Bov., cann-s., caust., cocc., con., croth., kali-c., mang., merc., nat-c., plat., puls., rhod., sil.

Maß und Gewicht, in: Nux-v.

Rechnen, Verrechnen, im: Am-c.

Schreiben, Verschreiben, im:
1) Lach.
2) Am-c., cham., chin., graph., hep., nat-m., nux-v.
3) Bov., cann-s., crot-h., nat-c., puls., rhod., sep.

Sprechen, Versprechen, im:
1) Am-c., calc., cham., chin., graph., hep., nat-m., nux-v.
2) Caust., con., kali-c., mang., merc., sep., sil.

Unterscheiden der Objekte,. im:
1) Sulf. − 2) Calc., cann-s., hyos., nux-v., plat.

Zeitrechnung, in der:
1) Lach. − 2) Cocc., nux-v., petr., ther.

VERWEGENHEIT: Op.

VERWIRRTHEIT (vgl. auch *Wahnsinn*):
1) Bell., hyos., stram., verat.
2) Calc., cic., nux-v., op., plat.
3) Acon., ars., camph., cann-s., canth., carb-an., chinin., con., kali-c., lach., nux-m., rhod., rhus-t., sec.
4) Am-c., asaf., bor., caps., chin., lact., nat-c., sulf.

VERWÜNSCHUNGEN, s. *Schmähsucht.*

VERZAGTHEIT, s. *Kleinmut.*

VERZWEIFLUNG:
1) Acon., calc., verat. − 2) Ign., lach., puls., sulf., valer.
3) Alum., aur., carb-v., graph., hyos., lyc., nit-ac.
4) Ambr., arn., ars., canth., carb-an., caust., chin., cocc., colch., dig., nat-c., nat-m., stram.

VISIONEN, s. *Erscheinungen.*

VORGEBEN von **KRANKHEITEN:** Verat.

VORNEHMTUN, Wichtigmacherei:
1) Hyos., stram. − 2) Cupr., ferr., lyc., verat.

VORSICHHINSTARREN:
1) Cic., hyos.
2) Cann-s, clem., guaj., hell., ign., kreos., mez., nat-c., ran-b.

VORWÜRFE MACHEN, s. *Tadelsucht.*

VORTRÄGE halten, närrisches: Lach., ign.

Traum, im: Arn., cham.

W

WAHNSINN, ÜBERHAUPT:
1) Bell., hyos., nux-v., op., stram., verat.
2) Ars., cann-s., canth., croc., cupr., lyc.
3) Acon., aeth., agar., ant-c., cic., con., crot-h., dig., dulc., hyos., lach., merc., nat-m., nux-m., phos., plb., puls., rhus-t., sec., ter.

WAHNSINN, MODALITÄTEN:
Ärger, nach: Bell., plat.
Ausschlägen, nach: Ars., bell.
Erkältung, nach: Bell.
Gehirnentzündung, nach: Bell.
Gram, nach: Bell.
Hämorrhoiden, nach: Nux-v.
Kindbett, nach:
1) Plat. − 2) Bell., puls. − 3) Sulf., verat., zinc.
Kränkung, nach: Bell., nux-v., puls.
Regelzeit, zur: Puls., verat.
Rotlauf, nach: Bell.
Schlagfluß, nach: Bell.
Schreck, nach: Bell., plat.
Schwangeren, bei: Bell.
typhösen Fiebern, nach: Bell.
Überstudieren, nach: Hyos., lach., nux-v.

WAHNSINN, NEBENLEIDEN:
Abmagerung: Sulf.

Appetitlosigkeit: Verat.

Atembeschwerden: Hyos., merc.

Augenentzündung: Cupr., op.

Augenstarrheit: Bell., stram.

Augenumränderung: Stram.

Augenverdunkelung: Croc.

Blutabgang: Merc.

Brustverschleimung: Verat.

Fieber: Calc.

Frost: Calc.

Gesichtsblässe: Croc., merc., verat.

Gesichtshitze: Verat.

Gesichtsröte: Calc., op., verat.

Gesichtsverzerrung: Bell.

Hautkälte: Crot-h.

Hitze: Bell., hyos.

Husten: Bell., verat.

Kopfeingenommenheit: Verat.

Kopfschweiß: Ars.

Kopfweh: Ars., croc., verat.

Kopfzittern: Calc.

Lippengeschwulst: Op.

Mundschaum: Bell.

Mundverzerrung: Op.

Ohrgeräusch: Ars.

Puls gereizt: Ars., crot-h., cupr.

Schweiß: Cupr.

Schwindel: Nux-m.

Speichelfluß: Merc., verat.

Zittern: Ars.

WAHRSAGEN: Agar.

WALD vor der **Phantasie,** im **Traum:** Canth., mag-m., sep.

WANKELMUT, Unbeständigkeit, Veränderlichkeit: Ars., asaf., bar-c., bism., cann-s., ign., led., m-artif., m-aust., nux-m., nux-v., op., plat., sil., thuj.

WARZEN werden am Körper gewähnt, im **Traum:** Mez.

WASCHEN, wahnsinnige Gebärden wie zum: Bell.

WASSER vor der **Phantasie:** Ant-t., merc., hep.

    Traum, im: Alum., ant-t., ars., bov., dig., graph., kali-n., mag-c., mag-m., meph., merc., nat-c., ran-b., sil., valer.

WECHSEL der **LAUNE:**

    1) Acon., bell., croc., ign., plat., stram.

    2) Alum., aur., sep., valer., zinc.

    3) Bov., cann-s., caps., caust., chin., cocc., cycl., m-arct., nat-m., nux-m., sars.

    4) Agn., ambr., anac., ant-t., arg-m., ars., bor., carb-an., dig., ferr., graph., hyos., jod., kali-c., lyc., meny, merc., mez., nat-c., nit-ac., petr., ran-b., spig., spong., staph., sul-ac., verat.

Ängstlichkeit, Angst wechselt mit:

    Gleichgültigkeit: Nat-m.

    Heiterkeit: Spig., spong.

    Wut: Bell.

Ärgerlichkeit wechselt mit:

    Gleichgültigkeit: Chin.

    Heiterkeit: Bov.

    Kleinmut, Verzagtheit: Ran-b., zinc.

    Lustigkeit, Ausgelassenheit, Spaßhaftigkeit: Ant-t., caust., cocc., croc., nat-m., spong., stram.

    Reizbarkeit: Zinc.

    Schwermut: Zinc.

    Singen: Croc.

    Weinerlichkeit: Bell.

    Zärtlichkeit: Croc.

Arbeitsscheu wechselt mit *Lustigkeit:* Spong.

Auffahren wechselt mit *Lustigkeit:* Croc.

Delirien wechselt mit *Klagen:* Bell.

Ernsthaftigkeit wechselt mit *Lustigkeit,* Lachen usw.: Cann-s., nux-m., plat.

Furchtsamkeit wechselt mit *Wut:* Bell.

Gleichgültigkeit, Apathie wechselt mit *Ängstlichkeit:* Nat-m.

Ärgerlichkeit: Chin.

Reizbarkeit: Bell., carb-an.

Heftigkeit wechselt mit *Lustigkeit,* Lachen usw.: Aur., croc., stram.

Heiterkeit, Aufgeräumtheit, Frohsinn usw. wechselt mit

Ängstlichkeit: Spig., staph.

Ärgerlichkeit: Bor.

Melancholie: Zinc.

Mißlaunigkeit: Aur., chin., cycl., kali-chl., merc.

Mutlosigkeit: M-arct.

Schreien: Chin.

Traurigkeit: Cann-s., croc., graph., m-arct., nit-ac., plat., sep., zinc.

Weinerlichkeit: Bell., plat.

Hoffnung wechselt mit *Verzagtheit,* Verzweiflung: Acon., kali-c.

Jähzorn wechselt mit *Lustigkeit:* Aur.

Klagen wechselt mit *Delirien:* Bell.

Kleinmut wechselt mit

Ärgerlichkeit: Ran-b.

Exaltation: Sul-ac.

Reizbarkeit: Ran-b.

Zanksucht: Ran-b.

Lachen wechselt mit

Ärgerlichkeit: Croc., stram.

Ernsthaftigkeit: Nux-m., plat.

Heftigkeit: Croc., stram.

Lebensüberdruß: Aur.

Stöhnen: Stram.

Traurigkeit: Stram.

Wahnsinn: Hyos.

Weinerlichkeit: Acon., alum., aur., caps., graph., lyc., sep., stram.

Winseln: Verat.

Lebensüberdruß wechselt mit *Lachen:* Aur.

Wut: Bell.

Lustigkeit, Ausgelassenheit, Spaßhaftigkeit wechselt mit
Ärgerlichkeit: Ant-t., caust., cocc., croc., nat-m., spong.

Arbeitsscheu: Spong.

Ernsthaftigkeit: Plat.

Melancholie: Ferr.

Mißlaunigkeit, Verdrießlichkeit usw.: Ant-t., nat-m.

Mutlosigkeit: M-arct.

Teilnahmslosigkeit: Meny.

Traurigkeit, Niedergeschlagenheit usw.: Caust., ferr.,
nat-c., sep.

*Weinerlichkeit: Acon., arg-m., cann-s., carb-v., ign.,
jod., spong.*

Wut: Bell., cann-s., croc.

Zornauffahren: Aur., caps., croc., ign.

Melancholie, Schwermut wechselt mit
Ärgerlichkeit, Zorn und Verzagtheit: Zinc.

Lustigkeit: Ferr., zinc.

Mißlaunigkeit, Verstimmtheit, Verdrießlichkeit usw. wechselt mit
Heiterkeit: Chin., merc., plat., spig.

Lustigkeit: Ant-t., nat-c., cycl.

Übermunterkeit: Lyc.

Zärtlichkeit: Plat.

Mutlosigkeit wechselt mit *Heiterkeit,* Lustigkeit: M-arct.,
petr.

Reizbarkeit wechselt mit
Gleichgültigkeit: Carb-an.

Kleinmut: Ran-b.

Schwermut: Zinc.

Sorge: Ran-b.

Zorn: Zinc.

Schreckhaftigkeit wechselt mit *Schwermut* und *Verzagtheit:* Zinc.

Singen wechselt mit
Ärgerlichkeit: Croc.
Arbeitsscheu: Spong.
Weinerlichkeit: Acon., bell., stram.
Zank: Croc.
Zerstreutheit: Spong.
Zornauffahren: Croc.
Stöhnen wechselt mit *Lachen:* Stram.
Tanzen: Bell.
Traurigkeit, Niedergeschlagenheit usw. wechselt mit
Heiterkeit: Cann-s., croc., graph., m-arct., nit-ac., petr.,
plat., sep., zinc.
Lustigkeit und Lachen: Cast., caust., ferr., nat-c., zinc.
Überspanntheit: Petr.
Zärtlichkeit: Plat.
Wahnsinn wechselt mit *Wut:* Hyos.
Weinerlichkeit wechselt mit
Ärgerlichkeit: Bell.
Heiterkeit: Bor., plat.
Lachen: Acon., alum., aur., caps., graph., lyc., sep.
Lustigkeit: Acon., arg-m., cann-s., carb-an., ign., jod.,
spong., stram.
Singen: Acon., bell., stram.
Wut: Acon., cann-s.
Winseln wechselt mit *Lachen:* Verat.
Wut wechselt mit
Angst und *Furcht:* Bell.
Lustigkeit und Lachen: Acon., bell., cann-s., croc.
Lebensüberdruß: Bell.
Weinerlichkeit: Cann-s.
Zaghaftigkeit wechselt mit
Ärgerlichkeit: Zinc.
zorniger *Reizbarkeit* und Schreckhaftigkeit: Zinc.
Zanksucht wechselt mit
Lustigkeit und Lachen: Croc., spong.

345

Singen: Croc.

Sorge und Unzufriedenheit: Ran-b.

Zärtlichkeit wechselt mit:

zorniger Ärgerlichkeit und *Wut:* Croc.

verdrießlicher *Traurigkeit:* Plat.

Zerstreutheit wechselt mit *Lustigkeit* und Singen: Spong.

Zorn wechselt mit

Lustigkeit: Aur., caps., ign.

schneller Reue: Croc., mez.

Zärtlichkeit: Croc.

WEHMUT, s. *Traurigkeit.*

WEINEN, ÜBERHAUPT:

Weinerlichkeit:

1) Acon., caust., cham., nat-m., plat., puls., sulf.

2) Aur., bell., calc., cina, coff., graph., ign., lyc., nux-v., petr., sep., staph., viol-o.

3) Alum., am-c., am-m., ars., bar-c., bor., bry., camph., carb-an., carb-v., chin., chinin., jod., kali-c., laur., m-arct., mosch., nat-c., nit-ac., plb., sil., stram., sul-ac., verat.

4) Ant-c., arn., asar., cann-s., canth., caps., cocc., con., cupr., dig., dros., hep., ip., kreos., lach., lact., led., kali-n., mag-m., mang., meny, merc., nux-m., op., phos., ph-ac., rheum., rhus-t., ruta, sars., spong., stann., viol-t., zinc.

WEINEN, MODALITÄTEN:

Abends: Am-c., calc., carb-an., graph., kali-c., kali-chl., lact., lyc., m-arct.

Alleinsein, beim: Con., nat-m.

Anreden, beim: Staph.

Ansehen, beim: Nat-m.

Denken an alte Übel, bei: Cham., lyc., nat-m.

Ermahnungen, bei: Nit-ac., kali-c.

Erwachen, beim:
1) Carb-an., ign., mag-c., sil., stram.
2) Am-c., ant-t., arn., bor., cina, guaj., hyos., lyc., merc., phos., puls., ruta, sabad., sabin., sep.

Essen, nach dem: Jod., mag-m.

Gehen im Freien, bei: Bell., coff.

Husten, beim: Sulf.

Kindern, bei:
1) Cham., cina, coff., rheum., seneg.
2) Bor., hyos., ign., kali-c., lyc.
3) Ars., bell., camph., caust., graph., nit-ac., puls., sil.

Liebkosungen, bei: Chin.

Morgens: Am-c., bor., carb-an., kreos., prun., puls., spong.

Morgens im **Bett:** Am-c., bor., carb-an., prun., puls.

Musik, von: Graph., kreos., nux-v.

Nachts:
1) Nat-m., nux-v.
2) Caust., cham., kali-c.
3) Alum., am-c., bar., bor., calc., carb-an., cina, con., ign., kali-j., lyc., m-arctif., mag-c., merc., phos., puls., rhus-t., sil., spong., stann., tabac., thuj.

Schlaf, im:
1) Nat-m., nux-v. − 2) Caust., cham., kali-c.
3) Alum., calc., carb-an., con., ign., kali-j., lyc., m-arct., mag-c., phos., puls., rhus-t., sil., stann., tabac., thuj.

Traum, im:
1) Nat-m., nit-ac.
2) Ant-t., calc., carb-an., ign., ind., kreos., m-arct., mag-c., nux-v., phos., puls., sabin., sil., spong.

Zureden, bei: Bell., calc., ign., plat.

WELTUNTERGANG stehend vor der **Phantasie,** im **Traum:** Rhus-t.

WERFEN mit Steinen, wahnsinniges: Bell.

WIDERSPENSTIGKEIT, s. *Halsstarrigkeit* und *Trotz.*

WIDERSPRUCHSNEIGUNG (vgl. *Zanksucht*):

    1) Caust., olnd.

    2) Anac., arn., ign.

    3) Camph., ferr., grat., lach., merc., nat-c., ruta.

WIDERSTREBEN, s. *Widerwärtigkeit.*

WIDERWÄRTIGKEIT, widrige Stimmung, alles ist zuwider:

    1) Merc., puls. − 2) Ant-c., kali-c., laur., thuj.

    3) Calc., croc., hep., ign., led., lyc., nit-ac., sil., sulf.

    4) Acon., alum., ambr., arn., ars., aur., bell., caps., caust., con., ip., lact., mag-c., mag-m., nux-v., petr., phos., plb., samb., sars., spong.

WIDERWILLE, Abneigung gegen andere: Am-m., aur., calc., fl-ac., stann.

    Geschäft, gegen sein: Brom., puls., sep.

    Lachen und heitere Gesichter, gegen: Ambr.

    Musik, gegen: Acon., nux-v., sabin.

    Spielen bei Kindern, gegen: Bar-c.

WILDHEIT: Acon., mosch., op., petr., phos., ph-ac., tabac.

WILDNISSE vor der Phantasie: Stram.

WILLENSFEHLER:

    1) Anac., ars.

    2) Bry., chinin., cocc., croc., hell., puls.

    3) Alum., asaf., bar-c., calc., cina, coff., coloc., dulc., ign., ip., kali-c., laur., nat-c., nat-m., op., petr., rheum.

WIMMERN, Winseln:

    1) Cham. − 2) Chin., cic., ip., rheum.

    3) Ars., bell., canth., caust., cocc., colch., hyos., ign., m-artif., merc., phos., squil., verat., zinc.

WIMMERN beim **Erwachen:** Ign.

    Nachts:

    1) Chin., lach., nux-v.

    2) Caust., cham., ign., nit-ac.

3) Am-c., anac., arn., ars., aur., bry., cina, hyos., ip., lyc., m-artif., merc., nat-m., op., phos., ph-ac., rheum., sulf., verat.

Schlaf, im:
1) Nux-v. − 2) Chin., lach.
3) Caust., cham., ign., nit-ac.
4) Anac., arn., ars., aur., bry., hyos., ip., lyc., m-artif., merc., nat-m., op., phos., ph-ac., rheum., sulf., verat.

WINSELN, s. die vorigen.

WITZ, Witzelei, Witzigkeit:
1) Lach. − 2) Caps., cocc., croc., spong.

WÖLFE vor der **Phantasie:** Bell.

WOLKEN vor der Phantasie: Hep., mag-m., rhus-t.

WORTMANGEL, Unvermögen die passenden Worte, die richtigen Ausdrücke zu finden:
1) Cham., thuj. − 2) Nux-v.
3) Anac., caps., ph-ac.
4) Con., crot., nat-h., kali-c., lyc., puls.

WORTKARGHEIT, s. *Redescheu.*

WÜRMER s. *Gewürm*

WUT, ÜBERHAUPT:

Raserei, Tobsucht:
1) Bell., hyos., stram., verat.
2) Ars., canth., lyc., op.
3) Agar., cann-s., croc., merc., sec.
4) Acon., ant-t., arg-n., bar-c., camph., cocc., colch., cupr., kali-c., lach., nit-ac., phos., plb., sabad., seneg.

WUT, MODALITÄTEN:

Abends: Croc.

Morgens im **Bett:** Kali-c.

Nachts: Bell., verat.

Schlaf, im: Ph-ac.

Schlaf,nach, bei Erwachen: Bell.

WUT, NEBENLEIDEN:

Appetitlosigkeit: Verat.

Atembeklemmung: Merc.
Augenstarrheit: Bell.
Bauchschmerz: Canth., cupr.
Erbrechen: Cupr-ac.
Fußstampfen: Verat.
Hitze: Bell., verat.
Kehlschmerz: Canth.
Kopfschmerz: Verat.
Mundverzerrung: Ph-ac.
Ohnmachten: Cupr-ac.
Speichelfluß: Verat.

Z

ZÄHNE AUSNEHMEN, Gebärden wie zum: Bell.

ZANKSUCHT, ÜBERHAUPT:
Streitsucht:
1) Cham., ign., lach., lyc., nux-v.
2) Arn., aur., bell., caust., merc., mosch., verat.
3) Ars., croc., crot-h., hyos., ran-b., sep.
4) Acon., alum., ambr., am-c., anac., bar-c., bor., bry., camph., canth., caps., chin., dulc., ferr., m-aust., mez., nat-c., nat-m., nit-ac., olnd., plat., ruta, seneg., spong., staph., stram., viol-t.

ZANKSUCHT, MODALITÄTEN:
Abends: Am-c., nat-m.
Erwachen, beim: Lyc.
Gehen im Freien, nach: M-aust.
Nachmittags: Dulc.
Nachts: Verat.
Regel, bei der: Am-c.

ZANKSUCHT, NEBENLEIDEN:
Augenstarrheit: Mosch.
Gesichtsblässe: Mosch.

Gesichtshitze: Sep.

Lippenbläue und Mundtrockenheit: Mosch.

ZARTHEIT: Ars., ign.

ZÄRTLICHKEIT: Croc.

ZERREISSEN der Dinge: Bell., stram., verat.

ZERSTREUTHEIT, Unaufmerksamkeit:
1) Cham., olnd.
2) Alum., am-c., arn., caust., nat-m., nux-v., sep.
3) Am-m., ang., bov., kali-c., merc., plat.
4) Agn., anac., asar., bar-c., bell., calc., cann-s., caps., chin., coff., colch., con., croc., crot-h., graph., hell., hep., lyc., mag-c., m-artif., mang., mez., nat-c., phos., ph-ac., plb., puls., rhod., sars., sil., spig., spong., stann., sulf., sul-ac., thuj., verb.

ZIFFERN vor der Phantasie: Ph-ac., sulf.

ZORNMÜTIGKEIT (vgl. *Ärgerlichkeit*):
1) Bry., cham., nux-v., phos., sulf.
2) Ars., aur., carb-v., caust., m-aust., nat-c., nit-ac., petr.
3) Am-c., arn., caps., chin., croc., graph., ip., kali-c., nat-m., sep., sil., zinc.
4) Anac., bell., calc., cann-s., canth., carb-an., con., cycl., ferr., hell., ign., jod., lach., led., lyc., mang., merc., mez., mur-ac., olnd., op., ran-b., ruta, sabad., seneg., spig., stann., stront., sul-ac., verat.

ZUKUNFTSBESORGNIS, Furcht vor der Zukunft:
1) Bar-c., bry., nat-m., puls.
2) Dig., kali-c., nat-c., spig.
3) Anac., ant-t., caust., chel., cic., con., dros., dulc., mang.
4) Arn., ars., graph., kali-n., op., ph-ac., stann., thuj.

ZUNGE HERAUSSTRECKEN, wahnsinniges: Bell.

ZUPFEN am Halstuch, sinnloses: Ant-c.

ZWEIFALTIGKEITSGEFÜHL, als bestünde man aus *zwei* Personen: Anac.

ZWEIFEL an Aufkommen, s. *Gesundheitsbesorgnis.*
an Seelenheil, s. religiöse Gemütsleiden.
an zeitlichem Auskommen, s. *Geschäftsbesorgnis.*

III.

Anzeigen nach den erregenden Ursachen und erhöhenden Umständen und Bedingungen

§ 49

Wir haben, um alle unnötigen Wiederholungen zu vermeiden, *die erregenden Ursachen,* welche Veranlassung zu Geisteskrankheiten geben können, hier nachstehend mit denjenigen Umständen, welche zuweilen den Zustand erhöhen, in ein einziges fortlaufendes Alphabet gebracht, und dabei die einen sowohl als die anderen, in Bezug auf ihre allgemeine Anzeige, durch das ergänzt, was in dem besonderen Charakter der einzelnen, bei jeder Angabe angeführten Mittel lag; in Absicht auf ihre Beziehung zu bestimmten *einzelnen* psychischen Erscheinungen aber, uns bloß an das gehalten, was unte den bisherigen positiven oder klinischen Beobachtungen als *gerade so* gestaltet vorlag, wie wir es ergeben. Unserer Ansicht nach sind diese besonderen, auf *einzelne* Zeichen gehende Beobachtungen und Angaben noch viel zu spärlich, um auch nur einigen Nutzen für die Praxis zu gewähren; doch mußten sie aufgeführt werden, weil sonst mancher Leser hätte glauben können, man habe ihm Wunder welchen wichtigen Schatz vorenthalten. Einzelne dieser angeführten einzelnen und speziellen Beziehungen, die der Leser wohl selber wird zu finden wissen, haben allerdings einen gewissen Wert; doch geht unser Rat für den angehenden Praktiker immer dahin, sich in

352

zweifelhaften Fällen stets mehr an das *Allgemeine*, als an das Besondere zu halten, weil dies jederzeit wesentlich für die angeführten Mittel ist, während das Einzelne, obgleich auf richtig beobachteten Tatsachen beruhend, doch nur einer ganz *zufälligen* Erscheinung angehören kann. Mit Hinweisung auf diese Kautele führen wir hier nun zuerst folgende der Beachtung werte **erhöhte** oder **erregende Umstände** mit den dazu gehörigen Mitteln auf:

[Die Tageslaufrubriken sind hier − anders als in anderen Repertorien − streng alphabetisch eingeordnet].

ABENDS:
   1) Ambr., am-c., ars., calc., kali-n., laur., merc., phos., puls. sep.
   2) Acon., anac., bell., carb-v., caust., hell., hyos., lach., nit-ac., phos., plat., rhus-t., thuj., zinc.
   3) Bry., carb-an., cocc., graph., lyc., mag-c., sulf.
   4) Bar, dig., hep., kali-j., mag-m., m-arct., nat-m., nux-v., sil., stront., tabac., verat.

Ängstlichkeit, Angst, Bangigkeit usw.:
   1) Calc. − 2) Carb-v., sulf.
   3) Ambr., bry., carb-an., cocc., graph., lyc., mag-c., nit-ac., phos., rhus-t., sep.
   4) Ars., bar-c., bell., caust., dig., hep., kali-h., laur., mag-m., m-arct., nat-m., nux-v., puls., ruta, sabad., sil., stront., tabac., verat.

Ärgerlichkeit: Calc., croc.

Aufgeregtheit des Gemütes:
   1) Bruc., lach., zinc. − 2) Anac.

Aufgeregtheit des Geistes: Anac., chin., phos.

Befürchtungen: Alum., dig., hep., kali-c., kali-j., nat-m.

Delirien: Bry., lach., lyc., sulf.

Furcht:
   1) Puls. − 2) Caust., dros., lyc., phos.
   3) Calc., carb-an., valer.

Geistesabstumpfung, Denkunvermögen: Am., ign., nat-m.

Gleichgültigkeit: Dig., kali-c.

Heftigkeit: Nat-m.

Heiterkeit: Nat-m., zinc.

Hypochondrische Stimmung: Kreos., nux-v., phos., puls.

Lebensüberdruß: Aur., dros., hep., kali-chl., rhus-t., spig.

Lustigkeit: Alum., bell., cast., cupr., nat-m., phel., zinc.

Mißlaunigkeit:
1) Mag-c., mag-m., mur-ac., sulf.
2) Am-m., ant., bar., bov., calc., con., ign., puls., spig., zinc.
3) Chin., kali., rhus-t.

Mutlosigkeit: Ant-t., ran-b.

Reizbarkeit: Calc., canth., lach., puls.

Sorge, Kummer: Ars., dig., graph., kali-c.

Stilles Wesen: Am-m.

Trägheit: Carb-v., mag-m., mur-ac., puls., ran-s.

Traurigkeit: Ant-c., ars., bar-c., bov., calc., carb-an., cast., dig., ferr., graph., hep., kali., kreos., lact., lyc., m-arct., nit-ac., phos., plat., ran-sc., ruta, seneg., sep., stram., verat., zinc.

Unruhe des Gemütes:
1) Ars., carb-v.
2) Am-c., calc., nat-c., nit-ac., ruta, verat.

Weinen: Am-m., calc., carb-an., graph., kali-chl., kali-c., lact. lyc., m-arct.

Wut: Croc.

ABENDS, IM BETT:
1) Ambr., calc., carb-v., chin., cocc., graph., lyc., nux-v., puls., sep., spig., sulf., zinc.
2) Am-c., ant-c., arn., ars., aur., bar-c., bor., calad., calc., carb-an., caust., hep., lach., laur., m-aust., mag-m., mez., nat-m., phos., puls., ran-b., rhus-t., sil., staph., sul-ac.

Ängstlichkeit, Angst, Bangigkeit usw.:
1) Ambr., carb-v., cocc., graph., lyc., mag-c.
2) Am-c., ars., bar-c., calad., caust., hep., laur., mag-m., nat-c., nux-v., phos., puls., sil., stront., sulf., verat.

Aufgeregtheit des Gemütes:
1) Ang., merc., nat-m., nit-ac., nux-v., puls., sep., spig., sulf., zinc.
2) Ant-c., arn., aur., bor., calc., carb-an., carb-v., lach., laur., lyc., m-aust., mez., nat-m., phos., ran-b., ran-s., rhus-t., sil., staph., sul-ac.

Aufgeregtheit des Geistes, der Phantasie:
1) Calc., chin., nux-v., puls., sil., sulf.
2) Bry., kali-c., lyc.
3) Agar., caust., cocc., graph., rhus-t., sabad., staph., viol-t.

Befürchtungen: Ars., graph.

Delirien:
1) Calc., graph.
2) Alum., ambr., camph., carb-an., carb-v., chin., ign., merc., nat-c., nit-ac., nux-v., ph-ac., rhus-t., sulf.

Furcht: Calc., kali-c., merc.

Hypochondrische Stimmung: Puls.

Lustigkeit: Alum.

Mißlaunigkeit: Chin., kali-c., rhus-t.

Sorge, Kummer: Ars., graph.

Traurigkeit: Ars., graph., stram., sulf.

Unruhe des Gemüts: Am-c.

ABENDS in der **DÄMMERUNG:** Calc., phos., rhus-t.
Ängstlichkeit, Angst, Bangigkeit usw.:
1) Calc. − 2) Rhus-t.
Furcht: Calc.
Traurigkeit: Phos.

ÄRGER, von:
1) Acon., bry., cham., coloc., nux-v., plat., staph.
2) Ars., bell., coff., phos., puls.
Ängstlichkeit, Angst, Bangigkeit usw.: Lyc.
Geistesabspannung, Denkunvermögen: Ign., lach.
Heftigkeit: Lach.
Wahnsinn: Bell., plat.

ALLEINSEIN, beim:
1) Ars., hep.
2) Con., dros., lyc., kali-c., nat-m., phos., ph-ac., ran-b.
Ängstlichkeit, Angst, Bangigkeit usw.:
1) Phos. − 2) Dros.
Aufgeregtheit des Geistes, der Phantasie: Ars.
Befürchtungen: Hep.
Furcht:
1) Ars., lyc. − 2) Con., dros. − 3) Kali-c., ran-b.
Geistesabstumpfung: Ph-ac.
Hypochondrische Stimmung: Ars.
Sorge, Kummer: Hep.
Weinen: Con., nat-m.

ANNÄHERUNG anderer, bei: Con., ign., lyc.
Furcht: Con., ign., lyc.
ANREDEN, beim: Staph.
Weinen: Staph.
ANSEHEN, beim: Ant-c., ars., cham., nat-m.
Mißlaunigkeit:
1) Ant-c. − 2) Ars., cham.
Weinen: Nat-m.
ANSTRENGUNG, nach: Nat-m.
Gleichgültigkeit, Apathie usw.: Nat-m.

APOPLEXIE, nach s. Schlagfluß
ARBEITEN, beim: Ang., berb., graph., mur-ac., olnd.
Ängstlichkeit, Angst, Bangigkeit usw.: Graph.
Ärgerlichkeit: Berb.

Aufgeregtheit des Geistes, der Phantasie: Ang., mur-ac., olnd.

AUGENÖFFNEN, beim: Ign.

Mißlaunigkeit: Ign.

AUGENSCHLIESSEN, beim:
1) Bell., bry., calc., graph.
2) Camph., caust., led., sulf.

Ängstlichkeit, Angst, Bangigkeit usw.: Calc.

Delirien:
1) Bell., bry., graph.
2) Calc., camph., led., sulf.

Furcht: Caust.

AUFSTOSSEN, bei: Agn.

Mißlaunigkeit: Agn.

AUSSCHLAG, nach unterdrücktem:
1) Bell., ph-ac., puls., sulf.
2) Ars., caust., lach., lyc., merc., phos., rhus-t., sep., sil., staph.

Wahnsinn: Ars.,bell.

BELEIDIGUNG, nach: Coloc., staph.

BERÜHRUNG, von: Lach.

Heftigkeit: Lach.

BEWEGUNG, bei: Caps., sulf.

Mißlaunigkeit: Caps., sulf.

DÄMMERUNG, in der (vgl. abends in der *Dämmerung*): Calc., rhus-t.

Furcht: Calc.

DENKEN an **alte ÜBEL**, bei: Cham., lyc., nat-m.

Weinen: Lyc., nat-m.

DUNKELHEIT, in der:
1) Calc., stram. − 2) Carb-v., lyc., puls., valer.

Delirien: Carb-v.

Furcht:
1) Calc., puls. − 2) Lyc., valer.

Traurigkeit: Stram.

EINSAMKEIT, in der: Ars., con., dros., phos., sil., stram., zinc. − (Vgl. *Alleinsein.*)

EINSCHLAFEN, beim:

1) Bell., bry., calc., spong.

2) Camph., chin., guaj., ign., kali-c., lyc., merc., phos., ph-ac., sulf.

Ängstlichkeit, Angst, Bangigkeit usw.: Calc., lyc.

Befürchtungen: Rhus-t.

Delirien:

1) Bell., bry. − 2) Calc., spong.

3) Camph., chin., guaj., ign., merc., phos., ph-ac., sulf.

Furcht: Merc., rhus-t.

Mißlaunigkeit: Kali-c.

ERKÄLTUNG, nach:

1) Bell., calc.

2) Acon., ars., camph., chin., graph., hyos., sep., stram., sulf., verat.

Ärgerlichkeit: Calc.

Wahnsinn: Bell.

ERMAHNUNGEN, bei: Bell., calc., ign., kali-c., nit-ac., plat.

Weinen:

1) Kali-c., nit-ac. − 2) Bell., calc., ign., plat.

ERWACHEN, beim:

1) Ars., chin., lyc., samb.

2) Am-c., calc., carb-v., caust., con., graph., ign., ip., lyc., nit-ac., nux-v., phos., puls., sep., sil., sulf.

3) Agar., alum., am-m., anac., arg-m., ars., bell., bry., dig., dros., kali-c., nat-m., plat., sep., stront., tabac., verat.,zinc.

4) Ant-t., bor., mez., petr., ph-ac., plb., rhus-t., sabad., thuj.

Ängstlichkeit, Angst, Bangigkeit usw.:

1) Chin., samb.

2) Am-c., calc., carb-v., caust., con., graph., ign., ip., lyc., nit-ac., nux-v., phos., puls., sep., sil., sulf.

3) Agar., alum., am-m., anac., arg., ars., bry., dig., dros., kali-c., nat-m., plat., ran-s., sep., stront., tabac., verat., zinc.

Ärgerlichkeit: Bell., carb-an., cast., caust., cham., petr., rhus-t., sul-ac.

Befürchtungen: Lyc., nux-v., puls.

Delirien: Aur., carb-v., colch., dulc., merc., nat-c., par.

Furcht:

1) Sil., sulf.

2) Am-c., bell., cocc., con., lyc., nat-c., nat-m., nit-ac., ph-ac., zinc.

Hypochondrische Stimmung: Alum., lyc.

Lebensüberdruß: Lyc., nat-c.

Mißlaunigkeit:

1) Lyc. − 2) Ars.

3) Anac., ant-t., bell., bor., bry., ign., kali-c., mez., nit-ac., nux-v., petr., phos., ph-ac., plat., plb., rhus-t., sabad., thuj.

Mutlosigkeit: Graph., puls.

Weinen:

1) Carb-an., ign., mag-c., sil., stram.

2) Am-c., ant-t., arn., bor., cina, guaj., hyos., lyc., merc., phos., puls., ruta, sabad., sab., sep..

Wut: Bell.

ESSEN, BEIM: Carb-v., sep., teucr.

Ängstlichkeit, Angst, Bangigkeit usw.: Carb-v., sep.

Reizbarkeit: Teucr.

ESSEN, NACH DEM:

1) Ars., calc., carb-v., chin., nat-m., nux-v., sulf.

2) Anac., caust., cocc., hyos., kali-c., nit-ac., phos., sep., sil., thuj.

Ängstlichkeit, Angst, Bangigkeit usw.: Ambr., canth., carb-an., carb-v., caust., chin., hyos., lach., mag-m., nat-m., nit-ac., phos., ph-ac., sil., viol-t.

Befürchtungen: Lach.

Geistesabstumpfung, Denkunvermögen: Rhus-t.

Heiterkeit: Carb-v.

Hypochondrische Stimmung: Nux-v., zinc.

Mißlaunigkeit: Bov., carb-v., cham., jod., kali-c., nat-c., puls.

Reizbarkeit: Am-c., carb-v., teucr.

Stilles Wesen: Plb.

Trägheit: Chel.

Traurigkeit: Ars., canth.

Unruhe des Gemüts: Verat.

Weinen: Jod., mag-m.

FAHREN, von: Bor., lach.

Ängstlichkeit, Angst, Bangigkeit usw.: Bor., lach.

Befürchtungen: Lach.

FREIEN, im:

   1) Calc., caust., cocc., coff., con., lyc., nat-m., mosch., plat., sil., stram., sulf.

   2) Chin., lach., merc., nat-m., nit-ac., puls., rhus-t., verat.

   3) Aeth., anac., ang., bor., hep., mur-ac., nux-m., petr., ph-ac., plb., teucr.

Ärgerlichkeit: Aeth.

Befürchtungen: Anac., hep.

Gleichgültigkeit, Apathie usw.: Plat.

Heiterkeit: Ang., plb., teucr.

Hypochondrische Stimmung: Con., petr.

Lustigkeit: Nux-m., plat.

Mißlaunigkeit:

   1) Con. — 2) Aeth., bor., mur-ac.

Mutlosigkeit: Ph-ac.

FREUDE, von plötzlicher:
   1) Coff., op., puls. − 2) Acon., caust.

FRÜH:
   1) Ars., calc., graph., ign., nux-v., verat.
   2) Acon., ambr., ant-c., coff., croc., hep., kali-c., nat-c.,
   nat-m., nit-ac., phos., rhus-t., sep., staph., stram., sulf.

Ängstlichkeit, Angst, Bangigkeit usw.:
   1) Graph.
   2) Caust., lyc., nux-v., sulf.
   3) Alum., am-c., anac., ars., carb-an., carb-v., chin.,
   ign., ip., led., mag-m., nit-ac., plat., puls., rhus-t., sep.,
   sul-ac., verat.

Ärgerlichkeit:
   1) calc., petr.
   2) Am-c., bov., canth., carb-an., cast., kali-c., mang.,
   staph., sul-ac.

Aufgeregtheit des Geistes, der Phantasie:
   1) Nux-v.
   2) Canth., chin., con.

Befürchtungen: Lyc., nux-m.

Delirien: Ambr., bry., con., dulc., hell., hep., nat-c.

Geistesabstumpfung, Denkunvermögen: Berb., canth.,
   carb-v., phos.

Heftigkeit: Calc., graph.

Heiterkeit: Bov.

Mißlaunigkeit:
   1) Lyc., mag-m.
   2) Nit-ac., plat.
   3) Am-c., am-m., ars., asaf., bell., bov., bruc., bry.,
   calc., con., hep., kali-c., kreos., mang., mez., nux-v.,
   petr., ph-ac., plb., puls., rhus-t., sars., sep., sulf., sul-
   ac., tarax., thuj., zinc.

Reizbarkeit: Calc., nat-c., spong.

Stilles Wesen: Cocc., hep., petr.

Trägheit: Am-c., canth., chel., cocc., lact., nux-v., squil.

Traurigkeit:
1) Carb-an.
2) Alum., bruc., lach., nit-ac., petr., phos., plat.

Unruhe des Gemütes: Dulc., hyos.

Weinen: Am., bor., carb-an., kreos., prun., puls., spong.

FRÜH IM BETT:
1) Ars., chin., lyc., nux-v.
2) Am-c., calc., carb-v., caust., con., graph., ign., ip., lyc., nit-ac., phos., sep., sil., sulf.
3) Agar., alum., am-m., anac., arg., ars., bell., bry., dig., dros., kali-c., nat-m., plat., stront., tabac., verat., zinc.
4) Ant-t., bor., mez., petr., ph-ac., plb., rhus-t., thuj.

Ängstlichkeit, Angst, Bangigkeit usw.:
1) Caust., lyc., nux-v., phos.
2) Alum., anac., carb-an., carb-v., chin., ign., ip., nit-ac., plat., puls., rhus-t., sep.

Ärgerlichkeit: Canth., carb-an., cast., kali-c., petr., sul-ac.

Delirien: Ambr., dulc., hell., hep., nat-c.

Hypochondrische Stimmung: Alum., lyc.

Lebensüberdruß: Lyc., nat-c.

Mißlaunigkeit:
1) Lyc.
2) Ars., bell., bry., con., kali-c., mez., nit-ac., nux-v., petr., ph-ac., plat., plb., puls., rhus-t., thuj.

Mutlosigkeit: Puls.

Stilles Wesen: Cocc.

Traurigkeit: Alum., carb-an., phos.

Weinen: Am., bor., carb-an., prun., puls.

Wut: Kali-c.

FRÜHJAHR, im:
1) Carb-v., lach., rhus-t., verat.
2) Ambr., aur., bell., calc., lyc., nat-m., puls.

362

FRÜHSTÜCK, beim: Guaj.

Geistesabspannung, Denkunvermögen: Guaj.

FRÜHSTÜCKEN, nach: Con.

Mißlaunigkeit: Con.

FUSSBAD, nach: Nat-c.

Ängstlichkeit, Angst, Bangigkeit usw.: Nat-c.

GEHEN, beim *(vgl. Schnellgehen):* Anac., arg-m., arg-n., bell., cina, hep., ign., merc., nux-v., plat., rhus-t., staph.

Ängstlichkeit, Angst, Bangigkeit usw.: Anac., arg., arg-n., bell., cina, hep., ign., nux-v., plat., staph.

Geistesabstumpfung: Rhus-t.

Unruhe des Gemüts: Merc.

GEHEN IM FREIEN, BEI:

    1) Anac., bell., bor., con., ph-ac., sulf.

    2) Ant-c., arg-n., cocc., coff., hep., ign., plat., tabac.

Ängstlichkeit, Angst, Bangigkeit usw.: Anac., arg-n., bell., cina, hep., ign., plat.

Aufgeregtheit des Gemütes: Alum.

Aufgeregtheit des Geistes, der Phantasie: Ant-c., sulf.

Befürchtungen: Anac.

Lebensüberdruß: Bell.

Mißlaunigkeit: Bor., con.

Mutlosigkeit: Ph-ac.

Stilles Wesen: Bor., ph-ac., sabin.

Trägheit: Cocc.

Traurigkeit: Ant-c., coff., con., ph-ac., sep., sulf., tabac.

Weinen: Bell., coff.

GEHEN IM FREIEN, NACH:

Mißlaunigkeit:

    1) Con. − 2) Am-c., calc., m-aust., puls.

Stilles Wesen: Arn., calc.

Trägheit: Arn.

GEHIRNENTZÜNDUNG, nach:
1) Bell., cupr., hyos., stram., verat., zinc.
2) Ars., hell., lach., merc., sulf.

GEISTESANSTRENGUNG, von:
1) Calc., lach., nux-v.
2) Aur., bell., ign., nat-m., puls., sep., sulf.
3) Ambr., anac., ars., cocc., lyc., nat-c., olnd., plat., sabad., sel., sil., staph.

GEISTIGE GETRÄNKE als Ursache:
1) Nux-v., op.
2) Ars., bell.
3) Calc., hyos., lach., stram.
4) Puls., merc., sulf.

GEMÜTSBEWEGUNG, von:
1) Acon., bell., calc., cham., ign., lach., lyc., nat-m., nux-v., phos., ph-ac., puls., staph.
2) Ars., aur., caust., cocc., coff., hyos., nux-m., op., plat., rhus-t., sep., stram., sulf., verat.

GERÄUSCH, von:
1) Acon., arn., bell., calc., coff., con., lyc., nat-c., nux-v., plat., sep.
2) Aur., bry., chin., ign., phos., ph-ac., puls., sil., zinc.
Ängstlichkeit, Angst, Bangigkeit usw.: Caust., sil.
Furcht: Caust.
Reizbarkeit: Ip.

GERÜCHEN, von starken:
1) Acon., aur., bell., chin., coff., graph., lyc., nux-v., phos.
2) Con., hep., ign., ph-ac., sel., sep., sil.

GESCHÄFTSLOSIGKEIT, bei: Sulf.
Aufgeregtheit des Geistes, der Phantasie: Sulf.

GESCHLECHTSAUSSCHWEIFUNGEN, nach:
1) Calc., chin., ph-ac., staph.
2) Cina, con., nux-v., phos., sil.

3) Anac., arn., carb-v., merc., nat-m., sep.

4) Agar., kali-c., nat-c., petr., puls., spig., sulf., thuj.

GESELLSCHAFT, in: Ambr., bell., lyc., petr., plat.

Ängstlichkeit, Angst., Bangigkeit usw.: Bell., lyc., petr., plat.

GEWITTER, bei:

1) Nat-c., nat-m., phos., sep., sil.

2) Carb-v., caust., lach., merc., nit-ac., nux-v., petr., phos.

Ängstlichkeit, Angst, Bangigkeit usw.: Nat-c., nat-m., nit-ac.

Unruhe des Gemütes: Phos.

GRAM, in Folge von:

1) Ign., ph-ac., staph.

2) Ars., bell., coloc., graph., hyos., lach., lyc., nux-v., verat.

HÄMORRHOIDEN, nach unterdrückten:

1) Nux-v., sulf. − 2) Ars., calc., carb-v., cupr., phos.

HANDARBEIT, bei: Graph., jod.

Ängstlichkeit, Angst, Bangigkeit usw.: Jod.

HERBST, im: Aur., bry., calc., chin., lach., merc., rhus-t., verat.

KINDBETTERINNEN, bei, s. bei *Wöchnerinnen.*

KINDERN, bei:

1) Ant-c., ant-t., bar-c., bell., bor., cham., cina, coff., lach., puls., sil.

2) Ars., calc., camph., caust., graph., hyos., ign., kali-c., lyc., nit-ac.

Ängstlichkeit, Angst, Bangigkeit usw.: Bor., calc., kali-c.

Furcht: Caust.

Heiterkeit: Bor.

Mißlaunigkeit:

1) Ant-c., ant-t. − 2) Ars., bor., graph., puls., sil.

Mutlosigkeit: Lyc.

Trägheit: Bar-c., lach.

Traurigkeit: Calc., caust.

Unruhe des Gemütes: Ars., cham., kali-c.

Weinen:

1) Cham., cina, coff., rheum., seneg.

2) Bor., hyos., ign., kali-c., lyc.

3) Ars., bell., camph., graph., nit-ac., puls., sil.

KOPFARBEITEN, von, s. von *Geistesanstrengung.*

KRÄMPFEN, bei:

1) Bell.,cupr., hyos., ign., op.

2) Alum., calc., canth., caust., plb., stram., sec.

Ängstlichkeit, Angst, Bangigkeit usw.:

1) Bell., hyos., ign. − 2) Alum., caust., cupr.

KRÄNKUNG, nach: Bell., coloc., ign., nux-v., plat., puls., staph.

KUMMER siehe. *Gram:*

LÄRM siehe *Geräusch:*

LESEN, von:

1) Aur., calc., cocc., con., graph., lyc., nat-m., nux-v., phos., puls., sil.

2) Bell., carb-v., caust., chin., coff., ign., nat-c., olnd., sulf.

Ängstlichkeit, Angst, Bangigkeit usw.: Mag-m.

Aufgeregtheit des Geistes, der Phantasie: Coff., ph-ac.

Geistesabstumpfung: Coff., nux-m.

LIEBE, von unglücklicher:

1) Hyos., ign., ph-ac.

2) Aur., caust., coff., hell., nux-v., staph.

LIEBKOSUNGEN erhöhen:

1) Chin. − 2) Bell., calc., ign., plat.

Mißlaunigkeit: Chin.

Weinen: Chin., ign.

LIEGEN, im:

Ängstlichkeit, Angst, Bangigkeit usw.: Sil.

LIEGEN auf der SEITE, bei:
  Ängstlichkeit, Angst, Bangigkeit usw.: Bar-c., kali-c.,
  phos., puls.
LIEGEN auf der LINKEN SEITE, bei:
  Ängstlichkeit, Angst, Bangigkeit usw.: Bar-c.
LICHT DES TAGES erhöht:
  1) Acon., bell., calc., hyos., lyc., merc., phos., stram.
  2) Arn., ars., cham., chin., coff., hell., hep., ign., nux-
  v., ph-ac., puls., rhus-t., sep., sil., sulf.
MENSCHEN, unter vielen:
  1) Hyos., lyc., nat-c., puls., rhus-t.
  2) Ambr., phos., plb., sep., stram., sulf.
MENSES *s. Regel*
MITTAGS: Am-m., nat-m., zinc.
  Ärgerlichkeit: Am-m.
  Reizbarkeit: Nat-m.
  Traurigkeit: Zinc.
MITTAGSSCHLAF, nach: Anac., caust., graph.
  Geistesabstumpfung: Graph.
  Mißlaunigkeit: Anac., caust.
MITTERNACHT, NACH: Acon., ars., calc., kali-n., mag-
  c., nux-v., phos., ph-ac., plat., rhus-t.
MITTERNACHT, VOR: Bell., bry., carb-v., cham., chin.,
  graph., hep., lyc., puls.
MONDESWECHSEL, bei (vgl. *Neumond*): Alum., calc.,
  caust., cupr., graph., lyc., nat-c., sep., sil., sulf., thuj.
MONDZUNAHME, bei: Alum., thuj.
MORGENS siehe *Früh:*
MUSIK, von: Acon., anac., calc., coff., lyc., nat-c., nux-v.,
  phos., ph-ac., puls., sep., staph., viol-o., zinc.
  Befürchtungen: Dig.
  Lustigkeit: Croc.
  Traurigkeit: Acon., dig.
  Weinen: Graph., kreos., nux-v.

367

NACHMITTAGS:
  1) Ars., calc., carb-v., chin., nat-m., nux-v., sulf.
  2) Anac., caust., cocc., hyos., kali-c., nit-ac., phos., sep., sil., thuj.

Ängstlichkeit, Angst, Bangigkeit usw.:
  1) Am-c., carb-v., kali-n., nux-v., tabac.
  2) Aeth., bell., bov., calc., carb-an., mag-c., nat-c., ph-ac., puls.

Ärgerlichkeit: Bov., canth., kali-c.

Aufgeregtheit des Gemütes: Ang.

Aufgeregtheit des Geistes, der Phantasie: Anac., ang.

Befürchtungen:
  1) Nux-v., tabac. − 2) Am-c., carb-v.

Furcht: Sulf.

Geistesabstumpfung: Anac., graph., nat-m., sep., sil.

Heiterkeit: Sars.

Hypochondrische Stimmung: Cocc., graph., zinc.

Lustigkeit: Staph.

Mißlaunigkeit: Aeth., anac., bov., cann-s., con., mang., mur-ac., nit-ac.

Reizbarkeit: Graph.

Stilles Wesen: Anac., mang.

Traurigkeit: Aeth., carb-an., con., ruta, zinc.

Unruhe des Gemütes: Ang., carb-v., hyos., tabac.

NACHTS:
  1) Ars., bell., calc., cham., chin., hep., hyos., ign., merc., phos., puls., rhus-t., sulf.
  2) Acon., arn., carb-v., caust., cina, con., dros., mag-c., mag-m., nat-m., nit-ac., sep., sil., staph., verat.
  3) Alum., am-c., bar-c., bry., cann-s., cocc., dig., kali-c., lyc., nat-c., petr., plb., sabad., thuj.

Ängstlichkeit, Angst, Bangigkeit usw.:
  1) Ars., bell., calc., chin., graph., hep., hyos., ign.
  2) Acon., alum., arn., cann-s., carb-an., carb-v., caust.,

cham., ferr., kali-c., lyc., mag-c., merc., nat-m., nit-ac., nux-v., phos., puls., sep., sil., zinc.

3) Agar., am-c., am-m., ant-t., arg., bar-c., bov., bry., cocc., coff., con., dig., dulc., kreos., lact., m-artif., m-arct., mag-m., mang., nat-c., petr., plat., rhus-t., sabad., spong., squil., stront., sulf., verat.

Ärgerlichkeit: Graph., lyc., rhus-t.

Aufgeregtheit des Gemütes:

1) Coff., lach. − 2) Calc., lyc., sep., zinc.

3) Berb., carb-an., laur., mez., mosch.

Aufgeregtheit des Geistes, der Phantasie:

1) Calc., chin., nux-v., puls. − 2) Plat., sep.

3) Bry., graph., kali-c., lach., m-arct., op., sil., sulf.

4) Agar., bor., con., hep., hyos., kali-n., ph-ac., spong., zinc.

Befürchtungen: Arn., calc., dulc., lach.

Delirien:

1) Acon., bry., puls. − 2) Arn., coloc., sec.

3) Aeth., bell., canth., carb-v., dulc., nux-v., plb.

4) Aur., cham., con., dig., kali-c., merc., nit-ac., op., sulf.

Furcht:

1) Ars., chin., sulf. − 2) Graph., con., lach., puls.

3) Am-c., bell., carb-v., caust., cocc., dros., hep., ip., lyc., merc., nat-c., nat-m., nit-ac., phos., ph-ac., rhus-t., sil., stann., zinc.

Geistesabstumpfung: Kali-c., ran-s.

Hypochondrische Stimmung: Alum., calc., lach., m-arct., nat-m.

Lebensüberdruß: Ant-c., nux-v.

Lustigkeit: Alum., bell., caust., croc., kreos., lyc., m-arct., ph-ac., sep., sil., stram., sulf., verat.

Mißlaunigkeit: Anac., bor., cham., chin., lyc., m-arct., rhus-t., sabad.

Mutlosigkeit: Carb-an., graph.

Reizbarkeit: Spong.

Sorge, Kummer: Dulc.

Unruhe des Gemütes: Graph., jod., kali-c., merc., spong.

Weinen:

1) Nat-m., nux-v. − 2) Caust., cham., kali-c.

3) Alum., am-c., bar-c., bor., calc., carb-an., cina, con., ign., kali-c., jod., lyc., m-arct., mag-c., merc., phos., puls., rhus-t., sil., spong., stann., tab., thuj.

Wut: Bell., verat.

NACHTS NACH MITTERNACHT:

Ängstlichkeit, Angst, Bangigkeit usw.: Alum., ant-c., chin., dulc., lyc., m-arct., mang., nux-v., rhus-t.

NACHTS VOR MITTERNACHT:

Ängstlichkeit, Angst, Bangigkeit usw.:

1) Bry., carb-v., cocc., graph., lyc., mag-c., sulf., verat.

2) Ambr., am-c., ars., bar-c., caust., hep., laur., mag-m., nat-c., nux-v., phos., puls., sabad., sil., stront.

NEUMOND, bei: Alum., calc., caust., cupr., lyc., sep., sil.

ONANIE, nach *s. Selbstbefleckung*

PERIODISCHE ANFÄLLE:

1) Ars., chin., nat-m., nux-v., puls., sep.

2) Anac., arn., canth., caps., lach., rhus-t., spig., sulf., verat.

REGEL, BEI DER: Am-c., bell., caust., lach., mur-ac., nit-ac., puls., stram., verat., zinc.

Ärgerlichkeit: Am-c., cast., zinc.

Mißlaunigkeit: Am-c.

Reizbarkeit: Am-c.

Stilles Wesen: Am-c., mur-ac.

Traurigkeit: Mur-ac., nit-ac.

REGEL, VOR DER:

Ärgerlichkeit: Sep.

REGELUNORDNUNG, bei:

1) Acon., bell., plat., puls., stram., verat.

2) Cupr., lach., merc., sulf.

ROTLAUF, nach:
>1) Bell., cupr. − 2) Hyos., lach.

SCHLAF, Im:
>1) Alum., caust., cham., cocc., lyc., m-arct., nat-m., phos., sil., stram.
>2) Bell., calc., carb-an., con., graph., hyos., ign., ip., kali-c., kreos., mag-c., nux-v., ph-ac., puls., rhus-t., spong., sulf., tabac., thuj.

>**Ängstlichkeit,** Angst, Bangigkeit usw.: Cocc., graph., lyc., m-artif., nat-m., phos., spong., verat.

>**Ärgerlichkeit:** Cast.

>**Furcht:** Ip., phos., stann.

>**Lustigkeit:** Alum., bell., caust., croc., hyos., kreos., lyc., m-arct., ph-ac., sil., sulf.

>**Mißlaunigkeit:** Cham.

>**Weinen:**
>>1) Nat-m., nux-v. − 2) Caust., cham., kali-c.
>>3) Alum., calc., carb-an., con., ign., lyc., m-arct., mag-c., phos., puls., rhus-t., sil., stann., tabac., thuj.

>**Wut:** Ph-ac.

SCHLAFEN, NACH: Anac., bell., caust., cham., lach., m-aust.

>**Mißlaunigkeit:** Anac., bell., caust., cham., m-aust.

>**Reizbarkeit:** Caust.

>**Stilles Wesen:** Anac.

>**Wut:** Bell.

SCHLAGFLUSS, nach: Bell., hyos., lach.

SCHMERZEN, bei: Ars., canth., caust., cocc., colch., dulc., hep., ign., lach., nux-v., op., verat.

>**Ängstlichkeit,** Angst, Bangigkeit usw.:
>>1) Ars. − 2) Caust., nat-c.

>**Ärgerlichkeit:** Canth., op.

>**Delirien:** Dulc., verat.

>**Mißlaunigkeit:** Hep., ign.

>**Mutlosigkeit:** Colch., hep., lach., nux-v.

SCHNELLGEHEN, bei: Sil., staph.

   Ängstlichkeit, Angst, Bangigkeit usw.: Staph.

   Furcht: Staph.

SCHRECK, von:

   1) Acon., ign., op., puls.

   2) Bell., caust., coff., hyos., lach., nux-v., samb., verat.

   Ängstlichkeit, Angst, Bangigkeit usw.: Sil.

   Befürchtungen: Nat-m.

   Furcht: Nat-m.

   Wahnsinn: Bell., plat.

SCHREIBEN, beim:

   Geistesabstumpfung, Denkunvermögen: Nux-m.

SCHWANGEREN, bei:

   1) Plat. − 2) Bell., lach., puls.

   3) Sulf., verat., zinc.

   Traurigkeit: Lach., bell.

SEITENLAGE, in der:

   Ängstlichkeit, Angst, Bangigkeit usw.: Bar-c., kali-c., phos., puls.

SELBSTBEFLECKUNG als Ursache:

   1) Nux-v., sulf.

   2) Aur., bell., calc., cina, merc., ph-ac., staph.

SEXUELLEN Ausschweifungen, nach s. *Geschlechtsausschweifungen*

SITZLEBEN, s. *Stubensitzen, von*

SOMMER, im: Bell., bry., carb-v., lyc., nat-c., puls., sil.

SPRECHEN, von, im: Alum., ambr., mez., plat.

   Ängstlichkeit, Angst, Bangigkeit usw.: Alum., ambr., plat.

   Geistesabstumpfung: Mez.

SPRECHENHÖREN, von: Ars., mang., rhus-t.

   Ärgerlichkeit: Mang., rhus-t.

   Heftigkeit: Mang.

STEHEN, erhöht:

Geistesabstumpfung, Denkunvermögen: Bry., guaj.

STILLSITZEN, im:

Mißlaunigkeit: Calc.

STUBENSITZEN, von:

1) Nux-v.

2) Acon., bry., calc., lyc., sulf.

3) Alum., ars., aur., croc., mag-c., mag-m., op., phos., puls., rhus-t.

Ängstlichkeit, Angst, Bangigkeit usw.: Ars.

STUHLGANG, vor dem:

Ärgerlichkeit: Calc.

Tadel nach, s. *Ermahnungen*

UNTÄTIGKEIT, bei: Sulf.

VOLLMOND, bei: Calc., graph., nat-c., sil., sulf. *(vgl. Mond)*

VORMITTAGS: Am-c., anac., ant-t., cann-s., graph., grat., mag-c., nat-c., nat-m., nux-m., phos., zinc.

Ärgerlichkeit: Nat-c., phos.

Befürchtungen: Am-c.

Heiterkeit: Nat-m., zinc.

Hypochondrische Stimmung: Nux-m.

Lustigkeit: Graph.

Mißlaunigkeit: Am-c., grat., mag-c.

Traurigkeit: Am-c., ant-c., cann-s., graph.

Unruhe des Gemütes: Anac., phos.

WETTER, bei trübem:

Mißlaunigkeit: Am-c.

WIDERSPRUCH, von: Aur., grat., ign., lyc., nux-v.

Ärgerlichkeit:

1) Ign. − 2) Lyc.

Heftigkeit:

1) Ign. − 2) Aur., grat., lyc., nux-v.

WINTER, im:

1) Acon., bell., nux-v., rhus-t., sulf., verat.

373

2) Aur., carb-v., merc., nat-m., nux-m., phos., puls., sep.

WÖCHNERINNEN, bei:
1) Plat. – 2) Bell., puls. – 3) Sulf.

ZIMMER, im:
1) Croc., mag-c., mag-m., nux-v., phos., puls., rhus.

2) Acon., ambr., anac., ant-c., graph., hell., hep., lyc., mosch., nat-m., op., plat., sep.

Ängstlichkeit, Angst, Bangigkeit usw.: Ars., bry., mag-m.

Ärgerlichkeit: Anac.

Furcht: Valer.

Hypochondrische Stimmung: Valer.

Mißlaunigkeit: Anac., ign.

Traurigkeit: Plat., rhus-t.

ZORN als Ursache:
Acon., bry., cham., coloc., nux-v., phos.

ZUREDEN, bei gütlichem:
Weinen: Bell., calc., ign., plat.

ZWISCHENREDE anderer erhöht: Mez.

§ 50

Nur wenig ist dessen, was wir über diejenigen Umstände sagen können, unter deren Einfluß die vorhandenen Erscheinungen **SICH BESSERN,** und noch ist von dem, was in den bisherigen Beobachtung vorliegt, *nicht einmal eine einzige Angabe praktisch brauchbar,* indem die meisten derselben nichts enthalten, als die allerfarblosesten, zufälligsten, erbärmlichsten Gemeinplätze. Was wir von diesen Umständen geben konnten, geben wir daher auch, nicht, weil wir es für wichtig oder brauchbar hielten, sondern nur um den *Beweis* für die Richtigen unseres Ausspruches zu liefern; ja wir halten uns sogar für verpflichtet, die Anfänger vor unbedingter Anwendung dieser *lückenhaften* Symptome zu warnen, da unter ähnlichen Umständen vielleicht gerade das hier nur *zufällig* sich findende Mittel das am allerwenigsten passende ist, und ein anderes, welches Besserung unter den angeführten Umständen in seinem *allgemeinen* Charakter hat, viel mehr die Aufmerksamkeit des Arztes verdient. Für diese *allgemeinen* Angaben müssen wir aber auf unsere *allgemeinen Repertorien* verweisen, *mit denen in Verbindung* das Nachstehende dann allerdings oft seinen Nutzen haben kann. In diesem Sinne also nehme man die folgenden zur Zeit noch allzufragmentarischen speziellen Angaben der bisherigen Beobachtungen:

ABENDESSEN, nach dem, bessert sich:
    Mißlaunigkeit: Am-c.

ABENDS wird besser:
    Ängstlichkeit, Angst, Bangigkeit usw.: Mag-c., zinc.
    Ärgerlichkeit: Nat-c., verb.
    Befürchtung: Mag-c.
    Geistesabstumpfung: Sil.
    Mißlaunigkeit: Am-c., bism.
    Stilles Wesen: Am-m.
    Trägheit: Sulf.

ERBRECHEN bessert:
    Ängstlichkeit, Angst, Bangigkeit usw.: Hell.

FREIEN, im, bessert sich:
    Ängstlichkeit, Angst, Bangigkeit usw.: Bry., graph., laur., mag-m.
    Aufgeregtheit des Geistes, der Phantasie: Coff.
    Geistesabstumpfung: Meny.
    Mißlaunigkeit: Anac., asar., coff., stann.
    Stilles Wesen: Stann.
    Trägheit: Graph.
    Traurigkeit: Coff., laur., plat.
    Unruhe des Gemütes: Graph., lach., valer.

GEHEN im Freien bessert:
    Geistesabstumpfung: Bor.
    Mißlaunigkeit: Asar.

MUSIK bessert:
  Mißlaunigkeit: Mang.

NACHMITTAGS wird besser:
  Gleichgültigkeit, Apathie usw.: Con.
  Mißlaunigkeit: Mag-c.
  Trägheit: Anac.

NASENBLUTEN, bessert:
  Ängstlichkeit, Angst, Bangigkeit usw.: Kali-chl.
  Mißlaunigkeit: Kali-chl.

SCHLAFEN besser:
  Mißlaunigkeit: Caps.

SITZEN, im, bessert sich:
  Ängstlichkeit, Angst, Bangigkeit usw.: Jod.

STEHEN bessert:
  Ängstlichkeit, Angst, Bangigkeit usw.: Phos.

WEINEN bessert:
  Ängstlichkeit, Angst, Bangigkeit usw.:
    1) Tabac. − 2) Dig., graph.
  Befürchtungen: Dig., tabac.
  Lebensüberdruß: Phos.
  Mißlaunigkeit:
    1) Plat. − 2) Nit-ac.

WINDABGANG bessert:
  Delirien: Calc.

IV.

Anzeigen nach den somatischen Nebenleiden

§ 51

Wie bei den *Umständen,* so haben wir auch in diesem Artikel die somatischen Symptome, für deren Beziehung zu psychischen Erscheinungen *spezielle* Beobachtungen vorlagen, durch *allgemeinere,* dem Totalcharakter der angeführten Mittel entnommene Angaben ergänzt. Dennoch aber müssen wir auch für dieses Kapitel, in Bezug auf seine *absolute* Vervollständigung, d.h. in Absicht auf *alle* etwaigen somatischen Nebenerscheinungen, welche im Laufe psychischer Erkrankungen auftreten *können,* den Leser in letzter Instanz auf unsere *größeren Repertorien* verweisen, deren vollen Inhalt wir würden hier haben auf's Neue müssen abdrucken lassen, wenn wir hätten alles das geben wollen, was die Umstände in einzelnen Fällen erforderlich und wünschenswert für den Praktiker machen können. Einen *Unsinn* der Art wird ja aber wohl kein Leser, selbst der absurdeste Kritiker nicht, von uns verlangen. Die Hauptsache schien uns, außer den speziellen Angaben, hier auch noch eine *gute Auswahl* der häufigsten *somatischen Nebenerscheinungen* mit Angabe derjenigen Mittel zu liefern, welche sich bei ihrer Anwesenheit *in Seelenstörungen* vorzugsweise angezeigt finden werden, und in diesem Sinne nehme man daher nachstehende Anzeigen.

ABMAGERUNG:
    1) Ars., calc., chin., graph., lach., lyc., nit-ac., nux-v., sulf.
    2) Anac., nat-m., phos., puls., sil., verat.
APOPLEXIE *s. Schlagfluß*

APPETITLOSIGKEIT:
   1) Ant-c., ars., chin., merc., nux-v., puls., sulf.
   2) Acon., anac., arn., bell., calc., hep., ign., lach., lyc., nat-m., nit-ac., plat., rhus-t., sep., sil.
   3) Cann-s., cic., cocc., con., nux-m., op., thuj., verat.
   Ärgerlichkeit, bei: Phos.
   Mißlaunigkeit, bei: Puls., spong.
   Traurigkeit, bei: Cupr-ac., sulf.
   Wahnsinn, bei: Verat.
   Wut, bei: Verat.

ARMABSPANNUNG, bei:
   Reizbarkeit: Carb-v.

ARMERMATTUNG, bei:
   Lustigkeit: Carb-v.

ARMKRIBBELN, bei:
   Ängstlichkeit, Angst, Bangigkeit usw.: Nat-m.

ARMUNRUHE, bei Unruhe des Gemüts: Bell., nat-c.

ATEMBESCHWERDEN:
   1) Bell., caust., merc., phos., puls., sulf.
   2) Acon., ant-c., ars., calc., carb-v., cham., dros., hep., lach., nat-m., plat., plb., puls., verat.
   3) Anac., arn., nux-v., op., rhus-t., spig., staph., thuj.
   Ängstlichkeit, Angst, Bangigkeit usw., bei:
   1) Ars., hep., rhus-t., sil.
   2) Acon., ambr., am-c., anac., bor., calc., carb-v., cocc., jod., lact., lyc., nit-ac., nux-v., seneg., spig.
   Ärgerlichkeit, bei: Cham.
   hypochondrischer Stimmung, bei: Lob., sep.
   Mutlosigkeit, bei: Puls.
   Trägheit, bei: Puls.
   Traurigkeit, bei: Lach.
   Unruhe des Gemüts, bei: Ambr., hep., prun., puls.
   Wahnsinn, bei: Hyos., merc.

ATMEN, schnelles, bei Ärgerlichkeit: Verat.

AUFSTOSSEN bitteren Geschmacks:

Ängstlichkeit, Angst, Bangigkeit usw., bei: Am-c., phos.

Furcht, bei: Verat.

Traurigkeit, bei: Am-c., cupr.

AUGENEMPFINDLICHKEIT gegen Licht, Lichtscheu:

Ärgerlichkeit, bei: M-aust.

AUGENENTZÜNDUNG:

1) Cupr., op.

2) Acon., bell., chin., merc., phos., sep.

3) Arn., ars., calc., lach., nux-v., puls., sil., sulf.

AUGENFUNKELN: Acon., bell., hyos., op., stram.

AUGENGESCHWULST, bei Delirien: Plb.

AUGENHERAUSDRÄNGEN, bei Geistesabstumpfung: M-arct.

AUGENSCHMERZ, bei Traurigkeit: M-arct.

AUGENSTARRHEIT:

1) Bell., cupr., hyos., stram.

2) Ars., cic., cocc., cupr., ign., op., ph-ac., sec., sulf., verat.

3) Acon., arn., con., hep., m-arct., merc., nux-v., rhus-t., sep.

Ängstlichkeit, Angst, Bangigkeit usw., bei: Am-c.

Ärgerlichkeit, bei: Cham.

Aufgeregtheit des Gemütes, bei: Alum., chin.

Delirien, bei: Cham., coff., coloc., verat.

Heftigkeit, bei: Mosch.

Wahnsinn, bei: Bell., stram.

Wut, bei: Bell.

AUGENSTERNERWEITERUNG: Bell., calc., croc., hyos., nux-v., op.

Lustigkeit, bei: Croc.

Unruhe des Gemütes, bei: Nux-v.

AUGENSTERNUNBEWEGLICHKEIT: Bar-c., bell., cupr., hyos., laur., nit-ac., op., stram.

Mißlaunigkeit bei: Cham.

AUGENSTERNVERENGUNG: Anac., bell., camph., cham., chin., cic., cocc., ign., phos., puls., sep., sil., sulf., thuj., verat., zinc.

Mißlaunigkeit, bei: Cocc.

Reizbarkeit, bei: Cocc.

Trägheit, bei: Cocc.

AUGENUMRÄNDERUNG:

1) Ars., chin., nux-v., sulf.

2) Anac., cocc., cupr., graph., hep., ign., lach., lyc., merc., phos., ph-ac., rhus-t., sec., sep., staph., verat.

TRÄNEN:

1) Acon., alum., ars., bell., calc., graph., hep., ign., lach., nat-m., nux-v., phos., puls., rhus-t., staph., sulf., thuj.

2) Carb-v., coloc., jod., kali-c., lyc., merc., nit-ac., petr., ph-ac., sil., spig., spong.

Ängstlichkeit, Angst, Bangigkeit usw., bei: Arg-n.

Traurigkeit, bei: Verat.

AUGENVERDUNKELUNG:

1) Bell., hyos., op., stram.

2) Hep., nux-v., puls., rhus-t.

3) Carb-v., hell., kali-c., mag-m., nat-c., nit-ac., phos., sulf.

4) Ambr., ars., calc., caust., cham., cic., dros., lach., merc., ph-ac., plat., sep., verat.

Ängstlichkeit, Angst, Bangigkeit usw., bei: Arg-n., staph.

Ärgerlichkeit, bei: Sep.

Geistesabgestumpftheit, bei: Carb-v.

Lustigkeit, bei: Croc.

Wahnsinn, bei: Croc.

BAUCHBESCHWERDEN, Unterleibsleiden im Allgemeinen:

1) Bell., nux-v., puls.

2) Ars., chin., cocc., coloc., hyos., ign., lyc., merc., phos., sulf.

3) Calc., caust., cupr., lach.

BAUCHGERÄUSCH, Kollern, Knurren usw.:

   1) Carb-v., chin., ign., nat-c., nat-m., phos., puls., sep., sulf., verat.

   2) Agar., anac., ant-c., arn., canth., carb-an., caust., chin., coloc., con., hell., lach., laur., nux-v., rhus-t., sec., sil., sul-ac.

   Traurigkeit, bei: Rhus-t.

BAUCHGESCHWULST, bei Delirien: Plb.

BAUCHBESCHAFFENHEIT, bei Mißlaunigkeit: Ferr.

BAUCHSCHMERZ:

   1) Bell., cham., nux-v., puls., verat.

   2) Ars., chin., cocc., coloc., hyos., ign., lyc., merc., phos., sulf.

   3) Calc., caust., cupr., sulf.

   Ängstlichkeit, Angst, Bangigkeit usw., bei:

   1) Ars., aur., cupr-ac.

   2) Aeth., ant-t., alum., am-c., bor., bov., kali-c., sep.

   Lebensüberdruß, bei: Aur.

   Mutlosigkeit, bei: Cham.

   Unruhe des Gemütes, bei: Ant-t., ars., bov., cham.

   Wut, bei: Canth., cupr.

BEBEN im Körper:

   Aufgeregtheit des Gemüts, bei: Petr.

BEINMÜDIGKEIT:

   Mißlaunigkeit, bei:

   1) Nit-ac. − 2) Ant-c.

BEINSCHWERE, bei Traurigkeit: Calc., graph., nit-ac.

BEINEZITTERN, bei Ängstlichkeit, Angst, Bangigkeit usw.: Bor., rhus-t., sars.

BEINEZUCKEN, bei Ängstlichkeit, Angst, Bangigkeit usw.: Hep.

BLÄHUNGSBESCHWERDEN:

   1) Nux-v., puls., sulf.

2) Bell., carb-v., chin., cocc., graph., lyc., nat-c., nat-m., phos., verat.

BLÄHUNGSGETÖSE, s. *Bauchgeräusch.*

BLUTLAUF GEREIZT: Acon., bell., canth., cupr., hyos., op., phos., plat., sep., stram., verat.

hypochondrischer Stimmung, bei: Plat.

Traurigkeit, bei: Plat.

BLUTWALLUNG:
1) Acon., bell., calc., carb-v., chin., nux-v., op., sep., sulf.

2) Arn., aur., croc., ferr., hep., jod., kali-c., lyc., nat-m., petr., phos., ph-ac., rhus-t., thuj.

Ängstlichkeit, Angst, Bangigkeit usw., bei: Bar-c., bry.

Aufgeregtheit des Geistes, der Phantasie, bei: Graph.

Unruhe des Gemütes, bei: Calc.

BRECHERLICHKEIT, Übelkeit:
1) Anac., ant-c., ant-t., ars., bell., calc., carb-v., cupr., ign., jod., lach., merc., nux-v., petr., puls., sep., sil., sulf., verat.

2) Alum., arn., bar-c., camph., carb-an., caust., chin., con., graph., hep., jod., kali-c., lyc., nit-ac., phos., ph-ac., plat., sec., sep., staph., tabac.

Ängstlichkeit, Angst, Bangigkeit usw., bei:
1) Calc.

2) Alum., am-m., ars., nit-ac., nux-v., puls., tabac.

Ärgerlichkeit, bei: Phos.

Lebensüberdruß, bei: Puls.

Traurigkeit, bei: Am-m., ars., verat.

Unruhe des Gemütes, bei: Calc., hell.

BRECHWÜRGEN: Ant-t., ars., bell., chin., cupr., hyos., merc., nat-m., nux-v., op., plb., sec., zinc.

Ängstlichkeit, Angst, Bangigkeit usw., bei: Bar-m.

BRUSTBEKLEMMUNG, s. *Atembeschwerden.*

BRUSTKONGESTIONEN: Acon., aur., bell., carb-v., chin., merc., nux-v., phos., puls., rhus-t., sep., sulf.

Aufgeregtheit des Gemütes, bei: Asaf.

Aufgeregtheit des Geistes, der Phantasie, bei: Asaf.

Befürchtungen, bei: Anac.

BRUSTLEIDEN überhaupt:

    1) Ars., caust., cham., nux-v., phos., puls., spig.

    2) Carb-v., coff., merc.

    3) Anac., bell., calc., cocc., hyos., lyc., merc., mosch., nit-ac., plat., plb., spong., verat.

BRUSTSCHMERZEN: Acon., ant-t., arn., bry., chin., lach., nux-v., puls., rhus-t., ran-b., sulf., verat.

Ängstlichkeit, Angst, Bangigkeit usw., bei: Rhus-t.

BRUSTVERSCHLEIMUNG: Ars., bell., carb-v., chin., hep., lach., merc., phos., puls., sep., sulf., verat., zinc.

Wahnsinn, bei: Verat.

DURCHFALL:

    1) Calc., graph., nit-ac., phos., sulf.

    2) Acon., ars., chin., coff., nat-m., ph-ac., sil.

Traurigkeit, bei: Crot-h.

DURST:

    1) Acon., ars., cham., merc., nat-m., nux-v., phos., sil., sulf.

    2) Am-c., calc., carb-v., chin., ign., nat-c., nit-ac., ph-ac., sec., sep., verat.

    3) Ant-c., aur., caust., cocc., dros., hep., laur., olnd., op., plb., stram.

Ängstlichkeit, Angst, Bangigkeit usw., bei: Cupr-ac.

Traurigkeit, bei: Ars., cupr., sulf.

EMPFINDLICHKEIT *s. Überempfindlichkeit*

EPILEPSIE siehe *Fallsucht*

ERBRECHEN:

    1) Ant-c., ars., cupr., nux-v., puls., verat.

    2) Ant-c., bell., calc., caust., chem., cic., con., cupr., ign., lach., lyc., merc., nat-m., nux-m., petr., phos., sec., sep., sulf.

Ängstlichkeit, Angst, Bangigkeit usw., bei: Cupr., lach.

Delirien, bei: Sec.

Wut, bei: Cupr.

FALLSUCHTANFÄLLE:

    1) Calc., cic., hyos., plb.

    2) Bell., caust., cina, cupr., lach., op., stram., sulf.

    3) Ars., camph., canth., cham., cocc., ign., lyc., nux-v., sep., sil.

    4) Agar., arg-n., aur., con., kali-c., merc., nat-m., nit-ac., phos., verat.

FIEBERZUSTAND: Acon., bell., calc., canth., cupr., hyos., nux-v., puls., sec., verat.

hypochondrischer Stimmung, bei: Petr.

Traurigkeit, bei: Dig.

Wahnsinn, bei: Calc.

FINGERSCHMERZ, bei Geistesabstumpfuung: Mosch.

FINGERZUCKEN: Caust., cham., cupr., ign., puls.

Ängstlichkeit, Angst, Bangigkeit usw., bei: Puls.

FLECHSENSPRINGEN: Bell., con., hyos., jod., puls., rhus-t.

Delirien, bei: Jod.

FLOCKENLESEN: Arn., ars., bell., chin., cocc., hyos., jod., op., phos., ph-ac., rhus-t., stram.

Delirien, bei: Hyos., rhus-t.

FROSTIGKEIT, Frost:

    1) Ant-t., ars., camph., caust., merc., nux-v., puls., sil., sulf.

    2) Agar., alum., anac., calc., carb-v., con., croc., nat-m., nux-m., phos., plb., rhus-t., sep., sil.

Ärgerlichkeit, bei: Caust.

Befürchtungen, bei: Ars.

Gleichgültigkeit, Apathie usw., bei: Kali-chl.

hypochondrischer Stimmung, bei: Ars., con., puls.

Lebensüberdruß, bei: Kali-chl.

Mißlaunigkeit, bei: Camph., kreos., spig.

Mutlosigkeit, bei: Ant-t.

Reizbarkeit, bei: Caust.

Trägheit, bei: Camph., crot-h., lach.

Traurigkeit, bei: Kali-chl., lach., verat.

Unruhe des Gemütes, bei: Cann-s., caps.

Wahnsinn, bei: Calc.

FUSSKÄLTE: Ars., calc., carb-an., caust., con., graph., hyos., ign., lach., lyc., merc., nat-c., nat-m., petr., phos., plat., sil., sulf., verat., zinc.

Ängstlichkeit, Angst, Bangigkeit usw., bei: Graph.

FUSSCHWERE: Alum., ant-t., calc., croc., graph., ign., nat-m., op., phos., sep., sulf., verat., zinc.

Ängstlichkeit, Angst, Bangigkeit usw., bei: Ign.

Reizbarkeit, bei: Calc.

Trägheit, bei: Calc.

Traurigkeit, bei: Calc., graph.

FUSSTAMPFEN: Dulc., verat.

Unruhe des Gemütes, bei: Dulc.

Wut, bei: Verat.

GÄHNEN: Acon., bry., cann-s., chin., chinin., hep., lyc., nux-v., rhus-t., sil., zinc.

Mißlaunigkeit, bei: Chin.

Trägheit, bei: Cann-s., chinin.

GANG leicht, bei Lustigkeit: Thuj.

GASTRISCHE Leiden *(vgl. Magen)*

1) Ars., cham., cupr., nux-v., verat.

2) Carb-v., canth., cham., cic., cocc., coff., sec., spig., stram.

3) Laur., op., plb., thuj.

GEFÜHLLOSIGKEIT, Taubfühligkeit der Haut *(anaphia):*

1) Acon., nux-v., olnd., puls., rhus-t., sulf.

2) Bell., chin., cocc., hell., hyos., laur., lyc., mosch., op., phos., plat., sec., stram.

3) Anac., arn., ars., aur., calc., caust., cic., merc., ph-ac., plb., sep., zinc.

GEHÖRMÄNGEL, Gehörschwäche: Anac., bell., calc., canth., carb-v., cham., con., dros., mag-m., ph-ac.

GERÄUSCHEMPFINDLICHKEIT s. *Ohrempfindlichkeit*

GELENKZITTERN, bei Heiterkeit: Cycl.

GESCHLECHTSTRIEB erregt:

1) Canth., hyos., lach., merc., nux-v., phos., plat., puls., sil., stram., sulf., verat.

2) Agar., alum., ant-c., aur., bell., calc., carb-v., chin., coff., graph., ign., kali-c., lyc., mosch., nat-c., nat-m., op., plb., rhus-t., sep., zinc.

Traurigkeit, bei: Bell.

GESCHLECHTSTRIEBVERMINDERUNG:

1) Graph., lyc., nit-ac.

2) Bell., calc., hep.

3) Hell., ign., lach., ph-ac., sil., sulf.

GESCHLECHTSVERMÖGEN erloschen, s. *Impotenz.*

GESICHTSBLÄSSE:

1) Arn., ars., calc., chin., ign., lach., phos., puls., rhus-t., sep., sulf., verat.

2) Anac., canth., carb-v., graph., hell., hyos., laur., merc., nit-ac., nux-m., ph-ac., plb., sec., spig.

Ängstlichkeit, Angst, Bangigkeit usw., bei: Puls.

Furcht, bei: Verat.

Gleichgültigkeit, Apathie usw., bei: Stann.

Heftigkeit, bei: Mosch.

hypochondrischer Stimmung, bei: Mosch.

Lustigkeit, bei: Croc.

Mißlaunigkeit, bei: Mez.

Wahnsinn, bei: Croc., merc., verat.

GESICHTSBLÄUE:

1) Acon., ars., bell., cupr., lach., op., verat.

2) Aur., hyos., ign., lyc., staph.

GESICHTSFAHLHEIT, erdfahles Gesicht:

1) Ars., chin., lyc., merc., nux-v.

2) Canth., carb-v., croc., ign., lach., laur., mosch., nat-m., nit-ac., op., phos., sil.

GESICHTSGEDUNSENHEIT:
1) Ars., bell., hyos., nux-v., op.

2) Acon., ant-t., arn., bry., canth., carb-v., cham., chin., phos., plb., puls., rhus-t., sil., sulf., verat.

Furcht, bei: Carb-v.

GESICHTSGILBE:
1) Acon., ars., calc., chin., lyc., nux-v., plb., sep.

2) Arn., canth., con., cocc., graph., ign., lach., merc., nit-ac., phos., puls., spig., sulf., verat.

GESICHTSHITZE:
1) Acon., agar., bell., carb-v., chin., cocc., con., hep., lach., lyc., merc., nux-v., op., petr., puls., sulf., verat.

2) Anac., ant-c., cann-s., cham., cocc., graph., kali-c., mosch., nat-c., rhus-t., sep.

Ängstlichkeit, Angst, Bangigkeit usw., bei:
1) Acon.

2) Arg-n., bell., carb-v., graph., merc.

Ärgerlichkeit, bei: Phos.

Geistesabstumpfung, bei: Bry.

hypochondrischer Stimmung, bei: Nux-m.

Lustigkeit, bei: Verat.

Mißlaunigkeit, bei: Acon., asar., kreos., sars.

Mutlosigkeit, bei: Nux-v.

Trägheit, bei: Agar., stann.

Wahnsinn, bei: Verat.

GESICHTSRÖTE:
1) Bell., cic., cocc., cupr., hyos., ign., merc., nux-v., op.

2) Acon., ars., chin., lyc., plat., rhus-t., stram., sulf., verat.

Ängstlichkeit, Angst, Bangigkeit usw., bei: Acon., sep.

Ärgerlichkeit, bei: Spig.

Delirien, bei: Aur., cham., plb.

Furcht, bei: Carb-v.

Lustigkeit, bei: Acon., verat.

Mißlaunigkeit, bei: Acon.

Mutlosigkeit, bei: Nux-v.

Reizbarkeit, bei: Puls.

Traurigkeit, bei: Caps., spig.

Unruhe des Gemütes, bei: Ign.

Wahnsinn, bei: Calc., op., verat.

GESICHTSRUNZELN, runzliges Gesicht: Calc., hell., lyc., sep., stram.

GESICHTSSCHWEISS:

1) Ars., carb-v., cic., ign., merc., nux-v., puls., rhus-t., verat.

2) Alum., bell., carb-an., chin., cocc., dros., mur-ac., nat-c., plat., plb., sep., sil., sulf.

Ängstlichkeit, Angst, Bangigkeit usw., bei: Ars., cic., mur-ac., nat-c.

Unruhe des Gemütes, bei: M-artif.

GESICHTSVERZERRUNG:

1) Ars., bell., camph., cham., cupr., hyos., lach., nux-v., op., plat., sec., stram., verat.

2) Acon., ang., caust., cic., cocc., ign., lyc., merc., puls., rhus-t., sil.

GLIEDERBEWEGLICHKEIT:

1) Anac., chin., coff., kreos., lach., m-aust., op., rhus-t., stram.

2) Alum., ant-t., calc., canth., caust., cina., cupr., hell., hyos., nat-m., sec., zinc.

Aufgeregtheit des Gemütes, bei: Chin., coff., stram.

GLIEDEREINSCHLAFEN:

1) Chin., croc., puls., rhus-t.

2) Calc., carb-an., carb-v., cocc., graph., lyc., merc., petr., sep., sil., sulf.

3) Bar-c., con., hyos., ign., kali-c., nat-m., nux-v., stram., verat.

Aufgeregtheit des Gemütes, bei: Nat-m.

GLIEDERERSCHLAFFUNG: Ang., camph., canth., cic., hell., lach., lyc., nat-c., nit-ac., nux-m., op., plb., puls., stram., verat.

Aufgeregtheit des Gemütes, bei: Lach.

GLIEDERREISSEN, Gliederschmerzen:

1) Acon., ars., bell., merc., nux-v., puls., rhus-t., sulf., verat.

2) Ant-c., arn., canth., carb-v., caust., cham., chin., hep., ign., lyc., nux-m., phos., sep., thuj.

Ängstlichkeit, Angst, Bangigkeit usw., bei: Ars., bell.

Lebensüberdruß, bei: Lyc.

Unruhe des Gemütes, bei: Ars.

GLIEDERSCHWERE:

1) Acon., bell., calc., carb-v., chin., merc., nat-m., nux-v., op., phos., puls., rhus-t., sep., sil., sulf.

2) Alum., ars., bar-c., camph., carb-an., lach., lyc., nat-c., nux-m., plb., verat.

Ängstlichkeit, Angst, Bangigkeit usw., bei: Mag-c.

Traurigkeit, bei: Graph.

GLIEDERSPANNEN:

Aufgeregtheit des Gemütes, bei: Ang.

GLIEDERZITTERN:

1) Ars., bell., calc., cic., jod., nux-v., op., puls., rhus-t., sec., stram., sulf.

2) Agar., anac., ant-t., arg-n., carb-v., caust., chin., cocc., con., cupr., hyos., kali-c., lyc., nat-c., nat-m., nit-ac., petr., phos., plat., sil., verat.

3) Aur., carb-an., caust., cham., coff., croc., graph., lach., mag-c., mosch., sep.

Ängstlichkeit, Angst, Bangigkeit usw., bei:

1) Cham., lach., nat-c.

2) Ars., carb-v., coff., puls.

3) Aur., calc., caust., croc., cupr., graph., lach., mag-c., mosch., phos., rhus-t., sars., sep.

Ärgerlichkeit, bei: M-aust., sep.

Aufgeregtheit des Gemütes, bei:
1) Teucr., valer. – 2) Bruc., petr.
Geistesabstumpfung usw., bei: Aur.
Heftigkeit, bei: Aur., m-aust., sep.

HALSTROCKENHEIT:
1)Acon., bell., ign., merc., nux-v., phos., sulf.
2) Ars., calc., cupr., hyos., lyc., nat-c., nit-ac., petr., puls., rhus-t., staph., stram., verat., zinc.
Ängstlichkeit, Angst, Bangigkeit usw., bei: Rhus-t.

HÄMORRHOIDALBESCHWERDEN:
1) Ars., bell., cupr., carb-v., ign., nux-v., puls., sulf.
2) Acon., anac., caust., chin., graph., lach., rhus-t., sep.

HÄNDEABSPANNUNG: Calc., carb-v.
Reizbarkeit, bei: Carb-v.

HÄNDEHITZE: Anac., carb-v., hep., jod., lach., lyc., nit-ac., nux-m., petr., phos., rhus-t., sep., staph.
Ängstlichkeit, Angst, Bangigkeit usw., bei: Carb-v.
Heiterkeit, bei: Phos.
hypochondrischer Stimmung, bei: Nux-m.

HÄNDEKÄLTE: Ant-t., ars., carb-v., caust., cham., chin., cocc., cupr., hell., sep., jod., kali-c., lach., lyc., nat-c., nit-ac., nux-m., nux-v., phos., sep., sulf., verat.
Ängstlichkeit, Angst, Bangigkeit usw., bei: Graph., puls.
Ärgerlichkeit, bei: Phos.

HÄNDERÖTE: Bar-c., carb-an., hep., nux-v., puls., staph., sulf.
Reizbarkeit, bei: Puls.

HÄNDESCHWEISS:
Bell., calc., carb-v., cham., con., hell., hep., ign., merc., nat-c., nit-ac., nux-v., puls., sep., sil., sulf., zinc.
Ängstlichkeit, Angst, Bangigkeit usw., bei: Cham., merc.

HÄNDEZITTERN:
1) Anac., ars., hyos., lach., nux-v., phos., sulf.

390

2) Agar., am-c., ant-t., calc., caust., chin., cic., jod.,
kali-c., laur., nat-c., nat-m., nit-ac., ph-ac., plat., puls.,
sep., zinc.

Ängstlichkeit, Angst, Bangigkeit usw., bei: Am-c., cic.,
plat., puls.

Ärger, bei: Sep.

Heftigkeit, bei: Sep.

Unruhe des Gemütes, bei: Mag-c.

HAUTTROCKENHEIT:

1) Acon., ars., bell., calc., chin., hyos., jod., lach., lyc.,
nit-ac., mosch., sec., sulf.

2) Am-c., arn., bry., cann-s., cham., graph., kali-c.,
merc., nat-c., nux-m., phos., ph-ac., sep., sil.

HERUMWERFEN:

1) Acon., ars., bell., calc., cham., chin., cina, hell., lyc.,
puls., sulf.

2) Alum., ant-t., lach., op., phos., rhus-t., sep.

Delirien, bei: Cham., cina, hell.

HERZDRÜCKEN, s. *Herzweh.*

HERZGRUBENSCHMERZ: Ars., aur., cupr., hell., jod.,
lach., merc., phos. plb.

Ängstlichkeit, Angst, Bangigkeit usw., bei: Calc., carb-v.,
cham., cic., ferr-m., merc.

HERZGRUBENSCHWEISS: Kali-n., sec.

Ängstlichkeit, Angst, Bangigkeit usw., bei: Kali-n.

HERZKLOPFEN:

1) Acon., calc., chin., lyc., nat-m., phos., puls., sep.,
spig., sulf.

2) Ars., aur., bell., caust., cocc., coff., ign., lach., merc.,
nux-v., ph-ac., thuj., verat.

3) Cham., op., zinc.

Ängstlichkeit, Angst, Bangigkeit usw., bei:

1) Acon., dig., puls., spig.

2) Aur., cham., lyc., nat-m., ruta.

3) Calc., caust., nat-c., nit-ac., olnd., phos., plat., sulf., zinc.

4) Alum., am-c., ant-t., ars., bor., cann-s., carb-v., ferr., ign., kali-c., lach., mosch., nux-v., plb., sars., sep., sil., verat., viol-o., viol-t.

Ärgerlichkeit, bei: Sep., verat.

Heftigkeit, bei: Sep.

Heiterkeit, bei: Spig.

Lebensüberdruß, bei: Nux-v.

Traurigkeit, bei: Nat-m.

HERZWEH: Am-c., anac., ars., aur., bar-c., carb-v., cham., cic., crot-h., hell., nit-ac., petr., plat., spong.

Ängstlichkeit, Angst, Bangigkeit usw., bei: Bar-c., carb-v., cham., cic., nit-ac., spong.

hypochondrischer Stimmung, bei: Lyc., plat.

Lebensüberdruß, bei: Plat., spong.

Mutlosigkeit, bei: Cham., petr.

Traurigkeit, bei: Crot-h., petr., spong.

Unruhe des Gemütes, bei: Am-c., anac., ars., hell.

HERZWEICHLICHKEIT:

Aufregung des Geistes, der Phantasie, bei: Ambr.

HITZE:

1) Acon., ars., bell., cham., chin., cupr., hell., hyos., ign., merc., nux-v., op., stram., verat.

2) Ant-c., arn., caust., cina, coff., graph., hep., mosch., phos., ph-ac., spong., stann., staph., valer.

3) Alum., bry., calc., carb-an., dros., nat-m., plat., puls., sep.

Ängstlichkeit, Angst, Bangigkeit usw., bei:

1) Alum., ars., bry., calc., mag-c.

2) Arn., carb-an., chin., dros., grat., hep., mag-m., nat-m., nux-v., ph-ac., plat., puls., ruta, sep., spong.

Ärgerlichkeit, bei: Caust., phos.

Aufgeregtheit des Geistes, der Phantasie, bei: Bry.

Befürchtungen, bei: Graph.

Delirien, bei: Ph-ac.

Heiterkeit, bei: Petr.

hypochondrischer Stimmung, bei: Calc.

Lebensüberdruß, bei: Chin.

Reizbarkeit, bei: Carb-v.

Unruhe des Gemütes, bei: Ars., m-artif., ruta.

Wut, bei: Bell., verat.

HUNGER, starker:
1) Chin., cina, hyos., spig., sulf., verat.
2) Bell., calc., merc., sep., staph., zinc.
3) Carb-v., caust., cocc., con., graph., hep., lach., lyc., merc., nat-m., nux-v., olnd., op., phos., puls., rhus-t., sil., spig.

HUSTEN:
1) Bell., hyos., nux-v.
2) Acon., calc., con., cupr., hep., ign., merc., nat-m., plb., sep., sil., sulf., verat.

Wahnsinn, bei: Bell., verat.

HYPOCHONDERSCHMERZ: Bell., chin., hyos., kali-c., merc., nat-c., puls., sulf., zinc.

Ängstlichkeit, Angst, Bangigkeit usw., bei: Kali-c.

hypochondrischer Stimmung, bei: Zinc.

Traurigkeit, bei: Zinc.

HYSTERISCHE Paroxysmen:
1) Aur., calc., con., ign., mosch., nux-m., nux-v., phos., plat., puls.
2) Acon., anac., bell., bry., cham., caust., cic., cocc., croc., hyos., jod., kali-c., mag-m., nit-ac., sep., sil., sulf., viol-o.

IMPOTENZ:
1) Calc., con., lyc., mosch., nit-ac., nux-m., sulf.
2) Caps., caust., chin., coff., hyos., lach., op., plb., sep., stram.

KÄLTE:

1) Ars., camph., canth., cic., croc., cupr., hell., lyc., puls., stram., verat.

2) Acon., am-c., ant-t., arn., aur., bry., cann-s., carb-v., cham., chin., nat-c., nat-m., nit-ac., nux-v., olnd., rhus-t., sec., sep., sulf.

Ängstlichkeit, Angst, Bangigkeit usw., bei: Cupr-ac., nit-ac.

Befürchtungen, bei: Am-c., ars.

Delirien, bei: Verat.

Geistesabstumpfung, bei: Aur.

hypochondrischer Stimmung, bei: Ars.

Mißlaunigkeit, bei: Camph.

Trägheit, bei: Camph.

Traurigkeit, bei: Am-c.

KATALEPTISCHE Anfälle:

1) Acon., bell., cham., hyos., mosch., plat., stram., verat.

2) Agar., camph., cic., ign., merc., op., petr.

KOPFBEFANGENHEIT, s. *Kopfeingenommenheit.*

KOPFBETÄUBUNG:

1) Arn., bell., hyos., lach., laur., nux-v., op., ph-ac., verat.

2) Acon., calc., merc., olnd., rhus-t., stann., sulf.

3) Agar., alum., ars., asaf., cina, hell., mosch.

Ängstlichkeit, Angst, Bangigkeit usw., bei: Alum., caust., sil.

KOPFKONGESTIONEN:

1) Acon., arn., bell., coff., merc., nux-v., op., puls., rhus-t., verat.

2) Aur., chin., ign., sil., sulf.

Ängstlichkeit, Angst, Bangigkeit usw., bei:

1) Acon., carb-v., mag-c., phos., puls.

2) Laur., sulf.

Geistesabstumpfung, bei: Kali-c.

Trägheit, bei: Agar., nux-v.

KOPFEINGENOMMENHEIT:

1) Acon., bell., calc., carb-v., chin., hell., hyos., lach., merc., nat-m., nux-v., petr., rhus-t., sulf., verat.

2) Agar., alum., ang., ant-t., arn., ars., asar., aur., bar-c., carb-an., cic., con., cupr., dig., kreos., lach., lyc., nat-c., nit-ac., op., ph-ac., plat., zinc.

Ängstlichkeit, Angst, Bangigkeit usw., bei: Alum.

Aufgeregtheit des Gemütes, bei: Ang.

Delirien, bei: Ph-ac.

Geistesabstumpfung, bei: Anac., carb-v., dig., kreos., lach., lyc., nat-c.

Gleichgültigkeit, Apathie usw., bei: Dig.

Heiterkeit, bei: Spig.

hypochondrischer Stimmung, bei: Dig.

Mißlaunigkeit, bei: Ars., bar-c., con., sars.

Trägheit, bei: Jod.

Traurigkeit, bei: Con.

Wahnsinn, bei: Verat.

KOPFHITZE:

1) Acon., bell., canth., carb-v., dig., lach., laur., mag-c., merc., phos., sep., sil., sulf.

2) Alum., arn., bry., calc., camph., carb-an., con., nat-c., nat-m., nit-ac., stram.

Ängstlichkeit, Angst, Bangigkeit usw., bei:

1) Mag-c., phos.

2) Carb-v., laur., sulf.

Geistesabstumpfung, bei: Dig.

Mißlaunigkeit, bei: Acon., aeth.

Unruhe des Gemütes, bei: Canth., phos.

KOPFKÄLTE: Acon., ambr., arn., bell., calc., mosch., phos.

Geistesabstumpfung, bei: Ambr.

KOPFSCHMERZ:

1) Acon., bell., calc., chin., coff., ign., merc., nux-v., puls., rhus-t., sep., sil., sulf., verat.

2) Arn., ars., aur., cocc., lyc., op., plat.

3) Con., hyos., lach., mosch., nat-m., phos.

Ängstlichkeit, Angst, Bangigkeit usw., bei: Acon., alum., bell., bov., calc., carb-v., caust., graph., laur., mag-c., phos., puls., ruta, sulf.

Ärgerlichkeit, bei:

1) Bry. − 2) Mang., zinc.

Geistesabstumpfung, bei: Carb-v., kali-c., lach., lyc., m-arct., nat-c.

Heftigkeit, bei: M-aust.

Lustigkeit, bei: Croc.

Mißlaunigkeit, bei: Acon., am-c., bell., calc., ign.

Mutlosigkeit, bei: Vip-t.

Reizbarkeit, bei: Bry., teucr.

Trägheit, bei: Alum.

Traurigkeit, bei: Ars., crot-h.

Unruhe des Gemütes, bei: Bry., ruta.

Wut, bei: Verat.

KOPFSCHWEISS:

1) Ars., bell., calc., carb-v., cham., chin., merc., nux-v., op., phos., puls., rhus-t., sep., sil., verat.

2) Acon., bry., cina, graph., kali-c.

Ängstlichkeit, Angst, Bangigkeit usw., bei: Ars., carb-v., nux-v., phos., sep.

Unruhe des Gemütes, bei: Phos.

Wahnsinn, bei: Ars.

KOPFWEH, s. *Kopfschmerz.*

KOPFZITTERN: Ant-t., aur., calc., cocc., ign., lyc., sep.

Wahnsinn, bei: Calc.

KRAFTGEFÜHL: Chin., m-arct., m-aust., op., plat., zinc.

Heiterkeit, bei: Op., plat.

KRÄMPFE:
  1) Bell., cic., con., cupr., hyos., ign.,, nux-v., op., stram.
  2) Arn., ars., calc., caust., cham., coff., lach., merc., mosch., plat., rhus-t., sil., sulf.
  Ängstlichkeit, Angst, Bangigkeit usw., bei: Cocc.
  hypochondrischer Stimmung, bei: Con.
  Mißlaunigkeit, bei: Con.

KREUZWEH:
  1) Calc., chin., lach., merc., nux-v., puls., rhus-t., sulf.
  2) Alum., aur., canth., carb-an., cham., coff., con., graph., hep., ign., kali-c., lyc., mag-c., nit-ac., petr., phos., staph., verat., zinc.
  Ängstlichkeit, Angst, Bangigkeit usw., bei: Rhus-t.

LÄHMIGKEIT, Lähmung:
  1) Bar-c., bell., carb-v., caust., cocc., con., hyos., nux-v., op., rhus-t., sulf.
  2) Anac., arg-n., arn., ars., bry., kali-c., lach., lyc., nat-m., olnd., plb., sec., sep., sil., stann., stram., zinc.
  Mißlaunigkeit, bei: Con.

LEBERLEIDEN:
  1) Nux-v., sulf.
  2) Bell., lach., merc., puls.
  3) Aur., calc., canth., mag-m., nat-c., nat-m., nit-ac., nux-m.

LEICHTIGKEITSGEFÜHL: Asar., coff., nat-m., petr., stram.
  Heiterkeit, bei: Petr.

LENDENGESCHWULST, bei Delirien: Plb.

LICHTSCHEU:
  1) Arn., ars., bell., con., hell., hyos., merc., nux-v., sulf.
  2) Am-c., arn., bar-c., calc., cham., chin., croc., dig., graph., hep., ign., lyc., nat-c., phos., ph-ac., puls., rhus-t., sil.
  stillem Wesen, bei: Con.

LICHTSUCHT: Acon., am-m., bell., calc., stram.

Delirien, bei: Calc.

LIPPENBLÄUE: Arg-n., ars., caust., cupr., dig., lyc., mosch., phos.

Heftigkeit, bei: Mosch.

LIPPENGESCHWULST:

1) Ars., bell., calc., hell., merc., nat-m., op., sil., sulf.

2) Aur., bry., canth., carb-v., hep., lach., lyc., puls., rhus-t., sep., staph.

Wahnsinn, bei: Op.

LUFTSCHEU, Empfindlichkeit gegen freie oder Zugluft:

1) Acon., bell., calc., caust., cham., chin., hep., ign., lyc., nat-c., nit-ac., nux-m., nux-v., sil., stram., sulf.

2) Anac., camph., carb-an., carb-v., cocc., coff., con., kali-c., lach., merc., nat-m., petr., puls., verat.

Ängstlichkeit, Angst, Bangigkeit usw., bei: Graph.

MAGENSCHMERZ:

1) Bell., calc., carb-v., cham., chin., cocc., con., cupr., hyos., ign., lach., merc., nux-v., puls., sulf.

2) Am-c., ant-c., ars., bar-c., caust., dig., graph., kali-c., lyc., mag-c., nat-c., nat-m., nux-m., petr., phos., sep., sil., stann., staph., verat.

MAGENSCHMERZ:

Ängstlichkeit, Angst, Bangigkeit usw., bei: Bar-c., calc., carb-v., cham., graph., merc.

Ärgerlichkeit, bei: Phos.

Mißlaunigkeit, bei: Con.

MENSES *s. Regel*

MILZLEIDEN: Acon., arn., ars., cupr., chin., ign., nux-v., sulf.

MUNDBITTERKEIT:

1) Acon., am-c., ant-t., arn., ars., bell., calc., carb-an., carb-v., cham., chin., lach., lyc., merc., nat-c., nat-m., nit-ac., nux-v., puls., rhus-t., sil., sulf., verat.

2) Anac., bar-c., croc., dig., grat.

398

Ängstlichkeit, Angst, Bangigkeit usw., bei: Am-c., bell.

Traurigkeit, bei: Am-m.

MUNDLÄTSCHIGKEIT: Acon., ant-c., ars., bell., chin., cupr., ign., kali-c., lyc., mag-m., nat-c., nat-m., petr., phos., ph-ac., puls., rhus-t., staph., sulf.

Traurigkeit, bei: Cupr.

MUNDSCHAUM: Agar., bell., camph., canth., cham., cic., cocc., cupr., hyos., ign., lach., laur., plb., sec., stram., verat.

MUNDSCHLEIMIGKEIT: Alum., bell., calc., caust., chin., cupr., graph., hep., ign., lach., merc., nat-m., nux-m., nux-v., phos., ph-ac., plb., puls., stram.

MUNDTROCKENHEIT:

1) Acon., ars., bell., bry., cham., chin., hyos., ign., lach., merc., nux-v., rhus-t., sulf.

2) Alum., bar-c., calc., carb-an., carb-v., caust., cocc., graph., lyc., nit-ac., phos., plb., puls., sec., sep., sil., stram., verat.

MUNDVERZERRUNG: Bell., graph., lach., lyc., nux-v., op., ph-ac., sec., stram.

NERVÖSE SCHMERZEN:

1) Acon., arn., coff., ign., merc., nux-v.

2) Ars., bell., caust., cham., chin., cocc., con., hep., phos., puls., rhus-t., sep., staph., sulf., verat.

NIESSKRAMPF, krampfhaftes Nießen:

1) Stram., sulf.

2) Arn., calc., con., lach., nat-m., rhus-t., sil., staph.

OHNMACHTSANFÄLLE:

1) Acon., ign., lach., mosch., nux-v., op., sep., stram., verat.

2) Ant-c., arn., ars., bell., calc., camph., carb-v., cham., chin., coff., con., hep., olnd., petr., ph-ac., puls., sil.

Ängstlichkeit, Angst, Bangigkeit usw., bei: Ars., cic., ign., mag-m., nit-ac., op., ran-b.

hypochondrischer Stimmung, bei: Mosch.

Traurigkeit, bei: Ars.

Wut, bei: Cupr-ac.

OHREMPFINDLICHKEIT gegen Geräusch:

1) Acon., arn., bell., bry., calc., cham., ign., lyc., nat-c., nux-v., plat.

2) Ang., arn., aur., caps., con., kali-c., phos., ph-ac., puls., zinc.

Ängstlichkeit, Angst, Bangigkeit usw., bei: Caps.

Ärgerlichkeit, bei: Kali-c.

Mißlaunigkeit, bei: Bell., phos.

stillem Wesen, bei: Con.

OHRGERÄUSCH:

1) Acon., bell., caust., chin., lyc., merc., nux-v., op., phos., puls., sep., sulf.

2) Anac., ars., aur., calc., coff., con., croc., hep., nat-m., nit-ac., petr.

Ängstlichkeit, Angst, Bangigkeit usw., bei: Puls.

hypochondrischer Stimmung, bei: Puls.

Wahnsinn, bei: Ars.

PULSGEREIZTHEIT: Ars., crot-h., cupr., plat., sep.

hypochondrischer Stimmung, bei: Plat., sep.

Wahnsinn, bei: Ars., crot-h., cupr.

PULSIEREN im Körper: Carb-v., graph., phos., puls., sep., sil., zinc.

Furcht, bei: Carb-v.

PUPILLE siehe *Augenstern*

REGELBESCHWERDEN, schwierige, schmerzhafte Regeln der Frauen *(Dysmenorrhoea):*

1) Calc., cocc., graph., nux-v., puls., sep., sulf.

2) Bell., coff., ign., phos., plat., sec., verat.

3) Acon., am-c., carb-v., caust., cupr., lach., merc., nat-m., nux-m., sil., stram., zinc.

REGELFLUSS zu stark:
  1) Calc., ign., lyc., phos., plat., sec., sil.
  2) Acon., ars., bell., chin., croc., nat-m., nux-v., stram.
  3) Canth., caust., hyos., merc., mosch., nit-ac., sep., sulf., verat.

REGELSCHWÄCHE:
  1) Con., graph., lach., nat-m., phos.
  2) Am-c., carb-v., caust., cocc., sep., sil.
  3) Lyc., merc., nux-v., puls., staph., sulf.

REGELSTOCKUNG *(Amenorrhoea):*
  1) Puls., sep., sulf.
  2) Acon., graph., lyc., sil.
  3) Ars., bell., bry., calc., caust., cocc., cupr., nat-m., op., phos., plat., sec., stram., verat.

RÜCKENSCHMERZ *s. Kreuzschmerz*

RÜCKENSCHWEISS: Chin., petr., ph-ac., rhus-t.
  Ängstlichkeit, Angst, Bangigkeit usw., bei: Rhus-t.

SCHAUDER: Acon., ars., bar-c., bell., calc., carb-an., carb-v., caust., cham., chin., cina, hyos., ign., nux-v., olnd., phos., ph-ac., plat., puls., rhus-t., sep., verat.
  Ängstlichkeit, Angst, Bangigkeit usw., bei: Carb-v.
  Furcht, bei: Calc., carb-an., sulf.
  Reizbarkeit, bei: Puls.

SCHLÄFRIGKEIT:
  1) Bar-c., bell., calc., carb-v., chin., hyos., lach., merc., nux-m., op., puls., sulf.
  2) Acon., camph., caust., con., croc., dig., graph., hep., kali-c., lyc., phos., ph-ac., plb., sec., sep., stram., verat., zinc.
  3) Carb-an., clem., colch., crot-h., cycl., mag-m., plat., rhus-t., spong.
  Ängstlichkeit, Angst, Bangigkeit usw., bei: Ars., bor., led., nux-v., rhus-t.
  Geistesabstumpfung, bei: Nux-m.
  Gleichgültigkeit, Apathie usw., bei: Dig.

Mißlaunigkeit, bei:
1) Calc., carb-an., cycl.
2) Asar., carb-v., con., mag-m., plat., spong.

Mutlosigkeit, bei: Ant-t.

stillem Wesen, bei: Carb-an.

Trägheit, bei: Calc., carb-an., carb-v., chin., clem., colch., croc., crot-h., nat-m.

Traurigkeit, bei: Plb.

Unruhe des Gemütes, bei: Hyos.

SCHLAFLOSIGKEIT:
1) Acon., ars., bell., hyos., ign., mosch., nux-v., puls., rhus-t., sulf.
2) Ars., calc., camph., caust., cham., chin., cina, coff., con., jod., nat-m., op., phos., plb., sec., sil., verat.
3) Agar., arn., bar-c., bry., carb-v., chinin., cocc., cupr., graph., hep., kali-c., laur., mag-c., m-arct., merc., nat-c., nit-ac., sep.

Ängstlichkeit, Angst, Bangigkeit usw., bei:
1) Ars., bell., cham., coff., graph., hep., hyos., merc.
2) Carb-an., caust., cocc., mag-c., sep., sil.
3) Acon., agar., arn., bar-c., bry., carb-v., chin., chinin., con., cupr., kali-c., laur., m-arct., nat-c., nat-m., nit-ac., sulf., thuj., verat.

Ärgerlichkeit, bei: Calc.

Aufgeregtheit des Geistes, der Phantasie, bei:
1) Chin., nux-v., puls., sep.
2) Graph., lyc., sil.
3) Agar., bor., bry., calc., caust., cocc., coloc., hep., kali-c., kali-n., plat., sabad., staph., sulf., viol-t.

Befürchtungen, bei: Graph.

Mißlaunigkeit, bei: Cham.

Mutlosigkeit, bei: Puls.

Reizbarkeit, bei: Calc.

Traurigkeit, bei: Carb-an., rhus-t. sulf.

Unruhe des Gemütes, bei: Jod.

SCHLAFSUCHT:

1) Ant-t., bell., croc., hyos., lach., nux-v., op., puls., stram., verat.

2) Acon., ant-c., arn., ars., bar-c., bry., camph., caust., cham., coloc., hell., laur., merc., mosch., nux-m., ph-ac., plb., zinc.

Delirien, bei:

1) Acon., bry., puls.

2) Arn., coloc.

3) Ant-c., camph., sec.

SCHLAGFLUSSANFÄLLE:

1) Caust., cocc., nux-v., rhus-t.

2) Arn., bell., carb-v., hyos., lach., lyc., nat-m., nux-v., olnd., op., phos., plb., sec., sep., stram., sulf.

SCHLINGBESCHWERDEN:

1) Bell., hyos., ign., lach., stram.

2) Acon., caust., lyc., nux-v., rhus-t.

3) Alum., ars., calc., caps., cocc., con., cupr., laur., nux-m., nux-v., plat., plb., puls., sil., sulf., verat., zinc.

SCHWÄCHE, Mattigkeit, Abspannung:

1) Ars., chin., phos., ph-ac., staph., sulf., verat.

2) Acon., anac., arn., calc., carb-v., caust., cocc., cupr., hyos., lach., lyc., merc., nat-c., nat-m., nit-ac., nux-v., plat., rhus-t., sec., sep., sil.

Ängstlichkeit, Angst, Bangigkeit usw., bei:

1) Am-c., aur.

2) Acon., agn., alum., ang., ars., bor., calc., carb-an., carb-v., caust., cic., ign., kali-n., mag-c., phos., rhus-t., sil., verat.

Ärgerlichkeit, bei: Nat-m.

Befürchtungen, bei: Ars.

Delirien, bei: Sec.

Geistesabstumpfung, bei: Aur., dig.

Gleichgültigkeit, Apathie usw., bei: Lach.

Heftigkeit, bei: Mosch., nat-c.

Heiterkeit, bei: Laur.

hypochondrischer Stimmung, bei: Ars., mosch., nux-m., plat., sep., zinc.

Lustigkeit, bei: Con., croc.

Mißlaunigkeit, bei: Bar-c., bry., caps., carb-v., con., cycl., grat., m-arct., mur-ac., nat-m., sabin., spong.

Mutlosigkeit, bei: Caust., lyc., petr.

Reizbarkeit, bei: Ambr., calc., carb-v., caust.

Trägheit, bei: Alum., canth., cham., chel., chinin., croc., lach., lact., nux-v., staph.

Traurigkeit, bei: Bov., carb-an., crot-h., kali-c., lach., laur., merc., nat-c., ph-ac., sec., sep., zinc.

Unruhe des Gemütes, bei: Ambr., calc., viol-t.

SCHWEISS:

1) Ant-t., bell., calc., carb-an., caust., chin., nux-v., op., puls., rhus-t., stram., verat.

2) Ars., bry., carb-v., cham., cina, cocc., coff., graph., hep., hyos., ign., kali-c., lyc., merc., nat-c., nat-m., nit-ac., phos., ph-ac., sep., sil., staph., sulf.

Ängstlichkeit, Angst, Bangigkeit usw., bei:

1) Merc., nat-c.

2) Am-c., ars., bar-c., bell., calc., cann-s., caust., graph., kali-n., mag-c., nat-c., nux-v., rhus-t., staph.

Furcht, bei: Ars.

Heftigkeit, bei: Sep.

Mißlaunigkeit, bei: Mag-c.

Mutlosigkeit, bei: Cham.

Wahnsinn, bei: Cupr.

SCHWINDELANFÄLLE:

1) Acon., bell., calc., chin., con., lyc., nux-v., phos., puls., rhus-t., sil., sulf.

2) Arn., caust., cocc., hell., ign., merc., nat-m., op., sep., carb-v., cham., hep., nit-ac., sec., stram., verat.

Ängstlichkeit, Angst, Bangigkeit usw., bei: Bar-c., sil., verat.

Ärgerlichkeit, bei: Calc.

Delirien, bei: Sec.

Furcht, bei: Lach.

Geistesabstumpfung, bei: Ambr., ph-ac., rhus-t.

Reizbarkeit, bei: Calc.

Wahnsinn, bei: Nux-m.

SCORBUTISCHE Leiden:

1) Merc., nux-v., sulf.

2) Am-c., ars., canth., carb-an., caust., chin., cic., con., hep., mur-ac., nat-m., phos., sep., staph., sul-ac.

SEHNENZUCKEN *s. Flechsenspringen*

SEXUALSTÖRUNG siehe *Impotenz*

SPEICHELAUSWURF, Speichelfluß:

1) Bell., cann-s., cupr.

2) Calc., canth., chin., hell., lach., merc., op., sulf.

3) Ant-c., caust., dros., graph., hep., hyos., lyc., nat-m., puls., sep., staph., stram., verat.

Ärgerlichkeit, bei: Kali-c.

Wahnsinn, bei: Merc., verat.

Wut, bei: Verat.

SPRACHE hastig: Ars., bell., hep., lach., merc.

Ärgerlichkeit, bei: Hep.

SPRACHE schwierig:

1) Bell., caust., stram.

2) Lach., nux-v., op., sulf.

3) Acon., anac., calc., chin., con., hyos., laur., plb., sec., sil., verat.

SPRACHLOSIGKEIT:

1) Bell., cic., hyos., laur., merc., op., plb., stram.

2) Ant-t., caust., chin., con., cupr., hep., lach., olnd., sec., verat.

Ängstlichkeit, Angst, Bangigkeit usw., bei: Ign.

STIMME kreischend: Cupr., stram.

STIMME rauh, hohl:
   1) Bell., dros., phos.
   2) Ars., calc., carb-v., caust., hep., kali-n., merc., nux-v., puls., rhus-t., sil., sulf., verat.

STIMMLOSIGKEIT:
   1) Bell., caust., merc., phos., sulf.
   2) Ant-c., carb-v., dros., hep., lach., nat-m., plat., plb., puls., verat.

STIRNRUNZELN, gerunzelte Stirn: Cham., graph., hell., lyc., nux-v., rhus-t., sep., stram., viol-o.

Ärgerlichkeit, bei: Mang.

STUHLVERSTOPFUNG:
   1) Calc., cocc., lach., lyc., nux-v., op., plb., sep., sil., staph., sulf., verat.
   2) Bell., canth., carb-v., caust., con., graph., merc., phos., plat.

Furcht, bei: Lach.

TRÄNEN siehe *Augentränen*

TRINKEN beschwert:
   1) Ars., chin., nat-c., nux-v., sil., sulf.
   2) Bell., caps., carb-v., cocc., ign., merc., nat-m., puls., rhus-t., thuj., verat.

ÜBELKEIT, s. *Brecherlichkeit.*

ÜBEREMPFINDLICHKEIT:
   1) Acon., bell., coff., nux-v., sulf.
   2) Asar., aur., calc., canth., caust., cham., chin., cocc., phos., sep., sil.
   3) Arn., cina, cupr., lyc., merc., phos., sep.

VEITSTANZ ähnliche Anfälle:
   1) Bell., caust., croc., cupr., hyos., ign., nux-v., stram., zinc.
   2) Agar., ars., chin., cic., cocc., jod., puls., sep., sil.

WEISSFLUSS:
   1) Calc., cocc., con., merc., puls., sep.
   2) Am-c., carb-v., caust., chin., graph., lyc., nat-c., nat-m., nux-v., phos., sil., sulf., zinc.
   3) Acon., anac., ars., dros., hep., lach., nit-ac.

ZÄHNEKNIRSCHEN: Acon., ant-c., ars., bell., hyos., lyc., phos., plb., sec., stram., verat.
   Ärgerlichkeit, bei: Kali-c.

ZEHENSCHMERZ:
   Geistesabstumpfung, bei: Mosch.

ZITTERN, s. *Gliederzittern.*

ZWEITER TEIL

Spezielle Therapie der Geisteskrankheiten

Erstes Kapitel

Dysthmien oder Gemütsverstimmungen

Dysthymiae
(1. Gattung der Gemütsstörungen)

§ 52

Wir verstehen unter *Gemütsverstimmungen* oder *Dysthymien* diejenigen Seelenstörungen, in denen das *Gemüt* mit seinen Neigungen und Trieben in einem *deprimierten* Zustand erscheint, und die demnach, gleich den Manien, der besonderen Klasse der *Gemütsstörungen* angehörend, sich von den ihnen entgegenstehenden *Verstandesstörungen* dadurch unterscheiden, daß in ihnen nicht sowohl, wie in letzteren, das *Selbstbewußtsein* des Ichs durch *irrige Erkenntnisse,* als vielmehr nur sein *Selbstgefühl* durch *einseitige Wahrnehmung* eines *vorherrschenden unangenehmen Gefühles* getrübt ist. Dieses Letztere findet zwar ebenso auch bei allen Arten der *Manie* statt, allein während die *Dysthymien* sich durch eine *Depression* der Gemütstätigkeiten in Folge jenes unangenehmen Gefühls charakterisieren, sehen wir in der Manie und den mit ihr verwandten *Hyperthymien* gerade das Gegenteil hiervon eintreten, nämlich eine *Erregung* oder *Überreizung* entweder des ganzen Gemütes, oder doch einzelner Triebe und Neigungen.

So auf der einen Seite von allen *Verstandesstörungen* durch ihre Quelle im *Wahrnehmungsvermögen,* und auf der anderen Seite auch von den *Hyperthymien* durch ihren besonderen

Einfluß auf das Gemütsleben streng geschieden, machen demnach die Dysthymien schon an sich selbst eine besondere Gattung der *Gemütsstörungen* aus, deren gesamte Formen unter sich das gemein haben, daß sie sich alle durch eine große Betrübnis und Niedergeschlagenheit oder eine Art inneren Kummers und Grams auszeichnen. Diese innere gramvolle Betrübnis, welche den Hauptcharakter der Dysthymien ausmacht, kann nun allerdings an sich selbst wieder auf höchst verschiedene Weise in Erscheinung treten, je nachdem sie nur durch ein dunkles, nicht näher ausgesprochenes, oder durch ein bestimmtes und besonders auf einen namhaften Vorfall oder Gegenstand sich beziehendes unangenehmes Gefühl erzeugt ist. Im ersteren Falle, d.h. wenn kein *besonderes,* bestimmt ausgesprochenes Gefühl zugrunde liegt, entsteht dann diejenige Form, welche man mit dem Namen der *allgemeinen Gramsucht (Lypomania* oder auch *Thymalgia)* belegen könnte, und welche die Franzosen daher auch *Lypémanie* genannt haben, die aber bei uns vielmehr unter dem Namen der *Melancholie* bekannt ist. Ist dagegen dieser innere Gram durch einen besonderen, bestimmt ausgesprochenen Vorfall oder Gegenstand veranlaßt, wie z.B. zerrüttete Gesundheit, unglückliche Liebe, ängstliche Sorge für Seelenheil, erlittene Kränkungen durch andere, Verlust des Lebensmutes, Sehnsucht nach der Heimat und den Seinen, unglückliche Vermögensumstände, Trennungen von Freunden oder andere Dinge der Art, so ist leicht zu begreifen, daß diese jedesmal der Dysthymie einen besonderen Charakter aufdrücken und verschiedenartige Formen erzeugen können, welche, obgleich alle den allgemeinen Charakter der Gramsucht an sich tragen, sich doch durch besondere, einer jeden eigentümliche Zeichen kenntlich genug voneinander unterscheiden werden.

Die verschiedenen psychiatrischen Schriftsteller haben daher stets mehrere Formen dieser Art unter besonderem Namen aufgeführt, wie z.B. die *Erotomanie,* die *Theomanie* und andere, welche zuletzt aber samt und sonders nichts sind, als eigentümliche, durch die besonderen erregenden Ursachen erzeugte, höchst zufällige Spielarten der allgemeinen Gramsucht oder *Melancholie,* und deren bisher aufgeführte Zahl zugleich in Absicht auf die in der Natur *wirklich vorkommenden* Spielarten nichts weniger als erschöpfend sind. Darum würde es vielleicht ebenso wohl getan sein, sie ganz wegzulassen, und statt dessen nicht nur diese, sondern auch viele andere, durch besondere Umstände ermöglichte, besondere Richtungen derselben auf einzelne Gefühle und Befürchtungen bei Betrachtung der *Melancholie* mit aufzuführen. Dies haben wir darum auch in den nachfolgenden Paragraphen in Bezug auf die *Melancholie* getan, und wenn man dessen ungeachtet denn doch noch, nach diesem Artikel den *Gesundheitsgram (Hypochondria),* den *Seelenkummer (Theomania* oder richtiger *Thealgia),* den *Liebesgram (*besser *Erotalgia* und nicht *Erotomania),* den *Heimatsgram (Nostalgia),* den lebensscheuen, selbstmordsüchtigen *Verzweiflungsgram (Misopsychia),* sowie den menschenfeindlichen *Mißmutsgram (Misanthropia)* und zugleich keine anderen weiter möglichen Formen besprochen findet, so ist dies nur deshalb geschehen, weil man immer noch gewohnt ist, die genannten Formen in den Lehrbüchern als eigene, selbständige, von den Schriftstellern oft himmelweit von der *Melancholie* getrennte Krankheiten aufgeführt zu sehen, und wir daher unseren Lesern nicht das Herzleid antun wollen, dieselben hier zu vermissen. Dessen ungeachtet aber bleibt uns die allgemeine *Melancholie* die Hauptsache, mit der wir daher auch, als dem *Typus* der ganzen Gattung, unsere einzelnen Darstellungen beginnen.

I.

Melancholie, Gramsinn, Melancholia

Lypomania, Thymalgia

[Anm.: Unter der Bezeichnung Melancholie sind hier alle depressiven Zutände unabhängig von ihrer Ätiologie zu verstehen, also endogene, reaktive und neurotische Depressionen]

§ 53

1. Krankheitsbild

Wie schon aus dem bereits Gesagten zu ersehen, so verstehen wir unter *Melancholie* mit allen übrigen Schriftstellern diejenige *Gemütsstörung,* welche sich durch *eine große, auf einem mehr oder weniger deutlich ausgesprochenen, unangenehmen, das ganze Gemüt beherrschenden Gefühle beruhende Betrübnis und Gramsucht* zu erkennen gibt. Nicht immer tritt dieser Zustand, der sich übrigens im Beginn fast aller Seelenstörungen zeigt, gleich in seiner vollen Kraft auf, sondern durchläuft meist mehrere Stadien von den ersten Symptomen bis zu der Höhe der ausgebildeten Krankheit. Gewöhnlich wird, nach Einwirkung irgend einer erregenden Ursache, der Kranke zuerst traurig, tiefsinnig, verschlossen und zurückgezogen; die Lust zur Arbeit und zu den gewohnten Zerstreuungen verliert sich; der Kranke flieht die Gesellschaft, selbst seine besten Freunde, wird furchtsam und mißtrauisch, sucht die Einsamkeit, und versinkt endlich in ein dumpfes, gedankenloses Vorsichhinstarren, mit Nichtachtung der ganzen Welt und untermischten tiefen Seufzern, Weinen und Händeringen. Appetit und Schlaf gehen dabei immer mehr verloren und der Kranke magert von Tag zu Tag sichtbarer ab. Dieser Zustand, bei dem der Kranke stets mit dem Gegenstand seines Gefühls beschäftigt ist, dauert oft mehrere Monate, bis die Seele endlich aus ihrer Starrheit erwacht und der Kranke in kurzen, abgebrochenen Worten über seinen Kummer sich auszusprechen beginnt, ohne daß indessen dadurch sein geistiger Zustand gebessert würde. Ist die Krankheit so auf ihren Höhepunkt gekommen, so gibt sich ihre Anwesenheit in allen Geberden, Mienen und Ausdrücken, wie in dem ganzen äußeren Habitus des Kranken durch untrügliche Zeichen zu erkennen. Seine Züge sind unbeweglich, die Gesichtsfarbe bleich und grau, mit eingefallenen Wangen, welker Haut, tiefen Furchen des Kummers und Grams, gesenktem Haupte und starrem, gerade vor sich hin oder zur Erde geneigtem, unstetem Blick und erloschenem Auge; die Brust ist eingezogen mit schwerem Atem und häufigen, tiefen Seufzern; die Haut trocken, heiß, brennend, mit kaltschweißigen Händen und Füßen, bei übrigens völlig unterdrückter Ausdünstung; der Appetit fehlt, der Schlaf ist unruhig und durch schwere Träume unterbrochen, der Stuhl langsam und träge, der Harn entweder reichlich und wasserhell, oder sparsam und dickschlammig. Dabei bewegt sich der Kranke meist nur langsam hin und her, oder sitzt und steht steif da, wie eine Bildsäule, oder wie vom Donner gerührt (woher auch die Benennung *Melancholia attonita*); während andere wieder, in steter Unruhe befangen, unablässig umherirren und die folternde Qual ihrer Seele durch Jammern, Klagen, Heulen und Schreien, Vorwürfe und Selbstschmähungen zu erkennen geben, wie dies namentlich in derjenigen Form stattfindet, die man auch *Melancholia errabunda* genannt hat.

Alle Melancholiker sind übrigens stets höchst reizbar; Kälte und Wärme, Regen und Wind, Geräusch und Stille sind ihnen zuwider; das Geringste erschreckt sie, und über die unbedeutendste Kleinigkeit können sie verzweifeln und sich für verloren halten.

Je mehr die Krankheit steigt, um so mehr tritt auch die ihr eigene *Furcht* und *Angst* hervor, die das ganze Wesen der

Kranken beherrscht. Je nach den verschiedenen Umständen, welche den Ausbruch der Krankheit veranlaßt haben, glauben sich dann die Kranken entweder höchst unglücklich und aller Hoffnung für die Zukunft beraubt, oder gar dem Elend, dem Hungertod, den traurigsten Krankheiten und allem sonstigen Ungemach preis gegeben; einige sehen sich allenthalben von Feinden oder von Häschern verfolgt, oder bilden sich ein, man wolle sie vergiften, ihnen mit magnetischen Einwirkungen oder physikalischen Instrumenten Leid antun, und ihnen alle nur erdenklichen Übel und Gefahren bereiten; andere wieder werden von den schrecklichsten Gewissensqualen und inneren Vorwürfen gefoltert, klagen sich dieses oder jenes Verbrechens an, das sie begangen zu haben wähnen, und bitten in ihrer Angst nur um Aufschub des ihnen unvermeidlich scheinenden Urteils, oder ziehen wohl gar einen schnellen Tod diesem schrecklichen Zustand vor; noch andere endlich glauben sich sogar ewig und ohne Rettung verdammt, ja wohl auch hier schon von Teufeln und Furien verfolgt, die sich ihrer Seele noch bei Lebzeiten bemächtigen wollen. Sehr häufig ist daher bei Melancholischen auch der Hang zum Selbstmord.

Nicht immer aber erreicht die Melancholie den eben beschriebenen hohen Grad; ja in den meisten Fällen besteht sie nur in einem *stillen, stumpfen Gram,* der, wie gesagt, auf einer fixen, belästigenden Gefühlsidee ruht. Auch Halluzinationen können eintreten, sind aber durchaus keine wesentliche Erscheinung, und nie, wie in den Verstandesstörungen, in einer primitiven, sondern stets nur in einer *sekundären* Aufregung der Phantasie begründet. Im übrigen bleiben alle Verstandeskräfte gewöhnlich unversehrt, die moralischen Gefühle sind oft erhöht; fast alle Kranke aber beklagen sich über eine unüberwindliche Gewalt, die sich ihrer Vernunft bemächtigt, und diese unter ihre Botmäßigkeit gebracht hat. Daher ist ihr Eigensinn auch meist absolut unbeugsam, und weder Vorstellungen, noch Drohungen, noch Bitten sind im

414

Stande, sie auf andere Ideen zu bringen. Bei einigen erleidet auch der ganze Charakter oft eine auffallende Veränderung; Geizige werden verschwenderisch, Wohllüstlinge zu Frömmlern mit Furcht vor der göttlichen Strafe, ergraute Krieger zeigen Feigheit und Furchtsamkeit usw.

§ 54

2. Ursachen

Die Melancholie ist eine der häufigsten Geistenkrankheiten in allen großen Städten und Zentralpunkten der Zivilisation, wie denn auch namentlich hier in Paris fast über zwei Drittel der Irren meist Melancholiker sind.

Eine ihrer häufigsten Ursachen sind ohne Zweifel *deprimierende Gemütsaffekte* und traurige Ereignisse, wie z.B. häusliche Sorgen, Familienunglück, Verlust des Vermögens, Elend und kummervolle Lage, unglückliche Liebe, Eifersucht, Schreck, Furcht, Ärger und Zorn, gekränkte Eigenliebe, und sehr oft auch wirkliche moralische Vergehen und Furcht vor der Strafe, wie denn überhaupt bei denjenigen Melancholikern, welche sich begangener Verbrechen anklagen, gar nicht selten sehr gegründete Gewissensvorwürfe irgend einer Art zu Grunde liegen, und namentlich diejenigen, welche sich von Feinden oder Häschern verfolgt glauben, sehr häufig früher geheimen Lastern ergeben waren.

Sodann verdienen aber auch alle *physisch schwächenden Einflüsse* der Erwähnung, wie z.B. namentlich der Mißbrauch geistiger Getränke, des Opiums, des *Haschisch,* ja sogar des *Tees* und des *Kaffees*, welcher ersterer vielleicht nicht ohne alle Mitwirkung in der *Melancholia anglica* ist, wenn anders nicht der in England ebenso gemißbrauchte *spanische Pfeffer* hierzu noch mehr beiträgt, während in Frankreich der stets so stark und meist mit *Cognac* getrunkene *Kaffee* gewiß seinen guten Teil mit an den in Paris so häufig vorkommenden Melancholien hat.

Auch lang fortgesetzte geschlechtliche Ausschweifungen, besonders Selbstbefleckung, sowie nicht minder der Einfluß des Wochenbettes, Störungen in der monatlichen Reinigung, langes Fasten und Mangel an gehöriger Nahrung, lang fortgesetzter Genuß schwer verdaulicher Substanzen, gewaltsame Beschädigungen des Kopfes durch Fall oder Schlag und endlich der Mißbrauch mehrerer arzneilicher Stoffe, besonders metallischer und namentlich des Quecksilbers, können Melancholie herbeiführen. Lange Enthaltsamkeit bei Witwern und Witwen, sowie die plötzliche Unterdrückung gewohnter Ausleerungen, *zurückgetretene Ausschläge,* oder plötzliches Verschwinden anderer Krankheiten, sind ebenfalls nicht seltene Ursachen, und oft sogar sieht man Wassersuchten, Lungensuchten, Hysterien und Epilepsien durch ihr Aufhören dem Ausbruch der Melancholie Platz machen. Auch bei organischen Herzleiden und Unterleibskrankheiten, sowie bei Affektionen der Leber und des Pfortadersystems (Hämorrhoidalanlage) stellt sie sich häufig ein.

In Betreff der *Jahreszeiten* sah schon Hippokrates den Herbst als diejenige an, welche der Melancholie am günstigsten scheint, während Esquirol dagegen dem Frühling und Sommer den Vorzug gibt, wie man denn auch überhaupt bemerkt haben will, daß diese Krankheit mehr in warmen und trockenen Ländern, wie z.B. in Griechenland, Spanien, Italien und Ägypten, als in kalten und feuchten vorkommt. Sodann scheint besonders das Jünglingsalter und das des Mannes der Melancholie ausgesetzt, und ihr häufigstes Auftreten fällt in die Jahre von 25 bis 35, obgleich man auch bei Kindern schon Melancholie und Eifersucht beobachtet hat. Bei Jünglingen findet am häufigsten Liebesgram oder religiöse Melancholie statt, während die bei Männern vorkommenden Formen meist durch Familiensorgen, persönliche Interessen, Ehrgeiz und ähnliche Einflüsse bedingt werden, bei Frauen aber die klimakterischen Jahre, sowie das Zurückziehen von der Welt und ihren Zerstreuungen ebenfalls eigentümliche Gestaltungen hervorbringen.

Unter den *Temperamenten* ist es sodann das *biliöse*, das die meiste Beachtung verdient. Die meisten Individuen dieses Temperaments haben von Natur schon einen Hang zum Tiefsinn, zur Einsamkeit und Zurückgezogenheit; ihre Neigungen richten sich meist auf einen einzigen, bestimmten Gegenstand, den sie mit großer Vorliebe ergreifen und verfolgen, so daß die meisten großen Männer, wie z.B. Mohammet, Luther, Tasso, Pascal, Rousseau, Zimmermann usw., auch stets mehr oder weniger zur Melancholie geneigt waren. Endlich liefern auch noch übermäßige Geistesanstrengungen, oder ein allzu müßiges und geschäftsloses Leben, ein allzu überwiegender Hang zur Einsamkeit, sowie gewisse Gewerbe und Professionen, ebensoviele prädisponierende Umstände. Am meisten der Melancholie ausgesetzt sollen die Kaufleute, die Musiker, die Dichter, die Schauspieler und unter den letzteren vor allem die Komiker sein. Oft prädisponiert dazu auch schon der bloße Übergang aus einem sehr geräuschvollen und beschäftigten Leben in ein müßiges, geschäftsloses, und man sieht namentlich Kaufleute viel öfter unter diesen Umständen, als nach erlittenen großen Verlusten, in Melancholie verfallen.

§ 55

3. Verlauf, Ausgänge und Prognose

So lange die Melancholie noch nicht völlig zum Ausbruch gekommen oder auf ihren Höhepunkt gelangt ist, könnte man sie unter die Klasse der *nachlassenden, remittierenden* Krankheiten rechnen, indem besonders im Anfang der Zustand sich oft vorzugsweise alle Morgen beim Erwachen oder alle anderen Tage verschlimmert, mit bedeutender Verminderung gegen Abend und nach dem Essen, ja sogar nicht selten im Frühling einer anscheinenden vollkommenen Gesundheit Platz macht. Doch gilt dies, wie gesagt, nur von dem ersten Zeitraum der Krankheit.

Ist sie einmal völlig ausgebrochen, so zeigt sich auch stets ihr *anhaltender* Charakter und ihr langsames, aber unaufhaltsames Fortschreiten, wenn sie sich selbst überlassen bleibt. Wir haben schon weiter oben darauf aufmerksam gemacht, daß fast alle chronischen, unheilbaren Seelenstörungen zuerst mit einer Art Melancholie beginnen, dann erst in Wut oder Wahnsinn übergehen, und endlich mit allgemeiner Verwirrtheit des Verstandes und vollkommenem Blödsinn enden, weshalb es denn auch kein Wunder ist, chronische Melancholien sehr häufig diesen Ausgang nehmen, oder, was das Gleiche ist, in höhere Formen von Seelenstörungen übergehen zu sehen. Darum aber, mit Heinroth und anderen Schriftstellern, aus diesen Übergängen *eigene Formen* zu machen und nun auch noch die *Melancholie mit Wut,* die *Melancholie mit Wahnsinn,* die *Melancholie mit Verwirrtheit* usw. besonders abzuhandeln, scheint uns das Allerabsurdeste zu sein, was man nur beginnen kann, nicht nur, weil sich der Leser, der die Behandlung der *Grundformen* kennt, alle derartigen *Kombinationen* leicht selbst machen kann, und ihre Aufführung daher nur zu unnötigen Wiederholungen führen würde, sondern auch, weil die in Wut oder Wahnsinn übergegangene Melancholie eben keine Melancholie mehr, sondern nur Wut oder Wahnsinn ist, und die Regeln für ihre Behandlung dann nicht mehr hierher, sondern in die betreffenden Kapitel der anderweitigen Seelenstörungen gehören.

Erklärte, vollkommen ausgebildete Melancholie geht sogar immer in höhere Formen von Irresein über, wenn anders sie nicht früher schon durch Hinzutritt von Lungensucht, chronischen Unterleibsentzündungen, schleichendem Nervenfieber, Schlagfluß, Herzleiden oder skorbutischen Affektionen, mit dem *Tode* endet. Zuweilen sieht man sie auch im Wechsel mit Tobsucht, Hysterie, Hypochondrie, Brustleiden oder flechtenartigen Ausschlägen auftreten. Endet die Krankheit, ohne in eine anderweitige Seelenstörung übergegangen zu sein, mit nervösem, durch endliche allgemeine Entkräftung herbeigeführtem Zehrfieber, so verfallen die Kranken gewöhnlich in eine durch nichts besiegbare Traurigkeit und Untätigkeit; ihre Eßlust liegt ganz darnieder, oder es stellt sich wohl auch eine ungeheure Gefräßigkeit ein, trotz welcher sie von Tag zu Tag mehr abmagern; das Fieber exazerbiert meist Abends, mit brennend beißender Hitze und trockener Haut; dazu kommen dann oft noch seröse, blutige Durchfälle, welche den Kranken immer mehr ermatten, bis endlich vor Schwäche sich auch seine Stimme verliert, seine Gesichtszüge sich immer mehr verlängern und zuletzt ein ruhiger, schmerzloser Tod dem Leiden ein Ende macht.

Über die mit der Melancholie in unzweideutiger Verbindung stehenden *organischen* Leiden haben die bisherigen *Leichenöffnungen* auch noch nicht das geringste *brauchbare* Resultat geliefert; wohl aber sprechen viele Umstände dafür, daß sie ihren *eigentlichen Sitz* vielmehr in den *Unterleibsnerven* als im Gehirn haben.

Was endlich die *Prognose* betrifft, so ist dieselbe im Anfang der Krankheit, besonders bei jüngeren Individuen und wenn die erregende Ursache entfernt werden kann, nicht ungünstig, und die Krankheit geht hier bei *zweckmäßiger* Behandlung oft sehr schnell in volle und dauerhafte Besserung über. Ein anderes ist es aber, wenn die Krankheit schon veraltet und durch die Verhältnisse des Kranken fortwährend unterhalten, ja wohl gar schon mit anderweitigen Seelenstörungen oder organischen Leiden kompliziert ist; in diesem Falle ist selbst bei der richtigsten Behandlung die Heilung immer ein schwer zu lösendes Problem, und sehr oft scheitert hier auch alle und jede Kunst.

4. Behandlung

Daß der Arzt damit anfangen müsse, die erregenden Ursachen, die etwa noch ihren Einfluß äußern könnten, zu erforschen und so viel als möglich aus dem Weg zu räumen, ist eine Sache, die sich so von selbst versteht, daß man gar nicht einsieht, warum gewisse therapeutische Schriftsteller, die es ja doch nicht mit Narren und Kindern, sondern mit verständigen Lesern zu tun haben, nicht schon lange um des bloßen Respekts willen, den sie ihrem Publikum schuldig sind, darüber einig geworden, solche Gemeinplätze erst gar nicht mehr zu berühren; denn es empört, wenn man dergleichen Dinge, die sich fast jedes Kind an den Fingern abzählen kann, bei jedem Artikel mit einer Gravität wiederholt sieht, die zuletzt nur ins Pedantische fällt. Darum auch hier nur diese Bemerkung, und in der Folge kein Wort mehr über diese Notwendigkeit. Dasselbe gilt von der Ordnung der *Lebensweise* der Kranken sowohl in Beziehung auf Nahrung, als auf Bewegung, welche auch hier wie überall dem Bedürfnis der Heilung und dem Zustand des Kranken angemessen sein müssen, d.h. leicht verdauliche Speisen und so viel Bewegung im Freien, als die Umstände nur irgend zulassen.

Leider steht aber in dieser Krankheitsform auch von der besten Diät nicht viel mehr zu erwarten, als auch von der zweckmäßigsten *psychischen* Behandlung, wenn dieser keine passende medizinische beigestellt wird. Denn, was man auch in psychischer Hinsicht bisher erdacht und vorgeschlagen, um die Kranken von ihren quälenden Ideen abzubringen, Vernunftgründe, Trostzusprüche, gesellschaftliche Erheiterungen, Zerstreuungen und anziehende Beschäftigung, Reisen und Eintritt in neue Verhältnisse: Nichts von alledem bewährt sich in der Erfahrung, wenn die Krankheit einmal zu ihrer vollen Ausbildung gelangt ist. Ja in vielen Fällen sind alle diese Dinge dem Kranken nur lästig und bringen keine andere

Wirkung hervor, als ihn zu reizen und zu ärgern, da ihm, so viel er auch leidet, und so sehr sein Kummer ihn auch niederzudrücken scheint, zuletzt doch nicht wohler ist, als wenn er seinen Ideen nachhängen und sich ihnen mit Vergessen der ganzen Außenwelt unbedingt überlassen kann. Daher mache man es sich doch ja zur allerersten Regel, solche Kranke in keiner Hinsicht, am allerwenigsten aber mit Vernunftgründen zu plagen, sondern sie ganz gehen, ganz sich selbst zu überlassen, und um so mehr, je lieber man sie hat, je mehr man ihnen wahrhaft wohltun möchte. Dagegen achte man auf ihre kleinsten Neigungen, ihre leisesten Willensäußerungen, schweige, wenn sie nicht sprechen wollen, antworte ihnen, wenn sie fragen, zeige ihnen dasselbe Interesse, das sie an dem Gegenstand ihres Kummers oder anderen Dingen selbst darlegen, und räsoniere mit ihnen nicht anders, als so, daß man von ihren eigenen Prämissen aus ihre eigene Schlußfolge erfaßt und nur geschickt weiter führt.

Denn alle *Willensäußerungen* sind auch hier, wie überall, Reaktionsbestreben der Psyche gegen wahrgenommene Empfindungen und Gefühle, und wer im Sinne dieser zu segeln versteht, der kann, *wie wir aus eigener Erfahrung bestätigen können,* seinen Kranken oft um so schneller und sicherer dem rettenden Hafen zuführen, als er dabei stets nur den Steuermann, nicht aber den widrigen Wind spielt, und wird, wenn auch dieses Verfahren nicht zur Heilung hinreicht, dieser doch wenigstens auch kein psychisches Hindernis in den Weg legen.

Die Hauptsache aber bleiben endlich auch hier die passenden *Arzneien,* und da bietet uns unsere Schule glücklicherweise Mittel genug, mit denen wir hinreichenden Erfahrungen zufolge direkt auf den Zustand wirken, den schlummernden Neigungen ihre Tätigkeit wiedergeben und so das gehemmte Gemüt zur heilbringenden Reaktion auffordern können. Wir führen in den folgenden §§ zuerst die *umfassendsten,* am häufigsten passenden dieser Mittel, dann die *weniger umfangreichen,* und endlich noch einige nur in *selteneren Fällen* anwendbare, mit ihren speziellen hierhergehörigen Wirkungen auf, und geben dann zum Schluß noch einige *besondere Winke* über die Beziehungen dieser Mittel zu den durch die erregenden *Ursachen,* die besonderen *Symptome* vorliegender Fälle und die vorhandenen *somatischen Nebenleiden* gegebenen Anzeigen, hoffend, daß dieses hinreichend sein werde, den Praktiker für jeden Fall sicher auf das passende Heilmittel zu leiten.

§ 57

5. Die wichtigsten Arzneien mit ihren entsprechenden Zeichen

Diejenigen Mittel, welche sowohl wegen ihrer *Bewährtheit in der Erfahrung,* als auch wegen des reichen Umfanges ihrer *hierher passenden Wirkungen* die erste Aufmerksamkeit gegen melancholische Zustände verdienen, sind ohne Zweifel:

1) *Ars., aur., bell., calc., caust., graph., ign., lach., nat-m., puls., rhus-t., sulf., verat.* −

Wo jedes derselben besonders angezeigt ist, mögen die nachfolgenden Angaben lehren:

ARSENICUM: bei *Traurigkeit* und Unruhe, besonders nach dem Essen, mit Besorgnis für die Angehörigen;
düstere Gemütsstimmung mit *religiösen Befürchtungen;*
ungeheure Angst in wiederholten Anfällen, mit Klagen und Wimmern wegen Schmerzen im Bauch, oder mit *Aufregung* und *Furcht,* zum *Mord getrieben zu werden;*
Angstanfälle, besonders Nachts oder Abends im Bett, zum *Aufstehen nötigend* mit Beklemmung und Schweratmigkeit;
Todesangst;

Angst am Herzen mit Ohnmacht oder Zittern;

Gewissensangst;

Gewissenskrupel, wie wenn man Jedermann beleidigt hätte und nicht glücklich sein könnte;

große Neigung zum Weinen;

Furcht vor Alleinsein, am Tag und in der Nacht, mit *Neigung* zur *Selbstentleibung,* oder *große Furcht vor dem Tod;*

Furcht vor der Einsamkeit.

AURUM: *Wehmut* und *Niedergeschlagenheit,* mit Aufsuchen der Einsamkeit;

Besorgnis, die Liebe und Achtung anderer verloren zu haben, mit tiefem Gram und Weinen;

düstere Gemütsstimmung und *Gewissensvorwürfe* über die Krankheit, die man sich selbst zugezogen zu haben glaubt;

Sehnsucht nach dem Tod;

religiöse Besorgnisse mit *Weinen* und *Beten;*

große Angst, besonders in der *Herzgegend,* mit *Schwäche,* wie zum Sterben, Zittern, *Herzklopfen* und Zusammenziehschmerz im Bauch, *der zum Selbstmord treibt;*

besorgliche Unruhe, Menschenscheu, Schüchternheit, Kleinmut;

Besorgnis, alles verkehrt zu machen, sich durch Nachlässigkeit Vorwürfe zuzuziehen, in Nichts zu reussieren und verloren zu sein, unter Schreien und Schluchzen und mit Lebensüberdruß;

gleichzeitig Leberleiden;

sehr aufgeregter Geschlechtstrieb;

Melancholie nach Mercurmißbrauch.

BELLADONNA: Niedergeschlagenheit und Mutlosigkeit;

Lebensüberdruß, besonders in freier Luft, mit Neigung, sich zu ertränken;

fortwährendes Stöhnen und *Seufzen,* selbst im Schlaf;

Weinen und *Schluchzen,* mit Furcht und Angst;

Unruhe, die nirgends bleiben läßt und *sogar aus dem Bett treibt;*

Ängstlichkeit und große *Angst,* besonders Abends, bei Kopfweh, rotem Gesicht, bitterem Geschmack, Schweiß, und Sehnsucht nach dem Tod;

Furcht und *Schreckhaftigkeit,* mit *Mißtrauen* und *Weinerlichkeit;*

Besorgnis, bald zu sterben, lebendig zu verfaulen, vergiftet oder von Soldaten arretiert zu werden, oder sich auf ewig verdammt zu sehen.

Große Gleichgültigkeit und *Apathie,* nichts bringt Eindruck hervor;

Freudlosigkeit.

CALCAREA: *Niedergeschlagenheit, Traurigkeit, Trübsinn,* Gedrücktheit, mit Schwere in den Beinen, Zittern am Körper oder *häufigem Weinen,* besonders Abends;

Weinen bei Ermahnungen;

Kummer und Klagen über alte Beleidigungen;

Ängstlichkeit und *Angst,* mit Weinen und Unruhe, die zu steter Beschäftigung treibt, oder mit Übelkeit und Kopfweh;

Angst in der *Dämmerung,* mit Grausen und Schauder;

große Angst mit *Herzklopfen* oder mit Rucken in der Herzgrube;

Unruhe mit Blutwallung;

Furcht vor der Einsamkeit, die unerträglich ist;

große Furchtsamkeit und *Neigung zu Befürchtungen;*

Furcht ins *Elend zu geraten,* den Verstand zu verlieren, von *Unglücksfällen betroffen zu werden;*

Verzweiflung über *Gesundheitszerrüttung;*

große Schreckhaftigkeit, das kleinste Geräusch, das geringste unerwartete Ereignis greift an und macht Beschwerden;

große Gleichgültigkeit, Teilnahmlosigkeit und *Wortkargheit;*

Willenlosigkeit, bei Kraftgefühl;
Ekel vor *Arbeit* mit Reizbarkeitt und Schwere der Füße.

CAUSTICUM: *Düsterheit* und *kummervolle Gedanken,* Tag und Nacht;
große Traurigkeit und *Betrübnis,* mit Weinen beim geringsten Anlaß;
Mutlosigkeit, mit Hinfälligkeit und Ermattung;
beständige Todesgedanken, mit quälender Unruhe;
Ängstlichkeit, Befürchtungen und *große Angst,* auch wie am Herzen, oder wie nach *begangenem Verbrechen;*
Furcht und *Besorgnis,* besonders Nachts;
beim geringsten Anlaß Besorgnis, andere möchten Schaden nehmen;
Wunsch, nicht mehr zu leben, aus Furcht und Ängstlichkeit;
Bangigkeit für die Zukunft;
Schreckhaftigkeit.

GRAPHITES: *Niedergeschlagenheit,* mit großer Angst oder Schwere in den Füßen, *Schwermut,* Düsterheit;
große Neigung zum Gram bis zur Verzweiflung, Hang sich unglücklich zu fühlen;
Traurigkeit, mit Todesgedanken und Weinen;
leicht Weinen, besonders Abends;
bange Unruhe, vorzüglich Morgens;
Herzbeklemmung, mit Unbehagen im Magen;
große Angst, wie nach begangenem Verbrechen, oder als wäre ein Unglück zu befürchten, mit heißem Gesicht und kalten Extremitäten;
Ängstlichkeit bei Arbeiten im Sitzen;
ängstliche Aufregung und Unstetigkeit, mit Abneigung gegen alles und Gedankenlosigkeit bei der Arbeit;
Furchtsamkeit und Schreckhaftigkeit;
Widerwille gegen Arbeit.

IGNATIA: *Stille, melancholische Gemütsstimmung;*
Unmöglichkeit, sich zu erheitern und an Unterhaltung Teil zu nehmen, bei Appetitlosigkeit und fadem Geschmack aller Speisen;
Neigung zum gedankenlosen Dasitzen und Vorsichhinstarren, ohne den Mund zum Reden öffnen zu wollen;
Traurigkeit mit innerem Gram, Seufzen und Neigung, wider Willen an unangenehme Dinge zu denken;
große Angst, vorzüglich *Nachts* oder Morgens beim Erwachen, mit Redescheu;
Angst um die Herzgrube, mit Schwindel, Ohnmacht und kaltem Schweiß;
Furcht vor Allem;
Furcht vor Dieben, Nachts;
große Schreckhaftigkeit;
Unerträglichkeit des geringsten Geräusches, mit unsinnigen Klagen über den kleinsten Laut;
große Abneigung vor jeder Unterhaltung, mit leiser, schüchterner Stimme;
Aufsuchen der Einsamkeit;
große Gleichgültigkeit und *Apathie für alle Dinge, mit öfterem Weinen* und *Widerwillen gegen Arbeit;*
große Veränderlichkeit des Gemütes.

LACHESIS: *Niedergeschlagenheit,* mit kurzem Atem, Trägheit und Frösteln;
unruhige, kummervolle *Schwermut,* durch Seufzen erleichtert;
Wortkargheit und Trägheit, Widerwille gegen Gesellschaft und Unlust zu sprechen;
Hang zum Gram, dem man sich ganz überlassen muß, und der alles in schwarzen Farben zeigt;
Besorgnis für die Zukunft, mit Mißmut, Lebensüberdruß und Neigung, an allem zu zweifeln;
Trostlosigkeit und Verzweiflung;

Unruhe, die nirgends bleiben läßt;

Angst mit Zittern;

Unruhige Befürchtungen, wie wenn ein Unglück bevorstände;

Furcht, von Räubern angefallen zu werden, mit so großer Angst, daß man lieber sterben, als sich dem aussetzen möchte;

Furchtsamkeit mit öfterem Schwindel, Stuhlverstopfung, und von dem geringsten Geräusch unterbrochenem Schlaf;

Mißtrauen, mit Neigung, allem die gehäßigste Auslegung zu geben, und in seiner Umgebung nur Feinde zu sehen, die beleidigen wollen;

wahnsinnige *Eifersucht,* Abends;

Langeweile;

anhaltende Gleichgültigkeit;

Trägheit, mit *Abscheu vor jeder Art und Bewegung.*

NATRIUM MURIATICUM: *Häufige Anfälle melancholischer Traurigkeit,* mit Zudrang düsterer Gedanken, welche an längst empfangene Beleidigungen wieder erinnern;

Düsterheit, mit Mangel an Selbstvertrauen und Herzklopfen; *große Neigung zum Weinen;*

jede Kleinigkeit, Einsamkeit, der Blick anderer, alles verursacht Weinen;

schon der bloße Gedanke an vergangene Unannehmlichkeiten treibt Tränen in die Augen und Trostzuspruch macht das Übel nur ärger;

kummervolle betrübte Stimmung, mit beständlichem Aufsuchen unangenehmer Gedanken;

bange Unruhe für die Zukunft, mit Neigung, stundenlang in Gedanken versuchen zu bleiben: öftere Anfälle gänzlicher Trostlosigkeit und Verzweiflung;

plötzliche Anfälle von Angst, wie nach begangenem Verbrechen, mit Hitze und Nachtschweiß;

große Gleichgültigkeit und Apathie, Erheiterung unmöglich;

große Trägheit, mit *Abscheu vor Arbeit,* so daß man nur ruhig bleiben und schlafen will.

PULSATILLA: *Düstere Schwermut,* mit *Weinen, Traurigkeit,* Furcht zu sterben und Verschlimmerung durch die geringste unangenehme Nachricht;

Schweigsamkeit und Neigung, mit gefalteten Händen ruhig zu sitzen, ohne Klage über etwas, aber mit fremdartigem, kaltem, düsterem Blick;

große Neigung zum Weinen oder *zum Lachen;*

Gram, mit *sorgenvoller Bangigkeit wegen seiner Geschäfte* und *Familienangelegenheiten;*

Verzweiflung an Seelenheil, mit beständigem Beten;

Ängstlichkeit, vorzüglich Abends, mit Zittern und roten Flekken an den Händen;

große Ängstlichkeit, besonders ums Herz, oder in der Präcordialgegend, zum Lösen der Kleider nötigend, mit *Herzklopfen,* Brecherlichkeit und *Neigung zur Selbstentleibung;*

Todesangst mit Zittern, fliegender Hitze am Körper, kalten Händen und blassem Gesicht;

Besorgnis, sich durch Vernachlässigung seiner Pflichten Vorwürfe zuzuziehen, oder von *Gespenstern verfolgt zu werden,* besonders *Abends* oder *Nachts,* mit Neigung, sich zu verstecken;

Menschenscheu;

Mißtrauen und Argwohn;

schüchternes, furchtsames Wesen, mit Neigung zum Weinen.

Paßt besonders bei Frauen, deren Regeln in Unordnung sind und die viel Weißfluß haben.

RHUS TOXICODENRON: *Große Traurigkeit,* mit Aufsuchen der Einsamkeit, *Ängstlichkeit, Besorgnis* und *Schüchternheit,* die alle Kräfte nehmen und stundenlang liegen zu bleiben nötigen;

Mangel an Heiterkeit und Frohsinn, mit Gleichgültigkeit gegen Gesellschaft;

Niedergeschlagenheit, mit *Mißmut,* Weinerlichkeit, Menschenscheu, Verzweiflung, Lebensüberdruß und Sehnsucht nach dem Tod;

häufiges Weinen mit Kollern im Bauch;

Wehmut und Ängstlichkeit, wie von Befürchtung eines Unglücks, oder wie von Verlust eines intimen Freundes, im Zimmer erhöht und durch Gehen im Freien gebessert;

Unruhe, die nicht ruhig sitzen läßt;

Ängstlichkeit mit Raffen in der Herzgrube und Atembeklemmung;

Angstanfälle, besonders Nachts, mit Drücken im Herzen, Reißen im Steißbein, Zittern, Halstrockenheitt, Schlaflosigkeit oder Empfindung eines Gewichts in der Brust, wodurch das Atemholen erschwert wird;

große Angst, besonders Abends in der *Dämmerung,* mit Unruhe, die zum Selbstmord treibt, oder auch mit *Besorgnis zu sterben* und *Furcht vor dem Tod;*

Angst am Herzen, den Nachtschlaf störend;

Furcht und Befürchtungen, vorzüglich Nachts;

Befürchtung, vergiftet zu werden, oder die Angehörigen ins Elend geraten zu sehen;

Schreck und Furcht bei der geringsten Kleinigkeit, wie wenn ein großes Unglück bevorstände.

SULFUR: *Niedergeschlagenheit* mit Teilnahmlosigkeit an allem; *Traurigkeit* mit Mutlosigkeit, Kleinmut und Lebensüberdruß;

Zudrang vieler ärgerlicher, kränkender Ideen, vorzüglich Abends im Bett oder während eines Spazierganges;

Melancholie mit Besorgnis wegen häuslicher Angelegenheiten oder seines Seelenheiles;

Neigung, sich unglücklich zu fühlen, mit Besorgnis für die Zukunft und Sehnsucht nach dem Tode;

Klagen und Jammern Tag und Nacht, mit anhaltendem Durst und wenig Appetit, obgleich beim Essen die Speisen gierig verschlungen werden;

Untröstlichkeit und Gewissensvorwürfe über jede Handlung; *große Weinerlichkeit,* mit großer Empfindlichkeit;

häufige Angstanfälle, besonders Abends oder *Nachts,* mit Weinen und Befürchtungen, oder mit Kopfhitze;

Fußkälte und große Zerstreutheit, die jeden Augenblick vergessen läßt, was man tun wollte;

Todesangst;

Furcht und *große Schreckhaftigkeit;*

Befürchtungen, den Leuten Unrechtes zu geben, und sie dadurch zu töten;

Furcht, von Gespenstern verfolgt zu werden;

Ekel vor jeder Beschäftigung, mit Neigung, stundenlang in Nichtstun zu verbringen.

VERATRUM: *Sanfte Wehmut, mit Weinen,* gesenktem Haupt, tränenden Augen, öfterer Brecherlichkeit und Frost;

Untröstlichkeit über eingebildetes Unglück, mit Weinen, Jammern und Schluchzen, und Neigung, mit gesenkten Augen im Zimmer herumzulaufen oder in Gedanken vertieft in einem Winkel allein zu bleiben, *schlimmer Abends,* mit Schlaf nur bis zwei Uhr Morgens;

Gefühl in seinem ganzen Wesen, als solle es mit ihm zu Ende gehen;

Mutlosigkeit und Verzweiflung;

große Angst, wie von Gewissensbesorgnis oder *Befürchtung eines Unglücks,* besonders Morgens, Nachts oder Abends nach dem Essen, mit Unruhe, die nirgens bleiben läßt;

Furcht und Schreckhaftigkeit, mit Schreien und *Herumlaufen,* Gesichtsblässe oder öfterem Aufstoßen;

große Gleichgültigkeit;

anhaltende Schweigsamkeit, die nur zu Grobheiten den Mund
öffnen läßt;
Redeunlust, mit schwacher, leiser Stimme.

§ 58

6. Nächstwichtige Arzneien

Außer den obigen Mitteln werden dann nicht minder in vielen
Fällen noch treffliche Dienste leisten:
2) *Cocc., hell., hyos., lyc., merc., nux-v., phos., plat., sep.,
sil., stram.,* und zwar ganz besonders:

COCCULUS, wenn vorhanden:
*Große Traurigkeit, mit steter Neigung in seine Gedanken ver-
tieft in einem Winkel allein zu sitzen,* und auf nichts um
sich her zu achten;
weinerliche Schwermut;
große Angst, wie nach begangenem Verbrechen;
befürchtende *Herzens-* und *Todesangst;*
Furcht, andere erkranken zu sehen;
Unzufriedenheit mit sich selbst;
Widerwille gegen alles und Scheu vor Arbeit;
Mutlosigkeit bis zur Verzweiflung;
Überreizte Empfindlichkeit und Schreckhaftigkeit;
übermäßige Empfänglichkeit für Beleidigungen.

HELLEBORUS: *Stille, sanfte Melancholie, mit Seufzen,
Stöhnen* und Furcht zu sterben;
große Traurigkeit wegen seiner Lage, mit Lust und Gefallen
an nichts;
Hang sich unglücklich zu fühlen, besonders beim Anblick
fröhlicher Gesichter;
große Angst mit Furcht vor Unglück oder großer Gleichgültigkeit;

Herzensangst, die nirgends bleiben läßt, mit Übelkeit und erleichterndem Erbrechen;

hartnäckiges Stillschweigen;
Mißtrauen.

HYOSCYAMUS: Niedergeschlagene, *mißmütige Traurigkeit und Melancholie,* mit Verzweiflung und Hang sich zu ersäufen;

Angst und Unruhe, wie nach böser Tat;
Gewissensvorwürfe;
ungeheure Furchtsamkeit und Schreckhaftigkeit;
Furcht, verkauft, vergiftet oder von Tieren gebissen zu werden;
Menschenscheu, Mißtrauen und Trägheit;
völlige Gleichgültigkeit gegen Essen und Trinken.

LYCOPODIUM: *Große melancholische Traurigkeit, besonders Abends,* mit *vielem Weinen,* Beklemmung am Herzen, *Trostlosigkeit, Verzweiflung, nagendem Gram* und Neigung, sich unglücklich zu fühlen;

ungemeine Neigung zum Weinen;
Mangel an Selbstvertrauen, Kleinmut und Verzagtheit;

Ängstlichkeit und Angst, wie am Herzen oder in der Herzgrube;

große Neigung zu Furcht und Schreck, mit Zusammenfahren beim kleinsten Geräusch;

Furcht vor der Einsamkeit und vor eingebildeten Dingen und Wesen;

Mißtrauen, Argwohn und große Neigung zum Übelnehmen;

Menschenscheu, mit Angst in der Herzgrube bei Annäherung anderer;

Hang zur Einsamkeit mit Fliehen der eigenen Kinder;
große Empfindlichkeit, leicht bis zu Tränen gerührt;

große Gleichgültigkeit und Mangel an Teilnahme für alle äu-
ßeren Eindrücke;
Unlust zum Reden;
Langeweile.

MERCURIUS: *Unaussprechliches Weh des Leibes und der*
Seele;
glaubt Höllenmarter auszustehen, mit schweigsamer Laune
und Neigung im Bett zu bleiben;
große Neigung zum Weinen;

Angst und Unruhe, wie nach böser Tat, oder als stehe Böses
hervor, besonders *Nachts,* mit Blutwallung, *Unruhe, die*
nirgends bleiben läßt, ängstlichem Aufsteigen in die Herzgrube, Schweiß der Hände und Gesichtshitze; Furcht, den
Verstand zu verlieren oder zu sterben;
große Schreckhaftigkeit;

große Gleichgültigkeit und Mangel an Teilnahme für die gan-
ze Welt, selbst *für Essen und Trinken,* obgleich beim Essen die Speisen behagen;
Widerwillen gegen alles, selbst gegen Musik;
wünscht lieber zu sterben, vor Gleichgültigkeit.

NUX VOMICA: Melancholische *Traurigkeit mit vergeblicher*
Neigung zum Weinen, innerem Gram, Stillschweigen und
Verlangen nach Ruhe und Einsamkeit;

große Angst, wie nach böser Tat, oder als stehe Unheil be-
vor, abends oder *früh im Bett,* mit *Unruhe, die nirgends*
bleiben läßt, Lebensüberdruß, *großem Hang zum Selbst-*
mord, Nachtschweiß, *Herzklopfen,* Brustbeklemmung,
Übelkeit und trockenem Brechhusten;
große Neigung zu Furcht und Schreck;

große nervöse Überreiztheit aller Sinne, mit Unleidlichkeit jedes Geräusches, Lichtes und starken Geruches;

Untröstlichkeit, mit Weinen, Seufzen, Jammern, Klagen, Vorwürfen und gänzlicher Unmöglichkeit, sich auch nur über das kleinste Übel wegzusetzen.

PHOSPHORUS: *Mißmutige Niedergeschlagenheit und Traurigkeit,* mit Trübsinn und Zurückgezogenheit;
Befürchtungen für die Seinigen, alle Abende zu derselben Stunde;
stille Melancholie mit häufigem Weinen und untröstlichem Jammern;
große Neigung zu traurigen, befürchtenden Gedanken;
Kleinmut und Verzagtheit;
Lebensüberdruß, die Welt scheint fürchterlich und Weinen allein erleichtert;
häufige Angstanfälle, mit Furcht vor der Zukunft, *Kopfhitze,* Schweiß an der Stirn und heißen, roten Händen;
Angst in der Herzgegend, mit bitterem Aufstoßen, Herzklopfen und Zittern des ganzen Körpers;
große Angst, Abends wie zum Sterben, oder als stehe Unglück bevor;
Furchtsamkeit und Schreckhaftigkeit;
abendliche Gespensterfurcht;
große Gleichgültigkeit gegen alles, selbst gegen die eigenen Kinder.

PLATINA: *Große Traurigkeit mit ungeheurer Neigung zum Weinen,* Verlassenheitsgefühl, als wäre man allein in der Welt, und Neigung, stumm in einem Winkel zurückgezogen zu sitzen;
große Weinerlichkeit, zuweilen mit *Erleichterung der mißmutigen Stimmung;*
Erhöhung des Leidens im Zimmer und Besserung im Freien;
sehr empfindsam und leicht gerührt;
Ängstlichkeit und Angst, mit Herzklopfen, Zittern der Hände und fliegender Hitze;

große Herzensangst, als sei der Tod nahe, mit großer Furcht
und Scheu vor demselben, oder mit düsterer Stimmung,
Widerwillen selbst gegen die geliebtesten Gegenstände,
und Lebensüberdruß, als passe man nicht in die Welt;
Gefühl, als sei das Ende nahe, mit häufigem Weinen;
Furcht vor verfolgenden Teufeln, mit Rufen um Hilfe;
große Gleichgültigkeit, selbst gegen die Seinen;

Mangel an Teilnahme und Kaltsinn in Gesellschaft von
Freunden, mit großer Zerstreutheit, Geistesabwesenheit
und kurzen, abgebrochenen Antworten.

SEPIA *Betrübte Niedergeschlagenheit,* besonders *abends,*
mit häufigem Weinen, oder besonders bei Gehen im
Freien;
große Neigung zu Gram und Betrübnis;

Mutlosigkeit mit Lebensüberdruß und Neigung zur Selbstentleibung;

düstere Melancholie, mit Neigung, sich unglücklich zu fühlen, und starkem Zudrang trauriger Ideen aus der Vergangenheit;
große Neigung zum Weinen;
Menschenscheu;

große Neigung allein zu sein und mit geschlossenen Augen zu
liegen;

abendliche Angstanfälle, mit fliegender Hitze und rotem Gesicht;
große Furchtsamkeit und Schreckhaftigkeit.

SILICEA: Melancholische Niedergeschlagenheit, Mutlosigkeit und Mißmut;

große Weinerlichkeit;
Angstanfälle, die nirgends bleiben lassen;
Gewissensangst, wie nach schweren Verbrechen;

große Schreckhaftigkeit und höchste Empfindlichkeit gegen
Geräusch, selbst gegen das mindeste Gerede;
Unbeständigkeit und Verkehrtheit in allen Handlungen;
Unwille und Mutlosigkeit;
geheimer Lebensüberdruß.

STRAMONIUM: Melancholie mit Verschlimmerung im Herbst
und Verlangen nach Gesellschaft und Sonnenschein, weil
Alleinsein und Dunkelheit das Leiden verschlimmern;
Traurigkeit, besonders Abends im Bett, mit Todesgedanken,
heftigem Weinen, freudiger Erwartung des gehofften nahen Todes und Vorbereitung zum Begräbnis;
Verzweiflung;
Schreckhaftigkeit und Reizbarkeit;
Furcht, weil er sich stets allein glaubt, mit Neigung zum Entfliehen;
Furcht von Tieren gebissen, geschlachtet, gebraten und aufgefressen, *oder von Gespenstern und Geistern verfolgt zu
werden.*

§ 59

7. Seltenere Arzneien

Sollte unter den bisher angeführten Mitteln kein passendes
gefunden werden, so können, in selteneren Fällen, oft ebenfalls noch gute Dienste leisten:

3) *Acon., alum., anac., ant-c., carb-an., chin., croc., dig.,
dros., nat-c., nit-ac., ph-ac., ruta, staph.,* und namentlich:

ACONITUM, wenn vorhanden:
*Ungeheure, untröstliche Angst, mit bangen Befürchtungen,
Stöhnen, Jammern, Klagen, Weinen, Schluchzen und bit-
teren Beschwerden und Vorwürfen;*

436

Ängstlichkeit mit Zittern, Herzklopfen, Brustbeklemmung, Mattigkeit, Blutdrang zum Kopf und heißem, rotem Gesicht;

Befürchtung zu fallen, beim Gehen;

Zweifel an Aufkommen;

Gespensterfurcht;

Befürchtung nahen Todes, mit Voraussagung des Sterbetages;

Menschenscheu;

Schreckhaftigkeit und *Unerträglichkeit des geringsten Geräusches,* selbst der Musik, die traurig und schwermütig macht;

tiefes Schweigen, wie von Vertieftheit in Gedanken oder Taubstummheit;

Mangel an Frohsinn;

alles stimmt zum Weinen.

ALUMINA: *Grämliche Stimmung mit großem Zudrang trauriger Gedanken mit Unmöglichkeit sich zu erheitern,* besonders früh beim Erwachen;

Neigung, alles von der schlimmsten Seite zu sehen;

stetes Weinen und Schluchzen mit Seufzen und Stöhnen;
Verlangen nach Einsamkeit;

Angst, als stehe Unglück bevor, oder wie nach böser Tat, mit Kopfeingenommenheit, Stirndruck, oder Pulsieren in Bauch und Herzgrube;

Furcht, den Verstand zu verlieren, oder nicht mehr von seiner Krankheit zu genesen;

Überreiztheit;

bei Anblick eines Messers, oder von Blut, schreckliche Gedanken an Selbstmord, obschon derselbe verabscheut wird.

ANACARDIUM: *Ängstliche Besorgnis für die Zukunft, mit Furcht vor Krankheit oder Unglück;*

437

Angst vor Verfolgung durch Feinde, besonders bei Gehen im Freien;

Mißtrauen auf seine Kraft und Verzagtheit;

düstere, mißmutige Traurigkeit;

Menschenscheu;

große Gleichgültigkeit und Unempfindlichkeit, bei der nichts Eindruck macht.

ANTIMONIUM [Antimonium crudum]:   Traurige, betrübte Reizbarkeit, Abends;

Empfindsamkeit, der Klang der Glocken und alles umher rührt bis zu Tränen, bei gepreßter Beklemmung;

Niedergeschlagenheit und Redeunlust;

Neigung, sich zu erschießen, Abends;

ekstatische, sehnsüchtige Liebe zu einem idealen Wesen.

CARBO ANIMALIS: Melancholische Stimmung, *mit traurigem Verlassenheitsgefühl,* Verzagtheit, Verlangen nach Einsamkeit, kummervollen Gedanken, Befürchtung für Gegenwart und Zukunft, *und großer Weinerlichkeit;*

große Ängstlichkeit, besonders Abends und Nachts, mit Schlaflosigkeit;

Furcht, Zaghaftigkeit und Schreckhaftigkeit;

Mutlosigkeit;

Verzweiflung, Tag und Nacht;

Todesgedanken.

CHINA: Düstere, schwermütige *Niedergeschlagenheit* und *Mutlosigkeit, mit Weinerlichkeit* und Neigung, sich unglücklich und von Jedermann gehindert und gequält zu fühlen;

große Angst, Abends und Nachts, mit Verzweiflung bis zur Selbstentleibungssucht;

nächtliche Furcht vor Hunden oder anderen Tieren;

Verlangen nach Einsamkeit;

Redeunlust und hartnäckiges Schweigen;
große Gleichgültigkeit und Teilnahmlosigkeit.

CROCUS: *Bange, befürchtende, melancholische Traurig-*
keit, auch *religiöser Art;*
auffallender Wechsel der entgegengesetzesten Gemütszustände;
bald große lustige Ausgelassenheit und Übermunterkeit, bald
traurige Niedergeschlagenheit.

DIGITALIS: Traurige Niedergeschlagenheit und Betrübnis;
Angst, die aus der Herzgrube zu kommen scheint;
große Angst, wie nach böser Tat, mit ungemeiner Furcht
vor der Zukunft und *großer Traurigkeit,* die durch Weinen erleichtert und durch Musik verschlimmert wird.

DROSERA: Traurige Niedergeschlagenheit mit Furcht vor
Feinden und großer Besorgnis für die Zukunft;
argwöhnische Ängstlichkeit mit Furcht vor Unglück;
Angst beim Alleinsein, besonders *Abends* und Nachts;
Furcht vor Geistern und Gespenstern;
Angst, wie aus der Hypochondergegend entspringend;
abendliche Neigung, sich zu ersäufen;
Gleichgültigkeit, Freudelosigkeit und Scheu vor jeder Arbeit,
Abends.

NATRIUM CARBONICUM: *Große, traurige Schwermut und*
Bangigkeit, mit Zittern, *Neigung zum Weinen,* und stetem
Seufzen;
Angst mit Langeweile und Verlassenheitsgefühl;
Angstanfälle mit Zittern und Schweiß;
phlegmatisches, träges Wesen, mit Widerwille gegen Arbei-
ten, Sprechen, Bewegung und jede Beschäftigung;
große Schreckhaftigkeit;
Beklommenheitsgefühl und Mutlosigkeit.

NITRI ACIDUM: Düstere *Traurigkeit* und Niedergeschlagenheit;

große Weinerlichkeit und leichte Gerührtheit;

tiefe Schwermut, mit viel traurigen Gedanken über vergangene Ereignisse;

Angst und Ängstlichkeit mit Herzklopfen;
Furcht vor Streitigkeiten, Händeln und Prozessen;

Furchtsamkeit und Schreckhaftigkeit;
Mutlosigkeit bis zur Verzweiflung, mit Furcht vor baldigem Tode;

Lebensüberdruß, mit Sehnsucht nach dem Tode, der aber doch gefürchtet wird;

Gleichgültigkeit, Mangel an Teilnahme und Freudlosigkeit;
Redeunlust, Verschlossenheit und völliges Stillschweigen.

PHOPSPHORI ACIDUM: *Kummervolle, bange Traurigkeit,* mit Furcht vor der Zukunft, großer Ernsthaftigkeit, Mutlosigkeit und *auffallender Verschlimmerung beim Gehen im Freien;*

weinerliche Laune, mit Angst, als wäre die Brust zu eng;

höchste Unlust zum Sprechen, mit kurzen, abgebrochenen Antworten;

höchste Gleichgültigkeit und Unempfindlichkeit, auch mit steter Neigung mit dem Finger in der Nase zu bohren.

RUTA: *Melancholische Niedergeschlagenheit,* mit traurigen Gedanken, großem Mißmut, Lebensüberdruß und Verschlimmerung gegen Abend;

große Weinerlichkeit und Unzufriedenheit mit allem, sogar mit sich selbst;

große Angst, wie nach böser Tat, mit Furcht und Verzagtheit;
große Bangigkeit, mit Druck im Kopf und fieberhafter Hitze;
Gleichgültigkeit und Unlust zu aller Arbeit;

Mißtrauen, mit Furcht, von Jedermann, sogar seinen besten Freunden, hintergangen zu werden.

STAPHYSAGRIA: Traurigkeit, wie von Lähmung des Geistes, mit Berührung der schlimmsten Folgen von kleinen Übeln;

Neigung zum Gram mit vielem Weinen;

große Gleichgültigkeit mit phlegmatischer Stimmung, Niedergeschlagenheit, Sehnsucht nach dem Tod, Mangel an Teilnahme und Unlust zum Arbeiten und Denken;

ernsthaftes Stillschweigen;

Angst und Furcht vor der Zukunft, mit traurigen Gedanken über vergangene Dinge, Schweiß, Augenverdunkelung, Phantasietäuschungen und Lebensüberdruß;

Furcht, beständig durch andere verfolgt zu werden, mit Gefühl, als ginge stets jemand hinterher.

Fernere Mittel sind sodann noch, außer den genannten:

4) *Ambr., am-c., arn., bar-c., canth., cic., con., cupr., hep., petr., plb., sec., sul-ac., tabac., zinc.*

für deren nähere Angaben wir aber auf die *allgemeinen* Bemerkungen des *ersten* Teiles (§§ 43, 44) verweisen.

§ 60

8. Anzeigen nach den Symptomen

Überhaupt sind nach den vorhandenen vorherrschenden Symptomen eines gegebenen Falles stets vorzugsweise zu berücksichtigen:

Ärgerlichkeit, bei:

1) Ars., caust., merc., nat-m., nux-v., phos., staph., sulf.

2) Acon., aur., graph., hep., ign., nit-ac., ph-ac., puls., sep., sil.

3) Arn., bell., calc., chin., cocc., croc., lyc., nat-c., ph-ac., plat., rhus-t., verat.

Angst, bei:
  1) Ars., con., nat-m., nux-v., phos., verat.
  2) Acon., alum., caust., graph., merc., puls., sil., sulf.
  3) Anac., ant-c., aur., chin., hell., hyos., kali-c., lach., sep., staph.

Arbeitsunlust, bei:
  1) Alum., bell., chin., graph., lach., nat-m., nit-ac., nux-v., phos., zinc.
  2) Am-m., anac., arn., aur., calc., caust., cupr., ign., merc., plb., puls., rhus-t., ruta, sep., sil., staph., sulf.

Befürchtungen, bei: (vgl. *Furcht*)
  1) Calc.
  2) Acon., bell., con., hyos., ign.
  3) Caust., graph., hell., kali-i., nux-v., tabac.
  4) Am-c., cupr., lach., merc., nat-m., phos., puls., rhus-t., sulf., verat.

Beten, bei viel: Aur., bell., puls., stram., verat.

Einsamkeitsliebe, Verlangen nach Einsamkeit, bei
  (*vgl. Menschenscheu*):
  1) Aur., bell., chin., cic., cupr., ign.
  2) Graph., led., lyc., nux-v., rhus-t., sep.

Einsamkeitsscheu, bei: Ars., calc., con., dros., lyc., phos., stram.

Einsilbigkeit, Redeunlust, bei:
  1) Bell., ign., lach., nux-v., ph-ac., verat.
  2) Alum., ambr., ars., calc., chin., cupr., merc., nat-c., plat., plb., puls., staph., sulf.

Empfindlichkeit, leicht Übelnehmen, bei:
  1) Acon., arn., ars., aur., caust., con., lyc., puls., sep.
  2) Alum., anac., bell., calc., lach., dros., nux-v., plat., spig., staph.

Empfindlichkeit der Sinne s. Überempfindlichkeit
Empfindsamkeit s. Sentimentalität

Feindebefürchtung, Furcht von Feinden verfolgt zu werden, bei:

1) Bell., hyos., lach., merc., nat-c., puls., rhus-t.

Furcht, bei (allgemein):

1) Bell., calc., op., puls.

2) Am-m., ars., chin., hyos., lach. phos., plat., sep., sulf., verat.

3) Alum., anac., caust., cic., cocc., hep., ign., kali-c., nat-c., nat-m., nit-ac., sil., staph.

Furcht (spezielle) bei:

ins Elend zu geraten:

1) Calc.

2) Puls., rhus-t., sep., sulf.

3) Anac., ant-c., caust., lach., nat-c., nat-m., phos., ph-ac., staph.

ermordet zu werden: Calc., hyos., rhus-t., staph.

verdammt zu werden, in die Hölle:

1) Lach., lyc., puls., sulf. − 2) Ars., bell., hyos., stram.

3) Alum., am-m., aur., caust., con., croc., graph., merc., nux-v., sil., verat.

verfolgt zu werden, von Feinden:

1) Bell., hyos., lach., lyc., merc., nat-c., puls., rhus-t.

2) Acon., anac., aur., cic., con., dros., hell., nux-v.

vergiftet zu werden: Bell., hyos., rhus-t.

verurteilt zu werden, als Verbrecher:

1) Hyos.

2) Ars., aur., caust., graph.,merc., nux-v., puls., verat.

3) Alum., am-c., carb-v., con., sil., sulf.

Gesellschaft, Verlangen nach s. Einsamkeitsscheu:

Gespensterfurcht, Furcht vor verfolgenden Geistern, bei (Vgl. *Teufelfurcht*):

1) Ars., puls., sulf.

2) Acon., carb-v., dros.

3) Cocc., phos., ran-b., stram., zinc. −

Gewissensangst, bei:

1) Ars., aur., caust., graph., hyos., merc., nux-v., puls., verat.

2) Alum., am-m., carb-v., con., sil., sulf.

Gewissensbedenklichkeiten, bei:

1) Ars., ign., sulf. − 2) Hyos., puls., sil.

„Gleichgültigkeit", *gegen äußere Dinge,* bei:

1) Ars., bell., calc., chin., ign., ph-ac., sep., sil., staph., verat.

2) Arn., cic., croc., hell., lyc., nat-c., nat-m., nit-ac., phos., plat., puls., sec.

3) Alum., caust., lach., rhus-t., stram., sulf., thuj., zinc.

gegen seine Geschäfte: Arn., sep., stram.

gegen die Seinigen: Lyc., phos., plat., sep.

Halsstarrigkeit, Hartnäckigkeit, Eigensinn, bei:

1) Bell., calc., ign., lyc., nux-v., nit-ac., sulf.

2) Acon., alum., am-m., anac., arn., caps., caust., chin., dros., kali-c., phos., ph-ac., sec., sil.

Jammern, Klagen usw., bei:

1) Acon., ars., ign., lach., nux-v., phos., sulf., verat.

2) Alum., anac., bell., calc., canth., chin., cocc., hyos., merc., op., ph-ac., puls., rhus-t., sil.

Klagen, *bei s. die Vorigen.*

Kleinmut, bei:

1) Acon., ign., puls.

2) Alum., anac. aur., caust., chin., kali-c., lyc., nat-m., nit-ac., phos., sil., sulf., zinc.

Lebensüberdruß, bei:

1) Nux-v., puls.

2) Arn., aur., bell., lach., sep.

3) Chin., hep., merc., nat-c., nit-ac., phos., plat., rhus-t., sulf.

4) Alum., ant-c., caust., hyos., lyc., nat-m., sil., staph., stram., thuj.

444

Menschenscheu, Abneigung vor Gesellschaft, bei (vgl. *Einsamkeitsliebe*):
    1) Nat-c.
    2) ambr., anac., hyos., puls., rhus-t.
    3) Acon., aur., bell., cic., con., lyc., merc., sulf.

Mißtrauen, Argwohn, bei:
    1) Caust., hyos., lyc., puls.
    2) Anac., ant-c., aur., bell., cic., hell., lach., merc., nux-v., op., sulf-ac.
    3) Acon., con., cupr., dros., nat-c., ruta.

Mörderfurcht, glaubt sich von Mördern verfolgt, bei: Calc., hyos., rhus-t., stram.

religiösen Befürchtungen, bei:
    1) Hyos., lach., puls., stram.
    2) Ars., aur., bell., croc., lyc., sulf.
    3) Alum., am-m., caust., cina, con., graph., merc., nux-v., ruta, sil., verat., zinc.

Schreckhaftigkeit, bei:
    1) Bell., ign., nux-v., stram.
    2) Caust., lach., nat-m., phos., rhus-t., sulf.
    3) Acon., alum., ant-c., calc., cic., cocc., graph., merc., nat-c., plat., sil., verat.

Schweigsamkeit, bei:
    1) Hell., hyos., ign., puls., stram.
    2) Bell., caust., lyc., nux-v., op., plat., verat.
    3) Alum., aur., calc., caust., chin., lach., lyc., nat-m., nit-ac., petr., phos., plb., sil.

Selbstmordsucht, bei:
    1) Ars., nux-v.
    2) Aur., puls.
    3) Ant-t., bell., carb-v., chin., dros., hep., rhus-t., stram.
    4) Alum., ant-c., hyos., sec., sep., spig.

Sentimentalität, Empfindsamkeit, bei:
    1) Ant-c., calc., coff., ign., nux-v.
    2) Ars., con., lach., lyc., phos., plat., puls.

Seufzen, bei:

1) Acon., bell., hell., ign., lach., nux-v., rhus-t.

2) Am-m., chin., cocc., graph., merc., nat-c., nit-ac., plb., puls., stram., verat.

Stöhnen und Ächzen, bei:

1) Acon., bell., hell., ign., lach., nux-v., rhus-t.

2) Am-m., chin., cocc., graph., merc., nat-c., nit-ac., plb., puls., sep., stram., verat.

Teufelfurcht, Furcht von Teufeln und bösen Geistern verfolgt zu werden, bei:

1) Bell., plat.

2) Ambr., hyos., op.

3) Kali-c., nat-c.

Traurigkeit, bei:

1) Ars., aur., calc., cocc., hell., ign., lyc., nat-m., nit-ac., puls.

2) Anac., caust., chin., hyos., lach., merc., nat-c., nux-v., phos., ph-ac., plat., rhus-t., sep., sil., staph., sulf., verat.

3) Acon., am-m., bell., croc., cupr., dig., graph., hep., petr., sec., spig., stram., zinc.

Überempfindlichkeit der Sinne gegen Geräusch, helles Licht, Gerüche usw.:

1) Acon., coff., nux-v.

2) Chin., ign., merc., nit-ac., puls., verat.

3) Alum., arn., bell., hyos., petr., sulf.

4) Am-m., anac., ars., calc., cic., cupr., nat-c., nat-m., phos., ph-ac., stram., zinc.

Ungeduld, bei:

1) Lyc., merc., puls., sil.

2) Ars., calc., hep., hyos., ign., lach., nat-c., nat-m., nit-ac., ph-ac., sep., sil., thuj., zinc.

Untröstlichkeit, bei:

1) Acon., ars., stram., sulf., verat.

2) Ambr., lyc., phos., plat.

Weinerlichkeit und viel Weinen, bei:
1) Acon., caust., plat., puls., sulf.
2) Aur., bell., graph., ign., lyc., nat-m., nux-v., petr., plat., sep., staph.
3) Alum., am-m., arn., ars., chin., cocc., con., cupr., dig., dros., hep., lach., merc., nat-c., nit-ac., phos., ph-ac., plb., rhus-t., sil., stram., verat.

§ 61

9. Anzeigen nach den Ursachen

Wir stellen unter dieser Rubrik nicht nur die wichtigsten *erregenden* Ursachen, sondern auch diejenigen *Umstände* zusammen, unter deren Einfluß sich der vorhandene Zustand erhöhen kann, beschränken uns aber für beiderlei Angaben nur auf das *direkt hierher Gehörige,* für alle anderen Möglichkeiten auf die *allgemeinen* Angaben des ersten Teiles verweisend. In dieser Hinsicht werden sich dann stets gegen *Melancholie* besonders passend zeigen:

Abends sich erhöhendem Zustand, bei:
1) Ars., bell., calc., graph., lach., rhus-t., sulf., verat.
2) Lyc., phos., sep., staph.
3) Ant-c., carb-an., chin., dros., ruta.
Ärger als Ursache, nach:
1) Nux-v., plat., staph.
2) Ars., bell., phos., puls., sep.
Alleinsein den Zustand erhöht, wenn:
1) Dros., stram.
2) Ars., con., phos., sil., zinc.
Ausschlägen, die unterdrückt worden, nach:
1) Bell., ph-ac., puls., sulf.
2) Ars., caust., lach., lyc., merc., phos., rhus-t., sep., sil., staph.

Dunkelheit den Zustand verschlimmert, wenn: Calc., plat., rhus-t., stram.

Eifersucht als Ursache, wenn:

1) Hyos.

2) Lach., nux-v., puls.

Enthaltsamkeit gegen die Natur, als Ursache, wenn:

1) Con.

2) Bell., hyos., stram.

Fall auf den Kopf, als Ursache, nach:

1) Arn., cic., con., puls., rhus-t., sulf.

früh der Zustand schlimmer ist, wenn: Ars., calc., graph., ign., nux-v., verat.

Gehen im Freien *verschlimmert, wenn:* Anac., bell., ph-ac., sep.

geistigen Getränken als Ursache, nach (vgl. *narkotischen Substanzen, nach*):

1) Ars., calc., lach., nat-c., sulf.

2) Acon., ant-c., bell., chin., hyos., merc., nux-v., stram.

3) Cocc., ign., lyc., puls., rhus-t., sil., verat., zinc.

Gram und Kummer Als Ursache, nach:

1) Ign., ph-ac., staph.

2) Ars., graph., lach.

3) Hyos., lyc., nux-v., verat.

Herbst Verschlimmerung, im:

1) Stram., verat.

2) Aur., calc., chin., lach., merc., rhus-t.

Kränkung als Ursache, nach:

1) Ign., plat.

2) Bell., puls., staph.

3) Aur., nat-c., ph-ac.

Liebesgram, unglücklicher Liebe, nach:

1) Hyos., ign., ph-ac.

2) Aur., caust., staph.

3) Hell., nux-v.

Menses s. Regel

Musik verschlimmert, wenn: Acon., anac., calc., lyc., nat-c., nux-v., phos., ph-ac., puls., sep., staph., zinc.

Nachts Verschlimmerung eintritt, wenn:

    1) Ars., chin., merc., sulf.

    2) Calc., carb-an., chin., dros., ign., rhus-t., sulf., verat.

narkotischen Substanzen, als Ursache, von:

    1) Lach., merc., puls.

    2) Bell., nux-v., op., sulf.

    3) Ars., caust., rhus-t.

    4) graph., hyos., lyc., nat-m., sep.

Onanie s. Selbstbefleckung

Quecksilbermißbrauch als Ursache, nach:

    1) Aur.

    2) Hep., nit-ac.

    3) Ars., bell., lach., staph.

Regelunordnung als Ursache, nach:

    1) Lyc., puls., sulf.

    2) Cocc., graph., nat-m., plat., sep., stram., verat.

    3) Acon., ars., bell., calc., caust., chin., cupr., kali-c., merc., phos., sep., sil., staph., zinc.

Schwangeren, bei:

    1) Acon., bell., puls.

    2) Plat., stram., verat.

    3) Cupr., lach., merc.

Selbstbefleckung als Ursache, nach:

    1) Nux-v., sulf.

    2) Cocc., phos., ph-ac., staph.

Vermögensverlust als Ursache, nach:

    1) Puls., rhus-t., sep., sulf.

    2) Calc., ign., lach., ph-ac., staph.

    3) Anac., caust., cic., con., nat-c., nat-m., phos.

Wöchnerinnen, bei:

    1) Plat.

    2) Bell., puls.

3) Sulf., verat., zinc.

4) Acon., calc., hyos., ign., rhus-t., sulf.

Zimmer im, Verschlimmerung:

1) Plat. — 2) Croc., phos., puls., rhus-t.

§ 62

10. Nebensymptome als Anzeigen

Diesen nach werden sich gegen *Melancholie* stets vorzüglich passend zeigen:

Appetitlosigkeit, bei:

1) Ars., chin., hep., nux-v., phos., rhus-t., sulf.

2) Am-m., anac., arn., bell., calc., ign., lach., lyc., nit-ac., plat., sep., sil.

3) Acon., canth., cic., cocc., con., petr., thuj., verat.

Bauchbeschwerden, Unterleibsleiden, bei:

1) Ars., bell., nux-v., phos., puls., sulf., verat.

2) Aur., caust., chin., cocc., cupr., hep., hyos., ign., lyc., plat., puls., rhus-t., sec., sep.

cholerischen Temperamenten, bei:

Acon., ant-c., arn., ars., chin., cocc., dig., ign., lach., merc., nux-v., puls., sec., staph., sulf.

Epileptischen, bei:

1) Bell., calc., caust., cupr., ign., nux-v., sil., sulf.

2) Ars., cic., hyos., nat-m., nit-ac., plb., sep., stram.

3) Cocc., dig., dros., lach., lyc., merc., puls., sec., verat.

Hämorrhoidalbeschwerden, bei:

1) Nux-v., puls., sulf.

2) Ars., bell., caust., graph., ign., lach., rhus-t., sep.

Hauttrockenheit, bei:

1) Bell., calc., chin., lyc., phos., sec., sil., sulf.

2) Acon., am-m., arn., ars., graph., hyos., merc., nat-c., nit-ac., ph-ac., plat., puls., rhus-t., staph.

3) Caust., cocc., hep., lach., nux-v., plb., ruta, sep., verat.

Herzleiden, bei:

1) Acon., ars., calc., caust., nat-m., nux-v., phos., puls., sep., spig.

2) Anac., aur., bell., calc., cocc., hyos., ign., lach., lyc., merc., nat-m., plat., plb., ph-ac., sulf., thuj., verat.

Hysterischen, bei:

1) Ign., nux-v., puls., sulf.

2) Aur., bell., calc., caust., cic., cocc., con., lach., nat-m., plat., sep., sil., stram.

3) Anac., ars., chin., hyos., nit-ac., phos., plb., staph., verat.

Leberleiden, bei:

1) Bell., lach., merc., nux-v., puls., sulf.

2) Aur., calc., nat-c., nat-m., nit-ac.

Lungenleiden, bei:

1) Calc., hep., kali-c., lyc., phos., puls., sil.

2) Ars., chin., dros., nit-ac., sep., sulf.

3) Con., hyos., merc., nat-m., ph-ac., zinc.

nervösen Temperamenten, bei:

1) Acon., ign., nux-v.

2) Bell., coff., cupr., merc.,nat-m., phos., plat., puls., sil., sulf.

3) Alum., ars., con., dig., graph., hyos., lyc., nat-m., ph-ac., rhus-t., sep., stram.

Schlaflosigkeit, bei:

1) Bell., hyos., nux-v., puls.

2) Ars., chin., con., ign., rhus-t., sil., sulf.

3) Acon., am-m., calc., caust., cic., cocc., dig., hep., lach., merc., nat-m., phos., plat., plb., sec. verat.

Scorbutischen, bei:

1) Merc., nux-v., staph., sulf.

2) Am-c., ars., carb-an., caust., hep., nat-m., phos., sep.

3) Alum., bell., calc., chin., cic., con., petr., ph-ac., rhus-t., sil., zinc.

Stuhlverstopfung, bei:

1) Calc., cocc., lach., lyc., nux-v., sep., sil., staph., sulf., verat.

2) Caust., con., graph., merc., op., phos., plat., plb.

Wassersüchtigen bei, wenn die Melancholie mit hydropischen Erscheinungen wechselt, oder in deren Gefolge erscheint:

1) Ars., chin., hell., sulf.

2) Dig., hyos., lyc., merc., phos., rhus-t.

Zehrfieber, bei:

1) Ars., sulf.

2) Calc., chin., cupr., ign., merc., nux-v., ph-ac., puls., staph.

3) Bell., dig., hell., lach., lyc., sep., verat., zinc.

II.

Hypochondrie, Gesundheitskummer, Hypochondria

Melancholia hypochondriaca, Biophilia

§ 63

1. Krankheitsbild

Was man gewöhnlich unter *Hypochondrie* versteht, ist eigentlich nur ein vorherrschendes Symptom derjenigen Seelenstörung, welche endlich bei sogenannten Hypochondristen eintritt, wenn die unangenehmen Gefühle, die sie haben, zu fixen und über das ganze Gemüt herrschenden Ideen werden. Nichtsdestoweniger aber bleiben doch die unter dem Namen der Hypochondrie bekannten Erscheinungen stets der *erste Grad* der wirklichen hypochondrischen Gemütsstörung, so daß wir hier das Krankheitsbild nicht aufstellen können, ohne auf das alles mit hinzuweisen, was an sich selbst noch keine *Seelenstörung,* sondern nur die in einzelnen Symptomen sich kund gebende Prädisposition dazu genannt werden kann.

Man hat sich viele Mühe gegeben, die Diagnose zwischen der Melancholie und der Hypochondrie festzustellen, weil früherhin oft beide miteinander verwechselt wurden; allein diese Mühe war doch insofern vergebens, als die zu ihrer vollen Ausbildung gelangte Hypochondrie in der Tat eine Art wahrer Melancholie ist, welche sich von der *allgemeinen* oder *unbestimmten* Gramsucht, gleich anderen speziellen Melancholien, nur dadurch unterscheidet, daß das Objekt des vorherrschenden unangenehmen, alle Gemütstätigkeiten unterjochenden Gefühles hier ein *bestimmtes* ist, indem es in *dem*

Kummer des Kranken über seinen eigenen Gesundheitszustand besteht.

Darum ist denn aber auch nichts veränderlicher, nichts schwieriger darzustellen, als das Bild dieser Krankheit, indem zuletzt fast kein Körperteil, kein Organ mehr übrig bleibt, das nicht, zumal wenn man die Erscheinungen an mehreren Individuen studiert, der Sitz irgendeines Leidens, irgendeiner Störung oder Unordnung sein oder scheinen könnte, indem die Kranken dieser Art bald über ihren Kopf, bald über ihre Brust, bald über ihren Unterleib, bald über ihre Füße, ja über alles mögliche klagen.

Die meisten Ärzte sehen alle diese Klagen als auf *reinen Einbildungen* und *Phantasiegefühlen* beruhend an; nichts ist aber verkehrter und irriger als diese Ansicht, die der Beobachtungsgabe derjenigen Schriftsteller, die sie aufgebracht, wenig Ehre macht, indem nichts gewisser, nichts ausgemachter ist, als daß der Hypochondrist alle Schmerzen, alle widrigen Gefühle, mit einem Wort alle krankhaften *Symptome,* die er angibt, wirklich empfindet und wahrnimmt, und daß diesen stets eine objektive Realität in dem Zustand der betreffenden Organe entspricht.

Was bei den Hypochondristen den Irrtum ausmacht, das sind nicht ihre leiblichen Empfindungen, sondern die *diagnostischen Schlüsse,* welche sie daraus ziehen, indem sie ihre Empfindungen dieser oder jener organischen Krankheit zuschreiben, an der sie zu leiden vermeinen. Beklagt sich daher irgend ein Hypochondrist über Atembeklemmung, Magenschmerzen, Leibweh, Kopfweh oder dergleichen Dinge, so kann man auch ganz gewiß versichert sein, daß diese Leiden bei ihm wirklich existieren; schließt er aber daraus, daß er an Lungensucht, Magenkrebs, Infarkten, Gehirnerweichung oder sonstigen Übeln leide, so liegt der Irrtum offenbar nur in seinem *Schluße,* nicht aber in dem, was er fühlt.

Dessen ungeachtet beruht aber die Krankheit selbst nicht auf irriger Schlußfolge, sondern auf einer *abnormen Krank-*

heitsfurcht und *ängstlichen Besorgnis für seine Gesund-heit,* in deren Folge der Kranke alle seine leiblichen Gefühle und Empfindungen viel zu hoch anschlägt und von dem geringsten Schmerz und der unbedeutendsten Funktionsstörung sogleich die allerärgsten Folgen befürchtet. Daher dann auch die ängstliche Sorgfalt und kleinliche Aufmerksamkeit, mit der alle Kranken dieser Art die Funktionen ihrer eigenen Organe beobachten, ihren Urin besehen, ihren Stuhlgang untersuchen, ihren Hustenauswurf oder Nasenschleim betrachten usw. Stets fast nur mit ihrem Gesundheitszustand beschäftigt, glauben sie leicht alle Krankheiten zu haben, von denen sie lesen oder sprechen hören, lesen dabei aber doch nichts lieber als medizinische Bücher und haben eine wahre Wut, sich selbst mit Arzneien und besonders mit Geheimmitteln zu behandeln. Dabei sind sie gewöhnlich niedergeschlagen, traurig, mürrisch, unlenksam, schwermütig, furchtsam, mißtrauisch und unruhig. Viele verbringen Stunden und Tage vor dem Spiegel, um ihre Züge, ihre Gesichtsfarbe und den Zustand ihrer Zunge zu untersuchen; andere, besonders die Mediziner, fühlen sich jeden Augenblick den Puls; noch andere, je nach der Krankheit, an der sie zu leiden glauben, vermeiden alle geistige Anstrengung oder jedes laute Wort, wollen nicht mehr vom Bett aufstehen, nicht mehr essen usw., aus bloßer Furcht, durch dergleichen Tätigkeiten ihren Zustand zu verschlimmern. Der Tod ist für sie ein unaufhörliches Schreckbild, und gewöhnlich sind sie mit dem Wechseln ihrer Ärzte ebenso schnell fertig, als mit der Änderung ihrer Ansicht über die Krankheit, an der sie zu leiden vermeinen. Übrigens bleiben außer diesen Gemütsverstimmungen die übrigen Seelentätigkeiten meist unversehrt; von somatischer Seite aber leiden die meisten dieser Kranken gewöhnlich an chronischer Verdauungsschwäche, sehr wechselndem Appetit, Auftreibung und Unbehaglichkeit nach dem Essen, schmerzhafter Empfindlichkeit der Hypochonder- und

Oberbauchgegend, unruhigem, unterbrochenem Schlaf, großer Empfindlichkeit für freie Luft und Wetterveränderungen, und besonders an *hartnäckiger Stuhlverstopfung*.

§ 64

2. Ursachen, Verlauf, Ausgänge und Prognose

Die Hypochondrie ist eine durchaus chronische Krankheit, welche besonders das männliche Geschlecht und am häufigsten Individuen von melancholischem Temperament in dem Alter von 25 bis 45 Jahren befällt, und die ihren Sitz vorzugsweise in dem Gangliensystem des Unterleibes zu haben scheint. Ihre gewöhnlichen Erregungsursachen sind übermäßige Geistesanstrengung, lang fortgesetztes Nachtwachen und Stubensitzen, Ausschweifungen aller Art, besonders geschlechtliche, und vor allem Onanie, oder auch gezwungene absolute Enthaltsamkeit, ganz besonders aber plötzliche Veränderungen gewohnter Gehirntätigkeiten, wie z.B. der rasche Übergang von einem sehr beschäftigten Leben in ein geschäftsloses, von Kopfarbeiten zu völliger Ruhe des Geistes, ja sogar von einem gewohnten Gewerbe zum anderen, oder von steten heftigen Gemütsbewegungen und Aufregungen der Leidenschaften in ein zurückgezogenes, einförmiges Leben usw. Auch pathologische, ohne gehörige Unterscheidung und allseitige Gründlichkeit unternommene Studien, können zur Hypochondrie führen, und gewöhnlich sind die Ärzte selbst gerade nicht die Klasse, in der die wenigsten Hypochondristen gefunden werden, ja man könnte sagen, daß diese eine ganz spezielle Prädisposition dazu haben, besonders wenn sie mehr in ihrer Zeile mit theoretischen Studien, als in der wirklichen Krankenwelt mit der Praxis beschäftigt sind. Häufig behauptet man auch, daß die Hypochondrie ein besonderes Vorrecht der Stadtbewohner sei, als Folge der bei ihnen mehr entwickelten Geistesfähigkeiten; allein man kann sie reichlich eben so oft auf dem Lande und sogar bei sehr robusten Bauern beobachten, wovon uns selbst in unserer eigenen Praxis schon mehrere Fälle vorgekommen sind.

Sehr oft ist die erste Anlage zur Hypochondrie aber auch schon in der Kongestion des Individuums selbst gegeben: ja wir kennen mehrere Fälle von sehr ausgebildeten Formen, wo der Kranke schon von seinen frühesten Knabenjahren an eine große Besorgnis für seine Gesundheit zeigte, sich bei jedem kleinen Schmerz gefährliche Krankheiten vorstellte und sich gar zu gern, bloß um seiner selbst willen, mit medizinischen Fragen beschäftigte. Überhaupt bricht die Hypochondrie fast nie plötzlich aus, sondern nimmt von unmerklichen Anfängen an stets nach und nach zu.

Die ersten merklichen Symptome zeigen sich aber gewöhnlich in den Verdauungstätigkeiten, durch Unbehaglichkeit und Aufblähung nach dem Essen, große Neigung zu Blähungsbeschwerden, Wechsel von Appetitlosigkeit mit großer Gefräßigkeit, launenhafte Grillen in der Lebensweise, denen zufolge das Individuum bald auf diese, bald auf jene Speise, diese oder jene Beschäftigung eine Art *Schuß* hat, wozu sich dann bald noch andere Leiden gesellen, wie z.B. Sodbrennen, Wasserbrechen und die weiter oben schon angeführten Beschwerden des Verdauungssystems.

Dadurch fortwährend gequält, wird der Kranke endlich ganz mißmutig, glaubt seine Mitmenschen ohne Mitleid für ihn und nur darauf bedacht, ihn zu quälen; er wird mißtrauisch, argwöhnisch und zieht sich von Welt und Menschen zurück. Nun denkt er fast immer über seinen Zustand nach, zerbricht sich den Kopf über frühere Krankheiten, die noch in ihm stecken können, liest eine Menge medizinischer Schriften und wird mit seiner steten Furcht vor dem Tod durch Auszehrung, Schlagfluß oder ansteckende Krankheiten eine wahre Qual seines Arztes. So lebt er oft 10-20 Jahre in der allertraurigsten Existenz, anfangs nur von eingebildeten, späterhin auch oft von wirklichen, in Folge der Rückwirkung der Seele auf den Leib entstandenen Übeln gepeinigt, bis zuletzt sich auch sein ganzer Habitus verändert und sein gesamter Ausdruck das Gepräge seines Leidens trägt. Er sieht dann krankhaft, bleich, erdfahl, gelbsüchtig aus; sein Blick ist furchtsam, ängstlich, schüchtern und insichgekehrt; seine Haut trocken, spröde oder welk und erschlafft, der Körper ohne Kraft, zuweilen leukophlegmatisch aufgedunsen, mit etwas chlorotischer Gesichtsfarbe.

Nicht selten erfolgt indessen mit den Jahren Besserung und Gesundheit; zuweilen aber geht die Krankheit auch in *vollen Wahnsinn,* auch wohl gar in *Wut,* wo nicht in *Blödsinn,* oder in chronische Gelbsucht oder Wassersucht, und in selteneren Fällen sogar in Tod durch schleichendes Nerven- oder Zehrfieber über. —

In Betreff der *Prognose* gehört die Hypochondrie immer mit unter diejenigen Krankheiten, deren Heilung stets große Schwierigkeiten bietet, und zwar sind die Aussichten um so trüber, je mehr die Krankheit mit organischen Entartungen und somatischen Nebenleiden kompliziert ist, sowie auch, wenn dieselbe bei phlegmatischen Individuen und im Mannesalter vorkommt, während dagegen bei Jünglingen, so wie bei cholerischen, biliösen Temperamenten, die Heilung viel leichter zu Stande kommt.

§ 65

3. Behandlung

Was wir über die psychische Behandlung der Melancholie gesagt haben, findet seine volle Anwendung auch auf die der Hypochondrie. Nie wird man einen Hypochondristen durch Vernunftgründe überzeugen, nie einem solchen Kranken dadurch wohltun, daß man ihm weiß zu machen sucht, die Schmerzen und Gefühle, über die er klagt, seien reine Einbildung. Wohl *wissend,* daß er fühlt, was er zu fühlen behauptet, ärgert er sich nur über den Arzt, der ihm die Evidenz dieser Gefühle abstreiten will, und verliert auch das letzte Zutrauen in dessen Wissenschaft. Wohl kann man aber jeden Kranken der Art sehr leicht über die *pathologische Bedeutung* seiner Gefühle belehren; nur muß der Arzt hierbei sehr auf seiner Hut sein, sich nicht in Widersprüche zu verwickeln, weil es gewöhnlich keine schärferen Logiker gibt, als die Hypochondristen, wenn es sich um ihren eigenen Zustand handelt.

Derartigen Kranken dann aber *stets nur nichtswirkende Mittel* zum Schein zu reichen, wie dies die alte Schule empfiehlt, die in der Tat nichts direkt gegen die Hypochondrie zu tun weiß; dies Verfahren können *wir,* denen in dieser Hinsicht so treffliche Mittel zu Gebote stehen, nun und nimmermehr anraten, sondern müssen im Gegenteil darauf dringen, daß der homöopathische Arzt in der Hypochondrie nicht minder, als in anderen psychischen oder somatischen Leiden, das Krankheitsbild gründlich und vollständig aufnehme, die den fehlerhaften Schlüssen des Kranken zu Grunde liegenden schmerzhaften Gefühle und Empfindungen als reelle Erscheinung von den pathologischen *Folgerungen,* die derselbe daraus herleitet, sondere, und den erkannten *reellen* Anzeigen nach sein Mittel wähle.

In den meisten Fällen wird auch hier eins oder das andere der Mittel angezeigt sein, die wir bei der *Melancholie* aufgeführt haben, und wir könnten darum hier auf jene Angaben verweisen, wenn nicht die verschiedenen Fälle der Hypochondrie oft Zeichen darböten, die dieser Krankheitsvorm ganz eigentümlich sind, weshalb es doch wohl nicht überflüssig sein dürfte, die für *hypochondrische* Melancholie spezieller geeigneten Arzneien hier nochmals besonders aufzuführen.

Die *vorzüglichsten* unter diesen Arzneien, d.h. die, welche sich sowohl gegen ihrer bisherigen *Bewährung in der Erfah-*

rung, als auch wegen ihres großen hierhergehörigen Zeichen-
umfanges, am ersten zur Beachtung empfehlen, sind unstreitig:

1) *Calc., chin., nat-c., nux-v., sulf.,*
   und unter diesen eignen sich wieder vorzugsweise:

CALCAREA, wenn vorhanden:

Traurigkeit und Niedergeschlagenheit, mit großer Neigung
   zum Weinen;

Angstanfälle mit Blutwallung, Herzklopfen und Rucken in
   der Herzgrube;

Verzweiflung über zerrüttete Gesundheit und große Furcht
   vor Krankheit, Elend, Unglück, Verstandesverlust oder
   ansteckenden Krankheiten;

Mutlosigkeit und Furcht vor dem Tod;

Überempfindlichkeit aller Sinnesorgane;

Abneigung und Scheu vor aller Arbeit, mit *Unfähigkeit zum
   Denken und zur geringsten Geistesanstrengung;*

große nervöse Angegriffenheit;

üble Laune und *zornige Reizbarkeit,* mit Neigung, alles übel
   zu nehmen.

CHINA: Große Gleichgültigkeit und Unempfindlichkeit,
   oder allzugroße Reizbarkeit aller Sinne;

ängstliche Gewissensbesorgnis;

Mutlosigkeit und Furcht vor Unglück oder vor feindlichen
   Nachstellungen;

traurige Niedergeschlagenheit wegen seiner Krankheit;

*Mißmut, mit Scheu vor allen körperlichen und geistigen An-
   strengungen;*

zornige Ärgerlichkeit und Bosheit;

drückende Kopfschmerzen oder *Weh wie von einem Nagel im
   Gehirn;*

460

große Verdauungsschwäche, mit Mattigkeit, Trägheit, *übler Laune und Bauchauftreibung nach dem Essen;*

Schlaflosigkeit wegen übermäßigen Gedankenzudranges, oder unruhiger, unerquicklicher Schlaf, mit *ängstlichen Träumen, die nach dem Erwachen noch ängstigen.*

NATRIUM CARBONICUM: Große Mutlosigkeit mit Weinen und Besorgnis für die Zukunft;

Abneigung gegen Menschen und Gesellschaft;

Lebensüberdruß;

üble Laune mit widerwärtiger Stimmung, Ärgerlichkeit und Auffahren;

Unfähigkeit zu Kopfarbeiten und große Angegriffenheit davon;

drückende Kopfschmerzen, Mangel an Eßlust und *große Verdauungsschwäche,* mit übler Laune und vielen *Gemüts- und Körperbeschwerden nach dem Essen und den geringsten Diätfehlern;*

stete Unruhe und Unstetigkeit;

unruhige Besorgnis wegen seiner Gesundheit und stetes Grübeln über seinen Zustand.

NUX VOMICA: Üble Laune und Mißmut, mit Verzweiflung und *Lebensüberdruß,* oder mit *großer zorniger Reizbarkeit;*

Trägheit und *Widerwille gegen jede Bewegung* und Beschäftigung;

mit *Unfähigkeit zu Kopfarbeiten* und *großer nervöser Angegriffenheit von der geringsten Geistesanstrengung;*

unerquicklicher Schlaf mit *allzufrühem Erwachen und Erhöhung der Beschwerden gegen Morgen;*

unruhige Besorgnis wegen seiner Krankheit und *stete Neigung von seinem Zustand zu sprechen und sich darüber zu beklagen;*

Zweifel an Aufkommen, Besorgnis bald zu sterben und Furcht vor dem Tod;

Kopfeingenommenheit mit drückenden Schmerzen oder *Gefühl wie von eingeschlagenem Nagel;*

Scheu vor freier Luft und stete Neigung zum Liegen, mit großer Angegriffenheit nach dem kleinsten Spaziergang;

Schmerzhaftigkeit der Hypochonder- und Oberbauchgegend;

Stuhlverstopfung und große Trägheit der Gedärme; Neigung zu Hämorrhoiden.

SULFUR: Große hypochondrische Traurigkeit, mit Seufzen und Unvermögen laut zu sprechen;

Betrübnis und Mißlaunigkeit wegen seiner Krankheit;

Neigung, seinen Zustand unerträglich zu finden, mit Furcht vor der Zukunft;

Angst, wie zum Sterben;

Anfälle von Angst, mit Ungeduld, Bangigkeit und Ärgerlichkeit;

große körperliche und *geistige Trägheit;*

Zerstreutheit, Gedankenlosigkeit und Unentschlossenheit;

Kopfeingenommenheit, mit Unfähigkeit zu aller Geistesarbeit und großer Angegriffenheit von der geringsten Arbeit;

drückendes Kopfweh, besonders auf dem Scheitel;

drückende Vollheit in der Herzgrube und dem Oberbauch;

Verstopfung und Neigung zu Hämorrhoiden.

§ 66

4. Nächstpassende Arzneien

Außer den angeführten werden dann in sehr vielen Fällen ebenfalls passend gefunden werden:

2) *Ars., aur., con., ign., lach., mosch., nat-m., petr., phos., ph-ac., plat., puls., sep., staph.,*
und unter diesen namentlich:

ARSENICUM, wenn vorhanden:
Große Angst, mit Jammern und Klagen über unerträgliche Bauchschmerzen;
heftige Angstanfälle, als solle das Leben verlöschen;
großer Zudrang trauriger Gedanken über seine Krankheit, besonders beim Alleinsein;
Verzweiflung an Genesung;
Furcht vor nahem Tod, mit Weinen, Kälte, Frost und Schwäche.

AURUM   Große Bangigkeit und Unruhe, mit Todesfurcht, Weinerlichkeit und stetem Beten;
hypochondrische Bedenklichkeit;
Denkunvermögen, mit Zerschlagenheitskopfschmerz nach der geringsten Geistesanstrengung.

CONIUM: Große Gleichgültigkeit und Gefühllosigkeit;
Abneigung gegen Gesellschaft und doch Furcht vor Alleinsein;
Weinerlichkeit;
hypochondrischer Mißmut nach Gehen im Freien;
hypochondrische Grillen bei Gehen im Freien, mit Niedergeschlagenheit und Erschöpfung;
öftere Todesgedanken.

IGNATIA: *Hypochondrische Mutlosigkeit und Verzagtheit;*
hat Vertrauen zu nichts, hält alles für verloren;
Befürchtung, ein Magengeschwür zu bekommen;
bildet sich ein, nicht aufstehen, nicht gehen zu können;
Verzweiflung an Genesung.

LACHESIS: Todesfurcht;

Furcht vor dem Bett, wegen Besorgnis eines Anfalles, der zum Tode führen könnte;

Furcht vor Ansteckung;

große Besorgnis wegen des Ausganges seiner Krankheit;

Verzweiflung an Aufkommen;

große Niedergeschlagenheit des Gemütes;

Unlust und Unfähigkeit zu aller Geistes- und Körperanstrengung;

Gefühl großer Angegriffenheit, die zu aller Arbeit unfähig macht.

MOSCHUS: *Große Furcht vor dem Tod;*

der Kranke spricht nur von seinem nahen Tod, mit Gesichtsblässe und Ohnmächtigkeit;

stete Klagen über ungeheure Schmerzen, ohne angeben zu können, wo es fehlt, mit Angst und Herzklopfen.

NATRIUM MURIATICUM: Hypochondrische Laune bis zum Lebensüberdruß und doch Scheu vor dem Tod;

nächtliche *Angst* wie im Kopf, mit Gefühl, *als wäre es aus mit ihm,* oder *als solle der Verstand verloren gehen;*

große Neigung, sich im Spiegel zu besehen, mit Furcht, ein schlechtes Aussehen zu haben.

PETROLEUM: Hypochondrische Laune bei Gehen im Freien, mit Gleichgültigkeit gegen wissenschaftliche Unterhaltung und andere Zerstreuungen;

große Neigung zu Hypochondrie, mit übler Laune und fieberhaftem Wesen;

alles wirkt nachteilig auf das Gemüt, mit Unmöglichkeit, sich zu beruhigen oder zu erheitern.

PHOSPHORUS: Mißlaunigkeit wegen seiner Gesundheit;

Besorgnis wegen des Ausganges seiner Krankheit;

hypochondrische Laune, Abends, mit Angst wie zum Sterben;
Angst beim Alleinsein und große Furchtsamkeit.

PHOSPHORI ACIDUM: *Traurige Bangigkeit, mit Befürchtung, krank zu werden;*
stetes unruhiges Grübeln über seinen Zustand;
Mißlaunigkeit und große Redeunlust;
große nervöse Reizbarkeit mit Überempfindlichkeit gegen das geringste Geräusch.

PLATINA: Große Launenhaftigkeit, mit Niedergeschlagenheit, nervöser Schwäche und Gereiztheit des Gefäßsystems;
Angst wie zum Sterben;
Gefühl, als sei der Tod nahe, mit großer Scheu und Furcht vor dem Sterben, oder mit *viel Weinen;*
große Furcht vor dem Tod mit Herzklopfen.

PULSATILLA: *Furcht zu sterben,* mit Traurigkeit und Schwermut;
unruhige Besorgnis wegen seiner Gesundheit;
Furcht vor tödlichem Schlagfluß;
hypochondrische Laune, mit Mißmut und Neigung, alles übel zu nehmen;
hypochondrische Redeunlust, mit Ärgerlichkeit, Weinen und Heulen.

SEPIA: *Düstere Gedanken und große Besorgnis wegen seiner Gesundheit* für die Zukunft, mit Angst, Gereiztheit und großer Schwäche;
Zudrang banger Gedanken über seinen Zustand, mit Furcht vor Auszehrung und baldigem Tode;
alle seine Übel erscheinen im trübsten Licht, mit Mutlosigkeit.

STAPHYSAGRIA: Hypochondrische Laune und Gleichgültigkeit, mit Lebensüberdruß und doch Furcht vor dem Tode;

Befürchtung der schlimmsten Folgen von den kleinsten Übeln;

Weinen und traurige Gedanken über seine Krankheit;
große Gleichgültigkeit und Traurigkeit;
Unlust zu aller Körper- und Geistesarbeit;
Unfähigkeit zum Denken.

§ 67

5. Seltenere Arzneimittel

Außer den angeführten Mitteln verdienen endlich in manchen Fällen ebenfalls noch Beachtung:

3) *Acon., alum., anac., cham., cupr., graph., grat., hell., kali-c., lyc., merc., rhus-t., sabad., stram., zinc.,*
und zwar namentlich:

ACONITUM, wenn vorhanden:
Verzweiflung an Genesung;

Furcht vor nahem Tode, mit Jammern, Klagen und Voraussagung des Sterbetages;

Angst, als sei das Ende nahe.

ALUMINA: Große Traurigkeit wegen seiner Krankheit;
Verzweiflung an Genesung;

Todesgedanken, früh beim Erwachen, mit Angst wegen vermeintlicher, im Schlafe empfundener Schmerzen;

Furcht vor Schlagflußanfall oder Verstandesverlust;

Todesfurcht, nach Erwachen aus traumvollem, ängstlichem Schlaf.

ANACARDIUM: Furcht und Scheu vor nahem Tode, mit Mutlosigkeit, Verzweiflung, Traurigkeit und Abneigung gegen Menschen und Gesellschaft.

CHAMOMILLA: *Hypochondrische Grillen,* mit Ärgerlichkeit und Gefühl, als rühre alles von Kopfweh und Leibesverstopfung her;
ängstliche hypochondrische Befürchtungen.

CUPRUM: Ängstliche Befürchtung nahen Todes;
Furcht, sich Schaden zu tun, wenn er nicht ganz leise aufträte;
Anfälle von Todesangst.

GRAPHITES: Hypochondrische Laune mit Mißmut und großer Reizbarkeit;
Angst, als stehe der Tod bevor;
häufige Traurigkeit mit Todesgedanken.

GRATIOLA: Große Besorgnis wegen seiner Gesundheit, mit Mißmut, Lebensüberdruß und Drücken in der Herzgrube.

HELLEBORUS: Hypochondrische Laune;
peinliche Angst, wie zum Sterben;
verzweifelnde Todesfurcht.

KALI CARBONICUM: Stete Todesfurcht mit Weinerlichkeit;
stete unruhige Besorgnis wegen seiner Krankheit, mit Verzweiflung an Genesung.

LYCOPODIUM: Hypochondrische Laune, mit Traurigkeit und Neigung, sich unglücklich zu fühlen;
Todesgedanken mit Angst, als stete das Ende bevor;
Todesfurcht mit Angst am Herzen.

MERCURIUS: Furcht zu sterben oder den Verstand zu verlieren, mit Täuschungen der Phantasie, die Wasser fließen sieht, wo keins fließt;

Furcht vor Fallsuchtanfällen, mit Schläfrigkeit.

RHUS TOXICODENDRON: *Angst wie zum Sterben;*
Todesfurcht mit Angst und Seufzen;
Furcht vor Vergiftung.

SABADILLA: Hypochondrische Einbildungen, als sei der Leib totenähnlich eingefallen, der Magen angefressen, der Hodensack geschwollen usw.

STRAMONIUM: Furcht vor Verstandesverlust;
Todesgedanken mit Traurigkeit und Weinen;
Furcht, den Abend nicht zu erleben, mit Vorbereitung auf sein Begräbnis.

ZINCUM: Hypochondrische Laune nach dem Essen, mit Drücken in den Hypochondern, Unlust zur Arbeit und allgemeine Unbehaglichkeit;
Furcht zu sterben, besonders Nachmittags, mit Schwäche des Körpers.

Andere mehr. – Außer den angeführten Mitteln können dann je nach den Umständen zuweilen auch noch in Betracht kommen: *Agn., am-m., arn., asaf., bell., bor., bry., canth., carb-v., caust., cocc., hep., jod., kreos., m-artif., mez., nit-ac., sabin., tabac., valer., verat.,* für deren nähere Charakteristik wir aber auf das verweisen müssen, was darüber in den *allgemeinen Angaben* des ersten Teiles, § 44, gesagt worden.

6. Besondere Anzeigen

Da wir diejenigen Anzeigen, welche die Hypochondrie in Bezug auf ihre erregenden Ursachen, ihre psychischen Symptome und ihre somatischen Nebenleiden mit der *Melancholie* gemein haben kann, schon bei Gelegenheit dieser, im vorigen Artikel (§§ 60, 61, 62) ausführlich angedeutet, so bleibt uns hier nur noch sehr Weniges *dem dort bereits Gegebenen hinzuzufügen,* was wir demnach auch hier, da es in seiner Gesamtheit sehr leicht überschaulich ist, in einen einzigen Artikel und unter eine einzige alphabetische Folge zusammenfassen, den Leser für alles Übrige, was er in dem Folgenden vermissen könnte, auf die soeben angeführten Paragraphen verweisend:

Appetit, übermäßig:

    1) Calc., chin., lyc., nat-m., nux-v., petr., sep., staph., sulf.

    2) Carb-v., caust., ign., lach., graph., merc., verat.

  verirrt,

  Geistiges (Wein, Branntwein usw.), auf:

    1) Ars., calc., chin., lach., nux-v., staph., sulf.

    2) Aur., hep., merc., sep.

  Kaffee, auf: Ars., aur., carb-v., con., mosch.

  *Leckeres,*uf: Calc., carb-v., chin., lyc., nat-c., petr., rhus-t., sulf.

  Salziges, auf: Calc., carb-v., caust., con., verat.

  Saures, auf:

    1) Ars., chin., con., ign., phos., sep., sulf.

    2) Acon., arn., borax., cham., dig., kali-c., stram., verat.

  Tabak, auf: Staph., tabac.

wechselnd: Alum., lach.

Bewegungsscheu:

1) Nat-c., nux-v., sulf.

2) Ars., chin., lach., nat-m.

3) Bell., hell., hyos., ign., lyc., merc., zinc.

Blähungsbeschwerden, Aufblähung usw.:

1) Chin., nat-c., nux-v., sulf.

2) Bell., carb-v., cocc., graph., lyc., nat-m., phos., verat.

Enthaltsamkeit als Ursache:

1) Con., mosch.

2) Calc., nux-v., petr., sulf.

Essen beschwert, Unbehaglichkeit danach:

1) Calc., chin., nat-c., nux-v., sulf.

2) Anac., ars., carb-v., caust., kali-c., phos., sep., sil.

Furcht

vor Krankheit:

1) Borax., calc., lach., nat., nux-v.

2) Ambr., bell., hyos., merc., rhus-t.

vor dem Tode:

1) Ars., lach., mosch., plat.

2) Alum., anac., calc., cupr., dig., graph., hep., nux-v., rhus-t., stram.

Geistesanstrengung als Ursache:

1) Calc., nux-v., sulf.

2) Anac., ars., aur., ign., lyc., nat-c., nat-m., plat., sep., staph.

Geschlechtstrieb aufgeregt:

1) Chin., nat-c., nat-m., nux-v., plat., staph., sulf.

2) Alum., aur., calc., graph., ign., lach., lyc., merc., rhus-t., stram., verat.

Geschlechtsvermögen schwach:

1) Calc., chin., lyc., mosch., nat-m., sulf.

2) Con., graph., hyos., lach., petr., sep., stram.

Hypochondergegend schmerzhaft empfindlich:

1) Calc., chin., lyc., nux-v., sulf.

2) Carb-v., caust., hep., hyos., kali-c., lach., merc., nat-c., nat-m., petr.

Kopfangegriffenheit:
1) Calc., nat-c., nux-v., sulf.
2) Aur., lyc., mosch., sep.
3) Chin., hyos., ign., merc., nat-m., ph-ac., plat., rhus-t., staph., stram., verat., zinc.

Kopfschmerz (Clavus):
1) Ign., nux-v.
2) Arn., carb-v., hell., hep., lyc., m-arct., nat-m.

Luftscheu, Empfindlichkeit gegen freie Luft:
1) Calc., nux-v., sulf.
2) Caust., cham., cocc., con., hep., ign., lyc., nat-c., nat-m., stram., verat.
3) Alum., carb-v., chin., graph., kali-c., lach., merc., petr.

Nachtwachen, vieles, als Ursache:
1) Cocc., nat-c., nux-v.
2) Acon., bell., calc., carb-v., chin., phos., ph-ac., sulf.

Samenergießungen, häufige:
1) Chin., con., nux-v., phos., ph-ac.
2) Carb-v., caust., con., lyc., petr., sep., sulf.
3) Calc., kali-c., nat-c., nat-m., staph.

Schlafmangel s. Nachtwachen:

Sodbrennen, öfteres:
1) Calc., nux-v.
2) Alum., chin., con., lyc., nat-m.
3) Bell., carb-v., graph., hep., ign., jod., lach., merc., petr., phos., sep., staph.

Stubensitzen als Ursache:
1) Nux-v., sulf.
2) Alum., aur., calc., lyc., phos., rhus-t.

Trinken beschwert den Magen:
1) Chin., nat-c., nux-v., sulf.

2) Ars., bell., carb-v., cocc., ign., merc., nat-m., rhus-t., verat.

Verdauungsschwäche [mit Übelkeit verbundene Anssammlung von Wasser im Mund]:

1) Calc., chin., nux-v., sulf.

2) Carb-v., lach., merc., nat-c., nat-m., rhus-t., sep.

3) Anac., ars., aur., bell., con., hyos., ign., lyc., phos., staph., verat.

Wasserspeien, würmerbeseigen:

1) Calc., nux-v., sulf.

2) Ars., bell., carb-v., lyc., nat-m., petr., phos., rhus-t., sep.

3) Anac., caust., graph., staph., verat.

III.

Religiöse Melancholie, Seelenkummer Soterialgia

(Theomania, Thealgia.)

§ 69

1. Krankheitsbegriff

Was die Hypochondrie oder der Gesundheitskummer in Beziehung auf die leibliche, körperliche Wohlfahrt eines Individuums ist, das ist die sogenannte *religiöse Melancholie,* oder der *Seelenkummer,* in bezug auf sein *Seelenheil.* Die von dieser Seelenstörung befallenen Kranken tragen in jeder Hinsicht alle Zeichen der allgemeinen Melancholie an sich, nur mit der einzigen Ausnahme, daß sie, anstatt für ihre Geschäfte, ihre Angehörigen, ihre nächste Zukunft oder ihr leibliches Wohlbefinden und andere äußere Dinge zu befürchten, mit einer großen, bis zur Verzweiflung gehenden Besorgnis für die ewige Wohlfahrt ihrer unsterblichen Seele erfüllt sind. Gewöhnlich glauben sich diese Unglücklichen unwiederbringlich verdammt und rettungslos verloren, fühlen sich von den Schrecken der Hölle ergriffen, oder sogar von bösen Geistern, die ihnen auch die letzte Zuversicht rauben, gepeinigt, und leiden so die allerentsetzlichsten Qualen, bei denen oft auch nicht die geringsten Trostgründe haften wollen, und auf deren Höhe verzweifelnde Angst sie oft so weit bringt, daß sie ungeachtet der ewigen Verdamnis, der sie nach dem Tode anheimzufallen fürchten, ihrem Leben doch durch Selbstmord ein Ende machen. Es ist dies ohne Zweifel die traurigste und schrecklichste von allen Formen der Melancholie, und leider in unseren Tagen keine der seltensten Erscheinungen.

473

Wenn man aber glaubt, daß an diesem Leiden die Religion selbst, oder die Form, in der dieselbe gelehrt wird, Schuld sei, irrt man doch gewaltig. Die Religion und deren Auffassungsweise liefern hier nur die Form, in der die Seelenstörung auftritt, oder das Gewand, in das sich die Erscheinungen kleiden, nicht aber deren Grund, welcher, ohne einigen Bezug auf besondere Religionsformen und Glaubenslehren, allein in der gestörten Tätigkeit der keiner Seele fehlenden Organe des *Gewissens* und der *Hoffnung* überhaupt liegt. Keinerlei Art Religionsunterricht, auch der beste nicht, kann daher vor dem Ausbruch dieser Krankheit schützen; keiner, auch der unsinnigste nicht, zu deren Erscheinungen mehr beitragen, als die Form, in der dieselben auftreten, und hätte ein so befallenes Individuum auch nie etwas von *jüngstem Gericht, Hölle* und *ewiger Pein* gehört, so würde doch in Bezug auf die *wesentliche* Merkmale dieser Seelenstörung, d.i. hinsichtlich *der auf Gewissensvorwürfen beruhenden, endlosen Verzweiflung an je einiger innerer Glückseligkeit,* ganz dasselbe Leiden eingetreten sein, welches sich dann eben nur, je nachdem ein solches Individuum gewohnt war, die jedem Menschen mit dem Gewissen innewohnende dunkle Idee einer *notwendigen endlichen moralischen Ausgleichung aller Ungerechtigkeit* um sich her verwirklicht zu sehen, auf besondere Weise, entweder als stehe *Verbrecherangst, Befürchtung unvermeidlicher böser Folgen,* oder auch als ein *Gefühl endloser Verworfenheit in den Augen anderer Seelen,* oder in noch anderen Erscheinungen ähnlicher Art ausgesprochen haben würde. Der Begriff derjenigen Seelenstörung, deren Erscheinungen man mit dem Namen der *religiösen* Melancholie belegt hat, ist daher jedenfalls in der Bedeutung, die man ihm gewöhnlich gibt, der wahren Natur dieses Leidens nach viel zu eng gefaßt, indem gerade die *religiösen, d.i.* auf bestimmte *positive Religionslehren* sich beziehenden Befürchtungen nur ganz außerwesentliche, durch höchst zufällige Umstände gegebene Merkmale desselben sind.

474

Deshalb müssen wir dann aber auch notwendig unseren Anschauungskreis um vieles erweitern, wenn wir die psychischen Ursachen, welche den Ausbruch dieser Art von Melancholie veranlassen können, richtig und klar erfassen wollen. Denn wahrlich, nicht bloß, wie man gewöhnlich lehrt, falsch verstandene Religionsbegriffe und unrichtige Ansichten von der göttlichen Gerechtigkeit, verbunden mit dem Einfluß schreckender Straf- und Bußpredigten; nein, auch schon bloß einfache, aber aufmerksame Beobachtung des Laufes der Welt und der in ihr gleichsam im Verborgenen waltenden Gerechtigkeit, welche gar oft die lang verkannte Unschuld zuletzt doch noch zu Ehren erhebt, so manche in tiefster Nacht vergrabene Untat nach Jahrzehnten und längerer Zeit noch ans Licht zieht, und nicht wenige vergessen geglaubte Rechnungen endlich zu ihrer Zeit doch noch ins Reine bringt: dies allein schon kann, nicht nur bei schuldbewußten, sich vor dem Richterstuhl ihres Gewissens nicht ganz frei fühlenden Gemütern, sondern sogar auch bei sonst unbescholtenen und rechtschaffenen, aber mit sehr zarter Gewissenhaftigkeit und einem gewissen Hang zur Selbstbeschauung begabten, überdies noch furchtsamen und besorglichen Seelen, zu dem Ausbruch der hier uns beschäftigenden Melancholie viel beitragen, und wird da, wo dem Ich nur irgend eine Idee seiner Unsterblichkeit beiwohnt, und das Organ der *Hoffnung* beeinträchtigt ist, auch leicht Besorgnisse erregen, welche sich über das jetzige Leben hinaus, bis weit auf den Zustand nach dem Tod des Leibes erstrecken. Am häufigsten sieht man diese Seelenstörung bei weiblichen Individuen oder jungen Leuten, nach begangenen moralischen Fehltritten, oder bei solchen Personen, die in ihrer Jugend ihre Gesundheit durch Ausschweifungen zerrüttet haben, obgleich sie, wie gesagt, auch bei ganz unbescholtenen Individuen eintreten kann.

§ 70

2. Behandlung

Wenn es zu richtiger psychischer Behandlung irgend einer
Geisteskankheit unerläßlich notwendig ist, daß der Arzt nicht
bloß *Physiolog,* wie einige wollen, sondern durchaus auch
Psycholog, ja sogar *allseitiger* Philosoph und Theolog, vor allem aber vorurteilsfreier, in keinerlei systematischer und dogmatischer Ansicht befangener, tiefer Kenner und Beobachter
des menschlichen Herzens und seiner eigenen Erfahrung sei,
so ist dies gewiß bei der hier vorliegenden der Fall. Nirgends
sind allgemeine theoretische Trostworte und *religiöse Gemeinplätze* weniger angebracht, als bei derartigen Kranken,
bei denen gewöhnlich alle Überredungen und Ermunterungen
abfließen, wie Wasser.

Nur *der* Arzt, der alle die verschiedenen Ansichten und
Auffassungsweisen kennt, welche die mannigfachen religiösen, moralischen und philosophischen Systeme dem Menschen beibringen können, wird seine Kranken ganz verstehen;
nur der, welcher aus eigener Erfahrung weiß, wie das Herz in
Augenblicken hoffnungsloser Verzweiflung denkt und argu-
mentiert, wird sie richtig zu beurteilen wissen, und nur dem,
der sich so ganz in ihre Seele hineindenken und gleichsam mit
ihnen fühlen und empfinden, und sie aus dem Schatz eigener
Erfahrung belehren kann, werden sie Vertrauen schenken;
nur der wird im Stande sein, den Punkt zu treffen, wo er zu
Berichtigung ihrer Begriffe Eingang bei ihnen finden kann.
Vorzüglich aber ist es hier notwendig, darüber ins Klare zu
kommen, ob die Bekümmernisse des Kranken wegen seines
Seelenheiles nur auf eingebildeten, übertriebenen Bedenklich-
keiten oder auf wirklichen, durch tatsächliche Vergehungen
herbeigeführten Gewissensvorwürfen beruhen. Hier werden
aber auch die Kranken gewiß nie ermangeln, dem Arzt gern
ihr ganzes Herz zu offenbaren, wenn der Letztere ihnen nur

nicht als strenger moralischer Gesetzprediger oder als blinder dogmatischer Eiferer, sondern als ein wahrer, mitleidiger und erbarmungsvoller Seelsorger und Herzensfreund entgegentritt, dem sie abfühlen, daß, wenn es von ihm abhing, ihre Schuld lange schon mit dem Mantel der Liebe zugedeckt und in das Meer der ewigen Vergessenheit versenkt sein würde. Tritt man solchen Kranken so entgegen, dann leuchtet auch den Verzweiflungsvollsten zuweilen noch ein Hoffnungsstrahl; sie sehen in dem menschlichen Mitleid und Erbarmen, das sie umgibt, einen Anklang des nicht mehr gehofften göttlichen, und fangen an, in lichteren Augenblicken von dem einen vertrauensvoll auf das andere zu schließen, wonach es dann zuweilen nur noch großer Geduld und Ausdauer im Eingehen auf ihre Denkweise und in steter Berichtigung ihrer Begriffe bedarf, um sie der Wahrheit und mit ihr der Heilung näher zu führen.

Doch wird dies allerdings nur in den seltensten und allerleichtesten Fällen durch *psychische* Behandlung allein erreicht werden können, indem bei den meisten Kranken dieser Art die Tätigkeit und Reizbarkeit des Hoffnungsorganes so tief darnieder liegt, daß ohne passende arzneiliche Mitwirkung gar keine Hilfe zu erwarten steht. Da stehen uns dann nun aber glücklicher Weise unter den schon bei Behandlung der *Melancholie überhaupt* (§§ 57, 58, 59) angeführten Mitteln ebenfalls nicht wenige zu Gebote, welche auch auf die vorliegende Form eine ganz besondere Beziehung haben, und unter denen namentlich.

1) *lach., lyc., puls., sulf.* und
2) *ars., aur., bell., hyos., stram.* vorzugsweise Erwähnung verdienen.

Mehr über diese Mittel hier zu sagen, halten aber wir für um so untunlicher, als wir nicht nur alles, was zu ihrer erfolgreichen Auswahl in einzelnen Fällen zu sagen wäre, an dem angeführten Ort schon sehr ausführlich erwähnt haben, sondern auch dabei der Ansicht sind, daß eine richtige arzneiliche Behandlung der *religiösen* Melancholie gar nicht möglich ist, ohne dabei die der *Melancholie überhaupt* ins Auge zu fassen. Darum verweisen wir hier den Leser nicht nur für die nähere Einsicht der genannten Mittel auf die angeführten Paragraphen, sondern auch für die Auswahl nach den *Anzeigen* auf das, was bei der allgemeinen Behandlung der Melancholie in den §§ 60, 61, 62, sowohl über die hierher gehörigen Symptome, wie z.B. *Religionsideen, Gewissensangst, Furcht, Selbstmord* usw., als auch über noch viele andere durch die besonderen Erscheinungen, Ursachen oder Nebenleiden gegebenen Anzeigen gesagt ist.

IV.

Lebensüberdruß, Unmutsgram, Misopsychia

(Selbstmordsucht, Spleen, Melancholia anglica)

§ 71

1. Krankheit

Obgleich fast keine Form der Seelenstörungen vorkommt, in welcher Angst, Verzweiflung oder irrige Ideen und Vorstellungen den Kranken nicht dazu treiben könnten, seinem Leiden durch Selbstmord ein Ende zu machen, so läßt sich doch auch nicht verkennen, daß es außerdem noch eine besondere Art der Melancholie gibt, welche bloß darin besteht, daß die Kranken ohne weitere Ursache von einem einfachen *Lebensüberdruß* ergriffen werden, der aber so groß ist und sie so peinigt und quält, daß sie sich um jeden Preis durch Selbstvernichtung von diesem drückenden Zustand zu befreien suchen.

Am reinsten ist diese Form in dem sogenannten *englischen Spleen (melancholia anglica)* ausgeprägt, wo sie wohl ihre Ursachen nicht allein in den klimatischen Einflüssen des nebeligen Landes, sondern auch in der Lebensweise seiner Bewohner, namentlich in dem so häufigen Genuß geistiger Getränke, narkotischer Substanzen, wie Opium und Haschisch, oder auch gar im Mißbrauch des Tees und des spanischen Pfeffers haben dürfte. Sehr oft wissen solche Kranke auch gar nichts anzuführen, worüber sie sich beklagen könnten, aber auch nichts kann sie zur Freude stimmen, und daraus entsteht dann ein dringendes Verlangen nach einer Veränderung ihres Zustandes, die ihnen dieses Leben nicht gewähren kann. Verschlossen, festen Sinnes bereiten sie sich kaltblütig zum Tode vor, und sterben, wie sie lebten, mit starrköpfiger Entschlossenheit. Dagegen gibt es aber auch wieder andere, welche aus einer Art geistiger und körperlicher Erschlaffung in diesen Hang verfallen. Diese zeichnen sich gewöhnlich durch eingefallene, lange Züge mit blasser oder gelber Gesichtsfarbe und stierem, unstetem Blick aus, und leiden an einer Kopfeingenommenheit mit schmerzhafter Empfindlichkeit des Oberbauches und einer allgemeinen Abgeschlagenheit, die sie zu allem Denken und Handeln unfähig macht. Alle und jede Bewegung scheuend, wollen sie nur sitzen oder liegen, fliehen alle Geschäfte und Gesellschaft und versinken endlich in tiefe Schwermut, in der sie aus Verzweiflung über ihre Untätigkeit und Nichtigkeit, die sie nie überwinden zu können glauben, sich endlich nach dem Tode sehnen und meist auch wirklich durch Selbstmord ihr Leben enden. Bei noch anderen findet sich zuweilen ein ebenso unerklärlicher als unüberwindlicher Hang zum Selbstmord, der sie wie eine fixe Idee auf allen Tritten und Schritten begleitet, und gegen den sie vergebens alle nur bedenklichen Beschäftigungen, Zerstreuungen, Reisen und andere Mittel versuchen, ohne sich seiner entschlagen zu können.

Übrigens spielt auch die Erblichkeit eine große Rolle in dieser Krankheit; ja wir selbst kennen mehrere Familien, in denen ihr ohne andere erweisliche Ursache und unter den günstigsten Lebensverhältnissen mehrere Mitglieder zum Opfer gefallen sind. Auch die Nachahmungssucht kann zu dieser Krankheit beitragen, und wer weiß, ob nicht auch zuweilen eine wirkliche miasmatische, *objektive* Ansteckung stattfindet. [Nach neueren Untersuchungen handelt es sich hier wahrscheinlich um sog. „soziale Vererbungen" durch Identifikation: Selbstmord wird zu einer akzeptablen Problemlösungsmöglichkeit]. Unter dem Volk ist an mehreren Orten der Glaube verbreitet, daß in Zimmern, in denen sich einmal einer erhängt hat, leicht ein anderer sich wieder das Leben nimmt, und ein auffallendes Beispiel der Art liefert die Geschichte des Schilderhauses, in dem sich unter Napoleon dem Großen einst ein Soldat erhängte, und in das späterhin sogar kein neuer, mit dem Vorfall ganz unbekannter Rekrut gestellt werden konnte, ohne Anfechtungen von Lebensüberdruß zu bekommen, so daß der Kaiser sich endlich genötigt sah, dieses Schilderhaus verbrennen zu lassen.

Auch gewisse Klima, Jahreszeiten und Lokalitäten scheinen den Selbstmord zu begünstigen. So ist in Frankreich das Verhältnis im Norden wie 1:10, im Westen und Süden wie 1:30, im Osten wie 1:21, ungefähr; ferner scheint ein feuchter Herbst nach sehr heißem Sommer, sowie ein sehr kalter Winter ebenfalls diesen Hang zu begünstigen. Außerdem findet man denselben namentlich bei lebenslänglich Gefangenen, bei Verbrechern, sowie bei Leuten, die ihre Ehre verloren haben, ihre Gesundheit zerrüttet sehen, oder sich sonst auf irgendeine Art höchst unglücklich fühlen. Auch bei Onanisten ist derselbe keine seltene Erscheinung, und ebenso sind auch sehr viele Unterleibskrankheiten davon begleitet. Diejenigen Fälle, welche bei Wahnsinnigen und Narren vorkommen, gehören eigentlich nicht hierher, da diese oft aus ganz anderen Gründen, als um sich zu töten, in's Wasser oder zum Fenster hinausspringen; wohl aber sind diejenigen hierher zu rechnen, welche nicht selten bei Schwärmern und Mystikern vorkommen, die sich nur darum töten, um schneller aus einem elenden Leben in ein vermeintlich besseres überzugehen.

§ 72

2. Behandlung

Daß alle Kranken der Art stets auf das Sorgfältigste überwacht werden müssen, und der Arzt ihnen nie trauen darf, weil keine anderen gewöhnlich mehr, als sie, ihre Absichten zu verbergen wissen, darf ja wohl nicht erst gesagt werden.

Im Übrigen ist die sonstige psychische Behandlung auch hier die der Melancholik er im Allgemeinen. Dasselbe gilt von der Auswahl der passenden Arzneien, für die wir daher auch hier auf das darüber bei *Melancholie* Gesagte und namentlich auf die dort gegen *Lebensüberdruß* und *Selbstmordsucht* angeführten Mittel zu weiterer Auskunft verweisen, indem wir nachstehend nur noch weniges speziell Anwendbares dem dort Gesagten hinzufügen. Wie nämlich ein gegebener Fall sich auch darstellen möge,

Hauptmittel bleiben immer:
Ars., aur., bell., carb-v., nux-v., sep., unter denen dann wieder ganz besonders Erwähnung verdienen:

ARSENICUM, wenn vorhanden:
Große Gleichgültigkeit gegen das Leben, Lebensüberdruß und Hang zum Selbstmord wegen großer Angst;

Neigung sich zu erhängen, bei Anblick eines Erhängten, oder in Folge eines unwiderstehliches Triebes dazu.

AURUM: Große Sehnsucht nach dem Tod, mit Schwermut und Melancholie, wegen gekränkter Ehre, Unzufriedenheit mit sich selbst oder pflichtwidriger Handlung;

Idee als passe man nicht in die Welt;

Lebensüberdruß und abendliches Weinen mit Wunsch zu sterben;

höchste, bis zur Selbstentleibung steigende Angst mit krampfhaftem Zusammenschnürem im Bauch.

BELLADONNA: Lebensüberdruß, besonders bei Gehen im Freien;

Wunsch zu sterben wegen Angst und flehentliches Bitten des Kranken, ihn zu töten;

Neigung sich aus dem Fenster oder von oben herabzustürzen;

482

Wechsel von Wut und Angst, die den Tod herbeiwünschen läßt.

Carbo Vegetabilis: − Sehnsucht nach dem Tode, weil er sich zu unglücklich fühlt;
Hang zum Selbstmord, bei zorniger Reizbarkeit;
Neigung sich zu erschießen, bei weinerlichem Trübsinn, der alles in den schwärzesten Farben sehen läßt.

Nux Vomica: − Sehnsucht nach dem Tode wegen großer Angst, die nirgends ruhen läßt;
Hang zu Selbstentleibung, wegen unerträglich scheinenden Leiden;
vorzüglich nach Mitternacht oder gegen Morgen höchste, bis zur Selbstentleibung steigende Angst, mit heftigem Herzklopfen.

Sepia: − *Höchster Lebensüberdruß,* mit dem Gefühl, als könne er seine jämmerliche Lage keinen Augenblick länger ertragen;
äußerste Mutlosigkeit und Verzweiflung, mit großem Mißmut;
glaubt verloren zu sein, wenn er sich nicht selbst entleibe.

Außer den angeführten Hauptmitteln verdienen dann noch für besondere Fälle ebenfalls Erwähnung:

Alum., chin., dros., hep., hyos., lach., merc., nat-c., nit-ac., phos., plat., puls., rhus-t., staph., stram., sulf., verat.,
und unter diesen in besonderer Hinsicht:

Alumina, wenn vorhanden:
Zudrang schrecklicher Gedanken von Selbstmord, bei dem geringsten Anblick von Blut, oder wenn er ein Messer sieht, obschon der Selbstmord ihm Abscheu erregt.

483

CHINA: − Lebensüberdruß bei sehr düsterer Stimmung; Angst und Hitze, die aus dem Bett treiben, mit Neigung zur Selbstentleibung und doch Furcht vor der Ausführung.

DROSERA: − Abends, Neigung sich zu ersäufen, aus Ängstlichkeit.

HELLEBORUS: − Will sich ersäufen, wegen Verzweiflung und Gefühl von Unglücklichsein.

HEPAR: − Traurigkeit bis zur Selbstentleibung, bei fürchterlicher Abendangst, als müsse er zu Grunde gehen.

HYOSCYAMUS: − Will sich vor Verzweiflung das Leben nehmen und ins Wasser stürzen.

LACHESIS: − Sehnsucht nach dem Tode, aus Furcht vor Krankheit oder Ansteckung;
Lebensüberdruß und Mißmut, mit Furcht vor der Zukunft und Zweifel an allem.

MERCURIUS: − *Lebensüberdruß und Mutlosigkeit;*
Sehnsucht nach dem Tode wegen unerträglicher Gleichgültigkeit gegen alles, selbst gegen das Liebste und Angenehmste.

NATRIUM CARBONICUM: − Lebensüberdruß früh beim Erwachen;
Sehnsucht nach dem Tode, wegen Furcht vor der Zukunft, bei verzweifelnder Stimmung und zornigem Mißmut.

NITRI ACIDUM: − Lebensüberdruß und Mißmut;
Sehnsucht nach dem Tode, und doch Furcht davor.

Phosphorus: − *Lebensüberdruß;*
Alles erscheint in den schwärzesten Farben, unter höchster Teilnahmlosigkeit, wobei nur Weinen erleichtert.

Platina: − Lebensüberdruß, als passe man nicht in die Welt, mit großer Herzensangst, Trübsinn und doch Furcht vor dem Tode;
Widerwille gegen die ganze Welt, alles scheint zu eng, bei weinerlicher Laune.

Pulsatilla: − *Höchste, bis zur Selbstentleibung steigende Angst;*
Neigung zum Selbstmord bei Brecherlichkeit unter Ängstlichkeit in der Herzgrube;
Lebensüberdruß mit Neigung sich zu ersäufen.

Rhus Toxicodendron: − Lebensüberdruß mit gleichzeitiger Todesangst;
Angst und Befürchtungen, die zum Selbstmord treiben.

Staphysagria: − Sehnsucht nach dem Tode wegen unerträglicher hypochondrischer Gleichgültigkeit;
Lebensüberdruß wegen Angst und banger Gedanken.

Stramonium: − Freudige Erwartung des nahe geglaubten Todes;
Neigung sich selbst und andere um's Leben zu bringen.

Sulfur: − Lebensüberdruß wegen Mutlosigkeit und Traurigkeit;
Sehnsucht nach dem Tode wegen Gefühl eines unbeschreiblichen Unglücklichsein's.

Veratrum − Will sich ersäufen, wegen Gefühl von unglücklicher Lage.

Außerdem könnten wir endlich noch andere Mitteln anführen, welche nicht minder in gewissen Fällen in Betracht kommen können, wie z.B.

Agn., ambr., ant-c., caust., grat., kreos., laur., led., plb., ruta, sec., sil., spig., spong., sul-ac., thuj. und noch andere, für deren nähere Einzelheiten wir aber auf den Artikel *Melancholie,* so wie auf die *allgemeinen Angaben des ersten Teiles,* §§ 44-49 verweisen.

§ 73

3. Besondere Anzeigen

Obgleich wir alles, was der Leser hier suchen könnte, schon sehr ausführlich bei der allgemeinen Abhandlung der Melancholie gegeben haben, so scheint uns doch der vorliegende Gegenstand zu wichtig, um nicht hier einige besondere Punkte nochmals zu schnellerer Übersicht hervorzuheben und auf mehrere Einzelheiten vorzugsweise aufmerksam zu machen. Daher hier noch Folgendes:

Angst treibt zum Selbstmord:
1) Aur., bell., nux-v., lach., puls.
2) Ars.,chin., hep., rhus-t.
3) Caust., dros., spong., staph.

Ansteckung, Nachahmungssucht, als Ursache: Ars., alum.

Ehrgeiz und Kränkung, als Ursache: Aur.

Erhängen will sich der Kranke: Ars.

Ersäufen will er sich vorzugsweise:
1) Bell., dros., hyos., sec. − 2) Hell., puls., verat.

Erschießen möchte er sich: Ant-c., carb-v.

Furcht vor dem Tode bei gleichzeitiger Selbstmordsucht: Alum., chin., nit-ac., plat., rhus-t.

Herabstürzen von oben ist vorgezogene Todesart: Bell.

Hypochondrische Ideen als Ursache: Grat., nat-m., staph.

Lebensüberdruß ohne Ursache:

    1) Ambr., am-m., ars., bell., lach., nit-ac., phos., sep., thuj.

    2) Aur., chin., grat., laur., merc., nat-c., nat-m., plat., plb., rhus-t., ruta, sil., staph., sulf., sul-ac.

    3) Agn., carb-v., caust., kreos., led., nux-v., spong., stram.

Melancholische Ideen als Ursache:

    1) Aur., lach.

    2) Carb-v., hep., nat-c., nit-ac., plat., sep., sulf.

    3) Led., plb., ruta, spig., spong., sul-ac.

Nachahmungssucht als Ursache: Ars., alum.

Schmerzen und Leiden, die unerträglich scheinen, als Ursache:

    1) Aur., bell., nux-v., sep.

    2) Acon., lach.

Selbstbefleckung als Ursache:

    1) Nux-v., sulf.

    2) Hep., lach., merc., nat-c., phos., puls., sep., staph.

Unglücklichsein, Gefühl von, als Ursache:

    1) Carb-v., hell., sep., verat.

    2) Lach., nit-ac., phos., sulf.

Verzweiflung als Ursache: Ambr., carb-v., hell., hyos., lach., merc., nat-c., sep., sulf., verat.

Wegen noch anderer Angaben, wenn die obigen nicht genügen sollten, verweisen wir hier ebenfalls den Leser auf die für die *Melancholie,* §§ 60, 61, 62 angeführten Anzeigen sowie auf diejenigen, welche sich im *ersten* oder *allgemeinen* Teile §§ 49 – 51 befinden.

V.

Menschenfeindliche Melancholie, Erbitterungsgram, Misanthropia

(Misanthropie)

§ 74

1. Krankheitsbild

Einige Schriftsteller, besonders die französischen, haben auch aus der *Misanthropie,* einem sehr häufig die Melancholie oder Hypochondrie charakterisierenden Symptome, eine eigene, selbständige Krankheitsform gemacht, die wir in diesem Sinne nicht annehmen können, und von der wir nicht besonders gesprochen haben würden, wenn nicht für manche unserer Leser, welche dergleichen Zersplitterungen gewohnt sind, und die sich beim Vermissen derselben in einem Lehrbuch nicht mehr zurecht finden, uns doch einige Worte über diese Form nötig geschienen hätten. Will man aus der *Misanthropie* eine eigene Form machen, so ließe sich dies für den Fall zugeben, daß man dann diese Erscheinung nicht zu eng, an sich selbst, sondern in Verbindung mit der ihr zu Grunde liegenden, allerdings eigentümlichen Gemütsverstimmung auffaßte, welche eine durch widrige Umstände und Erfahrungen herbeigeführte *mißmütige Erbitterung* und *mürrische Unzufriedenheit* mit der Welt und allem in ihr, also eine Art *zornmütiger Melancholie* ist, weshalb wir sie auch nicht als Misanthropie, sondern in ihrem weiteren Sinne als *Erbitterungsgram* bezeichnen.

Die Ursachen dieser Form liegen gewöhnlich in sozialen Verhältnissen und in den dadurch herbeigeführten Ärgernissen, Verdrießlichkeiten, widrigen Begegnissen, Kränkungen und bitteren Erfahrungen. Eine Tochter des Egoismus und der Eifersucht, der Eigenliebe und getäuschter Hoffnungen, wird sie ungleich viel häufiger in Städten und zivilisierten Ländern, als auf dem Lande und unter wenig gebildeten oder wilden Völkern angetroffen. Die davon befallenen Individuen sprechen ohne Rückhalt ihre Gedanken aus; ihre Züge sind der Ausdruck ihrer Gedanken; ihr Blick ist wild und streng, ihre Stirn gerunzelt, und auf ihren Lippen schwebt der Ausdruck der Verachtung und Entrüstung. In allem ihrem Tun zeigt sich eine herzlose Strenge, eine beleidigende Härte und eine zurückstoßende Ungerechtigkeit, oder eine bittere Wegwerfung der Menschen und ihrer Gefühle. Tadel und Widerspruch beleidigen sie; Lob und Teilnahmsbeweise bringen sie auf. Überhaupt sind sie, wie alle Individuen von biliösem oder sanguinischem Temperament, sehr empfänglich für Zorn, Beleidigungen, Haß und Rache, und den heftigsten Ausbrüchen ihrer Leidenschaft ausgesetzt, so daß sie in Betreff ihrer psychischen Behandlung stets einer großen Geduld und Vorsicht von Seiten ihrer Umgebungen bedürfen.

Auch ist es diese Form der Melancholie, welche am häufigsten und am leichtesten in Wut übergeht. Eins der merkwürdigsten Beispiele dieser Seelenstörung ist unter anderem auch das eines französischen Generals, den die politischen Verfolgungen, die er erlitten, in eine solche Erbitterung versetzt hatten, daß er auf die gesamte Menschheit einen unversöhnlichen Haß geworfen. Wenn ihm irgend jemand zu nahe kam, jagte er ihn mit Heftigkeit fort, und würde den ohne weiteres umgebracht haben, der nicht gleich gegangen wäre, so daß man sich endlich genötigt sah, ihn durch Versetzung in eine Irrenanstalt von der menschlichen Gesellschaft abzusondern, und niemanden zu ihm zu lassen. Als aber doch eines Tages sein eigener Sohn zu ihm kam, ihm seine Ernennung zu einem höheren Offiziersgrad anzuzeigen, ergriff der Vater den bleiernen Nachttopf seines Zimmers und warf diesen dem Sohn an den Kopf. Später ging diese Misanthropie, nachdem sie mehrere Jahre gedauert, in allgemeine Verwirrtheit über.

Die arzneiliche Behandlung dieser Krankheitsform ist zwar ebenfalls die der *Melancholie überhaupt,* auf die wir daher auch hier wieder im Allgemeinen verweisen; allein da die hier vorliegende Form doch auch wiederum manche Eigentümlichkeiten zeigt, so dürfte es doch wohl nicht überflüssig sein, der hier gehörirgen Arzneien noch besondere Erwähnung zu tun, weshalb wir dann auch in den folgenden Paragraphen die wichtigsten derselben noch einer näheren Betrachtung unterwerfen.

§ 75

2. Wichtigste Arzneimittel

Die für den *Erbitterungsgram* und dessen einzelne Erscheinungen besonders geeigneten Arzneien sind den bisherigen Erfahrungen zufolge unstreitig:

Aur., calc., cham., chin., con., nat-m., nit-ac., phos., puls., sep., sulf., und unter diesen verdienen sodann wieder besondere Beachtung:

AURUM:, − Mürrische Ernsthaftigkeit und Verschlossenheit; verdrießliche, widerwärtige Stimmung und Redeunlust;
Widerwille gegen gewisse Personen;
Zanksucht und Groll, mit Aufsuchen jeder Gelegenheit, um den Leuten Grobheiten zu sagen;
übelnehmend und leicht beleidigt;
Ereiferung in Gedanken, selbst über Abwesende;
ärgerliche Reizbarkeit, Heftigkeit und Auffahren beim geringsten Widerspruch, unter sonst melancholischer Stimmung, bei der er zuweilen still und verschlossen allein sitzt;
Zittern, wenn er seinen Zorn nicht auslassen kann.

Calcarea: – Üble Laune mit Ungeduld und Verzweiflung;

arger Unmut und ärgerliche, widerwärtige Verdrießlichkeit, besonders nach Gehen im Freien, mit Kopfweh und Unlust zum Sprechen;

große ärgerliche Empfindlichkeit, mit Neigung alles übel zu nehmen und viel Speichelauswerfen;

Zornmütigkeit bei Gedanken an frühere Verdrießlichkeiten;
unteilnehmende, *wortkarge Gleichgültigkeit;*
Widerwille gegen die meisten Menschen.

Chamomilla: – Mürrische Verdrießlichkeit, besonders nach Tisch;
große Ärgerlichkeit mit Engbrüstigkeit;
Ächzen und Stöhnen aus Unmut;
kann nicht aufhören über alte, ärgerliche Sachen zu reden;
nichts, was andere machen, ist recht;
ärgert sich, wenn andere ihn ansehen oder im Reden unterbrechen, besonders nach Aufstehen vom Schlaf, bei wenig beweglichen Pupillen;
große Aufgelegtheit zu Zorn und Zank, und Aufsuchen alles Ärgerlichen;
große Gereiztheit des Gemütes;
stete Neigung sich beleidigt zu fühlen und Heulen über alte, auch eingebildete Beleidigungen.

China: – *Hartnäckiges, verdrießliches Schweigen mit Neigung allein zu sein:*
verdrießlicher Unwille und Unzufriedenheit, wobei nichts recht ist und Liebkosungen das Ding nur ärger machen;
Verachtung aller Dinge, alles erscheint wertlos und fade;
mürrische Ärgerlichkeit mit großer Empfindlichkeit des Gemütes;
tadelsüchtige Ärgerlichkeit, mit Neigung zu Vorwürfen;
zorniger Unmut, bis zur Neigung, andere zu erstechen.

CONIUM: – *Mürrische Unzufriedenheit,* wobei alles einen widrigen Eindruck macht;
steter ärgerlicher Mißmut, mit stetem Zudrang ärgerlicher Gedanken;
Abneigung gegen die Menschen, bei Annäherung anderer, und doch Scheu vor Alleinsein;
Widerwille gegen die Nähe und das Gerede der Vorübergehenden bis zur Neigung, sie anzupacken und zu mißhandeln;
ärgerliche Reizbarkeit und leicht erregter Zorn.

NATRIUM CARBONICUM: – *Große Ärgerlichkeit, mit verdrießlicher Maulfaulheit* und zänkischem Mißmut;
übelnehmende Empfindlichkeit, selbst für Scherz, und nicht die geringste Einwendung vertragend;
Haß gegen ehemalige Beleidiger;
vermeidet Gesellschaft, weil er fühlt, daß er anderen leicht Verdruß machen könne;
große ärgerliche Reizbarkeit und Heftigkeit;
Ärger und Ereiferung über das Geringste;
zornige Leidenschaftlichkeit und Bosheit.

NITRI ACIDUM: – *Verdrießliche Unzufriedenheit und Niedergeschlagenheit;*
ärgerlicher Mißmut über alles, sogar über sich selbst;
große *Reizbarkeit wie nach Ärgernis;*
langer Groll gegen Beleidiger, mit Unempfindlichkeit gegen Abbitte und Entschuldigungen;
zänkische, zornmütige Heftigkeit.

PHOSPHORUS: – Verdrießlicher *Mißmut,* bei dem besonders *Menschen* und Geräusch sehr zuwider sind;
große ärgerliche Reizbarkeit, mit Unmöglichkeit, das Ärgerliche zu vergessen;
Menschenhaß;

Zorn und Aufgeregtheit über die geringste Kleinigkeit; Hartnäckigkeit.

PULSATILLA: − Mürrisches Wesen mit Weinerlichkeit; *Argwohn und Mißtrauen, mit Fliehen der Menschen;* *große Neigung, alles übel zu nehmen, mit mürrischer Verdrießlichkeit* und Unlust zum Antworten, besonders Abends nach Sonnenuntergang;

mag mit Niemandem sprechen, als ginge sie alles umher nichts an;

Gereiztheit zu innerer Kränkung und stillem Ärger.

SEPIA: − *Mißmütige Unzufriedenheit* und *äußerster Unmut,* mit höchster *Entrüstung* und Indignation über alle ärgerliche Vorfälle;

zänkische Verdrießlichkeit mit Neigung, alles zu tadeln, unter Weinen und Gesichtshitze;

Nichts ist recht, hat an allem auszusetzen;

höchste Empfindlichkeit und Ärgerlichkeit, und zornmütige Heftigkeit.

SULFUR: − *Erbitterung,* wie nach erlittenen Beleidigungen; *großer Zudrang Groll erregender, kränkender Ideen* aus der Vergangenheit;

höchst *ärgerlicher Mißmut* und *krittelige Übellaunigkeit;*

höchst mürrisches Wesen, so daß er niemandem antwortet;

will niemanden um sich leiden, kann das Begehrte nicht schnell genug bekommen, und weiß sich vor Unmut nicht zu lassen;

gereizte Stimmung, nimmt jedes Wort übel und erbost sich.

3. Weitere Arzneimittel

Außer den obengenannten Arzneien dürften dann in manchen Fällen ebenfalls noch zu empfehlen sein:
Ars., caust., cic., ip., led., mang., merc., nux-v., plat., sil., stann., verat.,
und unter diesen namentlich:

ARSENICUM: – *Unmut, der niemanden ansehen und von nichts wissen will,* auch mit Weinen oder besonders früh im Bette;
große Ärgerlichkeit, mit Neigung, alles zu tadeln und über die Fehler anderer zu reden;
Neigung zu hämischem Spott;
große *Zornmütigkeit und Empfindlichkeit für Beleidigungen;*
nimmt alles übel und wird leicht böse.

CAUSTICUM: – *Mürrische Verdrießlichkeit und Unzufriedenheit* mit finsteren Mienen und langem Schweigen;
alles macht einen widrigen Eindruck;
große *Empfindlichkeit für Beleidigungen und Übelnehmen des Geringsten,* besonders auch nach dem Mittagsschlaf, bei großem Mißmut, mit *Heftigkeit* und *Zornauffahren;*
Zanksucht und Rechthaberei.

CICUTA: – Abneigung gegen die Menschen und Suchen der Einsamkeit;
Geringschätzung der Welt und Verachtung ihrer Torheiten bis zum Menschenhaß;
Gleichgültigkeit gegen alles, mit Zweifel an der Realität des eigenen Zustandes.

IPECACUANHA: – Stille, *mürrische Verdrießlichkeit,* mit *Neigung, alles zu verachten;*

große mißlaunige Redeunlust;
höchst geneigt, sich zu ärgern und böse zu werden.

LEDUM: − Mürrische Verdrießlichkeit mit Widerwillen gegen
alles und Verlangen nach Einsamkeit;
Unzufriedenheit mit den Menschen, wie Menschenhaß;
Neigung zu Ärger und Zornauffahren.

MANGANUM:. − *Üble Laune, Mißmut* und *verdrießliche Unzufriedenheit,* bei der selbst die fröhlichste Musik nicht zu
erheitern vermag;
mürrisch und ärgerlich über jede Kleinigkeit, mit gerunzelter
Stirn und Aufgebrachtheit schon vom bloßen Sprechen
anderer;
Erbitterung, Unversöhnlichkeit und langer Groll gegen ehemalige Beleidiger.

MERCURIUS: − *Ärgerliche Verdrießlichkeit* und Unzufriedenheit mit allem, nebst Unlust zum Sprechen und Scherzen;
*mißtrauische, argwöhnische Ärgerlichkeit und mürrische Ein-
silbigkeit,* mit reizbarer Unverträglichkeit und beleidigen-
dem Betragen, weil er alle Menschen für seine Feinde ansieht;
zänkische, streitsüchtige Stimmung;
zornige, unternehmende Reizbarkeit.

NUX VOMICA: − *Zänkische Ärgerlichkeit* und *Empfindlichkeit;*
große *Neigung zum Übelnehmen,* mit *Ausbrechen in Zanken
und Schimpfreden;*
große Neigung zu Tadel und Vorwürfen;
sieht jeden, der ihn anredet, boshaft an, als wolle er ihn ins
Gesicht schlagen;
große, ärgerliche Heftigkeit und Jähzorn;

496

mürrische Verdrießlichkeit, zieht die Stirn in Runzeln und schlägt die Arme ineinander.

PLATINA: – Mürrische Unzufriedenheit;
lange Verstimmtheit von geringem Ärger;
spricht nur, wenn er muß, höchst unfreundlich abgebrochen und zankend;
Widerwille gegen die ganze Welt;
sehr ärgerlich und gereizt über die unschuldigsten Worte, bis zum Losschlagen auf seine eigenen Freunde;
unteilnehmend und kalt in Gesellschaft von Freunden;
Überschätzung seiner selbst, mit Verachtung alles anderen, und verächtlichem, wegwerfendem Herabblicken auf andere.

STANNUM: – Abneigung gegen die Menschen, mit Unlust zu sprechen, und Gefallen an nichts;
stille Verdrießlichkeit, antwortet nur ungern und abgebrochen, ärgert sich leicht und *wird hitzig, zornig und aufbrausend.*

Außer diesen Mitteln möchten wir sodann noch auf einige andere aufmerksam machen, wie z.B.

Acon., anac., lyc., nat-c., rhus-t., ruta, sel. u.a., für die, sowie für alle weiteren Anzeigen, wie aber auf die bei *Melancholie* (§§ 60, 61, 62) und im *allgemeinen Teile* (§ 44 – 50) gegebenen Andeutungen verweisen.

VI.

Verliebte Melancholie, Liebesgram, Erotalgia

(Liebeswahn, Erotomania)

§ 77

1. Krankheitsbild

Seit man unter *Mania* nicht mehr, wie früher, jeden Wahn und jede Narrheit, sondern nur die *Tobsucht* oder *Wut* versteht, ist nichts unpassender als die Ausdrücke *Theomania* und *Erotomania* für die *religiöse* und die *verliebte Melancholie,* indem weder die eine, noch die andere *notwendig mit Tobsucht,* sondern im Gegenteil mit der höchsten *Niedergeschlagenheit* verbunden sind, wenngleich beide, sowie überhaupt nicht nur jede Melancholie, sondern jede andere Krankheit sogar, unter gewissen außerordentlichen Umständen in *Tobsucht übergehen* können. Was aber in eine andere Krankheit übergehen kann, ist doch *an sich selbst* noch nicht diese andere Krankheit, weshalb wir denn auch hier, wie bei der religiösen Melancholie, das *Mania* mit *Algia* vertauscht und so den *Liebensgram* mit *Erotalgia* bezeichnet haben.

Diese Melancholie besteht in einer leidenschaftlichen, aber ehrenwerten Liebe zu einem wirklichen oder nur eingebildeten Gegenstande des anderen Geschlechtes und darf ja nicht mit Nymphomanie und Satyriasis verwechselt werden, indem letztere ihren Sitz in den Geschlechtsteilen, der Liebesgram den seinen aber in der Phantasie hat. Nymphomanie und Satyriasis bestehen in einer geilen Aufregung und geben sich durch unzüchtige Reden und Handlungen zu erkennen, während die Erotalgie nur in einer innigen schwärmerischen Sehnsucht und herzlichen Zuneigung und Liebe zu dem erwählten Gegenstand besteht. Die von dieser Melancholie befallenen Kranken sind gewöhnlich leidenschaftlich, und nur mit dem Gegenstand ihrer Liebe beschäftigt, von dem sie ohne Aufhören und stets in den rücksichtsvollsten, anständigsten, zartesten Ausdrücken sprechen, indem sie ihm alle nur erdenklichen Vollkommenheiten zuschreiben, sich gern allen seinen Launen unterwerfen und sozusagen nur in seiner Anschauung verloren leben. So lange sie sich in der Nähe ihres geliebten Gegenstandes befinden, sind sie munter und fröhlich, ihr Blick ist lebhaft und ausdrucksvoll und sie fühlen sich glücklich; wird der Gegenstand ihnen entzogen, so werden sie traurig, unruhig, niedergeschlagen, und verlieren sogar Appetit und Schlaf, bis die Rückkehr der geliebten Person sie aufs Neue mit Freude und hoffnungsvollem Lebensmut erfüllt. Furcht und Hoffnung, Freude und Betrübnis bewegen in stetem Wechsel das Gemüt dieser Unglücklichen und vermehren ihre Qualen, die sie mit dem tiefsten Kummer und Gram bis zur höchsten Verzweiflung erfüllen und sogar bis zum Selbstmord treiben können. Dann aber zeigen solche Kranke auch alle Merkmale der Melancholie; ihr Blick ist niedergeschlagen, starr, zur Erde gesenkt oder gen Himmel gerichtet; ihre Züge sind von Gram und Schmerz entstellt, ihr Schlaf unruhig und von schweren Träumen unterbrochen; sie fliehen alle Gesellschaft und suchen die Einsamkeit, um desto ungestörter ihren Ideen und Träumen nachzuhängen, und sind der wunderlichsten und auffallendsten Handlungen fähig.

Zuweilen gesellt sich zu diesem Zustand ein eigentümliches Zehrfieber, von *Lorry* das erotische genannt, welches den Kranken in wenigen Tagen aufreiben kann, und das bei Frauen leicht mit chlorotischem Fieber verwechselt werden könnte, sich aber dadurch von letzterem unterscheidet, daß beim erotischen Fieber das sonst ganz bleiche Gesicht sich sogleich mit einer lebhaften Röte überzieht, sobald der Kranke seines geliebten Gegenstandes ansichtig wird oder von demselben reden hört. Gewöhnlich ist das weibliche Geschlecht dieser Krankheit mehr unterworfen, als das männliche. Nicht selten endet diese Melancholie durch Hinzutreten des oben erwähnten Fiebers mit dem Tode, oft aber geht sie auch in Wahnsinn oder Blödsinn, seltener in Tobsucht über. Doch ist die Prognose im Allgemeinen nicht ungünstig, zumal bei lebenskräftigen, sonst gesunden Subjekten; nur wo Anlage zu Tuberkeln stattfindet, ist es schlimm, da diese hierbei oft sehr schnell bis zu einer unglaublichen Höhe entwickelt und in unaufhaltsam dem Tode zueilender galoppierende Lungenschwindsucht verwandelt werden.

Selten aber erreicht der *Liebesgram* die eben beschriebene Höhe; umso mehr aber sind ihm alle Klassen und Stände der Menschen vom Reichsten bis zum Ärmsten, vom Höchsten bis zum Niedrigsten, Wilde und Gebildete ausgestezt, und alle Zeitalter haben diese Krankheit gekannt und erwähnt, ja in allen Romanen werden uns Zeichnungen davon geliefert. Darum aber wirkt auch nichts so schädlich auf die Jugend und so befördernd für die Neigung zu dieser Krankheit, als eben die unselige Romanenlektüre, welche gewöhnlich für junge, sanguinische Mädchen mit lebhafter, glühender Phantasie das allerärgste Gift ist.

§ 78

2. Behandlung

Hat diese Melancholie eine bestimmte, wirkliche Person zum Gegenstand, so ist kein Zweifel, daß durch erlangten Besitz derselben, also durch Heirat, wenn diese möglich ist, die Heilung fast stets wie durch ein Wunder herbeigeführt werden könne. Allein leider ist dieser Ausweg nicht immer möglich;

ja die meisten Fälle von Liebesgram treten gewöhnlich gerade dann erst ein, wenn entweder der geliebte Gegenstand dem Liebenden nicht mit gleichen Gefühlen entgegenkommt oder der Vereinigung mit demselben absolut unbesiegbare Hindernisse im Wege stehen. In diesem letzteren Fall dem Kranken, wie einige geraten, eine andere Person vorzuführen, welche durch ihre anziehenden Eigenschaften jene früheren Eindrücke verwische, ist zwar an sich selbst ein recht gut gemeinter, väterlicher Vorschlag, der sich wohl auf dem Papier recht artig ausnimmt, in der Praxis aber gar nicht so leicht ausführbar ist. Denn, abgesehen schon von der großen Schwierigkeit, ohne vielfache Versuche eine solche Person zu finden, welche auf den Kranken einen so überwiegenden Eindruck mache, und bei der zugleich nicht wieder neue Hindernisse obwalten, die am Ende in dem Kranken nur ein neues, ebenso vergebliches Sehnen hervorbringen und so das letzte Übel ärger machen könnten, als das erste: so ist auf der anderen Seite der Zustand solcher Kranken eben gerade von der Art, daß sie, so lange der Gegenstand ihrer Liebe noch ihre ganze Seele erfüllt, für gar keine andere, selbst nicht die reizendste Wahrnehmung Empfänglichkeit haben, und wenn diese Empfänglichkeit eintritt, so ist das stets ein Zeichen, daß das Bild sich in Folge der so viel heilenden Zeit schon von selbst zu verwischen beginnt. So sind also alle versuchten anderen psychischen Eindrücke absolut *unnütz,* so lange sie *notwendig* erscheinen, und wiederum absolut *unnötig,* sobald sie sich *nützlich,* d.i. von wirklichem Einfluß zeigen könnten.

Die einzige Hilfe für die Fälle, wo die Zeit nicht heilt, bleibt daher auch hier nur eine angemessene arzneiliche Behandlung, für welche wir im Allgemeinen abermals auf die bei *Melancholie* angeführten Mittel und Anzeigen verweisen (§§ 60, 61, 62), dabei aber zugleich den Leser vorzüglich aufmerksam machen auf:

1) *Ant-c., aur., hyos., stram., verat.*
2) *Caust., ign., lach., nux-v., puls., staph.,sulf.*

502

3) *Graph., lyc., merc., nat-m., plat., sil.,* welche sämtlich in geeigneten Fällen ihre Anwendung finden können, und unter denen noch ganz speziell zu empfehlen:

Eifersucht, bei:
    1) Hyos.
    2) Lach., nux-v.

ekstatischer Sehnsucht, bei:
    1) Ant-c., lach., puls.
    2) Hyos., stram., verat.

fieberhaftem Zustand, bei:
    1) Ph-ac., staph.
    2) Puls.

Kummer und Gram, bei tiefem:
    1) Ign., ph-ac., staph.
    2) Aur., puls.

Selbstentleibungssucht, bei:
    1) Aur., puls., sulf.
    2) Ant-c., hyos., stram.

Traurigkeit und vielem Weinen, bei:
    1) Aur., puls., sulf.
    2) Lyc., merc., nat-m., plat.

Verstandesverwirrung, bei voller:
    1) Hyos., stram., verat.
    2) Ant-c., aur., lach., merc., plat., puls.

VII.

Heimweh, Heimatsgram, Nostalgia

§ 79

1. Krankheitsbild

Das *Heimweh* ist ebenfalls nichts als eine durch besondere Ursachen, nämlich die *Anhänglichkeit an die Heimat,* bedingte, eigentümliche Form der *Melancholie.* Diese Krankheit zeigt sich sehr häufig bei jungen, in Gebirgsländern geborenen Seeleuten, Soldaten und anderen Personen, wenn sie ihre Heimat verlassen müssen, und zwar hat man bemerkt, daß dieselbe um so häufiger und um so stärker eintritt, je rauher, wilder und unfreundlicher ihre Geburtsgegenden sind.

Die davon befallenen Individuen sind sehr traurig und niedergeschlagen; nur mit den Gedanken an ihre Heimat und den Bildern ihrer Berge und Schluchten beschäftigt, sehen und hören sie nichts von dem, was um sie her vorgeht, und suchen die Einsamkeit. Werden sie nicht wieder in ihre Heimat versetzt, so wird ihr Gemüt immer düsterer, und sie verfallen entweder in vollkommene Geisteszerrüttung mit Irrereden und Wahnsinn, oder sie bekommen ein schleichendes Fieber, wobei sie sichtbar abmagern; es stellen sich Schmerzen im Oberbauch ein, mit Appetitverlust, beschleunigtem Puls, Herzklopfen, Schlaflosigkeit, blasser Gesichtsfarbe, trüben und tränenden Augen und endlicher allgemeiner Abzehrung, die zuweilen sogar den Tod herbeiführt. Man hat Fälle beobachtet, wo junge Soldaten an demselben Tag gestorben sind, wo man ihnen ihren begehrten Urlaub verweigerte. Bei einigen der am Heimweh Gestorbenen hat die Sektion Spuren von Entzündung in den Brust- oder den Baucheingeweiden gezeigt; bei anderen will man auch eitrige Exsudation an der Oberfläche der Gehirnhäute beobachtet haben. Wie aber auch der Zustand sich gestalten und wie verzweifelt in manchen Fällen die Prognose scheinen möge, sehr oft verschwindet das Übel wie durch Zauberschlag, wenn man sich beeilt, solchen Kranken eilige Gelegenheit zu ihrer Heimreise zu verschaffen, oder ihnen doch wenigstens die feste Zusicherung gibt, daß nichts ihrer baldigen Rückkehr im Weg stehe, wenn sie sich nur entschließen können, ein wenig Nahrung zu sich zu nehmen und sich einer passenden Behandlung zu unterwerfen. Man hat Fälle, wo selbst Kranke, die seit mehr als einer Woche fast nichts gegessen und ihre Augen keine Viertelstunde zum Schlaf geschlossen hatten, in dem Augenblick, wo sie zu ihrer Heimreise in den Wagen stiegen, zusehends besser wurden, und sich fast geheilt fühlten, nachdem sie kaum einige Stunden unterwegs waren. Leider aber läßt sich auch hier nicht immer durch vollkommenes Aufheben der erregenden Ursache Hilfe bringen, indem die Umstände selten eine so schnelle und plötzliche Rückkehr in die Heimat erlauben.

Da ist es denn eine sehr schätzenswerte Sache, wenn man passende Arzneimittel hat, die diesem Zustand entgegenarbeiten können, und glücklicher Weise fehlen diese auch hier der Homöopathie keineswegs. Schon die meisten der unter *Melancholie* angeführten Mittel können je nach den Anzeigen, die der vorliegende Fall liefert, hilfreich gegen diese Krankheit werden, besonders aber zeichnen sich unter diesen, den bisherigen Erfahrungen zufolge, als ganz vorzüglich passend aus:

1) *Caps., merc., ph-ac.*
2) *Aur., carb-an., hell., ign., mag-m., nit-ac., sil.,*
von denen dann wieder noch ganz besondere Rücksicht verdienen:

CAPSICUM, bei schleichendem Fieber *mit roten Wangen,* gänzlicher Schlaflosigkeit und vielem Weinen.

MERCURIUS, wenn vorhanden: große Angst, Zittern und Unruhe, besonders Nachts, mit Schlaflosigkeit;
Unzufriedenheit mit allem und Klagen über die ganze Welt, mit Neigung zu entfliehen und nach Hause zu laufen.

PHOSPHORI ACIDUM, bei großer Einsilbigkeit und Redeunlust mit Appetitmangel;
oder auch Zehrfieber mit steter Schlafneigung und starken Frühschweißen.
Sollten diese Mittel nicht hinreichen, dann würde in vielen Fällen, je nach den Umständen, ebenfalls Hilfe zu erwarten sein von:

AURUM, wenn der Zustand in tiefe Melancholie übergeht, mit Schmerzen im Oberbauch und starkem Herzklopfen.

CARBO ANIMALIS, bei großem Hang zur Einsamkeit, *mit untröstlichem* Weinen und traurigen Verlassenheitsgefühle.

HELLEBORUS, bei stiller, ernsthafter, verschlossener Melancholie, mit *viel Seufzen und Stöhnen,* großer Gleichgültigkeit gegen alles und Verschlimmerung der Wehmut beim Anblick fröhlicher Gesichter.

IGNATIA, bei tiefem, *innerem Gram,* schmerzlicher Sehnsucht nach den hinterlassenen Gespielen und Freunden, gedankenlosem Vorsichhinstarren und fadem, wässrigem Geschmack aller Genüsse.

MAGNESIA MURIATICA, bei vielem Weinen, mit Einsamkeitsgefühl und Langeweile.

NITRI ACIDUM, bei gedrückter Stimmung, mit ängstlicher Schwermut, schweigsamer Laune und viel Herzklopfen.

Wegen noch anderer Mittel und näherer Angabe der Anzeigen s. die Behandlung der *Melancholie* (§§ 56 – 61) und die *allgemeinen* Angaben (§§ 45 – 50).

VIII.

Unstete Melancholie, Wandelgram, Planetalgia

(Melancholia errabunda s. silvestris.)

§ 80

Noch führen mehrere Schriftsteller als eine eigene Art der Seelenstörungen diejenige Form der Melancholie auf, in welcher der Kranke nicht, wie in gewöhnlichen Fällen, traurig, still und steif wie eine Bildsäule in einem Winkel allein sitzt, sondern von einer unglaublichen Angst getrieben auf keiner Stelle Ruhe hat, und daher nicht nur auf seinem Lager oder in seinem Zimmer sich unaufhörlich von einem Ort zum anderen bewegt, sondern auch einen großen Hang zeigt, aus seinem Hause zu fliehen, ja sogar die Wohnungen der Menschen zu verlassen und in Wald und Feld umher zu irren. Alle diese Kranken geben ihre innere Qual meist durch Wehklagen, Heulen, Schluchzen, Schreien und Weinen zu erkennen, flehen alle Welt um Erbarmen und Hilfe an, beten viel wegen innerer Gewissensvorwürfe über vermeintliche Verbrechen, überhäufen sich mit Schmähungen und halten sich wohl auch für ewig verloren. Auf dem höchsten Punkt ihrer Angst sehen sie sich sogar von Feinden, reißenden Tieren, Mördern, Teufeln und Gespenstern umringt; alle möglichen Ideen von Unglück, Not, ewigen und zeitlichen Strafen und Unfällen peinigen ihre Seele; jedes Geräusch, jede Anrede, jede Bewegung erschreckt sie, und wenn sie, von dieser Pein getrieben, nicht von einem Ort zum anderen fliehen und in Stadt und Land umherirren können, wie sie wollen, machen sie leicht ihrem Leben durch Selbstmord ein Ende. Wie bei der Manie zeitweise Wutanfälle eintreten, so zeigen sich in dieser Form periodische Anfälle von Verzweiflung der höchsten Art, in denen die Kranken ihre Kleider zerreißen, mit dem Kopf gegen die Wand rennen, wie in Anfällen des heftigsten Schmerzes gegen ihren eigenen Leib wüten und in allen ihren Geberden den Ausdruck des höchsten Leidens und der gänzlichsten Untröstlichkeit verraten. Man sieht auf den ersten Anblick, daß diese Form, weit entfernt, eine selbständige zu sein, vielmehr nur eine Symptomengruppe ist, die sich zu jeder Form von Melancholie, zur allgemeinen sowohl, als zu besonderen Formen derselben, wie z.B. zur religiösen Melancholie, zur lebensscheuen, zur menschenfeindlichen usw., hinzugesellen und dadurch diesen einen eigenen Ausdruck geben kann. Wir halten uns daher hier auch nicht länger bei ihrer besonderen Behandlung auf, sondern verweisen für alle Symptome, welche in dieser Gruppe vorkommen und besondere Mittel anzeigen können, auf das, was über diese und namentlich über: *Angst, Unruhe, Fliehsucht, Furcht, Gewissensunruhe, Umherlaufen, Jammern, Klagen, Bitten, Beten usw.* in der Angabe der durch diese Erscheinungen angezeigten Arzneien, bei Melancholie (§ 60), gesagt ist. Dasselbe gilt für die Charakteristik der hierher gehörigen Mittel in den §§ 57, 58, 59, unter denen wir im Allgemeinen besonders folgende zur nächsten Beachtung für die vorliegende Form empfehlen:

1) *Ars., bell., bry., merc., nux-v., puls., stram.*

2) *Calc., carb-v., cham., cupr., dig., graph., hep., hyos., lach., verat.*

3) Acon., alum., am-m., anac., caust., croc., nat-c., nit-ac., phos., plat., sep.

Zweites Kapitel

Hyperthymien oder Gemütsüberreizungen

Hyperthymiae

(Zweite Gattung der Gemütsstörungen)

§ 81

Allgemeiner Begriff

Wir verstehen unter *Hyperthymien* diejenigen *Gemütsstörun-gen,* in denen, im Gegensatz zu den *Dysthymien,* das Gemüt oder einzelne Triebe desselben in Folge eines vorherrschenden Gefühles nicht sowohl niedergedrückt, als vielmehr mehr oder weniger in einem Zustand der *Aufregung* erscheinen, und die sich demnach mit den Dysthymien dadurch von den *Verstandesstörungen* unterscheiden, daß in ihnen das primär Ergriffene immer das *Gefühl* oder das *Gemüt* mit seinen Nei-gungen ist, und der Verstand, wenn er sich beeinträchtigt zeigt, dies stets nur in Folge des vorherrschenden Gefühles oder der das ganze Wesen des Ichs beherrschenden und aufre-genden Gemütsstimmung ist. Es sind alle in diese Klasse ge-hörenden Seelenstörungen gewissermaßen als fortdauernde Zustände heftiger Leidenschaft anzusehen, welche das Urteil trüben und gefangen nehmen, nicht aber als falsche Erkennt-nisse, welche das Gefühl irre leiteten.

Als der höchste und vollkommenste Ausdruck dieser Gat-tung steht diejenige Form da, welcher man in neuerer Zeit vorzugsweise den Namen *Manie* gegeben, nämlich die *Rase-rei* oder Tobsucht, indem in ihr das ganze Gemüt oft mit allen seinen Trieben bis zur höchsten, den Verstand und das Selbstbewußtsein ganz unterdrückenden Leidenschaft aufgeregt ist, während es sich in anderen Formen, namentlich in gewissen sogenannten *Monomanien,* nur in Bezug auf einzelne bestimmte Triebe aufgeregt zeigt.

Wie aber bei den *Dysthymien die Melancholie,* so schließt bei den *Hyperthymien* die *allgemeine Manie* eigentlich schon an sich alle einzelnen Formen derselben ein, weil in letzterer alle vorkommen können; und wer die Mittel kennt, welche gegen allgemeine Manie und ihre verschiedenen Gestaltungen angezeigt sein können, der kann eigentlich auch eines besonderen Unterrichtes über die einzelnen Formen entbehren. Dennoch aber walten auch hier dieselben Gründe ob, welche uns bei den Dysthymien zu nochmaliger besonderer Aufführung der von manchen Schriftstellern als eigene, unabhängige Krankheiten betrachteten Formen bestimmten und demzufolge unterscheiden wir dann auch in nachfolgenden Artikeln außer der allgemeinen Manie noch mehrere besondere, *in diese Gattung gehörige* sogenannte *Monomanien,* wie z.B. die *lustige Wut (Amoenomania),* die *versteckte Wut (Kryptomania, Mania sine delirio),* die *geile Wut (Machlomania,* Satyriasis und Nymphomanie), die *Stehlwut (Kleptomanie),* die *Mordwut (Phonomania)* und die *Feuerwut* oder *Brandstiftungssucht (Pyromania).*

Über das *Unlogische,* was in dieser beschränkten, keineswegs alle einer möglichen Störung ausgesetzten Triebe umfassenden, sondern *nur einige* hervorhebenden Aufführung liegt, haben wir uns schon früher, nämlich im *ersten* Teil, bei Betrachtung der *Monomanien* überhaupt (§§ 32 – 34) ausgesprochen, an welchem Ort sich der Leser überzeugen kann, daß eine solche Unwissenschaftlichkeit nicht *unsere,* sondern *derjenigen Schule* Schuld ist, welche man der Homöopathie gegenüber stets als die *allein wissenschaftliche* und in ihren *pathologischen Aussprüchen* als eine *unfehlbare,* in gebeugter Unterwürfigkeit anzuerkennende, aufgestellt hat. Nicht *uns,* sondern nur jene unantastbaren Autoritäten kann daher ein

Vorwurf treffen, wenn wir hier, um Ärzten der alten Schule die homöopathische Behandlung der *ihnen* bekannten Krankheitsformen zu erleichtern, nicht mehr und nicht weniger dieser Formen aufführen, als die Lehrbücher deren angeben.

Für die außer diesen in der Natur und *Praxis* sonst noch vorkommenden, auf Störung besonderer Triebe und Gefühle beruhenden Formen, haben wir alle nur möglichen Andeutungen bei den therapeutischen Anzeigen für die *allgemeine Manie* gegeben, mit deren Behandlung wir nun hier, als dem *Typus* der ganzen Gattung, beginnen.

I.

Manie, Raserei, Tobsucht, Mania

Allgemeine Tollheit, Mania catholica

§ 82

1. Krankheitsbild

Die allgemeine Manie (Tobsucht, Raserei, Tollheit, Wut) ist eine Gemütsstörung, in welcher durch ein unangehmes Gefühl das ganze Gemüt mit allen oder doch mehreren seiner Triebe bis zu solcher Wut und Leidenschaft erregt ist, daß das einseitig exaltierte *Selbstgefühl* des Kranken das *Selbstbewußtsein* ganz unterdrückt, und daraus eine *verstandlose Raserei* entsteht. [Der Begriff „Selbstbewußtsein" hat sich zwischenzeitlich gewandelt. Damals: Bewußtheit seiner selbst. Heute: Ausgeprägtes Selbstwertgefühl.] Es ist dies ein Zustand, welcher dem sehr hoch gesteigerter Leidenschaft sehr nahe kommt, und sich von dieser nur dadurch unterscheidet, daß der Leidenschaftliche, von einem bestimmten und deutlich erkannten Gefühl getrieben, sich des Objektes und Zweckes seines Handelns immer noch bewußt bleibt, während der *Rasende* oder *Tolle,* von einem unbestimmten, unerkannten Gefühl bis zum völligen Verlust des Selbstbewußtseins beherrscht, gar nicht mehr weiß, was er tut, und weder den Zweck seines Handelns noch die Richtung desselben erkennt.

Übrigens *scheinen* diese Kranken mehr noch ihres Bewußtseins beraubt, als sie es wirklich sind, indem sie die äußeren Dinge doch wahrnehmen, dabei aber zugleich von diesen durch ihre eigene, in Folge ihrer Gefühle gesteigerte Einbildungskraft stets wieder abgezogen werden und so dahin kommen, alles, was sie umgibt, und sich selbst auch zu verkennen. Fast alle fühlen den kommenden Anfall, sagen denselben sogar oft vorher und warnen die Ihrigen. Bricht der Anfall aus, so zeigt sich dann alle Herrschaft des Willens über die Gefühle und Triebe aufgehoben; der Kranke schreit und bricht in Schimpfen und Toben aller Art aus; seine Ideen verwirren sich, die Gefühle, Empfindungen und Phantasiebilder, die in unerschöpflichem Zudrang ihn bestürmen, bringen die wunderlichsten Ideen und Verbindungen hervor, die sich alle in seinen beweglichen Zügen aussprechen; alle Begriffe der Zeit und des Raumes, der Dinge und ihrer Eigenschaften, fließen in ein Gewirr zusammen, und der geringste Eindruck, das leiseste Wort, die kleinste Bewegung, das mindeste Geräusch können ihn aus der Fassung bringen und ihn zu den übertriebensten Handlungen, zur schrecklichsten Wut und Raserei treiben.

Dabei sind dann die Handlungen dieser Kranken fast stets *zerstörend;* man sieht sie um sich spucken und schlagen, beißen, ihre Kleider zerreißen, die Fenster einschlagen, und alles, was ihre Hände erreichen, zerbrechen und zertrümmern, ja sogar mit Messern oder anderen Mordwerkzeugen auf die Leute losgehen, um sie umzubringen, oder ihnen doch Leides zu tun. Alles, was sich ihnen nähert, macht sie zornig und wütend, und widersetzt man sich ihnen, so brauchen sie Gewalt, und äußern dabei häufig die unerhörtesten Kräfte, denen oft mehrere Männer mit aller ihrer Stärker nicht widerstehen können. Zuweilen aber auch nehmen sie bei vorhandenen Hindernissen, die sich der Ausführung ihrer Triebe widersetzen, zur List ihre Zuflucht, lassen aber doch ihre Wut dann oft sehr plötzlich ausbrechen. In einigen Fällen tritt indessen an der Stelle der zerstörenden Tobsucht auch ein wahnsinniger Mutwille ein; die Kranken lachen dann, spaßen, hüpfen, tanzen, machen Possen und lustige, muntere Gebärden, während sie bei der zerstörenden Tobsucht oft brüllen, schreien, schimpfen, zanken, lärmen, heulen, laufen, sich auf der Erde und sogar wohl in ihrem eigenen Kot wälzen. Gewöhnlich wird auch der moralische Charakter dieser Unglücklichen auffallend verändert; alles Gefühl von Recht und Unrecht, von Scham und Sittlichkeit, ist bei ihnen total verschwunden, und die früher züchtigsten Personen verfallen oft in die unzüchtigsten und schamlosesten Reden und Handlungen.

Gewöhnlich magern diese Kranken sehr ab; ihre Züge verändern sich und ihr Ausdruck nimmt einen eigenen Charakter an; ihr Gesicht ist entweder sehr blaß oder sehr rot, ihr Haar gesträubt, ihr Auge rot und stier, der Kopf aufgerichtet, ihr Blick wild und unset, ihre Hand geballt, ihre Stimme stark und drohend. Bei allen entwickelt sich die Muskelkraft bis zu einem unglaublichen Grade, so daß keine Arbeit, kein Gang sie ermüdet; viele fühlen sich wie von innerem Brand verzehrt und wollen sich durchaus nackt machen oder ins Wasser stürzen; Reinlichkeit ist ihnen eine unbekannte Sache; die meisten lassen ihren Kot und Harn unbekümmert in ihr Bett und in ihre Kleider gehen. Ihr Appetit ist meist sehr veränderlich; manche sind sehr gefräßig, andere wollen gar nichts essen; einige verschlingen ihren eigenen Kot. Über dies alles sind sie reizbar, äußerst empfindlich und übelnehmend, listig, lügenhaft, unverschämt, zänkisch, unzufrieden mit allen Menschen, geschwätzig und Schreier.

2. Ursachen

Es unterliegt wohl keinem Zweifel, daß auch bei Erzeugung dieser Seelenstörung kosmische und tellurische Momente, Jahreszeiten, Klima, Volkssitten usw. eine große Rolle spielen; leider aber ist hierüber noch sehr wenig Positives durch die Beobachtung festgestellt. Die meisten deutschen Ärzte setzen die höchste Frequenz der Manie in die Monate März, April und Mai, während fast alle französischen Ärzte dieselbe in den Monaten Juni, Juli und August beobachtet haben wollen, welcher Behauptung auch wir nach unseren eigenen Erfahrungen für Paris wenigstens beistimmen müssen. Je heißer die Sommer sind, desto öfter kommen hier Tobsuchtanfälle vor, und zwar am meisten in den heißesten Tagen. Ob hierzu die Dachwohnungen derjenigen Klasse, in welcher die meisten Fälle vorkommen (Bedienten, Dienstmägde, Handwerker usw.), viel beitragen, wagen wir nicht zu entscheiden, auffallend bleibt aber auch in den Pariser Privat- und öffentlichen Anstalten die stets überwiegende Mehrzahl der Tollen aus den untersten Ständen des Volkes.

Über den Vorzug der Manie für das eine oder das andere *Geschlecht* müssen wir denen beistimmen, welche die Wagschale dem weiblichen zuneigen lassen, und hinsichtlich des *Alters* unterliegt es allen bisherigen Beobachtungen nach keinem Zweifel, daß der Kulminationspunkt der Frequenz in das jugendliche Mannesalter von 20 – 30 falle, und sich bis zum 40. Jahre noch auf einer gewissen Höhe erhalte, während nach dieser Zeit die Frequenz wieder bedeutend abnimmt, obschon man auch bei Kindern bis zum Eintritt der Pubertät einzelne, wenn auch sehr seltene Fälle beobachtet und deren sogar auch bei bejahrten, mehr als 60jährigen Personen hat vorkommen sehen.

Unter den *Temperamenten* scheint das cholerische am meisten bei Männern, das sanguinische meistens bei Frauen einen prädisponierenden Umstand abzugeben. Unter den verschiedenen *Gewerben* und Beschäftigungen führen mehrere Schriftsteller besonders den Kaufmanns- und den Soldatenstand, das Krämerhandwerk, besonders die Tabakshändler, die öffentlichen Freudenmädchen, und die mit mathematischen Studien beschäftigte Jugend, als vorzugsweise Kranke der Art liefernd an; jedenfalls aber scheinen die unteren Stände, namentlich die der Landleute, Dienstboten, Handwerker, Tagelöhner usw., alle anderen um vieles zu überwiegen. Ferner ist eine gewisse *erbliche* Anlage auch keineswegs zu verkennen, obgleich dieselbe in der Tat viel geringer zu sein scheint, als mehrere Schriftsteller sie annehmen.

Vorzüglich aber verdienen die sogenannten entfernten oder *erregenden* Ursachen einer ernsten Beachtung. Und da stehen hier wohl ohne Zweifel oben an die geistigen Getränke und der Mißbrauch gewisser Arzneien, wie z.B. der Tollkirsche, des Stechapfels, des Bilsenkrautes usw., deren Kraut die Ärzte der alten Schule als ganz unschuldige Dinge von ihren asthmatischen Kranken rauchen lassen; ferner der Tabak selbst, wie auch der Gebrauch des Opiums und ähnlicher narkotischer Substanzen, verfälschter Biere und Weine usw. Ferner verdienen der Erwähnung alle schwächenden Einflüsse, wie z.B. plötzliche übermäßige Blutverluste, geschlechtliche Ausschweifungen, schnell aufeinander folgende Wochenbetten, zu lange fortgesetztes Stillen, heftige, erschöpfende, die Gehirntätigkeiten herabsetzende Krankheiten, wie z.B. typhöse Fieber, anhaltende Kopfkongestionen, chronische Gehirnentzündungen, heftige Schläge oder Stöße auf den Kopf, die Einwirkung großer Sonnen- und Ofenhitze usw.

Einen gleichen Einfluß haben sodann auch alle Unterdrückungen gewohnter Sekretionen, plötzlich gehemmte Regeln oder Hämorrhoidalblutungen, unterdrückte Hautsekretion, besonders aber *zurückgetriebene Flechten und Ausschläge.*

517

Auch absolute, *geschlechtliche Enthaltsamkeit* kann bei jungen, lebenskräftigen Witwern und Witwen, besonders wenn diese an öftere Befriedigung gewöhnt waren, sehr leicht Tobsucht herbeiführen. Auch bei tuberkulösen Lungenleiden und chronischen Herzkrankheiten hat man diese Seelenstörung eintreten sehen, sowie nicht minder nach heftigen Nervenerregungen, namentlich durch *Kitzeln der Fußsohlen* oder eingedrungene Splitter in dieselben, oder nach starken Gerüchen, bei sehr sensiblen Personen.

Endlich ist sodann die Tobsucht auch sehr häufig noch eine Seelenstörung, welche sich als endlicher Ausgang zur Epilepsie, zu verschiedenen Formen der Melancholie, zur Hypochondrie und zum Wahnsinn gesellt und diese Formen komplizieren hilft, welches einige Schriftsteller zur Annahme einer Menge von Formen gebracht hat, die nur die Übersicht erschweren, wie z.B. *Melancholia maniaca, Hypochondria maniaca* usw. oder *Mania melancholica, hypochondriaca, epileptica, Mania moria* usw., und die man, wenn man wollte, noch in's Unendliche vermehren könnte.

In Betreff der *inneren* Ursachen hat die pathologische Anatomie in den bisherigen Leichenöffnungen noch kein positives, sicheres Resultat geliefert.

§ 84

3. Verlauf, Ausgänge, Prognose

Wenn die Tobsucht sich nicht, wie zuweilen geschieht, aus irgend einer Form der Melancholie entwickelt, sondern selbständig auftritt, so kann sie entweder plötzlich ausbrechen, oder sich durch ein kürzeres oder längeres Stadium von Vorläufern ankündigen. In diesem letzteren Fall sieht man oft mehrere Monate lang eine große Beweglichkeit, übermäßige Reizbarkeit und auffallende Sonderbarkeit im ganzen Benehmen und Charakter des Kranken, zuweilen mit Aufregung des

Geschlechtstriebes und des gesamten Nervensystems, großer Geläufigkeit der Sprache, und einer Unruhe, welche die Kranken auf keiner Stelle bleiben läßt; sie werden leicht zornig und aufgebracht, machen unsinnige Ausgaben, sind traurig oder ausgelassen, geschäftig oder faul, und begehen auffallende, regelwidrige Handlungen, bis endlich die volle Tobsucht mit einem Mal und ehe man sich versieht, in ihrer ganzen Stärke ausbricht. Einige Kranke verfallen auch einige Stunden, Tage oder Monate vor dem Ausbruch in eine Art dumpfer Betäubung, bei der sie unbeweglich auf einer Stelle bleiben, so daß man sie an- und auskleiden, waschen und füttern muß, wie kleine Kinder; während andere wieder eine unerträgliche Hitze in den Eingeweiden empfinden, welche vom Unterleib nach dem Kopf aufsteigt, oder einen solchen Kopfschmerz, daß sie vor Wut gegen die Wand rennen und sich den Kopf zu zerschlagen suchen.

Ist die Raserei ausgebrochen, so kann sie dann, je nach den Umständen, eine akute, chronische, anhaltende, aussetzende, periodische, komplizierte oder einfache Form annehmen. Die akute Form ist meist gleichmäßig anhaltend; die chronische dagegen bietet stets mehr oder weniger deutliche Remission und sogar vollkommen freie Zwischenräume, in denen die Kranken sich nicht nur ihres Zustandes bewußt werden, sondern auch zu ihren gewohnten Ideen und Beschäftigungen zurückkehren. Hat nämlich die Krankheit einige Zeit auf ihrer Höhe angehalten, so tritt dann gewöhnlich eine Art Ermattung mit Nachlaß der heftigsten Zufälle ein, und es erfolgt dann auch wohl Schlaf, der aber im Anfang noch stets unruhig und traumvoll bleibt. Ist die Tobsucht nur nachlassend, ohne ganz freie Zwischenräume zu bieten, so werden die Kranken denn gewöhnlich still und düster, wie in tiefes Nachdenken versunken, und ehe man es denkt, bricht die Wut aufs Neue aus. Zuweilen erneuern sich die Anfälle auf diese Art alle Tage, während andere den drei- oder viertägigen Typus halten; noch andere kehren nur alle Wochen, alle Monate, alle Jahre wieder, je nachdem sie entweder durch dieselben Einflüsse, die dem ersten Anfall zu Grunde lagen, oder durch andere, neue Erregungsursachen herbeigeführt werden.

Gewöhnlich kompliziert sich die Tobsucht mit zahlreichen, durch die Gefühle und Empfindungen des Kranken bedingten Sinnes- und Phantasietäuschungen, welche die Ideen desselben nur noch mehr verwirren, ihn in Unterhaltung mit unsichtbaren, eingebildeten Wesen verflechten, und ihn oft bis zum höchsten, wütendsten Zorn reizen. Wird die Tobsucht nach einer längeren Reihe von Anfällen nicht geheilt, so ist ihr *endlicher Ausgang* gewöhnlich der Übergang in allgemeine Verwirrtheit oder in Blödsinn, und sehr oft auch treten chronische Ausschläge, Epilepsie, hysterische Zustände, Veitstanz, skorbutische Leiden, Lähmungen, organische Gehirnaffektionen und andere Leiden wichtiger Organe als Komplikationen hinzu.

Was endlich die *Prognose* der Tobsucht betrifft, so läßt sich diese in frisch entstandenen und nicht durch fortdauernde Ursachen unterhaltenden Fällen durchaus nicht als absolut ungünstig betrachten, ja in den meisten Fällen kann die Manie unter solchen Umständen durch angemessene Behandlung unbedingt zur vollen Gesundheit zurückgeführt werden. Oft erfolgt in Fällen, die schon jahrelang bestanden haben, denen aber keine organischen Leiden oder sonst unheilbare Übel zu Grunde liegen, noch ganz unerwartete und dauerhafte Heilung. Nur da, wo die Krankheit entweder schon sehr lange gedauert oder schon unheilbare organische Veränderungen nach sich gezogen hat, oder auch in Verwirrtheit oder Blödsinn übergegangen ist, steht die Prognose schlimm und muß fast für absolut ungünstig gehalten werden. Auch bei allgemeiner Lähmung, gleichzeitiger Epilepsie, deutlicher Intermittenz der Anfälle, Erblichkeit der Krankheit, Fortdauer schädlicher Gewohnheiten, wie Onanie und Trunksucht, oder bei unheilbaren organischen Bildungsfehlern, ist meist keine Hoffnung mehr für gründliche Heilung.

Dennoch aber darf der Arzt diese Hoffnung nie aufgeben, so lange die vorhandenen Erscheinungen nicht mit Bestimmtheit auf ein solches organisches Hirnleiden hindeuten, welche der bisherigen Erfahrung zufolge jede Wiederkehr zu geregelten, normalen psychischen Funktionen des Gehirns unmöglich machen. Mit der vollkommensten Sicherheit ist aber ein solcher Zustand stets da anzunehmen, wo, nach heftigen Einwirkungen auf das Gehirn, *lähmungsartige* Zustände eintreten, wie z.B. Zittern der Hände, unsicherer Gang, bebende Zunge und undeutliche Sprache, eckige, verzogene, auf beiden Augen nicht gleiche Pupillen, lähmige Schwäche der Schließmuskel an After und Harnblase usw. Tobsüchtige der Art sterben gewöhnlich im Laufe desselben Jahres, in welchem jene Erscheinungen sich zuerst gezeigt haben.

§ 85

4. Behandlung

Wir übergehen die verschiedenen Zwangsmittel, welche man vorgeschlagen hat, um Tobsüchtige zu bändigen, weil sie allgemein bekannt sind und wir nichts weiter hinzuzufügen haben, als den Rat, dieselben nur im äußersten Notfall, d.h. da anzuwenden, wo gar kein anderer Rat mehr ist. Denn auch hier ist die Wut und Raserei eine Art Reaktionsbestreben des Ichs auf seine erregten Gefühle hin, und könnte man Rasende stets ganz austoben lassen, ohne sie in irgend etwas zu beschränken, so würde vielleicht in manchen Fällen die Heilung noch leichter und schneller erfolgen. Sind sie daher nur lärmend und tobend, ohne noch anderen zu schaden, so überlasse man sie ganz sich selbst, und muß man Zwangsmittel anwenden, so wähle man stets diejenigen, welche noch am meisten Beweglichkeit und Freiheit der Handlungen zulassen und nur das Gefährliche derselben hindern. Oft auch helfen, wenn man einmal zu Zwangsmaßregeln gegriffen hat, dann bloße Drohungen ihrer Erneuerung für alle folgenden Fälle, vorausgesetzt, daß man halte, was man angedroht hat.

Jedenfalls aber müssen alle Kranke der Art streng von anderen abgesperrt, dann aber milde, sanft und zwar mit Ernst, aber nie mit unbedingter und offenbarer Opposition behandelt werden, weil bei ihrer übergroßen Reizbarkeit jeder Widerspruch sie so leicht auf und ganz außer Fassung bringt. Wo man kann, gebe man daher ihren Wünschen nach, und lasse sie vor allen Dingen merken, daß man bei allen ihnen unangenehm scheinenden Anordnungen stets nur ihr eigenes Bestes und ihre um so schnellere Heilung im Auge hat. Was man von der Anwendung des Schreckes und in diesem Sinne auch von plötzlicher Eintauchung in kaltes Wasser gesagt hat, hat allerdings als je zuweilen treffliches Heilmittel seine Richtigkeit und tiefe psychologisch-therapeutische Begründung, zumal in den Fällen, wo die Tobsucht durch plötzliche Eindrücke entstanden ist; die Wirkung ist hier eine echt homöopathische, wenn sie im Anfall selbst angewendet wird; das Mittel selbst ist in Bezug auf seine Dosis aber viel zu heroisch, als daß wir dessen Gebrauch nur so unbedingt und ohne Weiteres anraten könnten.

Dagegen haben wir selbst in sehr heftigen Anfällen zuweilen recht gute Wirkung von der Anwendung der *Kamphertinktur* gesehen. Wegen der großen Ähnlichkeit der Tobsuchtanfälle mit denen gewisser Neurosen, wie z.B. Epilepsie, fallsuchtartigen Krämpfen Hysterischer usw., in denen wir mehrmals die treffliche Wirkung des Kamphers erprobt, war uns schon seit Jahren der Gedanke gekommen, denselben auf gleiche Weise in den Paroxysmen der Raserei zu versuchen, und der Erfolg hat in der Tat in einigen Fällen unsere Hoffnung gerechtfertigt, indem die Anfälle sogleich in ihrer Heftigkeit nachließen. Wir bedienen uns zu diesem Zweck stets der Urtinktur, von der wir mit dem durch das umgekehrte Fläschchen befeuchteten Finger dem Kranken alle Viertel-oder halbe Stunden etwas unter die Nase einreiben lassen, bis Nachlaß eintritt und der Kranke ruhiger wird.

Auch die freie Luft tut den meisten Kranken der Art sehr wohl, leider aber ist der Aufenthalt in dieser, der sich doch an sich recht gut mit der Absperrung könnte verbinden lassen, schon wegen der großen Empfindlichkeit, die sie gewöhnlich gegen die geringste Helligkeit und das kleinste Geräusch zeigen, nicht immer zulässig, und man sieht sich daher meist genötigt, sie in möglichst dunkle Zellen einzusperren. Indessen sollte der möglichst häufige Genuß der freien Luft bei allen denen, die der Eindruck des Lichtes und des Geräusches nicht zu sehr aufbringt, nie außer Acht gelassen werden.

Der Gebrauch der Bäder, von welchem die Ärzte der alten Schule soviel Aufhebens in der Tobsucht machen, ist absolut unnötig bei homöopathischer Behandlung, da uns glücklicher Weise bessere und direktere Heilmittel zu Gebote stehen, deren günstige Einwirkung die Bäder nur hindern würden. Wir führen in den folgenden Paragraphen die wichtigsten dieser Heilmittel nach der Stufenfolge ihres größeren oder geringeren hierher gehörigen Wirkungskreises mit Angabe ihrer passenden Zeichen auf, und geben dann noch zum Schluß einige besondere Andeutungen über diejenigen Mittel, welche den durch die erregenden Ursachen, die eigentümlichen Symptome eines jeden Falles und die etwaigen Nebenleiden gegebenen Anzeigen auf speziellere Weise sich anschließen.

§ 86

5. Meist passende Arzneien

Von den durch ihre eigentümlichen Wirkungen am häufigsten gegen Tobsucht angezeigten Arzneien verdienen unstreitig, den bisherigen Erfahrungen zufolge, die erste Erwähnung:

Bell., canth., hyos., stram., verat.,

und unter diesen werden sich dann wieder stets besondere
hilfreich zeigen:

BELLADONNA, wenn vorhanden: *Überempfindlichkeit aller*
Sinne;
eigensinnige Reizbarkeit, mit Heulen, Schluchzen und Er-
höhung durch gütliches Zureden;
Zanksucht und Neigung kalten Mutes zu beleidigen;
Fluchen, mit stierem Blick;
Wut, mit Bellen, Knurren, Zähneknirschen, Konvulsionen,
brennender Hitze, starren Augen, großer List, Lärmen,
Toben und Gewalttätigkeiten;
Neigung zu beißen, zu spucken, zu schlagen, alles zu zerreißen, die
Leute an den Haaren zu ziehen und mit Steinen zu werfen;
geile Geschwätzigkeit;
wahnsinnige Ausgelassenheit und große Lustigkeit;
Singen, Pfeifen und Trällern;
tolles Lachen;
Visionen freundlicher oder schreckhafter Art, von schönen,
lieblichen Bildern, Insekten, Hunden, Ochsen, Soldaten,
Wölfen, Fledermäusen, Gespenstern und Teufeln.

CANTHARIS: Große Angst und Bangigkeit, die nirgends
bleiben läßt;
Herumlaufen wie unsinnig, oder wie von innerem Brande ver-
zehrt;
Mißmut, Reizbarkeit, Unzufriedenheit und Neigung zum
Poltern und Lärmen;
Anfall von Wut, wie bei Hundstollheit;
Wutanfälle mit Konvulsionen und Erneuerung der Anfälle
durch Berührung des Halses und Anblick von Flüssigem;
Irrereden;
Verstandesverlust;
Phantasie- und Sinnestäuschungen, besonders Nachts;
Täuschungen des Gefühls und des Gehöres besonders.

HYOSCYAMUS: Ungeheure Lebhaftigkeit;
Gefühl falscher Kraft und Munterkeit;
große *Geschwätzigkeit,* mit unsinnigen Reden;
Neigung alles auszuplaudern, was ein Kluger sein Leben lang
  verschweigen würde;
unsinniges Lachen;
Schimpfen, Zanken und Lärmen;
Eifersucht;
Neigung anderen Vorwürfe zu machen und sich über erlitte-
  nes Unrecht zu beklagen;
Neigung andere zu beleidigen und sie zu verhetzen;
er übt Gewalttätigkeit und schlägt die Leute, fällt andere mit
  Messern an, und will die ihm Begegnenden ermorden;
Singen von Liebesliedern und Gassenhauern;
er macht sich nackt und läuft weit umher;
stößt an alles an, mit offenen Augen und wildem Blick;
Wutanfall, mit feierlichen Gebärden in unschicklicher Kleidung;
wütendes Geschrei mit heftigen Gestikulationen, brennender
  Hitze und Schweratmigkeit;
höchste Wut, mit unbändigen, unerhörten Kraftäußerungen;
bringt in der äußersten Wut Tag und Nacht nackend und unter Schreien zu;
tausend Phantasiebilder vor der Seele.

STRAMONIUM: Unsinniges Gezänk;
Anfälle unbändiger Wut, mit großer Kraftanstrengung;
Losgehen auf die Leute, um sie zu schlagen und zu ergreifen;
Umsichschlagen, unter schrecklichem Geschrei;
große Neigung zu beißen und alles mit den Zähnen zu zerrei-
  ßen, selbst seine eigenen Glieder;
will sich selbst und andere ermorden;
Wechsel von Konvulsionen und Wut, mit so argen Krämpfen,
  daß er kaum gehalten werden kann, und Neigung zum
  Beißen und Schlagen;

schneller Wechsel von Lachen, Weinen und Singen;

lautes Lachen, mit Seufzen und Ärgerlichkeit wechselnd;

große Fröhlichkeit, mit außerordentlichen Gebärden und närrischem Geschwätz;

Schreien bis zur Heiserkeit und Sprachlosigkeit;

Geilheit mit unzüchtigem Singen und Reden;

große Geschwätzigkeit, wechselnd mit wütendem, lautem Lachen oder mit Bewegungen, wie zum Spinnen;

kniende Stellung, mit Aufschrecken bei der leisesten Berührung, unter Geschrei mit wildem Blick;

Aufspringen aus dem Bett, Nachts, unter Geschrei, die Krankheit wolle ihm zum Kopf herausbrechen;

unsinnige Gebärden, Tanzen, Singen und Lachen;

schreckhafte Visionen von Gespenstern, Hunden, Katzen, Kaninchen und anderen Tiergestalten, die alle seitwärts aus der Erde zu kommen scheinen und vor Furcht und Schreck zittern machen;

zahlreiche Visionen;

steter Wechsel von lächerlichen Possen und traurigen Gebärden;

unsinniges Herumlaufen, mehrere Tage, mit tausend angenehmen Ideen und Phantasiebildern beschäftigt;

unsinnige Klagen, als zerfleische ein Hund ihm die Brust.

VERATRUM: Zornmütigkeit, mit wütenden Vorwürfen und tadelsüchtigem Aufsuchen der Fehler anderer;

übergroße Empfindlichkeit und Reizbarkeit;

wahnsinnige Ausgelassenheit und Lustigkeit;

Geschwätzigkeit, Lachen, Singen und Trällern;

Wut mit großer Körperhitze;

Tobsucht, mit Neigung zum Entfliehen;

Schimpfen und Verwünschungen, die ganze Nacht, mit viel Lärmen und Toben, bei Kopfweh, Dummlichkeit und Speichelfluß;

Stampfen mit den Füßen, mit Appetitlosigkeit;

Zerreißen seiner Kleider, bei hartnäckigem Schweigen;
zerbeißt seine Schuhe und verschluckt die Stücke;
verschlingt seinen eigenen Kot;
kennt die Seinen nicht mehr;
wütende Delirien;
Anfälle von Geschrei, mit unsinnigem Herumlaufen, unter
Angst und Gesichtsbläue, oder mit Gesichtsblässe und
Furcht.

§ 87

6. Nächst passende Arzneien

Nächst den ebengenannten Arzneien empfehlen sich sodann
ebenfalls als nicht minder wichtige Mittel in vielen Fällen:
2) *Agar., ars., cann-s., croc., cupr., kali-c., lach., lyc., op.,
phos., ph-ac., sec.,*
und zwar namentlich:

AGARICUS, wenn vorhanden: Trunkene Wut, mit Kühnheit
und rachsüchtigen Vorsätzen;
drohende, gefährliche, schadenstiftende Wut, die auch gegen
sich selbst gerichtet ist;
ausschweifende Phantasie, Entzückung, Prophezeien, Versemachen.

ARSENICUM: Große Zornmütigkeit und empfindliche Reizbarkeit;
Neigung, alles zu tadeln und anderen ihre Fehler vorzuwer-
fen;
Überempfindlichkeit der Sinne gegen Geräusch, Licht und
Gerede;
zornige Reizbarkeit;
zornige Wut und Verzweiflung bei Empfindung des kleinsten
Schmerzes;

Wut mit Neigung zu entfliehen und Nötigung gefesselt zu werden.

CANNABIS SATIVA: Mißmut;

heftige Reizbarkeit und zornige Wut auf die geringste Veranlassung;

tolle Lustigkeit, wie von Trunkenheit;

wütender Wahnsinn, mit Neigung, den Leuten in's Gesicht zu spucken.

CROCUS: Zornige Wut mit Auffahren und Zanken;

auffallender Wechsel der entgegengesetzten Gemütszustände;

steter Wechsel von Wutanfällen und übergroßer Zärtlichkeit;

bald Zorn und Wut gegen andere, bald Neigung sie zu umarmen;

bald große Zärtlichkeit und Fröhlichkeit, bald Lust zu beißen;

tolle Munterkeit und Ausgelassenheit, mit Gesichtsblässe, Kopfweh und Gesichtsverdunkelung;

große Neigung zum Lachen und Scherzen;

tolles Lachen und Singen;

Beschränkung des freien Willens.

CUPRUM: Überreiztheit, Entzückung und wütendes Lachen;

Wutanfälle, mit Neigung zum Entfliehen;

lustiges Singen;

spuckt den Leuten in's Gesicht und lacht darüber;

mürrische, tückische Wut;

häufige Wutanfälle, mit Neigung zum Beißen, wildem Blick, unzusammenhängenden Reden, roten, entzündeten Augen, starkem, vollem, beschleunigtem Puls und endlichem starkem Schweiß.

KALI CARBONICUM: Große Zornmütigkeit und Widerspruch mit sich selbst;
er verlangt und fordert mit Ungestüm und gerät in Wut, wenn nicht alles geht, wie er will;
große Neigung zu Ärger und Zorn;
zornige Wut, früh im Bett, mit Zähneknirschen.

LACHESIS: Große Neigung zu Tadel, Vorwürfen und Aufsuchen der Fehler anderer;
Zanksucht, Rechthaberei und Neigung zu Widerspruch;
ungestüme Forderungen;
Zorn und Gewalttätigkeit, selbst ohne Veranlassung;
die geringste Berührung bringt in Wut;
Bosheit und Tücke, verletzt andere in hinterlistigem Überfall und alle ihre Gedanken gehen auf Unheil;
Überreiztheit, Entzückung und ungeheure Redseligkeit.

LYCOPODICUM: Reizbarkeit und große Empfindlichkeit;
Eigensinn und Halsstarrigkeit, mit Neigung zu Zorn und Auffahren;
Außersichsein vor Zorn auf die geringste Veranlassung;
Zank in Gedanken mit Abwesenden;
zornige Wut gegen sich und andere;
unsinnige Wut, in Neid, Vorwürfen, Anmaßung, Befehlshaberei und Eifersucht ausbrechend, mit Schimpfen, Verwünschungen und tätlichen Ausfällen gegen die Beleidigten;
tolle Lustigkeit und Ausgelassenheit;
Pfeifen und Trällern;
große Neigung zum Lachen, selbst über ernste Dinge.

OPIUM: Mut, Unerschrockenheit, Todesverachtung und unternehmende Stimmung;
unsinnige Fröhlichkeit, mit verliebtem Singen, Lachen und

Possen, dann *unbändige Wut,* mit nachfolgender Traurigkeit und Weinerlichkeit, in Schlafsucht übergehend;
Willensschwäche;
Mangel an Schamhaftigkeit und Zartgefühl;
verwegener Mut;
Grausamkeit;
unsinnige Wut mit Verzerrung des Mundes;
wütende Delirien, mit rotem Gesicht, funkelnden Augen und
   großer Lebhaftigkeit;
tolle Wut, mit Schreien, Drohungen, Wälzen auf der Erde,
   hervorgetretenen, entzündeten Augen, Geschwulst des
   Kopfes und Gesichtes, blauen, gedunsenen Lippen und
   Unkenntnis der Seinen;
schreckhafte Visionen von Mäusen, Skorpionen, Gespenstern, Teufeln, Masken, Fechtern usw.;
Wechsel von Wut und Furcht.

PHOSPHORUS: Große Reizbarkeit und nervöse Überreiztheit;
ärgerliche Zornmütigkeit, und heftiges Auffahren über das
   Geringste;
unwillkürliches Lachen;
unsinnige Schamlosigkeit, sie entblößt sich und will nackt gehen.

PHOSPHORI ACIDUM: Überreizte Munterkeit und Fröhlichkeit;
   große Lebhaftigkeit;
wütendes, unsinniges Tanzen, mehrere Tage, ohne sich vor
   der Nacht niederzulegen.

SECALE: Wütende Delirien, mit nachfolgendem Erbrechen
   und tiefem, anhaltendem Schlaf;
Irresein mit Gewalttätigkeit, unsinnigen Handlungen und
   Verachtung der Seinen;

Wut mit Neigung sich zu ersäufen;
Neigung zum Lärmen, Toben und Beißen, mit Notwendigkeit
gebunden zu werden.

§ 88

7. Seltenere Arzneien

Außer den angeführten Mitteln werden dann in gewissen Fällen ebenfalls noch treffliche Dienste tun:
3) *Acon., anac., ant-t., camph., con., merc., mosch., nat-c., nat-m., nit-ac., nux-v., plat., plb.,*
und zwar namentlich:

ACONITUM: Delirien mit Neigung zum Entfliehen;
wütende Delirien;
Halsstarrigkeit und Zanksucht;
dreiste Sprache mit lebhaften Augen;
Neigung zum Herumlaufen mit geschäftiger Miene.

ANACARDIUM: Empfindlichkeit, Auffahren und Neigung
zu Widerspruch;
zornige Wut und Tätlichkeit beim kleinsten Zank;
Hartherzigkeit, Grausamkeit, Verruchtheit, Gottlosigkeit,
Unmenschlichkeit;
Lachen über Ernstes und Ernstbleiben bei Lächerlichem;
Gefühl, als sei der Wille durch fremde Kraft bestimmt.

ANTIMONIUM TARTARICUM: Lustige Wut;
unsinnige Wut und Raserei, mit Neigung zur Selbstentleibung.

CAMPHORA: Delirien;
unsinnige Reden und Handlungen;
unsinnige Wut, mit Schaum vor dem Mund.

531

CONIUM: Reizbarkeit und Zornmütigkeit;
großer Widerwille gegen das Gerede anderer, so daß man sie ergreifen und mißhandeln mölchte.

MERCURIUS: Zornige Ärgerlichkeit, Mißmut und Arg-wohn, mit Neigung andere zu beleidigen und für seine Feinde anzusehen;
zornig und unternehmend;
hastige Sprache;
Wut mit Neigung alles zu zerreißen, Abscheu vor Flüssigkei-ten und arger Brustbeklemmung.

MOSCHUS: Heftige, unbändige Zanksucht, bis der Mund trocken, die Lippen blau, das Gesicht leichenblaß und die Augen stier werden;
bald Neigung zum Zanken, bald Trieb zum Herumlaufen;
fährt plötzlich zornig auf, weiß sich vor Wut nicht zu lassen und wird nicht eher ruhig, als bis er etwas zerbrochen hat.

NATRIUM CARBONICUM: Große zornmütige Reizbarkeit;
Neigung zum Schlagen und Raufen, mit Unerträglichkeit des Widerspruchs;
Außersichsein vor Wut, nach der geringsten Kleinigkeit, so daß er mit der größten Heftigkeit spricht, bis er ganz er-schöpft ist.

NATRIUM MURIATICUM: Bosheit und zornige Leidenschaft-lichkeit;
Auffahren über Kleinigkeiten;
Haß gegen ehemalige Beleidiger;
Tanzen, Singen und unsinniges Lachen über Dinge, die gar nicht lächerlich sind.
NITRI ACIDUM: Heftigkeit und Zanksucht;
Zorn und Schimpfen;

Anfall von Wut mit Verzweiflung, Schimpfen und Schmähungen;
hartnäckiger Groll.

NUX VOMICA: Zorn und Zanksucht;
große Neigung zu Tadel und Vorwürfen;

eifersüchtige Schmähungen, mit unzüchtigen Reden, Zanken,
Vorwürfen, Heulen und Schreien;

zorniges Auffahren;

sieht jeden, der ihn etwas fragt, boshaft an, als wolle er ihm
ins Gesicht schlagen;

Zanksucht bis zu Tätlichkeiten;
große Bosheit und Tücke.

PLATINA: Unzufriedenheit mit der ganzen Welt;
große zornige Reizbarkeit, Zanksucht und Redeunlust;

große Gereiztheit, mit Neigung sich mit seinen Freunden zu
schlagen und gegen sich selbst zu wüten.

PLUMBUM: wütende Delirien, mit fremdartigem Blick, heftigem Geschrei und allgemeinen Konvulsionen;

Unsinnige Wut, Nachts, mit schmerzhaften, geschwollenen
Augen, scheuem Blick, schleimigem Mundgeschmack und
Geschwulst des Bauches und der Lenden mit Schmerz bei
Berührung.

§ 89

8. Anzeigen nach den Symptomen

Überhaupt werden stets gegen *Wut* und Tobsucht passend gefunden werden:

Bei **Argwohn,** Mißtrauen: 1) Bell., cupr., hyos., op.
       2) Anac., lach., lyc., merc., nux-v.

Auffahren, Heftigkeit, bei:

    1) Bell., stram.

    2) Anac., hep., croc., lyc., merc., nat-m., nux-v., phos., ph-ac., plat.

Beißlust, bei:

    1) Bell., canth., stram., verat.

    2) Cupr., sec.

Bosheit, bei:

    1) Bell., hyos., op., stram., verat.

    2) Agar., anac., ars., cann-s., chin., cocc., cupr., hep., merc., nat-c., plat., sec., zinc.

Delirien, Irrereden, bei:

    1) Bell., hyos., op., stram., verat.

    2) Acon., ant-t., ars., canth., cupr., lach., nux-v., sec., sulf.

    3) Ant-c., bry., camph., cham., chin., con., kali-c., plb., puls.

Dreistigkeit, bei: Acon., agar., merc.

Eifersucht, bei: Hyos., lach., nux-v., puls.

Entfliehen wollen und **Herumlaufen,** bei:

    1) Bell., hyos., stram., verat.

    2) Acon., ars., cupr., lach., nux-v., puls.

Fluchen, bei: Anac., lyc., nit-ac., nux-v., puls., verat.

Furcht, bei:

    1) Bell., hyos., op., verat.

    2) Anac., ars., lach., phos.

Gebärden machen, bei; s. die Anzeigen bei *Wahnsinn.*

Geilheit, bei:

    1) Bell., canth., hyos., stram.

    2) Lach., phos., verat., zinc.

Geschwätzigkeit, bei:

    1) Hyos., stram.

    2) Bell., canth., verat.

    3) Ars., croc., lach., nat-c.

Gestikulationen, bei: Hyos., nux-v., stram.

Grausamkeit, bei: Anac., croc., nux-v.

Halluzinationen, bei:

    1) Bell., hyos., op., stram.

    2) Ars., lach., merc., verat.

Haß, bei: Agar., anac., lach., nat-m., nit-ac., phos. (vgl. Menschenhaß)

Hochmut s. Stolz

Lachen, bei:

    1) Bell., croc., hyos., phos., stram.

    2) Anac., nat-m., plat., verat.

    3) Cupr., lach., op.

Lärmen s. Wut

Lustigkeit und Ausgelassenheit, bei:

    1) Bell., croc., stram.

    2) Acon., cupr., hyos., lach., lyc., verat.

    3) Nat-m., op., phos., ph-ac., zinc.

Menschenhaß, bei: Ars., cic., nat-m., nit-ac., phos.

Mißtrauen s. Argwohn

Mordsucht, bei:

    1) Hyos., stram.

    2) Ars., chin., hep., lach., stram.

    3) Agar., anac., bell., cupr., merc., nux-v., op.

Phantasietäuschungen, bei s. *Halluzinationen.*

Schamlosigkeit, bei:

    1) Hyos., stram., verat.

    2) Nux-v., op., phos.

Schimpfen, Beschimpfungen, Schmähungen, bei:

    1) Bell., hyos., stram., verat.

    2) Anac., lyc., nit-ac., nux-v., puls., verat.

Schlagen auf andere, bei:

    1) Bell., canth., hyos., stram.

    2) Lyc., nat-c., nux-v., plat.

Schreien, bei:

    1) Bell., cupr., hyos., verat.

    2) Ars., canth., croc., merc., nux-v., plat., stram.

Selbstmordsucht, bei: Ars., bell., hyos., nux-v., stram., verat.

Singen, bei:

1) Bell., hyos., stram., verat.

2) Croc., cupr., nat-m., op., phos., plat.

Spucken, bei: Ars., bell., cupr., hyos., merc., stram.

Stolz und Hochmut, bei:

1) Hyos., stram., verat.

2) Chin., cupr., lach., lyc., plat., phos.

Tadelsucht, bei:

1) Ars., lach., verat.

2) Chin., merc., nat-m., nux-v.

3) Acon., alum., bell., hyos., lyc.

Tanzlust, bei:

1) Bell., cic., hyos., stram.

2) Acon., con., nat-m., ph-ac., plat.

Tätlichkeiten, tätlicher Wut, bei:

1) Bell., hyos., Stram.

2) Anac., chin., con., hep., lach., lyc., mosch., nux-v., plat.

Toben s. Wut

Verliebtheit, bei: Bell., hyos., stram., verat.

Verstecken, Neigung sich zu verkriechen, bei: Ars., bell., cupr., hyos., stram.

Visionen, bei: 1) Bell., hyos., op., stram.

2) Hell., hep., kali-c., nat-c., nit-ac., nux-v., phos., puls., sulf.

3) Ars., cic., lach., merc., ph-ac., plat., verat.

Wechsel der Zustände, bei:

1) Bell., croc., lach., stram.

2) Acon., ars., hyos., lyc., merc., nat-m., verat.

Weinen, bei:

1) Acon., bell., lyc., nat-m.

2) Ars., nux-v., stram., verat.

Wut, Lärmen und Toben, bei:

1) Bell., canth., hyos., stram., verat.

2) Agar., ars., cann., croc., lyc., merc., op., sec.

3) Acon., ant-t., con., cupr., kali-c., lach., nit-ac., phos., plb.

Zanksucht, bei:

1) Bell., lach., lyc., nux-v., verat.

2) Ars., croc., hyos., merc.

3) Anac., canth., nat-m., nit-ac., plat., stram.

Zerreißen aller Dinge, bei: Bell., stram., verat.

§ 90

9. Anzeigen nach den Ursachen und Umständen

Diesen Anzeigen zufolge werden sich gegen *Wut* oder *Tobsucht* stets besonders dienlich erweisen:

Abends die Anfälle erfolgen, wenn:

1) Bell., hyos., lach.

2) Acon., anac., ars., lach., merc., nit-ac., phos., plat., puls., zinc.

Ausschlägen, die unterdrückt worden, nach:

1) Bell., stram.

2) Ars., cupr., lach., merc., phos.

3) Bry., lyc., ph-ac., puls., rhus-t.

Besessenheitswahn, wenn dieser in Manie übergeht, bei:

1) Bell., hyos., op., plat.

2) Anac., ars., kali-c., lach., puls., stram., sulf., verat.

Blutflüssen, wenn diese unterdrückt worden, bei:

1) Bell., stram., verat.

2) Acon., cupr., lach., lyc., op., phos., plat., sec.

Depression nach, s. Melancholie

Ehrgeiz, der gekränkt worden, bei: Cupr., hyos., lach., lyc., phos., stram., verat.

Eifersucht als Ursache, nach: Hyos., lach., nux-v., puls.

Enthaltsamkeit gegen Gewohnheit, nach:
1) Bell., canth., con., hyos., stram., verat.
2) Lach., phos., zinc.

Fallsucht oder im Wechsel damit, nach:
1) Bell., hyos., op., stram.
2) Ars., cupr., lach., merc.
3) Con., nat-m., nit-ac., plb.

Früh Verschlimmerung eintritt, wenn:
1) Nux-v., verat.
2) Acon., ars., croc., stram., sulf.
3) Kali-c., nat-c., nat-m., nit-ac., phos.*

geistigen Getränken im Mißbrauch, nach: (vgl. narkot. Substanzen)
1) Bell., op., stram.
2) Acon., ars., hyos., lach., merc., nux-v.

Geldverlust s. Vermögensverlust

Geschlechtsausschweifungen, nach:
1) Bell., canth., hyos., stram., verat.
2) Lach., merc., phos., plat.

Gewissensbisse, Fehltritten usw., nach:
1) Bell., hyos., stram., verat.
2) Ars., lach., merc., op., plat., puls., sulf.

Hypochondrischen, bei:
1) Bell., verat.
2) Ars., cupr., lach., lyc., merc., phos., plb.

Liebesunglück, unglücklicher Liebe, nach:
1) Hyos., stram., verat.
2) Lach., nux-v., puls., sulf.
3) Lyc., merc., nat-m., plat.

Melancholie, als Ausgang dieser, nach:
1) Bell., lach., verat.
2) Ars., con., hyos., lyc., merc., nux-v., phos., stram.

Mensesunordnung, bei:
1) Cupr., plat., stram., verat.

538

2) Acon., ars., bell., con., lyc., merc., nat-m., phos., puls.

Musik verschlimmert, wenn: Acon., lyc., nux-v., phos.

Nachts die Anfälle kommen, wenn:
1) Bell., hyos., verat.
2) Acon., ars., merc., phos., puls.
3) Con., lyc., nat-c., nat-m., nit-ac., plb.

Narkotischen Substanzen im Mißbrauch, nach:
1) Bell., lach., nux-v.
2) Ars., hyos., lyc., nat-m., stram.

Onanie als Ursache, nach: Bell., canth., merc., phos.

phantastischen Geistersehern, bei, wenn dieser Wahn in Wut übergeht:
1) Bell., hyos., op., stram.
2) Ars., lach., merc., plat., verat.

Religiösen Ursachen, nach:
1) Bell., hyos., lach., stram.
2) Ars., con., croc., lyc., merc., nux-v., verat.

Schwangeren, bei: Bell., lach., merc., plat., puls., stram., verat.

Schwärmerei als Ursache, bei: Agar., lach., op.

Sonnenstich, nach:
1) Bell., hyos.
2) Acon., agar., lach., op.

Unmäßigkeit und Schwelgerei, von: Ars., bell., cupr., lach., lyc., merc., verat.

Vermögensverlust, bei:
1) Anac., lach., phos.
2) Bell., hyos., stram., verat.

Wöchnerinnen, bei:
1) Canth., plat., stram., verat.
2) Nat-m., phos., puls.

§ 91

10. Nebensymptome als Anzeigen

Diesen somatischen Nebenzeichen zufolge werden sich gegen *Tobsucht* stets vorzugsweise hilfreich erweisen:

Abmagerung, bei:

1) Ars., cupr., lach., lyc., nux-v., verat.

2) Anac., nat-m., phos., ph-ac., puls.

Bauchhitze, bei: Ars., bell., canth., lach., nux-v., phos., ph-ac., sec., verat.

Berührungsscheu, wenn Berührung die Anfälle erneuert, bei: Bell., op., stram.

biliösem Zustand, bei:

Acon., bell., canth., merc., nux-v., puls., sec.

Fallsuchtanfällen als Komplikation, bei: Bell., cupr., hyos., nux-v., op., plb.

Fieberhitze, bei:

1) Bell., hyos.

2) Acon., ars., lyc., merc., nux-v., phos., puls., stram.

gastrischen Beschwerden, bei:

Acon., ant-t., bell., cupr., lach., lyc., merc., nux-v., phos., puls., sec.

Gehirnaffektionen organischer Art, bei: Acon., bell., canth., hyos., lach., merc.

Gesichtsblässe, bei: Anac., ars., croc., merc., phos., puls., verat.

Gesichtsbläue, bei:

1) Bell., cupr., hyos., op., verat.

2) Acon., ars., con., lach., merc., puls.

Gesichtsgedunsenheit, bei:

1) Bell., canth., hyos., op., stram., verat.

2) Acon., ant-t., lach., lyc., merc., nux-v., phos., puls.

Gesichtsgilbe, bei:

1) Canth., verat.

2) Acon., lach., lyc., merc., nux-v., phos., puls.

Gesichtshitze, bei:
1) Bell., op., verat.
2) Acon., kali-c., lach., lyc., merc., puls.

Gesichtsröte, bei:
1) Bell., cupr., hyos., op., stram., verat.
2) Acon., ars., lyc., merc., nux-v., plat., puls.

Gesichtsverfallenheit, bei: Ars., canth., cupr., lach., nux-v., phos., sec., verat.

Gesichtsverzerrung, bei: Ars., bell., lach., nux-v., sec., stram., verat.

Hauttrockenheit, bei:
1) Bell., hyos., op., verat.
2) Acon., ars., kali-c., lach., lyc., merc., nux-v., plat., plb., puls.

Herzleiden, bei:
1) Acon., bell., lach., merc., nux-v., op., verat.
2) Ars., lyc., phos.

hysterischen Nebenleiden, bei: Nux-v., stram., verat.

Kälte des Körpers, bei:
1) Canth., cupr., stram., verat.
2) Ars., lyc., nat-m., nux-v., puls.

Konvulsionen, bei:
1) Bell., cupr., hyos., nux-v.
2) Ars., lach., merc., verat.

Kopfkongestionen, bei:
1) Bell., hyos., op., stram., verat.
2) Acon., lach., nux-v., phos.

Kopfschmerzen, bei:
1) Bell., verat.
2) Ars., croc., lyc., nat-m., puls.

Lähmungen bei:
1) Bell., hyos., op., stram.,
2) Lach., lyc., nat-m., nux-v., jphosph., plumb., sec.

Lichtscheu wenn helles Licht die Anfälle erneuert, bei:

    1) Bell., hyos., stram.

    2) Acon., ars., merc., nux-v., phos., puls.

Luftscheu, Widerwille gegen freie Luft, bei:

    1) Bell., stram., verat.

    2) Con., lach., lyc., merc., nat-c., nat-m., nit-ac., nux-v., puls.

Mundschaum, Schaum vor dem Mund, bei:

    1) Bell., hyos., stram.

    2) Canth., cupr., sec., verat.

Mundsperre *(Trismus), bei:*

    1) Bell., canth., hyos., op., verat.

    2) Acon., cupr., lach., merc., nux-v., phos., sec.

Mundverzerrung, bei:

    1) Bell., op., stram. − 2) Lach., lyc., merc., nux-v.

Rückenstarre, bei: Bell., canth., op., stram., verat.

Schlundkrampf, bei:

    1) Bell., canth., hyos., stram.

    2) Lach., nux-v., verat.

Schweiß mit oder nach den Anfällen, bei:

    1) Bell., op., verat.

    2) Ant-t., ars., hyos., merc., stram.

    3) Acon., lyc., nat-c., nat-m., nit-ac., nux-v., phos., ph-ac., puls.

Scorbut als Komplikation, bei:

    1) Bell., cupr.

    2) Ars., merc., nat-m., nux-v., ph-ac.

Veitstanz als Komplikation, bei:

    1) Bell., hyos., stram. − 2) Ars., cupr., nux-v.

Wasserscheu, bei:

    1) Bell., canth., hyos., stram.

    2) Cupr., lach., merc., nux-v.

Zähneknirschen, bei:

    1) Bell., hyos., stram., verat.

    2) Acon., ars., lyc., phos., sec.

II.

Lustige Wut, Freudetollheit, Amoenamania

§ 92

1. Krankheitsbild

Wir haben schon im vorigen Artikel (§ 82) gesagt, daß in einigen Fällen von Manie anstatt der zerstörenden Wut eine Art wahnsinniger Mutwille eintritt, indem die Kranken, anstatt zu brüllen, zu schreien, zu lärmen und zu schimpfen usw., vielmehr eine lustige Aufgeregtheit zeigen und dieselbe durch wildes Tanzen, Singen, Hüpfen, Springen, Lachen, Possemachen, Spaßen und muntere Gebärden aller Art zu erkennen geben. Aus diesem Zustand, welcher in einigen Punkten den Veitstanzfällen, in anderen dem Tarantismus sehr nahe kommt, und in welchem die Kranken sich gebärden, als wenn sie *vor Freude toll* wären, haben mehrere Schriftsteller abermals eine eigene unabhängige Krankheitsform machen wollen, und man muß gestehen, daß hierzu allerdings nicht unwichtige Gründe vorzuliegen scheinen, obschon man in den meisten Fällen dieser Art fast stets die Freudetollheit in anderen Augenblicken auch mit zorniger, boshafter Wut abwechseln sieht.

Unserer Ansicht nach ist daher die sogenannte *lustige Wut* durchaus keine eigene, selbständige Krankheitsform, sondern nur eine zufällige Abänderung in den Erscheinungen der allgemeinen Manie, deren eigentliches Wesen in psychischer Hinsicht ebenso in einem *erhöhten Selbstgefühl* besteht, wie die Melancholie in einem *unterdrückten*. Dieses erhöhte Selbstgefühl is sogar bei fast allen Tobsüchtigen mit einem ungemeinen körperlichen und geistigen Wohlbehagen verbunden, so daß der Kranke oft gar nicht genug sagen kann, wie wohl ihm sei und wie leicht ihm alles werde. Daher dann ganz natürlich ein übermütiges Benehmen, welches sich entweder durch große Fröhlichkeit und Ausgelassenheit oder durch Trotz, Widersetzlichkeit, Anmaßung, die Sucht, sich nach außen hin geltend zu machen und durch gewaltsame Zerstörung aller scheinbaren Hindernisse aussprechen wird. Aus eben dem Grund sieht man daher auch sehr häufig die allerwütendsten Arten der zerstörendsten Tobsucht sich im Anfang durch eine allgemeine Fröhlichkeit ankündigen; alle Seelenvermögen sind gesteigert; alle möglichen Triebe regen sich, und Ratlosigkeit mit Verlangen nach Veränderung, schnelle, hastige Sprache, unmäßiges Lachen, Tanzen, Hüpfen und Singen ohne Ursache, treten im Wechsel mit Heftigkeit und Jähzorn, lautem und prahlendem Gebieten und starker Neigung zum Trunke und Geschlechtsgenuß und in den allerverschiedensten Verbindungen auf. Andere Erscheinungen sind es eben auch nicht, welche die Verfechtung der *Amönomanie* als einer eigenen Form für deren Unterscheidung aufzuführen wissen, wenn anders man nicht die Erscheinungen der *tarantelartigen Tanzwut,* die allerdings eine eigene, aber nicht in psychischen, sondern in rein somatischen Verhältnissen begründete Krankheit ist, hierher rechnen will. Dessen ungeachtet aber haben wir doch für gut gehalten, diese besondere Gattung der Manie hier zu berücksichtigen, und wenn wir sie auch für keine eigene, selbständige Krankheit halten, doch diejenigen Arzneien besonders aufzuführen, welche sich, wenn eine eigene *Lustigkeit* und *mutwillige Fröhlichkeit* im Krankheitsbild vorherrscht, durch diese Erscheinung auch ganz speziell angezeigt finden können, und von denen wir in dem folgenden Paragraphen die wichtigsten angeben.

§ 93

2. Behandlung

Die vorzüglichsten Arzneien, welche ihrem Wirkungskreis und den bisherigen Erfahrungen zufolge am ersten in Betracht kommen können, wenn der Symptomenkomplex bei Tollsüchtigen sich als lustige oder mutwillige Aufregung oder Überreizung gestaltet, sind unstreitig:

1) *bell., croc., lyc., plat., stram., verat.*

2) *acon., cupr., hyos., lach., nat-c., nat-m., nux-m., op., phos., ph-ac.,*

und unter diesen verdienen stets wieder besondere Beachtung:

ACONITUM: Läppische Lustigkeit, mit fieberhafter Backenröte und Gefühl allgemeiner Hitze;

große Ausgelassenheit, mit Singen und Trällern, das zuweilen mit Weinen wechselt;

Lachen und Irrereden, wechselnd mit Wut und Weinen;

wahnsinnige Possen.

BELLADONNA: Große Heiterkeit und ausgelassene Lustigkeit, besonders Abends;

unsinnige Fröhlichkeit;

Singen, Pfeifen und Trällern;

lautes, unbändiges Lachen;

Hüpfen und Tanzen, mit Stöhnen wechselnd;

bald Singen, bald Weinen;

lächerliche Possen, mit Neigung, alles zu betasten, selbst die Leute, unter Lachen;

tanzt und läuft im Hemd umher.

CROCUS: Wechsel von Lustigkeit und melancholischer Traurigkeit;

große Heiterkeit, mit Lachen und Singen;

lustige Ausgelassenheit, mit Wut und Neigung zum Beißen wechselnd;

große Redseligkeit, mit witzigen Einfällen, lustigen Schwänken und Possen;

tolle Freude, mit Gesichtsblässe, Kopfweh und Gesichtsverdunklung;

mutwillige Ausgelassenheit;

große Neigung zum Spaßen und Lachen, auch mit großer Schwäche und erweiterten Pupillen;

stetes, unbändiges Lachen, selbst bis zum Tode;

große Lust zum Singen;

Singen im Schlaf sogar;

ein einziger musikalischer Ton reizt zu unaufhaltsamem Singen;

selbst während der Zornmütigkeit stete stille Wiederholung einer lustigen Melodie;

lachende Miene selbst im Schlaf.

CUPRUM: Possenmachen, mit Neigung, sich zu verstecken; unbändiges Lachen, abends;

krampfhaftes Lachen;

spuckt den Leuten ins Gesicht und lacht sogleich darüber;

lustiges Singen.

HYOSCYAMUS: Neigung, über alles zu lachen;

unsinniges Lachen;

lächerliche Gebärden und Tanzen, wie närrisch oder betrunken;

gestikuliert wie ein Harlekin;

Singen von Liebensliedern;

lächerliche Vorstellung feierlicher Handlungen in unschicklicher Kleidung.

LACHESIS: Stilles Lachen mit großem Verlangen nach Zerstreuung;

je mißlauniger, um so aufgelegter zu Spott, Satyre und witzigen Einfällen;

Aufregung wie nach großer Freude, mit erhöhter Verstandes-
fähigkeit und unruhiger Geschäftigkeit;

himmlische Entzückungen.

LYCOPODIUM: Übergroße Lustigkeit und ausgelassene
Fröhlichkeit, auch mit Neigung zu Zorn;

erst lustige Ausgelassenheit mit Verzerrung der Gesichtsmuskeln, dann Ungeduld und üble Laune;

große Neigung zum Lachen, selbst bei ernsten Dingen;

lacht schon, wenn man sie nur ansieht;

Neigung zum Lachen und Weinen zugleich;

nach den Angstanfällen Neigung, über alles zu lachen, dann
Weinen;

lautes Lachen im Schlaf.

NATRIUM CARBONICUM: Große Lebhaftigkeit, mit lustiger
Redseligkeit;

Trällern und Singen;

Heiterkeit und mitteilende Laune;

Heiterkeit mit Traurigkeit wechselnd.

NATRIUM MURIATICUM: Große Heiterkeit, besonders
Abends, mit Singen und Tanzen;

große Neigung zum Lachen, besonders Abends, selbst über
nicht lächerliche Dinge;

Lachen, bis die Tränen in die Augen treten;

leicht Lachen, selbst bei der Mißlaunigkeit.

NUX MOSCHATA: Große Heiterkeit, mit Neigung, allem
eine lächerliche Seite abzugewinnen;

steter Zudrang lustiger Gedanken, ungeheure Neigung zum
Lachen, besonders im Freien.

OPIUM: Fröhlichkeit und große Redseligkeit;
Singen von Liebesliedern;
Lachen und Possenmachen, wechselnd mit unbändiger Wut,
dann Traurigkeit und Weinen;
Anfälle von Entzückung.

PHOSPHORUS: Große Heiterkeit, besonders Nachmittags,
mit fröhlichem Singen und Trällern;
krampfhaftes Lachen und Weinen;
unwillkürliches Lachen selbst bei der Traurigkeit.

PHOSPHORI ACIDUM: Große Heiterkeit und ausgelassene
Fröhlichkeit;
wütendes, unsinniges Tanzen, mehrere Tage, ohne sich vor
der Nacht niederzulegen.

PLATINA: Ausgelassene Heiterkeit und Fröhlichkeit, zuweilen mit Traurigkeit wechselnd;
nach vorgängiger Traurigkeit Gefühl großer Seligkeit und
Heiterkeit, mit Neigung, alle Welt zu umarmen, und selbst
über das Traurigste zu lachen und zu spaßen;
Fröhlichkeit bis zum Tanzen, nach vorgängiger Weinerlichkeit;
große Neigung zum Pfeifen und Singen.

STRAMONIUM: Große Fröhlichkeit mit spaßhaften Einfällen und außerordentlichen Bewegungen;
lautes Lachen, mit Ärgerlichkeit und Stöhnen wechselnd;
schneller Wechsel von Lachen, Weinen und Singen;
stetes, unsinniges Lachen;
geile, unzüchtige Gesänge und Reden;
Tanzen, Singen und lautes Lachen;
steter Wechsel von lächerlichen Possen und traurigen Gebärden.

VERATRUM ALBUM: Stetes Lachen, auch mit jammerndem Heulen wechselnd, oder mit Hitze und Röte des Gesichts;

Singen und Händeklatschen, bei Husten und zähem Schleim auf der Brust;

exzentrische Übermunterkeit und Ausgelassenheit;

Geschwätzigkeit;

Fröhlichkeit und Scharfsinnigkeit;

Neigung zum Lachen, fröhlichen Singen und Trällern, auch Nachts.

III.

Versteckte Wut, Schleicherwut, Kryptomania

(Mania sine delirio, Wut ohne Irresein)

§ 94

Krankheitsbild und Behandlung

Diese zuerst von den Franzosen als eigene Form unterschiedene und von diesen, die alles zu *Monomanien* machen, *Monomanie raisonnante* genannte Seelenstörung besteht in einer Art Narrheit oder heimlicher, versteckter Wut, bei der die Verstandeskräfte ganz gesund erscheinen, während die Handlungen und das Betragen des Kranken von der höchsten Widersinnigkeit zeugen.

Die mit dieser Form behafteten Individuen haben stets alle nur erdenklichen Gründe und Ausflüchte bereit, ihre tadelnswerten Handlungen zu rechtfertigen, und verantworten sich meist mit solcher Geschicklichkeit, daß sie die, welche sie anhören, oder an die sie ihre Klagen und Bitten richten, ganz in die Irre über ihren Zustand führen. Wenn man mit ihnen spricht, zeigen ihre Verstandesfähigkeiten auch nicht die geringste Störung; ihre Urteile, Vergleichungen, Vorstellungen und Einfälle gleichen dann in allem denen ganz gesunder Denker, ja sie entwickeln sogar oft mehr Geist und Scharfsinn, als gewöhnlich, weil sie stets um so mehr auf ihrer Hut sind, je mehr sie sich beobachtet und überwacht sehen; kaum aber glauben sie sich allein und unbeachtet, so laufen sie hin und her, halten an keinem Ort lange aus, ärgern und plagen ihre Mitmenschen, verhetzen sie untereinander durch ihre Klatschereien, Zwischenträgereien, böse Nachreden und Verleumdungen, betasten alles, was sie sehen und werfen alles durcheinander. Einige dieser Irren mischen sich in alles ohne Unterschied, lassen kein Ding an seiner Stelle, oder entwenden oder verstecken sogar, was ihnen unter die Hände kommt, und machen sich ein wahres boshaftes Vergnügen daraus, andere das Vermißte suchen zu sehen. Einige eignen sich diese Dinge noch unbedingt zu und behaupten, trotz der schlagendsten Gegenbeweise, keck weg, daß sie ihr Eigentum seien. Andere sagen den Leuten ins Gesicht die artigsten Dinge und geben ihnen alle nur möglichen Versicherungen ihrer Freundschaft, während sie hinter ihrem Rücken sie nicht arg genug verlästern und verschimpfen können; noch andere endlich zeichnen sich durch eine eigene Gewandtheit aus, durch giftige, beißende, oft sehr geistvolle Bemerkungen, allen Leuten Grobheiten und Beleidigungen zu sagen. Überhaupt scheint diesen Kranken eine eigene Bosheit, Schadenfreude und Hinterlist einzuwohnen; haben sie anderen einen boshaften Streich gespielt, so reiben sie sich, wenn sie sich unbemerkt glauben, gewöhnlich vor Freuden die Hände bei den Beschwerden des Gekränkten, und kommen andere dazu, so fragen sie mit den Gebärden der eifrigsten Teilnahme, worüber man sich beklage.

Daß aber dieser Zustand nicht immer ein bloßer Charakterfehler ist, wie man denselben allerdings leider nicht selten im menschlichen Leben, besonders beim *weiblichen Geschlecht* und bei *Schneidern* findet, sondern als eine wirkliche *Seelenstörung* oder psychische *Krankheit* anerkannt werden muß, zeigt sich daraus, daß derselbe häufig auch bei sonst guten, wohlwollenden, großmütigen, ihren Freunden und Bekannten aufrichtig ergebenen Personen wie ein *Deus ex machina* auftritt; früherhin schüchterne, zurückgezogene, besonnene, liebevolle Individuen werden mit einem Mal egoistisch, hart, boshaft, widerwärtig, zänkisch, schlechtdenkend und ungerecht gegen ihren Nächsten und ihre Freunde, und scheinen alle Schärfe und Klarheit ihres Verstandes nur dazu anzuwenden, ihre Handlungen mit der ausgezeichnetsten List und Feinheit zu berechnen, ihre Reden und Taten nach der augenblicklichen Stimmung ihres Gemütes einzurichten, und tausend Gründe und Vorwände zu ersinnen, um die schwärzesten Züge ihres Herzens, die niederträchtigsten Handlungen und die strafbarsten Taten zu rechtfertigen.

Wir selbst haben ein dreijähriges Mädchen gekannt, welches in seinem Hause ein wahre Plage aller übrigen Bewohner war; scheuen, versteckten Blickes, wenn sie bemerkt wurde, und gern ihr Gesicht mit der Hand oder dem vorgehaltenen Arm bedeckend, war sie wie von der Kette los, sobald sie sich allein sah; kein Schrank, keine Kommode, kein Tischfach war vor ihr sicher, weil sie alles, was sie nur bekommen konnte, in Unordnung brachte, durcheinander warf, versteckte und wohl auch zerbrach und zerriß; alle Schlüssel besonders waren ein eigener Gegenstand ihrer Aufmerksamkeit, wo sie einen fand, zog sie ihn ab und warf ihn in den Abtritt oder zum Fenster hinaus; Tiere marterte und tötete sie, sich ihrer Qualen freuend, und hatte ihr innigstes Vergnügen, wenn alles im Hause suchte und schimpfte über die verlorenen und verlegten Sachen, saß aber wie eine wahre Heilige und wie die Unschuld selber da, wenn sie sich bemerkt wußte. Unter allen Umständen aber behielten ihre Züge stets das auffallende *Krause,* was denen der Irren eigen ist, und was keiner verkennen kann, der es einmal gesehen hat.

Übrigens ist nach mehreren Schriftstellern diese Seelenstörung nur *eine Periode* einer Manie, die deren *drei* hat; die *erste* zeichnet sich durch eine Veränderung des Charakters und der Gewohnheiten aus; die *zweite* ist die hier eben beschriebene sogenannte *versteckte* Wut; in der dritten bricht die *offenbare Tobsucht* aus, die wir §§ 82 – 91 beschrieben haben.

Alles, was wir am angeführten Ort über die Behandlung der Manie überhaupt und die hierzu besonders geeigneten Mittel gesagt haben, findet darauf aber auf diese Form seine Anwendung; doch dürften, als besonders für die *versteckte Wut* geeignete Mittel, vorzugsweise der Beachtung zu empfehlen sein:

1) *Agar., anac., cupr., hyos., lach., nux-v.*
2) *Ars., bell., chin., hep., merc., op., stram.,*
für deren nähere Einsicht wir, sowie für die weiteren Anzeigen, auf den Inhalt der §§ 96 – 91 verweisen.

IV.

Diebeswut, Stehlsucht, Kleptomania

§ 95

Krankheit und Behandlung

Die *Sucht zu stehlen* ist keineswegs, wie einige Schriftsteller wollen, eine *selbständige Geisteskrankheit,* sondern, entweder im gesunden Seelenzustand eine bedauernswerte böse Neigung des Gemütes, gleich so vielen anderen bösen Trieben, oder im krankhaften Zustand ein *Symptom,* das sich nebst noch vielen anderen zu den allerverschiedensten Seelenstörungen und somatischen Leiden gesellen kann und auch wirklich gesellt. Fast alle Geisteskranken bieten mehr oder weniger dieses Symptom; auch bei Schwangeren findet es sich häufig. Bei Geisteskranken ist es entweder mit Überlegung verbunden oder nur instinktartig. Viele bemächtigen sich fremder Wäsche, trennen die Namenszeichen heraus und behaupten, daß das Gestohlene ihr Eigentum sei; andere entwenden, wie schon im vorigen Artikel bemerkt wurde, aus bloßer Lust, anderen zu schaden, und werfen das Entwendete in den Abtritt oder zum Fenster hinaus, oder sie machen sich ein boshaftes Vergnügen daraus, die Sachen anderer zu verstecken und diese danach suchen zu sehen.

Bei einigen ist diese Sucht so eingewurzelt, daß man sie alle Tage untersuchen muß, was sie aber nicht hindert, jeden Morgen wieder von vorn anzufangen; eine nicht arme Frau bemächtigte sich so gewöhnlich aller Kleider und Geschmeide anderer Frauen, machte sie unkenntlich und richtete sie für ihren eigenen Gebrauch zu; bewies man ihr den Diebstahl, so

behauptete sie lachend, sie habe anderen nur einen Schaber-
nack spielen wollen; ließ man sie aber gehen, so behielt sie alles Gestohlene sehr wohl für sich. Einige Irre stehlen auf gro-
be Weise alles, was sie finden, andere dagegen wenden dabei
mehr oder weniger List an. Ein junges Mädchen nahm alles,
was sie sah, gestand es aber sogleich ein, bat Gott, ihr zum
Besserwerden zu verhelfen, verfiel aber stets wieder in ihren
Fehler. Ein Beamter stahl stets nur Hausgeräte, nie andere
Sachen.

Noch ist endlich dieser Hang ungemein häufig bei gelähm-
ten Blödsinnigen. In der Meinung, daß alle Dingen ihnen gehören, nehmen sie keinen Anstand, dieselben auch an sich zu
bringen. Ein ehemaliger königl. Beamter, der über der Ent-
wendung eines Dolches in einem Warenladen ertappt, deshalb
vor Gericht gezogen, bald aber als geisteskrank erkannt und
in ein Irrenhaus gebracht, später in lähmigen Blödsinn verfiel, ließ während seines ganzen Aufenthaltes in der Heilanstalt keinen Tag ab, die Schnupftücher, Bücher und Tischbe-
stecke seiner Hausgenossen zu stehlen; jeden Augenblick
mußte er untersucht werden und alle Abende fand man seine
Taschen von fremdem Eigentum strotzend. Eine an der gleichen Krankheit leidende Frau nahm alles, was sie sah,
brauchbar oder nicht, und verbarg es in ihrem Strohsack oder
zwischen ihren Matratzen. Ein anderer Kranker, der mehrere
Jahre hindurch vor seiner Einsperrung ebenfalls alles nahm,
was ihm gefiel, wurde späterhin ebenfalls von allgemeiner
Lähmung und Blödsinn ergriffen.

Auch bei Leuten, die sonst keine Geistesverwirrung irgend
einer Art zeigen, wird dieser Hang krankhaft entwickelt gefunden, und nicht selten kommen Fälle vor, daß man reiche,
wohlhabende, sonst höchst achtbare Personen ohne alle Notwendigkeit höchst lächerliche Dinge stehlen sieht, die nicht
einmal den geringsten Wert haben.

Je mehr wir aber zugeben müssen, daß dieser Hang wirklich existiert, so gut, wie die Mord- oder Brandstiftungssucht,

umso mehr muß man sich ärgern, daß die bisherigen psychiatrischen Schriftsteller nicht auch ebensogut *alle anderen Triebe* in ihrer krankhaften Steigerung beobachtet haben und heute noch immer starr an dieser schreienden Inkonsequenz hängen. diese Schriftsteller gehören aber der *alten* an, uns darum nennt man ihre Inkonsequenz Wissenschaftlichkei; hätte Hahnemann oder irgendeiner seiner Schüler sich einen solchen Verstoß gegen die pathologische Psychiologie zu Schulden kommen lassen, welches Geschrei würden nicht die Hygäa [„Zeitschrift für Heilkunde", Hrsg. Griesselich u. a.] und ihre Spezifiker schon lange erhoben haben!

Übrigens gehört die krankhafte Stehlsucht leider zu denjenigen Symptomen, bei deren Vorkommen die Prognose der damfit behafteten Geisteskranken stets die mißlichste ist, wie denn auch bei Gesunden kein Hang schwerer auszurotten scheint, als dieser. „Die Katze läßt das Mausen nicht", sagt ein gar altes Volkssprichwort, das unglücklicher Weise auch von gewohnten Dieben gilt.

Dessen ungeachtet aber kann man immer versuchen, was sich mit Arzneien ausrichten läßt. *Sulfur* hat uns in dieser Hinsicht einige Male nicht ganz ohne Erfolg geschienen, und auch *Pulsatilla* haben wir nicht ohne einfluß zu sehen geglaubt. Außerdem aber möchten wir noch aufmerksam machen auf:

2) *Ars., bry., lyc.*
3) *Calc., nux-v., sep.,*
für deren nähere Anzeigen wir auf die *allgemeinen Angaben* der §§ 44 und 45 verweisen.

V.

Mordsüchtige Wut, Mordwut, Phonomania

§ 96

Krankheit und Behandlung

Was wir von den anderen sogenannten *Monomanien* gesagt haben, gilt auch von dieser, d.h. sie existiert entweder nur als *böser Trieb* und *Instinkt* bei sonst untadelhafter Verstandestätigkeit, und dann ist sie noch *keine Seelenstörung,* oder sie kommt als wirkliches Irresein vor, und dann ist sie *Symptom,* das vielleicht zuletzt noch viel seltener existiert, als man meint.

Denn geht man alle Fälle durch, welche die Schriftsteller anführen, so sieht man zwar, daß Mordtaten aus blinder Wut keine seltene Erscheinung sind; allein diesen stets eine besondere Lust zum Morden unterzuschieben, ist gewiß der allerabsurdeste Schluß, den man nur machen kann. Genügt es denn nicht, daß irgendein anderer Trieb heftig genug aus seinen Schranken trete, um zu seiner Befriedigung gar keine Grenzen mehr zu kennen und selbst diejenigen, welche nie an Mord gedacht haben, und die vielleicht im Augenblick der Tat noch davor zurückschaudern, doch auch die letzte Rücksicht aus den Augen setzen zu lassen? Der Biblioman, der Hippoman, der Kleinodensüchtige, der Eifersüchtige sogar und andere, welche von ihrer Begierde nach Besitz so eingenommen sind, daß *alle, alle* anderen Rücksichten für sie schweigen, sind sie *Mordsüchtige* zu nennen, wenn sie in ihrer blinden Wut eben nur *irgendein* expeditives Mittel ergreifen, um zu ihrem Zwecke zu kommen? Als *Fiesky,* der bekannte Dirigent der Höllenmaschine im Anfang der Regierung Ludwig Philipp's, hier in Paris hingerichtet worden war, fuhren die hiesigen Phrenologen wie besessen über dessen Schädel her, hoffend, bei ihm, der mit *einem* Schuß so viele getötet, wenigstens ein paar kanonenkugelgroße Beulen in der Gegend des Zerstörungstriebes zu finden, und siehe da, es fand sich – *nichts Besonderes!* Fiesky hatte nicht aus Mordsucht umgebracht; er hatte nur aus *Parteiwut* und *Gewinnsucht* selbst vor diesem Mittel nicht zurückgescheut. Und ähnlich steht es fast mit allen Fällen, welche unter anderen auch *Marc* in seinen *„Beobachtungen gerichtlicher Fälle" erzählt, und die mit großer Sorgfalt von mehreren deutschen Schriftstellern wiedererzählt werden, obgleich sie alle möglichen Verirrungen der Triebe eher beweisen, als das, was sie beweisen sollen, nämlich die Existenz der Mordsucht* an und für sich selbst.

Dessen ungeachtet sind wir keineswegs auch nur von fern geneigt, die Verirrung des *Zerstörungstriebes* und dessen, bis zu rein auf sich selbst beruhender Mordlust, erhöhte Steigerung zu leugnen; was wir wollen, ist nur, darzutun, daß nicht bei jedem unerklärlichen Mord und sonstigem Irrwahn notwendig auch eine Aufregung *dieses* Triebes vorauszusetzen sei; es gehören auch die von Irren in ihren Visionen aus Rache, Angst, fixen Ideen und darauf beruhendem Haß gegen gewisse Personen oder sonstigen Antrieben begangenen Mordtaten keineswegs hierher, indem sie alle Folgen anderweitiger Störungen der Triebe und Empfindungen sind. So töten oft Irre andere Personen, weil sie dieselben für Teufel ansehen oder für wilde Tiere; andere sogar bringen ihre ganze Familie um, in der Meinung, sie in ein besseres Leben zu befördern, und so unzählige andere Fälle, in denen *der Mord* keineswegs als *an sich selbst Zweck,* sondern stets nur als *Mittel* zum Zweck dasteht.

In den Fällen, welche als wahre *Mordlust* hierher gehören, fühlt sich der Kranke durch einen unwiderstehlichen Trieb eben nur zum Mord angetrieben, ohne irgendeinen anderen Zweck, als den Mord selbst, z.B. jenes Dienstmädchen, welches beim Auskleiden eines Kindes und dem Anblick der schönen weißen Haut desselben einen unerklärlichen Trieb empfand, diesem Kind den Leib aufzuschneiden; oder andere, die beim Anblick ihrer Frauen und Kinder von solcher Mordlust ergriffen wurden, daß sie dieselben ohne alle weiteren Beweggründe töten wollten, wie sich denn überhaupt diese Wut sehr oft gerade vorzugsweise gegen geliebte Personen richtet. Meist entsteht dieser Trieb ganz plötzlich, und die Tat ist ausgeführt, ehe ein ganz Gesunder Zeit gehabt hätte, auch nur einen Augenblick über dieselbe nachzudenken. Fast alle Monomanen dieser Art sind, nach Esquirol, Leute von nervösem, sehr reizbarem Temperament, die alle etwas Sonderbares in ihrem ganzen Wesen haben. Vor dem Ausbruch dieses krankhaften Triebes waren die meisten gute, sanfte, ehrbare und selbst religiöse Menschen und bei vielen stellten sich mit der Veränderung im Charakter und Wesen des Kranken zugleich Magen- und Unterleibsschmerzen oder ein eigentümliches Kopfweh ein; dabei vermehrte stets die Nähe ihres Schlachtopfers, sowie der Anblick irgend eines Mordinstrumentes, ihren unwiderstehlichen Trieb. Was diese Irren von gewöhnlichen Verbrechern unterscheidet, ist eben der Hang, den sie haben, die Tat nur um ihrer selbst willen zu vollbringen; ihre Schlachtopfer sind ihnen oft völlig unbekannt oder doch gänzlich gleichgültig und auf keine Weise im Weg, ja oft sogar sehr lieb und wert; nach der Tat sind sie ruhig, erzählen selbst, was sie getan, oder verzweifeln auch wohl und wollen sich selbst umbringen. Auch sogar bei 5-6jährigen Kindern schon hat man diesen Hang bemerkt.

Was Arzneien dagegen ausrichten können, muß die fernere Erfahrung lehren. Den bisherigen klinischen Analogien zufolge möchten wir besonders aufmerksam machen auf:
1) *Hyos.* – 2) *Ars., chin., hep., lach., stram.*
3) *Agar., anac., bell., cupr., merc., nux-v., op.,*
für deren nähere Einsicht wir auf das verweisen, was über dieselben bei *Manie* in den §§ 86, 87, 88 gesagt ist.

VI.

Brandstiftungssucht, Feuerwut, Pyromania

§ 97

Krankheit und Behandlung

Alles, was wir über die *Mordmonomanie* als Symptom, Trieb und zwecklosen Hang gesagt, findet seine Anwendung auch auf die krankhafte Sucht, *Feuer anzulegen.* Man findet sie ebenfalls bei vielen Irren, teils in der Absicht, sich dadurch ihre Freiheit zu verschaffen oder auch sich zu rächen, teils aber auch in Folge eigentümlicher Phantasietäuschungen, Visionen oder fixer Ideen, vermöge deren einige sich von inneren Stimmen, die ihnen gebieten, zu ihrer Tat aufgefordert fühlen; wie namentlich Jonathan Martin, Bruder des berühmten englischen Malers, welcher die Kathedralkirche zu York in Brand steckte, weil ein Engel im Namen Gottes ihm befohlen, diese Kirche durch Feuer zu zerstören. In allen diesen und ähnlichen Fällen ist auch die Brandstiftungssucht, so wenig wie in ähnlichen Umständen der Mord, an sich selbst Zweck, sondern nur *Mittel,* um zu dem Zweck zu gelangen, der den Irren vorschwebt.

Wie aber beim Mord und allen anderen Trieben, so gibt es auch hier Fälle, wo die *Brandstiftung* selbst der alleinige *Zweck* ist, wie z.B. bei jener Dienstmagd, welche bei ihrer Heimkehr von einem Tanz, der sie sehr erhitzt hatte, von einem unwiderstehlichen Trieb ergriffen wurde, ohne alle weitere Beweggründe, das Haus ihrer Herrschaft in Brand zu stecken, und die nachher erklärte, nie in ihrem Leben eine größere Freude empfunden zu haben, als beim Anblick der lodernden Flammen. Bei vielen scheint dieser Hang, wenn keine sonstigen Nebenabsichten, wie z.B. Rachsucht, Schadenfreude, Lust zum Stehlen oder ähnliche Beweggründe, dazu treiben, auf einer reinen Begierde, Licht und Feuer zu sehen, zu beruhen, wie man dieselbe häufig bei jungen Leuten von 10 bis 20 Jahren, namentlich aber in den Jahren der Pubertät findet. [Nach neueren Erkenntnissen spielen bei der Pyromanie vor allem narziptische Größen – und sexuelle Phantasien eine große Rolle, die vor allem in der Pubertät mobilisiert werden.] So lange die Seelenkräfte alle in harmonischem Gleichgewicht bleiben, beschränkt sich dieser Trieb auf die Lust, mit Licht und Feuer zu spielen; tritt er aber krankhaft aus seinen Schranken, so ist mit ihm die *Brandstiftungssucht* gegeben, welche beim Feueranlegen keinen anderen Zweck hat, als die lodernden Flammen zu sehen, und diese Sucht ist es, deren Erscheinungen allein, mit Ausschluß aller anderen, hierher gehören. Sehr häufig findet sich dieselbe auch bei religiöser Verstandesverwirrung, wo die geistige und körperliche Lichtsucht wohl aus einer und derselben Wurzel entspringen mögen.

In Deutschland übersteigt die Zahl der Brandstifterinnen weit die der Brandstifter, und besonders werden unter den Ersteren sehr häufig, 9-, 10-, 15- bis 18jährige Mädchen gefunden. Mehrere Schriftsteller haben auch auf die Nachahmungssucht dieses Triebes aufmerksam gemacht, die sich hier allerdings nicht minder häufig zeigt, als beim Selbstmord, der religiösen Schwärmerei, dem Liebesgram, der Mordsucht und anderen krankhaften Entwicklungen einzelner Triebe. So sieht man oft diesen Trieb sowohl während eines Brandes selbst, als auch bei dem gerichtlichen Verfahren gegen den Brandstifter, oder beim Lesen oder Anhören derartiger Vorfälle erwachen; eine vornehme Dame, welche von Neugierde getrieben, den Ort besucht, wo ein Mörder sein Verbrechen begangen, wurde sogleich an Ort und Stelle von einem unwiderstelichen Hang zum Mord befallen, und dasselbe findet bei Brandstiftungen statt. In den meisten Fällen beschränkt sich diese ansteckende Nachahmungssucht nur auf einzelne Individuen und einzelne Fälle, zuweilen aber verbreitet sie sich weiter, ergreift mehrere Personen, die Fälle mehren sich und man sieht in der Tat eine Art Epidemie solcher krankhafter Triebe herrschen. Zum Glück kommt dies bei der Brandstiftungssucht viel seltener vor, als bei anderen Trieben, wie z.B. bei der religiösen Schwärmerei, dem Selbstmord und dem Liebesgram; doch gibt es auch Zeiten und Epochen, wo die Brandstiftungssucht sich viel allgemeiner zeigt und nicht weit entfernt ist, zur Epidemie auszuarten.

Was Arzneien auch gegen diesen Trieb auszurichten vermögen, muß ebenfalls die fernere Erfahrung lehren; vor der Hand führen uns einige vorliegende Analogien auf:

1) *Acon., bell., stram.*

2) *Am-m.,*

deren Beachtung wir unseren Lesern in allen den Fällen empfehlen, wo die Brandstiftungssucht *rein* dasteht, d.h. wo der *Brand selbst alleiniger Zweck* und nicht bloß *Mittel* zu irgendeinem Zweck ist: zwei höchst und durchaus verschiedene Zustände, die aber leider bei der Oberflächlichkeit, mit der man es oft im Unterscheiden zu Werke geht, ebenfalls gar oft verwechselt worden.

VII.

Geile Wut, Geschlechtswut, Machlomania

(Satyriasis und Nymphomanie)

§ 98

1. Krankheitsbild

Beide Zustände, die Satyriasis und die Nymphomanie, welche
sich voneinander nur dadurch unterscheiden, daß der eine die
Geilheit der Männer ist, während der andere die der Frauen
begreift, sind ihrer psychischen Wurzel nach absolut identisch
und müssen daher notwendig für die Betrachtung auch als
eine einzige Krankheitsform zusammengefaßt werden. Beide
Zustände bestehen in einer geilen Aufregung der Phantasie,
deren Ursache mehrere Schriftsteller in eine somatische Überreizung der Geschlechtsteile setzen, deren Sitz wir aber, für
unser Teil, keck in die Phantasie verlegen, weil wir dieselben
oft gleichzeitig mit völliger Impotenz und gänzlicher Abwesenheit aller und jeder Erektion beobachtet haben. Es ist eine
rein in der Gemütssphäre begründete *geile Lüsternheit,* welche sich, im Gegensatz zu der delikaten schwärmerischen Liebessehnsucht der Erotalgie, durch unzüchtige, eifersüchtige
und höchst unschickliche Reden, Gebärden und Handlungen
zu erkennen gibt.

Im Anfang der Krankheit, den einige als die *erste* Periode
bezeichnen, sind die davon befallenen Individuen ungeachtet
der geilen Bilder und Ideen, die sich ihnen haufenweise zudrängen, doch noch ihrer selbst mächtig genug, äußerlich
nichts davon merken zu lassen, und im Gegenteil alle ihre
Kräfte aufzubieten, ihre Triebe zu unterdrücken. Bald aber,
trotz ihrer besten Vorsätze, immer wieder in ihre wollüstigen

Schwärmereien zurückfallend, fangen sie an, die Hoffnung aufzugeben, ziehen sich von den Menschen und ihrer Gesellschaft in die Einsamkeit zurück, und überlassen sich entweder mit voller Zügellosigkeit ihren ungeregelten Trieben, oder suchen durch naturwidrige Betastungen ihre Wollust zu befriedigen. Bei Frauen zeigt sich in diesem Zeitraum oft eine vermehrte Turgeszenz nach den Brüsten und den Geburtsteilen, mit Jucken und Spannen und mehr oder weniger Abgang von Weißfluß, während bei Männern zuweilen vermehrte Erektionen und Pollutionen eintreten. In der *zweiten* Periode, wo sich die Kranken ungescheut den Trieben ihrer krankhaften Phantasie überlassen, sieht man sie jede Gelegenheit ergreifen, die Rede auf geile, unzüchtige Gegenstände zu bringen; die Frauen verlieren alle Schamhaftigkeit und fordern die Männer durch Blick, Reden, Gebärden, offenbare Verführungsversuche und geile Anreizungen heraus, bis endlich zuletzt in der *dritten* Periode nichts mehr vor ihren Anfällen sicher ist, alle ihre Reden und Gebärden die schmutzigste Geilheit und die verderbteste Phantasie ausdrücken, wobei dann die Kranken, wenn ihren Aufforderungen widerstanden wird, oft in die unbändigste Wut und Tobsucht ausbrechen, in der sie alles zertrümmern und zerreißen, was ihnen unter die Hände kommt, und in Ermangelung menschlicher Wesen zu Befriedigung ihrer Gelüste *animalia ipsa ad congressum provocant.*

Gewöhnlich zeigen sich dann bei solchen Kranken auch noch andere Symptome, wie z.B. krampfhafte Bewegungen, verzehrender Durst bei trockenem Mund, mit Ausfluß dicken, schaumigen Speichels, stinkender Atem, Schlundkrampf mit Anfällen von Wasserscheu, und Schlaflosigkeit, oder unruhiger Schlaf mit schweren, ängstlichen, geilen Träumen. Zuweilen tritt nach den Anfällen eine Art gänzlicher Abspannung ein, die ihrer Gefährlichkeit wegen die höchste Aufmerksamkeit des Arztes erfordert. Gegen das Ende verfallen die Kranken dann meist in eine Art schleichendes Fieber mit erschöpfendem Durchfall und allgemeiner Abzehrung, und sterben so mit allen Symptomen der heftigsten akuten Krankheiten, oder unterliegen wohl auch zuweilen der Heftigkeit der Anfälle, welcher letztere Ausgang jedoch nur höchst selten ist.

Daß diese Krankheit viel öfter bei Frauen *(Nymphomanie),* als bei Männern *(Satyriasis),* vorkommt, ist wohl nur in *den* zufälligen Umständen begründet, daß einmal bei Männern die zwei ersten Perioden dieser Krankheit viel weniger auffallen und nur für sehr starken Naturtrieb gehalten werden, dann aber auch diese letzteren vielmehr Gelegenheit haben, als die Frauen, ihre Lust ohne auffallende Handlungen zu befriedigen, und dadurch oft der Krankheit selbst einen Ableitungskanal zu bieten. Dennoch aber sind die ungeregelten, *naturwidrigen* Gelüste bei Männern vielleicht sogar häufiger, als bei Frauen.

§ 99

2. Ursachen, Prognose und Behandlung

Obgleich Beobachtungen vorliegen, welche zu bestätigen scheinen, daß diese Krankheit auch bei Kindern und Frauen, die schon lange über die klimakterischen Jahre hinaus sind, vorkommen kann, so fällt ihr häufigstes Vorkommen bei beiden Geschlechtern doch in die Entwicklungszeit der Pubertät und bei Frauen auch in die der monatlichen Reinigung und der klimakterischen Jahre. Eine besondere Prädisposition dazu sollen diejenigen Frauen haben, welche bei sehr entwikkelten Muskeln und straffer Faser starke, schwarze Haare und Augenbrauen, mit ausdrucksvollen, sehr beweglichen Gesichtszügen, wohlgeformte und abgerundete, schöngebogene Hüften, stark entwickelte Unterglieder, einen schlanken Wuchs, einen großen Mund mit dicken, roten Lippen und sehr weiße, schöne, wohlgeordnete Zähne haben. Doch findet sich diese Krankheit auch eben so häufig fast bei Personen von ganz entgegengesetztem Habitus. Sehr häufig sieht man junge Witwen und Witwer, welche nach einer Zeit reichlichen Geschlechtsgenuß sich plötzlich zu absoluter Enthaltsamkeit verurteilt sehen, sowie auch rüstige, lebenskräftige Frauen, die an schwache, unfähige Männer verheiratet sind, diesem Übel ausgesetzt. Viel öfter aber noch findet sich dasselbe gerade im Gegenteil nach übermäßiger Befriedigung des Geschlechtstriebes, namentlich bei Personen, die der Selbstbefleckung ergeben sind, bei ausschweifenden Männern, ehemaligen Freudenmädchen usw. Auch auf äußere Reize, wie z.B. Ausschläge an den Geschlechtsteilen, Würmer im Mastdarm oder im After, oder in den Schamteilen, will man Anfälle von Geschlechtswut beobachtet haben. Ebenso führt man, und gewiß nicht mit Unrecht, den langen Aufenthalt im Bett, den Gebrauch der Federbetten, den Genuß des Kaffees, der Schokolade, der Trüffeln, der Vanille, der Spirituosen, des Zimts, gewisser Fische, sowie den Mißbrauch gewisser reizender Substanzen, namentlich der Kanthariden, des Phosphors, der Haselwurz usw., als erregende Ursachen an. Besonders aber verdienen alle die Dinge Beachtung, welche die Sinnlichkeit anregen können, wie z.B. der Besuch der Bälle und des Theaters, verliebte, geile Gespräche, Romanenlektüre, unzüchtige Bilder und Gemälde, besonders aber heftige, leidenschaftliche Liebe und böses Beispiel durch verderbte Sitten, indem nirgends das Beispiel ansteckender ist, als in dieser Art der Seelenstörungen. –

Was die *Prognose* betrifft, so ist diese, so lange das Übel nicht auf den höchsten Punkt der *dritten* Periode gekommen ist, keineswegs ungünstig, da bei einer *zweckmäßigen* Behandlung fast stets baldige Heilung eintritt. Häufig entscheidet sich dieselbe auch durch die alleinige Heilkraft der Natur vermittelst kritischer Ausschläge, Blutungen, Darmausleerungen oder reichlicher Harnabsonderung. Hat die Krankheit aber schon längere Zeit angehalten, und ist schon eine große Störung in den Seelentätigkeiten eingetreten, so geht dieselbe auch leicht in unheilbaren Blödsinn oder in tödliche Abzehrung über.

Für die *arzneiliche Behandlung* empfehlen wir hier:

1) *Canth., hyos., merc., nux-v., phos., stram., sulf., verat.*
2) *Calc., carb-v., chin., lach., nat-m., plat., puls., sep., zinc.*
3) *Agn., bell., con., graph., ign., majoran., mosch., nit-ac.,*
unter denen sich stets besonders hilfreich zeigen werden:

Aufregung der Teile, bei, vielen Erektionen, Turgeszenz nach den Schamlippen usw.:
    1) Canth., nat-m., nux-v., phos., puls.
    2) Graph., nit-ac., op., plat., sil.

Aufregung der Phantasie bei, stetem Zudrang geiler Bilder und Gedanken:
    1) Calc., carb-v., chin., phos.
    2) Canth., graph., lach., nat-m., puls., sep., stram., verat.
    3) Con., ign., majoran., mosch., nit-ac., zinc.

Frauen (Nymphomania), bei:
    1) Hyos., phos., plat., stram., verat.
    2) Bell., canth., nat-m., nux-v., puls.
    3) Chin., merc., sulf., zinc.

Männern (Satyriasis), bei:
    1) Canth., merc., nat-m., nux-v., phos., sulf.
    2) Agn., hyos., majoran., phos., stram., verat.

Menses, bei den:
    1) Stram.
    2) Hyos., lyc., nat-m., plat., puls., sep., stram.

Pollutionen, bei vielen:
    1) Carb-v., chin., phos.
    2) Con., nit-ac., puls., sep., sulf.
    3) Calc., nat-m., nux-v., op., sil.

Schamjucken, bei:
    1) Calc., carb-v., con., nat-m., sep., sil., sulf.
    2) Lach., merc., nit-ac., plat.

Schamlosigkeit, geiler Frechheit, bei:

    1) Hyos., stram., verat.

    2) Bell., nux-v., op., phos.

Schwäche des Geschlechtsvermögens bei, gleichzeitiger:

    Agn., calc., con., graph., hyos., lach., mosch., nat-m., op., sep., stram., sulf.

Schwangeren, bei:

    Bell., lach., merc., plat., puls., stram., verat.

Selbstbefleckung, bei als Ursache:

    1) Nux-v., sulf.

    2) Calc., carb-v., chin., merc., nat-m., phos., plat., puls.

unnatürlicher Wollust, bei, naturwidrigem, wildem, *bestialischem* Trieb: Sulf.

Weißflußabgang, bei:

    1) Calc., merc., puls., sep.

    2) Carb-v., chin., con., graph., nat-m., nux-v., phos., sulf., zinc.

    3) Agn., lach., nit-ac., sil.

Wöchnerinnen, bei:

    1) plat.

    2) Bell., puls.

    3) Sulf., verat., zinc.

Wut und Tobsucht, bei:

    1) Hyos., stram., verat.

    2) Bell., canth., merc., nux-v., phos., plat., puls., zinc.

VIII.

Stolze Wut, Hochmutstollheit, Doxomania

(Hybrimania, wütende Ehrsucht)

§ 100

1. Krankheitsbild

Als bloßer Charakterfehler ohne weitere Seelenstörungen, ist der dieser Manie zu Grunde liegende Hang einer der verbreitensten im Menschengeschlecht, indem er eigentlich in weiter nichts besteht, als in einem unbegrenzten Ehrgeiz, verbunden mit einem falschen Begriff des Ichs von seinem eigenen Wert, einer Selbstüberschätzung des Ichs. Unter dieser Gestalt findet sich derselbe in allen Klassen der Gesellschaft, unter allen Ständen und Gewerben, zu tausenden von Beispielen und in allen nur möglichen Abstufungen; es gehören dahin alle die Narren, die sich für die ersten Genies ihrer Zeit, für die ausgezeichnetsten Charaktere, die geistvollsten Köpfe, die Schönsten ihres Geschlechts halten; mit einem Wort, alle eingebildete Gecken aller Art in der Gesellschaft, auf der Rednerbühne, auf Kanzeln und Lehrstühlen, auf den Stufen des Thrones, in der Schule und im Leben, in Handel und Gewerbe, ja bis zu den untersten Stufen der menschlichen Gesellschaft und sogar bis in die Schlupfwinkel des Verbrechens und des tiefsten Elendes hinab.

Und leider ist nichts gemeiner und häufiger in unserer Zeit, als Verirrungen und Selbstüberschätzungen dieser Art, weil nichts mehr geeignet ist, den Hang nach eitler Ehre und nichtiger Ruhmsucht zu entwickeln, als rascher Fortschritt äußerer sozialer Bildung ohne gleichzeitig tiefere, gründliche Ausbildung des Herzens und des Verstandes durch reelle Kenntnisse und positives Wissen. Kommt nun hierzu, wie in Frankreich und namentlich in Paris, noch der Umstand, daß alles nur dem äußeren Schein fröhnt, und der Mensch nicht nach seinen wahren Kenntnissen und seinem reellen moralischen Wert, sondern nur nach *dem* geschätzt und geachtet wird, was er äußerlich durch seinen Rang, sein Geld, den Glanz seines Hauses und den zufälligen Ruf seines Namens vorstellt, und ist dabei, wie hier, bei jeder republikanischen, konstitutionellen oder despotischen Staatsumwälzung oft auch für den Oberflächlichsten und Schlechtesten die Möglichkeit gegeben, *per fas et nefas* zu den höchsten Ehrenstellen zu gelangen, oder sich einen öffentlichen Ruf zu erwerben; so ist dann leicht begreiflich, wie nicht nur in Frankreich, sondern auch in all den Ländern, wo die so hochberühmte, oberflächliche Pariser Zivilisation verbreitet wird, die Zahl der albernen Gecken, welche ohne Mühe und gründliche Vorbildung geehrt, reich und berühmt zu werden hoffen, und die sich endlich in ihrem Wahn auch ebenso gut als andere dazu berufen glauben, mit jedem Tag zunehmen und den Narrenhäusern immer mehr Schlachtopfer liefern muß. Schon von Jugend auf drängt sich alles, was nur irgend kann, denjenigen Arten des Lebensberufes zu, welche die meiste Aussicht auf Ehrenstellen geben, und sehen dann solche Jünglinge, bei denen die Studien den Ehrgeiz geweckt, daß es ihnen nicht so schnell gelingen will, als anderen, so werden sie mutlos, überlassen sich dem Hang zu Vergnügungen und dem Spiel ihrer Leidenschaften, fallen in Trägheit und Nichtstun, und sehen in jeder Laufbahn, die sich ihnen öffnen könnte, ein für ihre Ruhmbegierde viel zu geringes Ziel. Anstatt nun in tüchtiger Arbeit und ernsten Studien das einzige Mittel zur Abhilfe zu finden, fangen sie an zu verzweifeln, klagen ihre Mitmenschen und ihre Zeitgenossen der Ungerechtigkeit an, glauben ihr Genie und ihre Gaben verkannt und werden so endlich zu vollendeten Narren! Darum sind aber auch zuletzt die hochmütigen

Narren diejenigen, denen man nicht nur in den Irrenhäusern, sondern auch im täglichen Leben am häufigsten begegnet; zu den letzteren gehören so viele Autoren sozialer und politischer Systeme unserer Zeit; zahllose Volksvertreter und Demagogen; alle Erfinder der *steten Bewegung,* der Quadratur des Kreises und des Steines der Weisen; alle von ihrer Zeit unbegriffenen oder mißverstandenen Philosophen, Weltverbesserer, Dichter, Schriftsteller und öffentlichen Redner!

Wird dieser unbändige Ehrtrieb endlich zu voller Narrheit, so erzeugt er dann diejenigen Monomanen, welche sich große Feldherrn und hohe Beamte, Könige und Kaiser, Apostel und Propheten, die Jungfrau Maria oder Christus, ja gar Gott den Vater selber glauben, und sich diesen Wahn auf keine Weise nehmen lassen. Alle diese Kranken nehmen dann gewöhnlich nicht nur die Haltung und Kleidung der Personen an, die sie zu sein wähnen, sondern sie ahmen auch deren ganze Weise nach, affektieren die Sprache derselben, erzählen deren Lebensgeschichte als ihre eigene, und verlangen alle die Ehrenbezeugungen, die sie ihrem vermeintlichen Rang zukommend glauben. Alle ohne Ausnahme haben eine eigentümliche Haltung, einen stolzen, herablassenden Blick; meist ein erhabenes Stillschweigen beobachtend, tragen sie den Kopf hoch, gehen mit gemessenen Schritten einher, oder bleiben unbeweglich in gravitätischer Haltung, geraten aber gewöhnlich in die unbändigste Wut, wenn man ihren Ehrgeiz und Stolz nur im Geringsten verletzt.

§ 101

2. Ursachen, Prognose, Behandlung

Die gewöhnlichsten Ursachen dieser Art von Manie sind, wie wir schon oben bemerkt, ein angeborener oder anerzogener unersättlicher Ehrgeiz in Verbindung mit Mangel an den gehörigen Kenntnissen, Geistesgaben und anderen Mitteln zur Befriedigung desselben. Außer den schon erwähnten Narren, die sich große historische Personen glauben, findet man daher in dieser Kategorie nicht minder häufig auch solche, die sich zu Stiftern neuer Religionen und Staatsverfassungen berufen glauben, und die ihre ganze Zeit damit zubringen, Reformationsprojekte zu ersinnen und zu schreiben, welche, sobald sie nur das Licht der Welt erblickt haben werden, auch ohne Verzug allem Jammer und Elend, aller Sünden und Schandtat auf Erden ein Ende machen, oder den Armen und Bedürftigen Nahrung und Kleidung, Obdach und Lebensbequemlichkeit für weniger als nichts geben sollen. Auf gleiche Weise kann dann auch die persönliche Eitelkeit in Verbindung mit Gefallsucht wirken, welche gewöhnlich solche Narren hervorbringt, die sich für die Schönsten, Bewundersten und Geliebtesten ihres Geschlechts halten, und der zufolge man alte Gecken, wie junge Laffen, sich putzen, ihren Bart, ihre Haare und Augenbrauen färben, falsche Zähne, falsche Waden und andere falsche Teile tragen, sich Wangen und Hände schminken und dem schönen Geschlecht gegenüber ein Betragen annehmen sieht, das deutlich zeigt, welchen Eindruck sie durch den bloßen Anblick ihrer von ihnen selbst hochbewunderten Person unfehlbar zu machen gedenken. In den meisten Fällen gesellt sich diese Hochmutstollheit sodann auch zur lähmigen Verwirrtheit. Fast immer hört man diese letzteren Kranken nur von ihren großen und ausgebreiteten Besitzungen, Königreichen und Fürstentümern, Millionen und Schätzen, oder von ihrer Kraft, Gewalt, Herrschaft und Schönheit sprechen.

Dabei ist die *Prognose* dieses Leidens in den meisten Fällen höchst mißlich, zumal, wenn der Wahnsinn nichts als eine bis zu voller Narrheit übertriebene Steigerung des angeborenen Charakters des Individuums ist. Aber auch in anderen Fällen bleibt die Heilung durch die gewöhnlichen Mittel der alten

576

Schule stets eine sehr problematische; *psychische* Mittel richten gewöhnlich wenig oder gar nichts aus, und nur selten gelingt es, diese Kranken dadurch von ihrem Wahn zu überzeugen, daß man sie mit ihren Ideen *ad absurdum* führt.

Für die *homöopathische* Behandlung stehen uns dagegen auch hier **mehrere sehr kräftige Heilmittel** zu Gebote, deren Erfolg sich auch schon hinreichend in der Erfahrung bewährt hat. Unter diesen steht oben an:

PLATINA, das sich immer besonders heilsam zeigen wird, wenn vorhanden:

Stolz, Eitelkeit, Hochmut und Überschätzung seiner selbst, mit Verachtung alles Anderen, selbst des Heiligsten und Geliebtesten;

verächtliches, bedauerndes Herabblicken auf alle Leute, selbst auf ehrwürdige, angesehene Personen;

Gefühl, als sei man selbst körperlich und geistig sehr groß und erhaben, alles umher aber sehr klein, niedrig und gering;

Besserung des Zustands im Sonnenschein und im Freien; Verschlimmerung bei Eintritt ins Zimmer.

Nächst dem empfehlen sich sodann:
2) *Cupr., hyos., lach., lyc., stram., verat.,*
und unter diesen besonders:

CUPRUM, wenn der Kranke sich für einen kommandierenden Hauptmann, Feldherrn, General usw. hält.

HYOSCYAMUS, bei geistlichem Stolz, mit Verrichtung feierlicher Handlungen in unschicklicher Kleidung.

LACHESIS, bei wissenschaftlichem Hochmut, mit Stolz und Mißtrauen, Halten langer Reden und Vorträge in gewählten Ausdrücken;

besonders wenn übertriebene Geistesanstrengung zur Seelenstörung beigetragen.

LYCOPODIUM, bei Äußerungen von Anmaßung, Trotz, Befehlshaberei, mit Schimpfen, Wut, Tadelsucht und Vorwürfen.

STRAMONIUM, bei Stolz mit affektiertem Vornehmtun und demselben Gefühl wie bei *Plat.,* als sei alles umher sehr niedrig und klein, man selbst aber sehr groß und geistig erhaben.

VERATRUM: Bei Rangeshochmut, wenn der Kranke sich für einen *Fürsten* (König, Kaiser usw.) hält und darauf stolz tut.

Endlich verdienen dann ebenfalls noch Beachtung:
3) *Alum., arn., chin., ferr., ip., par., phos., sec.,*
und zwar besonders:

ALUMINA, bei ernsthafter, insichgekehrter Stille, mit verächtlichem Lachen über alles.

ARNICA, bei trotziger Befehlshaberei.

CHINA, bei großer Neigung alles zu verachten, oder für fade und wertlos zu halten.

FERRUM, bei großer Selbstzufriedenheit, mit wichtiger vornehmer Miene.

IPECACUANHA, bei Neigung alles zu verachten und gering zu schätzen, mit mißmutiger, insichgekehrter Stille.

PARIS, bei großer Neigung alle Leute mit spöttischer Verachtung und von oben herab zu behandeln.

PHOSPHORUS, bei Neigung sich für vornehm und sehr wichtig zu halten und viele Geschäfte zu haben.

SECALE, Neigung die Seinen zu verachten und zu verspotten.

Drittes Kapitel

Paraphronesen oder Verstandesverkehrtheiten

Paraphroneses

(Erste Gattung der Verstandesstörungen)

§ 102
Begriff

Wir verstehen unter den *Verstandesverkehrtheiten* diejenigen Seelenstörungen, bei denen, im Gegensatz zu den Gemütsstörungen, nicht sowohl das Gemüt mit seinen Trieben durch ein vorherrschendes Gefühl, sondern der *Verstand* und namentlich das verständige, sein eigenes Ich klar erkennende *Selbstbewußtsein* [s. Anm. in § 82.], durch irgendeinen *Wahn* oder eine *irrige Erkenntnis* getrübt erscheint, in denen aber zugleich die übrigen Denkkräfte des Individuums nicht *notwendig* gestört sind, sondern, außer dem Bereich der fixen Ideen des Kranken, ganz unverletzt bleiben können. Durch dieses letztere Merkmal unterscheiden sich die *Verstandesverrükkungen* als die erste Gattung der *Verstandesstörungen,* dann auch von den *Verstandesschwächen,* in denen, wie z.B. beim Blödsinn, die Denkkraft überhaupt angegriffen ist und die gesamten Verstandestätigkeiten danieder liegen.

Demnach werden in diese Gattung vorzugsweise alle diejenigen Geisteskrankheiten zu rechnen sein, in denen der Kranke, wie z.B. beim Wahnsinn, eine falsche Vorstellung von sich selber hat, oder überhaupt sich selbst nicht klar und deutlich erkennt, ohne gerade an Verstandesschwäche zu leiden, und wir rechnen deshalb hierher nicht nur den *Wahnsinn,* welcher als *Typus* der ganzen Gattung dasteht, sondern auch alle *Narrheiten,* die sich durch verrückte Ideen und Ansichten kund geben, wie z.B. den *Besessenheitswahn,* den *Entzük-kungs-, Seher-, Verzaubertheitswahn* usw., in denen der Kranke sich entweder von bösen Geistern besessen, oder von Gott begeistert, zum Propheten berufen oder in Tiere verzaubert usw. glaubt.

Alle diese einzelnen Formen sind eigentlich nur verschiedene Gestaltungen der Narrheit oder des Wahnsinns, wie die einzelnen Formen der Manie nur verschiedene Gestaltungen dieser sind, und es gilt daher in Bezug auf die einzelnen Narrheiten, die wir aufführen, alles, was wir in der Einleitung zu den *Hyperthymien* (§ 81) in Bezug auf die in den Lehrbüchern angenommenen und aufgeführten Formen gesagt haben. Auch hier hätte man entweder viel weitläufiger sein und *alle* fixen Ideen aufführen sollen, welche zur Narrheit werden könnten, oder gar keine besonderen Formen annehmen, und dafür bei der Betrachtung des *Wahnsinns überhaupt alle* psychischen Erscheinungen und sonderbaren Ideen aufführen müssen, durch welche sich derselbe bekunden kann.

Diesem Grundsatz zufolge wird dann der Leser auch in dem Folgenden, bei den *Anzeigen* für die arzneiliche Behandlung des *Wahnsinns überhaupt,* eine reiche Auswahl solcher fixer Ideen finden, die wir so ausführlich geben, als es sich dem jetzigen Stand unserer Wissenschaft nach nur irgend tun ließ, und wenn wir danach doch noch *gewisse* einzelne Formen besonders aufführen, ohne diese Ausnahme für alle diejenigen hierher gehörigen sogenannten Monomanien zu machen, die sich aufstellen *ließen,* wenn man konsequent sein wollte: so geschieht dies eben nur, um auch hier wieder denjenigen die Sache zu erleichtern, welche von den Lehrbüchern der alten Schule her gewohnt sind, jene Formen als eigene, selbständige Krankheiten anzusehen.

Nur möchten wir zugleich auch, daß man ins Künftige das Wort *mania,* weil man es in neuer Zeit zu ausschließlicher Bezeichnung der *Raserei* oder *Tobsucht* angewendet, gar nicht mehr zur Bezeichnung derjenigen Seelenstörungen gebrauchte, welche nicht auf gestörten Trieben, sondern auf gestörten *Vorstellungen* beruhen, und daß man daher nicht mehr, wie bisher, von *Theomanie, Oinomanie* usw. redete, wenn man damit keine religiösen oder von Saufen entstandenen usw. *Rasereien,* sondern bloße *Narrheiten* oder *fixen Wahn* bezeichnen will. Wir wissen sehr wohl, daß das griechische μανία ebensowohl den Wahnsinn, als auch die Tobsucht bezeichnet und auch stets in diesem Sinn gebraucht worden ist; allein darum eben hätte man in neuester Zeit auch nicht den Begriff dieses Wortes einerseits so ganz κατ εξοχήν auf Tobsucht und Raserei beschränken, und auf der anderen Seite ganz dasselbe Wort wieder in weiterer Bedeutung gebrauchen sollen. Logisch und wissenschaftlich ist eine solche Verwirrung der Begriffe auf keinen Fall, und darum haben wir versucht, für die Bezeichnung der verschiedenen Arten des *fixen Wahns* das Wort *Manie* ganz zu entbehren, und lieber das Wort *phrenesis* dafür anzuwenden, das wenigstens ebenso passend scheint, als es das *mania* bisher war.

I.

Wahnsinn, Verrücktheit, Phrenesis

(Vesania, Paranoia)

§ 103

1. Krankheitsbegriff

Nichts ist in den bisherigen Psychiatrien weniger festgestellt, als der Begriff des *Wahnsinns,* indem einige dieses Wort als völlig gleichbedeutend mit *Manie* in dem umfassendsten, nicht bloß die Tobsucht, sondern überhaupt jedes Irresein bezeichnenden Sinne dieses Ausdrucks nehmen, andere dagegen nur denjenigen Irrwahn darunter verstehen, welcher durch falsche *Sinnesvorstellungen* (Halluzinationen oder Illusionen) bedingt wird. Jedenfalls ist von diesen beiden Definitionen die erstere zu weit, die andere zu beschränkt gehalten; denn, sehen wir nur auf das, was alle diejenigen Geisteskranken, denen Wahnsinn Schuld gegeben wird, miteinander gemein haben, so zeigt sich uns bald, daß dies ein Irrwahn ist, welcher nicht sowohl bloß ihre sinnlichen Wahrnehmungen, sondern ihre Vorstellungen überhaupt, d.h. ihren ganzen *inneren Sinn* befangen und ihre Begriffe so verwirrt hat, daß *sie nicht nur die Dinge um sie her,* sondern auch häufig *sich selbst etwas anderes zu sein wähnen,* als sie wirklich sind.

Demnach umfaßt dann für uns der Wahnsinn *nicht nur alle für Wahrheit genommenen Sinnes- und Phantasietäuschungen,* sondern auch überhaupt *alle auf falschen Erkenntnissen und Vorstellungen* beruhenden *fixen Ideen,* und wir unterscheiden denselben von der Melancholie und deren Arten, sowie von der Manie dadurch, daß, wie in jenen beiden die wesentliche Störung auf einem vorherrschenden, das ganze Gemüt einnehmenden *Gefühl* beruht, so der Wahnsinn seinem Wesen nach durch eine vorherrschende, die ganze Denkweise des Kranken bestimmende, unrichtige *Erkenntnis* oder Idee gegeben ist. Unsere Wahnsinnigen sind demnach mit einem Wort die *gewöhnlichen Narren mit fixen Ideen* oder einem fixen Irrwahn irgendeiner Art, die sich aber von den sogenannten *Verwirrten* und *Blödsinnigen* oder vollen Narren wiederum dadurch unterscheiden, daß der Wahnsinn, wie wir ihn nehmen, nur auf einer *Verwirrung* der Erkenntnis, die Verwirrtheit und der Blödsinn dagegen in einer allgemeinen Abstumpfung der Geistesfähigkeiten beruht.

Der wahnsinnige Narr hat gewöhnlich die volle Stärke seines Denkvermögens und seiner Urteilskraft; ja man sieht solche Kranke oft einen Scharfsinn und Witz entwickeln, die in Erstaunen setzen, und wie verkehrt auch manchmal ihre Reden und Handlungen scheinen mögen, so kommen sie zu diesen doch nie durch falsche Schlüsse und Folgerungen, sondern nur durch falsche Prämissen, von denen aus sie ihre Folgerungen oft mit der strengsten Konsequenz weiter führen.

Noch haben einige Schriftsteller auch den *Wahnsinn,* den *Wahnwitz* und den *Aberwitz* als drei wesentlich verschiedene Seelenstörungen unterschieden, indem sie unter *Wahnsinn* diejenige Verstandesverrückung verstehen, bei welcher der Kranke nur in *eingebildeten Vorstellungen* oder *unmittelbaren falschen Erkenntnissen* befangen ist, wie z.B. beim Besessenheitswahn, bei denen, die sich Könige, Kaiser usw. wähnen; während der *Wahnwitz* ihnen diejenige Form ist, in der der fixe Wahn auf *spekulativen Ideen und Grübeleien* über *sinnliche* Gegenstände, wie z.B. wissenschaftliche Erfindungen, beruht, und der *Aberwitz* diejenige, in der diese *spekulativen Ideen* auf *übersinnliche* Gegenstände, wie z.B. das Wesen der Gottheit, die Unsterblichkeit der Seele, überhaupt auf religiöse und philosophische Begriffe gehen. Alle diese Formen fassen wir aber hier unter der allgemeinen Benennung *Wahnsinn* zusammen.

Selten ist übrigens der Wahnsinn ganz rein ohne Beimischung anderer Seelenstörungen ausgeprägt, ja meist entwickelt sich derselbe erst aus vorhergegangenen Gemütsstörungen, indem die dunkeln Gefühle, welche den Melancholiker, den Hypochondristen, den verliebten Schwärmer, den um sein Seelenheil Besorgten, den Heimwehkranken, den Lebensüberdrüssigen, den Menschenfeind usw. plagten, oder die dunkeln Antriebe, welche den Tobsüchtigen, den Mordlustigen, den Stehlsüchtigen, den Brandstifter, den heimlich Wütenden usw. zu widersinnigen Handlungen reizten, als bestimmte Vorstellungen heraustreten und zu bestimmtem, fixem Wahn werden, wodurch dann aber jene früheren Seelenstörungen aufhören zu sein, was sie waren, indem sie in Wahnsinn *übergehen,* so daß also auch selbst in diesem Fall, wo die von uns getrennten *Gemüts-* und *Verstandesstörungen* sich so nahe berühren, als sie nur können, doch noch keine Verwechslung der Begriffe für den möglich ist, der die eben gezeigte Grenze klar eingesehen hat.

§ 104

2. Krankheitsbild

Es muß an sich selbst einleuchten, daß es nicht möglich ist, von all den verschiedenen Gestaltungen, unter denen der Wahnsinn in Erscheinung treten kann, ein vollständiges Bild zu geben, da überhaupt jede Vorstellung, jede Erkenntnis zum fixen Wahn werden kann, der den Kranken beherrscht; woraus hervorgeht, daß das Reich dieser Erscheinungen unerschöpflich ist, indem diese fixen Ideen so verschieden sein können, als es subjektive und objektive Gegenstände des Vorstellens und Begehrens gibt. In den meisten Fällen aber beziehen sich diese fixen Ideen auf die *eigene Persönlichkeit* des

Kranken, indem dieser entweder das Bewußtsein derselben ganz oder nur teilweise, oder auch nur in seiner Einheit verliert. So jenes Mädchen, welches sich für eine auf der Flucht begriffene Französin hielt; ein anderer, welcher glaubte, in einer Schlacht umgekommen und später nur wieder seinem früheren Ich nachgebildet worden zu sein; noch andere, welche sich verdoppelt oder gar entzweit, ihren Leib in der einen, ihr Ich in der anderen Stube glauben, oder sich wohl auch gar in Tiere verwandelt, an der Stelle ihrer Seele von Verstorbenen bewohnt oder von bösen Geistern besessen glauben. Van Berle glaubte von Butter zu sein, floh das Feuer, weil er zu zerschmelzen fürchtete, und stürzte sich endlich, um dieser Gefahr zu entgehen, in einen Brunnen. Andere halten sich für Bäume, Bildsäulen, Gefäße, oder meinen, in ihrem Körper seien allerhand lebendige Wesen oder leblose Gegenstände enthalten. Sehr häufig findet man unter diesen Narren Könige, Kaiser, Propheten, große Feldherren oder andere längst verstorbene, geschichtlich berühmte Personen, Apostel, ja sogar die drei Personen der Gottheit, während andere wieder sich Geschäftsleute, Handwerker, große Gelehrte oder Künstler, oder auch Millionäre, Fabrikherren, reiche Gutsbesitzer usw. glauben. Einige halten sich sogar für tot, oder für schon lange verstorben und nur für eine Zeit wieder auf die Welt zurückgekehrt; andere haben die wunderlichsten Einbildungen über verschiedene Teile ihres Körpers oder über die Dinge, die um sie her sind. Noch andere glauben sich von Gespenstern, von Teufeln, von Feinden, von wilden Tieren verfolgt; manche halten sich für hoch begabte und mit außerordentlichen Kräften versehene Wundertäter; wieder andere haben die seltsamsten Begriffe von ihrem Schicksal in der Zukunft, oder von ihrer Vergangenheit, und so tausend Dinge und Einbildungen der allerungereimtesten Art, die aber alle, da sie für Wahrheit und Realitäten genommen werden, auch auf das ganze Betragen des Kranken ihren Einfluß äußern und zu den wunderlichsten Reden, zu den lächerlichsten Gebärden, den seltsamsten Handlungen Veranlassung geben. So sieht man Narren, die der Geiz verrückt gemacht hat, alte Lumpen sammeln, sie zu Beuteln zusammen nähen und mit Steinen füllen, die für Millionen Goldes gehalten werden, oder Papierschnitzel mit Ziffern bekritzeln und sie als die wertvollsten Wechsel den Leuten anbieten; Frauen, die ihre Gefallsucht in Wahnsinn gestürzt, nehmen alte Lumpen für schöne Kleider und schmücken sich damit; eingebildete Könige und Kaiser bilden um sich her einen Hof und erteilen Befehle; vermeintliche Feldherrn kommandieren, als wenn sie vor einem Heere stünden; erträumte Propheten, Künstler, Handwerker, Jäger, Dichter usw. sagen die Zukunft vorher, malen, blasen auf Stöcken wie auf Flöten, ahmen die Gebärden der Arbeiter nach, nehmen einen Besenstiel als Schießgewehr, machen Verse usw.; eingebildette Tiere, Hunde usw. bellen, heulen, schreien und ahmen die Stimmen der Tiere nach, in die sie sich verwandelt glauben usw.; spekulative Narren suchen neue Erfindungen, Auflösungen unauflösbarer Probleme, metaphysische und philosophische Lehrsätze usw.

In *somatischer* Hinsicht befinden sich diese Kranken meist recht wohl; doch zeigen die meisten eine große Unruhe und Aufgeregtheit, ihr Gesicht ist nicht selten glühend, das Auge funkelnd, der Blick unstet, zerstreut und umherschweifend, das Atmen heftig und beschleunigt; Stuhl meist langwierig verstopft; Geschlechtstrieb häufig erhöht, mit großer Neigung zur Onanie bei fast allen; *Appetit übermäßig erhöht,* Schlaf gering, mit ängstlichen Träumen beschwert; Gemüt meist fröhlich, unbesorgt, zum Lachen und Singen aufgelegt, doch leicht gereizt und auf die geringste Veranlassung zuweilen bis zur Tobsucht erregt.

§ 105

3. Ursachen

Unter allen krankmachenden Einflüssen, die überhaupt nachteilig auf die Gesundheit wirken können, ist wohl keiner, der nicht auch zum Wahnsinn oder zur Narrheit *prädisponieren* oder dieselbe *erregen* könnte. Erblichkeit, Erziehungsweise, tägliche Beschäftigungen des Geistes und des Körpers, Gewerbe, Stand und gewohnte Lebensweise, alles dies tritt als prädisponierendes Element zu Verstandesverrückung in die Schranken. Vorzüglich aber spielt dabei der Kreis der herrschenden Ideen jeder Epoche eine große Rolle, da nichts mehr geeignet ist, bleibende, fixe Vorstellungen hervorzubringen, als *beharrliche, ausschließliche Beschäftigung mit gewissen Lieblingsideen,* weshalb dann auch die Narren und Wahnsinnigen jeder Epoche den Geist dieser in getreuen Zügen abspiegeln.

So in den alten Zeiten die atheniensischen Thyaden, die halbnackend und heulend die Städte durchlaufen; unter den römischen Kaisern und in den letzten Zeiten der Republik die selbstmörderischen fixen Ideen, die sich der Senatoren und des Ritterstandes bemächtigen; im Mittelalter, während der steten Kriege, bei dem mächtigen Einfluß der Kirche und der gänzlichen Unwissenheit unter Hohen und Niedern des Volkes, die vielen Propheten, religiösen und verliebten Schwärmer und Geisterseher; sowie in den nachfolgenden Jahrhunderten die Zauberer, die Besessenen und die Verwandelten, die Vampire und die Wolfsmenschen oder Wehrwölfe. Und kaum tritt in der Geschichte Deutschlands und Frankreichs die Reformation auf, so füllen sich die öffentlichen Anstalten auch mit tausenden von neuen Narren, sowie bald darauf in England und später in Frankreich, zur Zeit der Revolutionen dieser Länder, und endlich ebenso mit jeder neuen Epoche, vom ersten französischen Kaiserreich, durch die verschiedenen Staatsumwälzungen hindurch, bis zu dem heutigen frevelhaften Marionettenspiel. Die verschiedenen Epochen der neuen Erfindungen, sozialen Systeme und industriellen Bestrebungen versäumen dabei ebenfalls nicht ihren Tribut an Narren besonderer Art zu liefern, und füllen die Irrenanstalten mit Erfindern, Menschenbeglückern und Millionären, wie die Kriegszeiten sie mit Königen, Kaisern, Fürsten und Feldherren gefüllt hatten.

Überhaupt ist in den meisten Fällen die wahnsinnige Narrheit nichts anderes als eine zur fixen Idee gewordene Übertreibung der gewöhnlichen Lieblingsideen des Individuums, oder einer plötzlich mit gewaltigem Übergewicht sich aufdrängenden Idee, wie z.B. nach heftigen Gemütsbewegungen, großer Freude, großem Unglück, großen Verlusten, oder auch nach plötzlichem Glück. Dem zunächst steht dann die fortwährende, angestrengte Richtung der Aufmerksamkeit auf eine einzige Ideenreeihe, die Verirrung der Phantasie, der Hang zum Wunderbaren und zu Hirngespinsten, sowie der Einfluß der Furcht, der Gewissensbisse und der Einsamkeit, religiöse Ansichten und Meinungen, und vor allem die Nachahmungssucht.

Unter den *physischen* Ursachen spielen sodann das Klima, die geistigen Getränke, der Mißbrauch narkotischer oder anderer Arzneien, Gehirnerschütterung, nervöse Krankheiten, entzündliche Leiden, erzwungene, fortgesetzte Enthaltsamkeit, geschlechtliche Ausschweifungen, Selbstbefleckung, gestörte Sekretionen und Exkretionen, besonders Unterdrückung der Regeln oder gewohnter Blutflüsse, sowie plötzlich aufgehaltene Milchabsonderung, vorzüglich aber *unterdrückte Hautausschläge,* oft eine sehr wichtige Rolle.

In Betreff der *organischen Ursachen* hat die *anatomische Pathologie* bis heute noch kein brauchbares Resultat geliefert, und noch keine Störung nachgewiesen, welche man als die *notwendige* Ursache der Narrheit betrachten könnte, indem alle Veränderungen, die man bis jetzt bei Wahnsinnigen gefunden, sich sehr oft auf gleiche Weise nicht nur in anderen Seelenstörungen, sondern auch in vielen rein somatischen Leiden ohne die geringste Gemüts- oder Geisteskrankheit vorfinden, und man sie daher wohl eher für ein *Produkt,* als für eine Ursache des Wahnsinns halten muß.

§ 106

4. Verlauf, Ausgänge, Prognose

Gewöhnlich ist der Wahnsinn chronischer Natur, und nicht selten findet sein Ausbruch plötzlich statt, nachdem die Krankheit lange zuvor schon im Stillen ihre unmerklichen Fortschritte gemacht hat, worauf sich dann bei irgendeiner, das Nervensystem heftig erschütternden Gelegenheit, mit einem Mal alle Symptome gestörter Intelligenz mit den daraus hervorgehenden verrückten Ideen und Handlungen zeigen. Zuweilen zeigen sich aber auch mehr oder minder deutliche Vorboten, und dann bemerkt man gewöhnlich bei dem Kranken eine immer mehr zunehmende Abweichung von seinen gewohnten Beschäftigungen und eine vorherrschende fixe Idee, die sich in alle seine Gedanken und Handlungen mischt, ohne indessen irgendeine Spur wirklicher Seelenstörung zu zeigen.

Ist die Krankheit ausgebrochen, so lassen sich dann oft zwei sehr deutlich unterschiedene *Perioden* derselben wahrnehmen, nämlich die der *Erregung* und die der *Ruhe*

In der *ersten* dieser beiden Perioden tritt gewöhnlich gleich zu Anfang eine große Aufgeregtheit, Munterkeit und Lebhaftigkeit ein, mit großer Zerstreutheit, Geschwätzigkeit, körperlicher Unruhe und Übergeschäftigkeit, starkem Hang zu sinnlichen Vergnügungen und leichte Erregtheit zu Zorn, Ärger, übertriebenem Lachen oder anderen Leidenschaften; die gewohnten Beschäftigungen ziehen den Kranken nicht mehr an; sein Blick ist unruhig, unstet, sein Auge glänzend, sein Gesicht gerötet; Appetit und Schlaf fehlen. Dabei gibt sich die innere geistige Zerrüttung durch widersinnige Fragen und Äußerungen, durch sonderbares Benehmen und durch eine auffallend veränderte, bald schnelle, bald langsame, bald gemeine, bald pathetische Sprache von Tag zu Tag mehr zu erkennen, bis endlich die fixe Wahnvorstellung, die den Kranken beherrscht, immer mehr hervortritt und er sich darüber offen und unverholen ausspricht. Je nachdem diese Vorstellung trauriger oder freudiger Art ist, nimmt dann auch das Betragen des Kranken diesen Charakter an, so daß man ihn bald ausgelassen fröhlich, bald bis zur höchsten Verzweiflung traurig, oder wohl auch in wütender Aufregung finden kann. Nachdem dieser Zustand mehrere Wochen oder Monate angehalten, treten die Zeichen der anfänglichen allgemeinen Aufregung gewöhnlich mehr oder weniger zurück, die Mienen und Bewegungen des Kranken zeigen eine größere innere Ruhe, in seiner körperlichen Haltung spricht sich eine allgemeine große Abspannung aus, und es treten wohl auch einzelne lichte Momente ein, welche immer dauernder werden und nach und nach in vollkommene Gesundheit übergehen, oder die Wahnvorstellung fixiert sich immer mehr und bleibt, nach Verschwinden aller Zeichen, allein, als *dauernde Verrücktheit,* übrig.

In dieser *zweiten* Periode, dem Zeitraum der *Ruhe*, wo dem Kranken das Selbstbewußtsein bis zu einem gewissen Punkt wiedergekehrt ist, findet man denselben außer dem Bereich seines fixen Wahnes oft ganz vernünftig und verständig; ja er selbst hält sich gewöhnlich dafür, obschon aus allen seinen Reden und Handlungen stets die vorherrschende fixe Idee hervorleuchtet, und in Beziehung auf diese alle seine Reden und Handlungen den Stempel der Narrheit tragen, der Kranke aber dabei oft großen Scharfsinn und Witz zeigt, seine irrigen Voraussetzungen zu behaupten und zu verfechten. Die Physiognomie solcher Kranken ist gewöhnlich ausdrucksvoll und sehr beweglich, die Augen lebhaft und glänzend, der Schlaf gering, der Appetit oft erstaunlich, das körperliche Wohlbefinden selten gestört.

Wir haben schon weiter oben (§ 105) gesagt, daß der Wahnsinn sich sehr oft aus Melancholie, Manie und anderen Dysthymien oder Hyperthymien entwickelt, so daß es also gar nichts besonderes ist, *Wahnsinn mit Melancholie, Wahnsinn mit Tollheit* usw. verbunden zu finden; daraus aber, wie Heinroth getan, eigene, *feststehende* und stets so wiederkehrende Krankheitsformen machen zu wollen, ist ein Unsinn, indem diese Formen durchaus nichts Selbständiges, nichts *Feststehendes* haben, als das *Stereotype* der Buchstaben, mit denen sie in den Lehrbüchern abgedruckt sind, in der Natur aber nie zweimal in *derselben* Verbindung vorkommen, indem sich da die verschiedenen, für die Abstraktion getrennten Formen gewöhnlich auf die allerverschiedenste Weise mischen.

Wird der Wahnsinn nicht gleich in seiner ersten Periode geheilt, sondern geht in die *zweite,* des *ruhigen, fixierten Wahnes* über, so ist dann sein endlicher *Ausgang* gewöhnlich *allgemeine Verwirrtheit,* indem die Vorstellungen des Kranken sich immer mehr verirren, an die Stelle der *einzelnen* verrückten Ideen mehrere unrichtige Begriffe treten, das Vermögen, richtige Begriffe, Urteile und Schlüsse zu bilden, sich überhaupt immer mehr und mehr verliert, und der Kranke die allerunsinnigsten Handlungen begeht. Nach den Begriffen der alten Schule ist der *fixierte Wahnsinn* eine fast absolut unheilbare Krankheit, und die sogenannten Irrenheilanstalten sind in dieser Hinsicht mehr Anstalten zur Verpflegung, Versorgung und Absperrung dieser Kranken, als zu ihrer *Heilung.* Welche Mittel Behufs dieser letzteren der Homöopathie zu Gebote stehen, werden wir im nächsten Paragraphen sehen.

§ 107

5. Behandlung

In Betreff der *psychischen* Behandlung der Wahnsinnigen und Verrückten ist stets die höchste Klugheit und Vorsicht von Seiten des Arztes erforderlich, indem im ersten Zeitraum dieser Krankheit, d.h. bei der allgemeinen Aufregung, oft nichts schwerer ist, als die zu Grunde liegende fixe Idee zu erkennen, und der Kranke gegen jeden, von dem er merkt, daß man ihn ausfragen will, gewöhnlich das unbedingteste Mißtrauen faßt, und dies zwar um so mehr, je mehr er an seiner Lieblingsidee hängt und diese geheim halten will. Aber auch wenn der Gegenstand des fixen Wahnsinns vom Arzt erkannt ist, bleibt die Sache immer noch schwierig, da der Kranke dabei stets von seinen Voraussetzungen ausgeht, in deren Bereiche er oft sehr richtig schließt, und der Arzt, wenn er nicht im Stande ist, die Voraussetzungen selbst zu berichtigen, daher auch nie etwas mit Vernunftgründen ausrichten wird. Ja, wer weiß denn auch immer, ob der Kranke nicht vielleicht viel mehr Recht in diesen Voraussetzungen hat, als der Arzt. Hier nur ein Beispiel aus unserer eigenen Erfahrung, von einem verrückten Landmann in der Umgegend von Paris. Es war ein Mann von 50 – 60 Jahren, der seinen ordentlichen Verstand hatte und nur ein wenig schwermütig war, sich aber von der Idee, daß in seinem Hause vor Jahren ein Verbrechen begangen worden sei und man die Beweise davon 50 Schuh tief unter der Erde finden werde, nicht abbringen ließ, und oft in die höchste Wut geriet, wenn man ihm die Unmöglichkeit seiner Voraussetzungen beweisen wollte. Zuletzt nahm diese fixe Idee sein ganzes Wesen ein und er starb an allgemeiner Verwirrung. Fünf Jahre danach aber, als das Haus verkauft und zu dem Gut des Nachbars geschlagen war, welcher auf der Stelle des Hauses einen Brunnen graben ließ, fand man, zwar nicht 50 Schuh, aber doch sehr tief unter der Erde ein Gerippe, welches nach den anderen dabei befindlichen Überresten für das eines im Kriege gefallenen Soldaten aus dem vorigen Jahrhundert gehalten werden mußte. Und wie viele Ärzte der alten Schule würden nicht auch geneigt sein, den für verrückt zu halten, der da behauptete, mit einem Billionteil eines Granes Merkur Schanker heilen zu können!

Die Verrücktheit besteht aber auch nicht gerade immer in einer *falschen*Idee, sondern darin, daß irgendeine wahre oder falsche Vorstellung zur fixen, das ganze Denkvermögen beherrschenden Idee geworden ist, und ein absolutes Übergewicht über alle anderen erlangt hat, woraus sich dann schon von selbst ergibt, daß selbst da, wo Berichtigungen möglich wären, diese doch nichts fruchten würden. Die fixe Idee verfolgt den Wahnsinnigen gerade so, wie das fixe unangenehme Gefühl den Melancholiker oder den Tobsüchtigen; *er kann* sich ihrer nicht entschlagen.

Wohl kann dagegen jedes Mittel, durch welches die Seelentätigkeiten des Kranken auf andere Ideen gerichtet werden, eher anschlagen, und so hat man in der Tat schon oft die Erregung heftiger Gemütsbewegungen, wie Furcht, Schreck, plötzliche Freude u. dergl., oder aufgeregte Leidenschaften, wie Zorn, Stolz, Eifersucht usw., den allerheilsamsten Einfluß äußern sehen. Doch bleiben diese Mittel immer sehr gefährlich, indem sie oft die Sache nur verschlimmern und die ruhige Narrheit in offenbare Tobsucht verwandeln können. Noch hat man auch vorgeschlagen, oder ist vielmehr allgemein der Meinung, daß man mit solchen Kranken nie auf ihre fixen Ideen eingehen dürfe. Diesem möchten wir aber ebenfalls unserer Erfahrung nach widersprechen, da wir bemerkt zu haben glauben, daß es gerade Fälle gibt, wo der Kranke nicht leichter von der Beschäftigung mit seiner fixen Idee abgebracht werden kann, als daß man sich darüber mit ihm so lange unterhält, bis es ihm selbst überdrüssig wird, und daß nichts ihn im Beharren eigensinniger macht, als wenn niemand ihn anhören will. Liegt der Verrücktheit eine *unmittel-*

bare und *offenbar falsche Vorstellung* zu Grunde, so hat auch schon oft *Blendwerk,* das man dem Kranken vormachte, guten Erfolg gebracht, indem man bei denen, welche sich wunderliche Einbildungen über einzelne Teile ihres Leibes machten, scheinbare Operation vornahm; doch schlägt dieses Mittel zuweilen auch wieder nicht im Geringsten an.

Eine Hauptsache bleibt aber, diese Kranken immer mit körperlicher Arbeit oder Körperbewegung so zu beschäftigen, daß dabei zugleich auch ihr Geist angeregt oder stets unterhalten und ihnen nie Zeit gelassen wird, ihren fixen Ideen nachzuhängen. Auch leichte Zerstreuungen, Gesellschaften, größere Spaziergänge und kleine Reisen, oder anziehende Spiele, wie überhaupt alles, was das Interesse des Kranken fesseln kann, ohne seine Aufmerksamkeit zu betäuben, sind, sobald die Umstände des Kranken nur irgend ihre Anwendung erlauben, gewöhnlich von sehr gutem Einfluß.

In den meisten Fällen schlägt leider von allen diesen psychischen Mitteln auch keins an, und dann ist die Hoffnung nur noch von zweckmäßiger *arzneilicher Behandlung* zu erwarten, welche die fixgewordene Idee durch Erregung der anderen und deren Hervorrufung aus dem Gedächtnisschlaf wieder beweglich macht und so den Kranken von ihrer Herrschaft befreit. Da stehen uns denn auch hier mehrere nicht unwichtige *Mittel* zu Gebote, von denen wir in den folgenden Paragraphen der Reihe nach zuerst die *wichtigsten,* und dann auch die *anderen* aufführen, und über deren Anwendbarkeit in einzelnen Fällen wir dann noch so viel besondere *Anzeigen* beifügen, als sich bei dem gegenwärtigen Stande unserer Wissenschaft geben lassen.

§ 108

6. Wichtigste Arzneien

Unter den Arzneien, welche den bisherigen Erfahrungen und ihren eigentümlichen Wirkungen nach sich besonders gegen *wahnsinnige Verrücktheit* empfehlen, nehmen unter allen Umständen den ersten Rang ein:
1) *bell., hyos., op., stram., verat.,*
und von diesen eigenen sich sodann wieder auf ganz spezielle Weise:

BELLADONNA, wenn vorhanden:
Phantastischer Wahnsinn, mit Täuschungen aller Sinne, schönen Bildern oder schrecklichen Erscheinungen von Gespenstern, Insekten, Fledermäusen, schwarzen Hunden, die beißen wollen, Teufeln, Soldaten und Häschern, die den Kranken abholen wollen;
fixe Ideen und *Wahnvorsetllungen,* als sei sein Kopf und seine Nase braungefleckt, als reite er auf einem Ochsen, als sei er von Hunden, Wölfen, Ochsen, Kriegern und Soldaten umgeben, oder auf der Reise in seine Heimat, wo er alles verbrannt glaubt;
possenhafter Wahnsinn, mit lächerlichen Handlungen;
betastet alles, selbst die Leute, unter Lachen;
tut, als wüsche sie, zählte Geld oder tränke;
tanzt und läuft im Hemd umher;
schüttelt den Kopf, mit Schaum vor dem Mund;
klatscht in die Hände, nachts, unter Stickhusen;
streckt die Zunge heraus und schnalzt, unter Brechwürgen und Gesichtsverzerrung;
will sich die Zähne ausreißen;
verkriecht sich;
will entfliehen;
geht mit geschäftiger, wichtiger Miene umher;

wähnt Kräuter zu sammeln, die er falsch benennt, und bietet
sie den Umstehenden an;
wähnt zu schießen und gebraucht seinen Stock als Gewehr;
glaubt seine verstorbene Schwester zu sehen und unterhält
sich mit ihr auf dem Kirchhof;
glaubt bei Verstand zu sein und will fort, nach Hause;
furchtsamer Wahnsinn;
geschwätziger, geiler Wahnsinn;
Knurren und Bellen, wie ein Hund;
singen, Pfeifen, Trällern, Hüpfen und Tanzen.

HYOSCYAMUS: *Phantastischer Wahnsinn,* mit tausend Phantasiebildern vor dem Geist;
sieht Menschen für Schweine an;
wähnt die nahen Gegenstände fallen zu sehen und greift nach
denselben;
glaubt um sich her Leute zu sehen, die nicht da sind;
hält den Ofen für einen Baum und will daran hinaufklettern;
Visionen von schreckhaften Gestalten, die ihn holen wollen,
von Hühnern, die man an die Kette gelegt, von Krebsen,
die zum Tore hineingetrieben werden, von Wölfen, die ihn
anfallen wollen;
hält sich für einen Geistlichen und will in einem Priesterrock
über das Hemd gezogen in die Kirche, um da zu predigen;
furchtsamer Wahn, von Tieren gebissen, verbrannt, verkauft
oder vergiftet zu werden;
glaubt vom Teufel besessen zu sein;
hält sich für einen Verbrecher und macht sich Vorwürfe;
wähnt auf eine Hochzeit oder auf Reisen zu gehen, und
schickt sich dazu unter großer Geschwätzigkeit an;
geschwätziger Wahnsinn mit viel ungereimtem Gerede;
Ausplappern aller Geheimnisse, die ein Kluger sein Leben
lang verschweigen würde;
geiler, schamloser Wahnsinn;
macht sich nackt, liegt so im Bett und schwatzt;

streift nackt, in einen Pelz gehüllt, in der Sonnenhitze weit
umher;

singt Liebeslieder und Gassenhauer;

possenhafter Wahnsinn, mit Tanzen, lächerlichen Geberden,
gewaltigen Bewegungen mit den Händen und Gestikulieren wie ein Harlekin;

sitzt steift wie eine Bildsäule im Bett;

tut als knacke er Nüsse, oder als wolle er Pfauen verscheuchen;

tappt sich auf den Kopf, auf die Nase und im Bett herum;

Einmischen unschicklicher Worte im Lesen;

Irrereden und unzusammenhängende Worte.

OPIUM: *Phantastischer Wahnsinn,* mit schreckhaften Visionen von Mäusen, Skorpionen, Drachen, Fratzen, To-
tengerippen, scheußlichen Gespenstern und Teufeln, die
sich um sein Bett versammeln und ihn peinigen, weshalb
er entfliehen will;

zeigt im wahnsinnigen Delirium bald unter Lachen auf verlarvte Leute, bald unter Zusammenschrecken auf Fechter,
die ihn erstechen könnten, wobei er böse wird, wenn man
ihn für wahnsinnig hält, während er sich selbst seine Narrheit vorwirft;

geschwätziger Wahnsinn;

redet allerlei Verworrenes durcheinander und nimmt dann
das Gesagte wieder zurück;

Begehen ungereimter Handlungen;

glaubt nicht in seinem Hause zu sein;

wunderliche Phantasien im Wahnsinn;

heftiger Wahnsinn mit rotem Gesicht, verzerrtem Mund,
glänzenden Augen und erhöhter Lebhaftigkeit der Kör-
perbewegungen;

wälzt sich wahnsinnig auf der Erde und kennt die Seinen
nicht, unter Geschwulst des Kopfes und Gesichtes, hervor-

getreten, entzündeten Augen und dicken, blauroten Lippen;

Delirien mit Schwatzen von alten Begebenheiten;

lustiger Wahnsinn, mit großer Fröhlichkeit, viel Schwatzen, Singen verliebter Lieder, Lachen und Possen;

Entzückungen;

schwärmerischer Wahnsinn und Aberwitz, mit erhabenen, tiefsinnigen Betrachtungen und scharfsinnigen Untersuchungen, bei steter Schlaflosigkeit.

STRAMONIUM: *Phantastischer Wahnsinn* mit vielen wunderlichen Bildern oder mit schreckhaften Visionen von Gespenstern, wütenden Hunden, Katzen, Kaninchen oder anderen *Schreckgestalten, die seitwärts aus der Erde zu kommen scheinen,* und vor Furcht und Angst zittern und zusammenfahren machen;

fixer Wahn, als sei der Körper in der Mitte durchgeschnitten, als sei alles um ihn her sehr klein, er selbst aber sehr groß und erhaben;

wähnt eine Menge Leute zu sehen und greift nach ihnen;

bildet sich ein, geschlachtet, gebraten und aufgefressen zu werden;

glaubt sich immer allein, verlassen oder wie in Wildnissen und von Schreckgestaltten umgeben;

wähnt, ein Hund zerbeiße und zerfleische ihm die Brust, und klagt darüber;

geht insichgekehrt und bloß mit seinen Phantasiebildern beschäftigt im Zimmer herum, mit funkelnden, blauumränderten Augen;

läuft wahnsinnig und von tausend nicht unangenehmen Phantasien beschäftigt mehrere Tage umher, ohne zu reden und sein Begehren nur durch Zeichen andeutend;

geschwätziger Wahnsinn; schwatzt Unsinn und entschuldigt sich dann damit, daß man ihn ohne seinen Willen darauf gebracht;

spricht mit Abwesenden, als seien sie zugegen, und redet leblose Dinge mit den Namen jener Personen an;

bald stetes Schwatzen, bald wütendes Lachen oder Bewegungen wie zum Spinnen;

stolzer Wahnsinn, mit affektiertem Vornehmtun;

geiler Wahnsinn, mit unzüchtigem Reden und Singen;

schwärmerischer Wahnsinn, unterhält sich mit Geistern;

religiöser Wahnsinn, mit frommen Gebärden, Beten, Singen und Niederknien;

furchtsamer Wahnsinn;

fährt mit großer Angst auf, schreit, sie werde fallen, pfeift und zeigt auf vermeintliche Mücken, die sie zu erhaschen strebt;

springt nachts aus dem Bett und schreit, fürchtend, die Krankheit werde ihm zum Kopf herausbrechen;

possenhafter Wahnsinn;

gestikuliert, tanzt, lacht und singt;

kriecht im Bett herum, hascht mit den Händen und lacht;

tanzt nachts auf dem Kirchhof;

steter Wechsel von lächerlichen Possen und traurigen Gebärden.

VERATRUM: *Wahnsinn verschiedener Art;*

hält sich für einen Jäger;

gibt vor, taub und blind zu sein, oder den Krebs zu haben;

hält sich für einen Fürsten und tut stolz darauf;

ungereimte, närrische Handlungen;

unsinniges Reden und delirierendes Schwatzen;

religiöser Wahnsinn, mit Schwatzen von zu erfüllenden Gelübden, viel Beten, Einbildung, als sei er anderswo, als zu Hause, bei ganz kaltem Körper und heiterer, zuweilen lächelnder Miene;

verliebter, geiler Wahnsinn;

küßt jeden, der ihr vorkommt;

rühmt sich, schwanger zu sein und gibt baldige Niederkunft und Geburtswehen vor;

lustiger Wahnsinn;

lacht beständig, auch unter hoher Röte und Hitze des Gesichts, oder im Wechsel mit Winseln;

singt fröhlich und trällert, nachts;

klatscht in die Hände und singt, bei Husten mit zähem Schleim auf der Brust;

unsteter Wahnsinn;

läuft oft im Zimmer herum bis zum Niederfallen;

läuft oft ängstlich und furchtsam umher, mit Schreien und blassem oder dunkelblauem Gesicht.

§ 109

7. Nächstpassende Arzneien

Außer den obigen Hauptmitteln werden sich dann ebenfalls in vielen Fällen noch gegen *Wahnsinn* passend zeigen:

2) *ars., calc., cupr., lach., merc., mosch., nux-v., phos., puls., sec., sep., sulf.,*

und unter diesen namentlich:

ARSENICUM, wenn vorhanden:

Phantastischer Wahnsinn;

glaubt einen Abwesenden vor seinen Augen tot daliegen zu sehen;

Tag und Nacht Sehen von Gespenstern;

wähnt sich allenthalben von Dieben umgeben, die er beständig sieht und im ganzen Haus sucht;

glaubt Gewürm auf seinem Lager herumkriechen zu sehen;

springt vor Furcht aus dem Bett und verkriecht sich;

Irrereden bei offenen Augen;

Wahnsinnsanfall mit Angst, Glockengeläut in den Ohren und Erscheinung eines Erhängten;

mit Neigung, sich selbst zu erhängen, großer Unruhe, Verlust der Sprache, Schreiben in unverständlichen Zeichen, Zittern, Weinen, Angstschweiß, Niederknieen und flehendem Aufheben der Hände.

CALCAREA: Wahnsinn mit zahlreichen, oft schreckhaften Visionen von Feuer, Mord, Ratten und Mäusen;

Visionen, besonders abends im Bett, mit Furcht vor dem Dunkel, Verlangen nach Licht und Helligkeit, und Besserung nach Abgang von Winden;

viele Erscheinungen und phantastische Ideen beim Schließen der Augen, abends im Bett, wo sie Geräusch unter dem Bett zu hören oder gräßliche Gesichter zu sehen wähnt;

hält das Zimmer für einen Gartensaal;

nachts, Gefühl von Verwirrung der Gedanken, als solle der Verstand verloren gehen;

Furcht vor Verstandesverlust, nachts, mit Frost und Zerschlagenheit der Glieder;

verstandloses Aufrichten, nachts, und Spielen mit den Händen.

CUPRUM: Wahnsinn verschiedener Art; glaubt ein kommandierender Hauptmann zu sein; wähnt Kräuter zu verkaufen oder Stühle auszubessern;

furchtsamer Wahnsinn, mit Neigung, zu entfliehen;

delirierende, sinnlose Reden;

wahnsinniges Singen;

spuckt den Leuten ins Gesicht und lacht sogleich darüber;

mürrischer, tückischer Wahnsinn;

bei allen Wahnsinnsanfällen Puls voll, stark und schnell, Augen rot und entzündet, Blick wild, Reden ohne Zusammenhang und gegen das Ende Schweiß.

LACHESIS: Eifersüchtiger Wahnsinn, abends erhöht;

Entzückungswahnsinn, wie nach großer Freude, mit Lust zu reden und viel zu tun;

geschwätziger Wahnsinn nach Überstudieren, mit Halten langer Reden in erhabenem Stil, schnellem Überspringen von einer Idee auf die andere, nebst Stolz und Mißtrauen gegen seine Umgebung;

religiöser Wahnsinn, glaubt nach Gottes Vorbestimmung ewig verdammt zu sein;

delirierende Geschwätzigkeit;

Anfälle schüchternen Wahnsinns, mit Furcht vor der Cholera, vor Räubern usw., und Glauben an die Wirklichkeit aller dieser Dinge.

MERCURIUS: Furcht vor Verstandesverlust, mit Sehen von Fließwasser, wo keins fließt;

schreckhafte Visionen, abends im Bett;

glaubt Diebe einbrechen zu hören, nachts;

unsinnige Reden und Handlungen, auch mit großer Neigung zum Weinen.

possenhafter Wahnsinn;

faßt die Leute, die ihm begegnen, bei der Nase;

heizt den Ofen bei großer Sommerhitze, legt Degen kreuzweise übereinander, und stellt in den einen Winkel Stiefel, in den anderen Lichter, bei Schwere im Kopf und völliger Gleichgültigkeit gegen Wärme und Kälte;

deckt sich nachts wahnsinnig auf, reißt das Bettstroh umher und schimpft;

springt am Tage wie mutwillig in die Höhe und redet mit Schimpfen vor sich hin;

schmiert den ausgeworfenen Speichel mit den Füßen umher und leckt ihn auf;

lappt Kuhmist und Schlamm aus Pfützen und nimmt kleine Steine in den Mund, bei blutigen Stühlen, Leibschneiden, Appetitlosigkeit und blassem, verfallenem Ansehen.

MOSCHUS: Spricht, wie wahnsinnig und in Gedanken vertieft, mit sich selbst, gestikuliert mit den Händen und ruft plötzlich: Ach! ach! schlägt die Arme ineinander und macht außerordentliche Bewegungen, wie wahnsinnig;

schreit plötzlich: Ich falle! als solle sie ohnmächtig werden, bleibt aber ruhig sitzen;

geht umher, setzt sich wieder, hält sich den Kopf mit den Händen und klagt über ungeheure Schmerzen, ohne zu sagen, wo;

beklagt sich mit verwirrter, hastiger Sprache, als wolle man ihm Hände und Füße abschneiden.

NUX VOMICA: Wahnsinn mit verkehrten Reden und Handlungen;

läuft wie wahnsinnig außer dem Haus umher;

gibt unpassende, verkehrte Antworten;

wähnt, man habe ihm sein Bett verkauft und es werde sich ein anderer hinein legen;

traurige Visionen, nachts;

glaubt die kopflosen Körper verstorbener Freunde zu sehen;

schreckhafte Visionen;

murmelnde Delirien.

PHOSPHORUS: Phantastischer Wahnsinn;

glaubt, abends beim Einschlafen, ein Bösewicht packe ihn bei der Gurgel und wolle ihn erwürgen;

erfaßt im Schlafe mit Angst und furchtsamen Gebärden die Hand der Umstehenden;

wähnt auf ferner Insel zu sein, unter Irrereden;

glaubt eine vornehme Dame zu sein, wichtige Geschäfte zu haben usw.;

entblößt sich und will nackt gehen.

PULSATILLA: Phantastischer Wahnsinn mit ängstlichen Delirien und schreckhaften Visionen;

richtet sich im Schlaf auf und befieht den Mann da wegzuja-
gen, den sie sieht;
verlangt, man solle den schwarzen Hund, die Katze, die Bienen wegjagen, die sie zu sehen meint;
heftige, wahnsinnige Delirien, mit Bewußtlosigkeit;
Wahnsinn mit Neigung zu entfliehen;
stilles Dasitzen mit gefalteten Händen und fremdartigem, kaltem Blick;
religiöser Wahnsinn mit Beten und Weinen.

SECALE: Wahnsinnige Delirien und Halluzinationen, mit
nachfolgendem Erbrechen und Schlafsucht;
nach dem Delirium Trunkenheitsschwindel mit Abgeschlagenheit und Kraftlosigkeit;
Wahnsinn mit unsinnigen Handlungen und Neigung, die Seinen zu verachten und zu verspotten;
Wahnsinn mit Neigung, sich zu ersäufen.

SEPIA: Richtet sich nachts wie wahnsinnig auf, kneift auf
Befragen die Augen zu, macht sich steif mit ausgestreck-
ten Armen und verschlossenem Mund und redet irre;
wahnsinniges Geschwätz von drei Kurieren, die er kommen sieht, und Zeigen mit dem Finger auf Leute, die hier
und da stehen sollen.

SULFUR: Wahnsinn mit schreckhaften Visionen von Fratzengesichtern oder Ziffern, die immer größer werden, besonders abends im Bett und nachts;
wähnt ein sehr schönes Kleid zu haben, das sie sich sehr hüten
müsse zu beschmutzen;
hält alte Lumpfen für schöne Kleider, eine Jacke für einen
Rock, eine Mütze für einen Hut;
verdirbt alle ihre Kleider und wirft sie zum Fenster hinaus,
weil sie alles im Überfluß zu haben glaubt, unter Abmagerung bis zum Gerippe;

Irrereden Tag und Nacht;
glaubt ganz schwarz am Körper zu sein;
große Neigung zu philosophischen und theologischen Schwärmereien.

§ 110

8. Seltenere Arzneien.

Außer den angegebenen Arzneien werden sich dann in selteneren Fällen oft ebenfalls hilfreich zeigen:
3) *acon., anac., aur., bry., camph., cann-s., canth., carb-an., carb-v., cham., cic., con., croc., dulc., hell., hep., kali-c., mag-m., nat-c., nat-m., nit-ac., nux-m., ph-ac., plat., rhus-t., sil.,*
und unter diesen namentlich:

ACONITUM, wenn vorhanden: Fixe, phantastische Ideen, nachts, mit irrigen Gedanken und wachenden Träumen;
wahnsinnige Delirien, besonders nachts, mit Angst, Neigung zum Entfliehen und Lachen oder Weinen;
wahnsinnige Possen und Herumlaufen im Hause mit übereiltem Verrichten seiner Geschäfte.

ANACARDIUM: Wahnsinnige Ideen;
glaubt sich von seinen entfernten Verwandten beim Namen gerufen, unter banger Unglücksbefürchtung;
wähnt in der Nebenstube eine Bahre zu sehen, auf der er selbst oder einer seiner Freunde als Leiche liege;
Gefühl, als sei sein Geist ohne Zusammenhang mit dem Körper;
Verwechslung der Gegenwart mit der Zukunft.

AURUM: Nächtliches Irrereden in Fragen, bei hastiger Sprache und rotem Gesicht;

spricht Irriges, indem er sich in Gedanken mit einem abwesenden Freund unterhält;
religiöser Wahnsinn mit Beten und Weinen.

BRYONIA: Ängstliche Delirien, abends im Bett, mit Neigung, zu entfliehen;
früh Irrereden von Geschäften;
wähnt abends, in der Fremde zu sein, mit Verlangen, nach Hause zurückzukehren, bei hastiger Sprache;
nächtliche Delirien.

CAMPHORA: Wahnsinnige Delirien und Verwirrung der Ideen;
unsinnige Reden und Handlungen;
abends beim Augenschließen Sehen von Dingen, die im Takt des Pulses größer und kleiner werden.

CANNABIS: [indica] Wahnsinn mit Anfällen von Starrkrampf;
Anfälle bald ernsthaften, bald fröhlichen Wahnsinns.

CANTHARIS: Phantastischer Wahnsinn mit nächtlichen Visionen;
glaubt im Zimmer gehen, unter dem Bett klopfen und dieses aufheben zu hören;
glaubt, man erfasse ihn bei der Hand oder lege ihm eine kalte Hand auf die Schulter;
wahnsinnige Reden von Geschäften mit längst Verstorbenen.

CARBO ANIMALIS: Wahnsinnige, verwirrte Ideen, früh;
Visionen häßlicher Gesichter, abends im Bett;
glaubt alles umher verändert, wie in verlassener, öder Stadt.

CARBO VEGETABILIS: Nächtliche Delirien, mit fieberhafter Hitze;

schreckhafte Visionen im Dunkeln;

glaubt nachts im Zimmer gehen und an sein Bett treten zu hören;

nächtlicher Wahn, als würden alle Dinge immer kleiner, unter Angst.

CHAMOMILLA: Nächtliches Irrereden, beim Wachen und Aufsitzen im Bett;

glaubt nachts die Stimmen abwesender Personen zu hören;

Visionen und lebhafte Phantasiebilder vor der Seele;

Irrereden bei offenen Augen, mit fieberhafter Hitze, roten Wangen, Seufzen und Herumwerfen.

CICUTA: Wahnsinnige Delirien;

possenhafter Wahnsinn;

springt nachts aus dem Bett, tanzt, lacht, macht lächerliche Possen, klatscht mit den Händen und trinkt viel Wein, alles unter hoher Gesichtsröte.

CONIUM: Nächtliche Delirien und Irrereden;

glaubt nachts jemand ins Zimmer kommen zu hören;

verwirrte, unsinnige Ideen;

wahnsinnige Verrücktheit.

CROCUS: Wahnsinnige Freude und Fröhlichkeit, mit Kopfweh, Gesichtsblässe und Augenverdunkelung;

heiterer Wahnsinn, Kinderpossen;

bald große Zärtlichkeit und wahnsinnige Lustigkeit, bald Wut.

DULCAMARA: Nächtliche, wahnsinnige Delirien;

Irrereden mit Weinen und großer Ungeduld;

glaubt sich früh beim Namen rufen zu hören und sieht eine Gestalt, die immer größer wird und zuletzt an der Decke verschwindet.

HELLEBORUS: Zahlreiche Visionen mannigfacher Bilder, früh im Bett;
abends Visionen von Gesichtern, Gestalten, die ebenso schnell verschwinden, als sie kommen.

HEPAR SULFURIS: Irrereden mit leiser Stimme, unter brennender Hitze des Körpers;
schreckhafte Visionen;
glaubt das Haus des Nachbars brennen zu sehen;
glaubt, früh im Bett, eine Verstorbene zu sehen.

KALI CARBONICUM: Nächtliches Irrereden im Schlaf, mit Aufrichten im Bett;
wachende, delirierende Träume nachts, mit Fieber und Schreckhaftigkeit;
schreckhafte Visionen;
delirierende Träume Tag und Nacht;
Gefühl wie verrückt im Kopf.

MAGNESIA MURIATICA: Wähnt beim Lesen jemand hinter ihr nachlesen zu hören, mit Brummen und Summen um sie her;
glaubt, beim Aufrichten, Felsen und Wolken in der Luft zu sehen, unter Angst.

NATRIUM CARBONICUM: Glaubt, abends im Bett, Soldaten in der Luft marschieren zu sehen;
Erscheinung eines Verstorbenen, früh beim Erwachen.

NATRIUM MURIATICUM: Spricht ungereimte Dinge;
Furcht, den Verstand zu verlieren und wahnsinnig zu werden, auch nachts im Bett;
hat abends seine Gedanken nicht in seiner Gewalt.

NITRI ACIDUM: Schreckhafte Visionen, die aus dem Bett treiben;

abends im Bett Sehen von allerlei Gestalten, die gehen, laufen, kommen, verschwinden, größer und kleiner werden.

NUX MOSCHATA: Wahnsinnige Trunkenheit;
Irrereden mit heftigem Schwindel, wunderlichen Gebärden, lautem Geschwätz und Unmöglichkeit, sich zu beruhigen;
wahnsinnige Verrücktheit;
unsinnige Reden und Handlungen.

PHOSPHORI ACIDUM: Phantasietäuschungen;
glaubt Glocken zu hören, oder außer seinem Gesichtskreis befindliche Gegenstände sich bewegen zu sehen;
Erscheinungen von Ziffern vor den Augen, abends im Bett und am Tage, mit Hitze im Kopf und Übelkeit.

PLATINA: Wahnsinnige Idee, von bösen Geistern verfolgt zu werden, mit Rufen um Hilfe;
hält alle Umstehenden für Teufel;
unsinnige Reden;
glaubt beim Eintritt ins Zimmer sich selbst sehr groß und erhaben, alles umher sehr klein und niedrig zu sehen, mit Neigung zu Stolz und Verachtung.

RHUS TOXICODENDRON: Phantasie- und Sinnestäuschungen;
delirierendes Träumen;
geschwätziger Wahnsinn;
Wahn, vergiftet zu werden;
wahnsinnige Ideen mit Furcht zu sterben.

SILICEA: Fixe Ideen von Stecknadeln, die er überall sieht und sucht, und die immer alle seine Gedanken erfüllen.
Außer den genannten Mitteln machen wir sodann ferner noch aufmerksam auf:

610

4) *agar., ambr., ant-c., ant-t., arn., caust., chin., cina, coff.,
colch., coloc., dig., graph., ign., iod., lyc., plb., staph.*,
für deren nähere Angaben wir aber auf die *allgemeinen* Andeutungen im *ersten* Teil (§ 44) verweisen.

§ 111

9. Anzeigen nach den Symptomen

Diesen zufolgen werden sich gegen *Wahnsinn* stets vorzugsweise passend zeigen:

Beten, wahnsinnigem, bei: Bell., puls., stram., verat.

Bosheit, bei:
1) Anac., nux-v.
2) Canth., carb-an., mosch., nat-m.
3) Ars., bell., cann-s., con., croc., cupr., hep., hyos.,
nat-c., plat., stram., verat.

Depressionen mit, s. Melancholie

Eifersucht, bei:
1) Hyos., lach.
2) Camph., nux-v., puls.

Einbildungen, fixen Ideen, närrischem Wahn, bei:
1) Bell., hyos., op., stram., verat.
2) Ars., canth., cupr., lach., merc., nux-v., phos., plat.,
puls., rhus-t., sulf.
3) Anac., aur., bry., camph., carb-an., carb-v., ign., nit-
ac., par., petr., sabad.

Für die **einzelnen fixen Ideen,** wie z.B.: Wahn, *allein* zu
sein, *besessen* zu sein usw. siehe d. *allgemeinen* Anzeigen
(§ 46) im *ersten* Teil.

Entzückung, bei: Agar., lach., op.

Fliehsucht, Neigung zum Entfliehen, bei:
1) Bell., hyos., nux-v., puls., stram.
2) Acon., cupr., lach., verat.

Furcht, furchtsamen Wahnideen, bei:
1) Bell., op., puls., stram.
2) Ars., hyos., lach., phos., plat., sulf., verat.
3) Anac., calc., nat-m., rhus-t.

Gebärden machen, bei, wahnsinnigen, närrischen Geberden:
1) Bell., hyos., stram., verat.
2) Ars., merc., mosch., nux-v., puls.

Gefühlstäuschungen, bei: Bell., canth., hyos., ign., merc., nux-v., phos., sabad.

Gehörtäuschungen, bei: Bell., calc., carb-v., canth., cham., con.

Geilheit, geilen Wahnideen, bei:
1) Bell., hyos., stram., verat.
2) Calc., canth., carb-v., lach., phos., puls., zinc.

Geschäftigkeit, geschäftigem Wahnsinn, bei: Bell., bry., canth., cupr., phos.

Geschwätzigkeit, geschwätzigem Wahnsinn, bei:
1) Hyos., stram., verat.
2) Ars., bell., canth., caust., croc., lach., nat-c.

Gesichtstäuschungen bei, s. bei *Visionen.*

Halluzinationen s. unter Gehör- Gefühlstäuschungen und Visionen

Handlungen närrischer Art, bei:
1) Bell., hyos., op., stram., verat.
2) Ars., calc., canth., cupr., lach., merc., mosch., nux-v., phos., puls., sec., sep., sulf.
3) Acon., carb-v., cham., cic., croc., hell., lach., nux-m., ph-ac., plat., plb.

Hypochondrie, hypochondrischen Wahnideen, bei:
1) Calc., ign., nux-v., sulf.
2) Bell., hyos., sabad., stram., verat.
3) Anac., con., lach., merc., phos.

Bei **Ideen** fixer Art s. bei *Einbildungen.*

Lustigkeit und Lachen, lustigem Wahnsinn, bei:

1) Acon., bell., croc., hyos., stram.

2) Con., nat-m., nux-m., phos., plat., verat.

3) Aur., calc., carb-v., cic., cupr., op., puls., sulf.

Melancholie, melancholischen Wahnideen, Wahnsinn mit Melancholie, bei:

1) Ars., aur., bell., calc., caust., ign., lach., nat-m., puls., rhus-t., sulf., verat.

2) Hell., hyos., lyc., merc., nux-v., phos., plat., stram.

3) Acon., anac., ant-c., croc., cupr.

Menschenhaß, misanthropischem Wahnsinn, bei:

1) Ars., calc., cic., phos.

2) Nat-m., nit-ac.

Menschenscheu, bei:

1) Anac., hyos., stram., puls., rhus-t.

2) Acon., aur., bell., cic., con., lyc., merc., sulf.

Mißtrauen, Argwohn, argwöhnischem Wahnsinn, bei:

1) Cic., hyos., lyc., puls.

2) Anac., ant-c., aur., bell., cham., hell., hyos., lach., merc., nux-v., op.

3) Acon., carb-v., con., cupr.

Onanie nach, s. Selbstbefleckung

Phantasterei, phantastischem Wahnsinn, Geistersehen usw., bei:

1) Bell., hyos., op., stram.

2) Acon., anac., hep., nux-v., phos., puls., sulf.

3) Ars., canth., carb-v., lach., nat-m., rhus-t., sep.

Possenmachen, possenhaftem Wahnsinn, bei:

1) Bell., cupr., hyos., stram.

2) Cic., croc., ign., lach., merc., op.

Prophezeihungen, bei: Agar.

religiösen Ideen, religiösem Wahnsinn, bei:

1) Bell., hyos., lach., puls., stram.

2) Ars., aur., bell., croc., lyc., sulf.

3) Carb-v., con., merc., nux-v., verat.

Schwärmerischen Ideen, schwärmerischem Wahnsinn, bei: Agar., lach., op., sulf.

Schweigsamkeit, stillem Wahnsinn, bei:
1) Hell., hyos., ign., puls.
2) Bell., cham., nux-v., op., plat., verat.
3) Aur., calc., carb-an., lach., lyc., nat-m., nit-ac., ph-ac.

Selbstmordsucht, Wahnsinn mit Lebensüberdruß, bei:
1) Ars., aur., nux-v., puls.
2) Ant-c., bell., carb-v., hyos., rhus-t., stram.

Sexualtreib Verstärktem, bei: (s. Geilheit)

Singen, stetem, bei:
1) Bell., croc., stram.
2) Cupr., hyos., nat-m., op., phos., plat., verat.

Stolz, stolzem Wahnsinn, bei:
1) Lach., plat., stram., verat.
2) Arn., chin., hyos., phos., sulf.

Tanzen, vielem, bei:
1) Bell., cic., stram.
2) Acon., hyos., nat-m., ph-ac., plat.

Tobsucht bei, s. bei *Wut.*

Unruhe, Herumlaufen, unstetem Wahnsinn, bei:
1) Bell., canth., hyos., nux-v., stram., verat.
2) Ars., calc., cham., hep., merc., phos.
3) Anac., carb-v., caust., croc., plat., puls., rhus-t.

übersinnlichen Wahnideen, bei: Agar., lach., op., sulf.

Verliebtheit, verliebtem Wahnsinn, bei: Ant-c., hyos., stram., verat.

Versemachen, bei: Agar., lach., op.

Verstecken, Verkriechen, bei: Ars., bell., cupr., hyos., puls., stram.

Visionen, bei: (vgl. übersinnliche Wahnideen)
1) Bell., hyos., op., stram.
2) Hep., nux-v., puls., rhus-t.

3) Carb-v., dulc., hell., kali-c., mag-m., nat-c., phos., sulf.

4) Ars., calc., camph., cham., cic., lach., merc., ph-ac., plat., sep., verat.

Wechsel der Erscheinungen, bei:

1) Bell., croc., plat., stram.

2) Acon., cann-c., con., nat-m., nux-m.

3) Anac., ars., carb-an., hyos., kali-c., lyc., merc., verat.

Weinen, bei:

1) Bell., calc., ign., lyc., nat-m., plat., puls.

2) Ant-c., ars., camph., carb-an., carb-v., con., cupr., lach., merc., stram., phos., ph-ac., rhus-t., stram., verat.

Wut bei, wütendem Wahnsinn, Wahnsinn mit Tobsucht:

1) Bell., hyos., stram., verat.

2) Ant-t., ars., canth., croc., cupr., lach., lyc., merc., phos., sec.

3) Acon., anac., camph., con., nux-v.

§ 112

10. Anzeigen nach den Ursachen

Diesen Anzeigen zufolgen werden sich gegen *wahnsinnige Verrücktheiten* stets vorzugsweise dienlich erweisen:

Ausschlägen, die unterdrückt worden, nach:

1) Ars., bell., hyos., lach., stram., sulf.

2) Lyc., merc., phos., ph-ac., puls., rhus-t., sep., verat.

Blutflüssen, die unterdrückt worden, bei:

1) Bell., cupr., nux-v., op., stram., sulf., verat.

2) Acon., ars., carb-v., lach., lyc., phos., plat., sec.

Depression nach, s. Melancholie

Ehrgeiz, der gekränkt worden, nach:

1) Plat.

2) Aur., bell., hyos., ign., lyc., phos., puls., stram., verat.

3) Am-c., chin., sulf.

Eifersucht, als Ursache, nach:
1) Hyos.
2) Lach., nux-v., puls.
3) Bell., stram., verat.

Enthaltsamkeit gegen Gewohnheit, nach:
1) Bell., con., hyos., lach.
2) Canth., phos., stram., verat., zinc.

Geistesanstrengungen, Überstudieren, nach:
1) Calc., lach., nux-v., op., sulf.
2) Aur., bell., ign., nat-m., puls., sep., sulf.
3) Arn., ars., cocc., lyc., nat-c., plat., sil.

geistigen Getränken im Mißbrauch, nach: (vgl. *narkotische Substanzen*)
1) Bell., nux-v., op., stram.
2) Acon., ars., calc., carb-v., chin., coff., hell., hyos., lach., merc., nat-c., puls., sulf.

Geldverlust nach, s. *Vermögensverlust*

Geschlechtsausschweifungen, nach:
1) Nux-v., sulf.
2) Calc., con., phos., stram.
3) Anac., ars., bell., carb-v., hyos., merc., nat-m., ph-ac., puls., sep., verat.

Gewissensbissen, nach:
1) Ars., sulf.
2) Aur., lach., puls., stram., verat.
3) Carb-v., coff., hyos., merc., nux-v.

Gram und Betrübnis, nach:
1) Ign., ph-ac.
2) Ars., caust., graph., lach.

Hypochondrie, nach, d.h. wenn der Wahnsinn sich aus dieser als völlige Verstandesverkehrtheit herausgebildet hat:
1) Calc., ign., nux-v., sulf.
2) Bell., hyos., sabad., stram., verat.
3) Anac., con., lach., merc., phos.

616

Kummer und häuslichen Sorgen, nach:
1) Ars., ign., ph-ac.
2) Hyos., lach., lyc., nux-v., verat.

Liebesunglück, unglücklicher Liebe, nach: Aur., bell., hyos., ign., nux-v., ph-ac., stram., verat.

Melancholie, nach, wenn die Verrücktheit sich aus dieser als völlige Verstandesverkehrtheit herausgebildet hat:
1) Ars., aur., bell., calc., ign., lach., nat-m., puls., rhus-t., sulf., verat.
2) Hell., hyos., lyc., merc., nux-v., phos., plat., stram.
3) Acon., anac., croc., cupr.

Mensesunordnung, von:
1) lach., puls.
2) Bell., hyos., op., stram., verat.
3) Calc., con., croc., ign., rhus-t., sep., sulf.

narkotischen Substanzen im Mißbrauch, nach: (vgl. *geistige, Getränke*)
1) Lach., merc., puls.
2) Bell., camph., nux-v., op., sulf.
3) Ars., hyos., lyc., nat-m., rhus-t., sep., stram., verat.

religiösen Ursachen, nach: 1) Hyos., lach., puls., stram., sulf.
2) Anac., ars., aur., bell., croc., lyc.
3) Carb-v., cham., con., merc., nux-v., verat.

Schreck und Furcht, nach: Acon., bell., hyos., ign., lach., nux-v., op., puls., verat.

Schwangeren, bei: Bell., lach., merc., plat., puls., stram., verat.

Selbstbefleckung, nach: Merc., nux-v., phos., ph-ac., sulf.

Sonnenstich, nach:
1) Acon., bell., camph., hyos., lach., op.
2) Agar., bry., sulf.

Vermögensverlust, nach:
1) Puls., rhus-t., sep., sulf.
2) Anac., calc., caust., con., ign., lach., nat-m., phos., ph-ac.

Wöchnerinnen, bei:

    1) Plat. — 2) Bell., puls., verat.

    3) Sulf., zinc.

    4) Canth., nat-c., nux-v., phos., stram.

Zorn und Ärger, nach:

    1) Acon., bry., cham., nux-v.

    2) Ars., bell., ign., phos., plat., puls.

§ 113

11. Anzeigen nach den Nebenbeschwerden

In Bezug auf diese werden sich endlich ebenfalls stets vorzugsweise passend zeigen:

Abmagerung, nach:

    1) Ars., calc., lach., lyc., nux-v., sulf.

    2) Anac., nat-m., phos., sil., verat.

    3) Cupr., dig., dulc., ph-ac., puls.

Appetitlosigkeit, bei:

    1) Bell., op., verat.

    2) Ars., calc., canth., lyc., merc., nux-v., plat., puls., sulf.

    3) Acon., anac., ant-c., cic., cocc., con., ign., nat-m., nux-m., rhus-t., sil., thuj.

Bauchaffektionen, Unterleibsbeschwerden, bei:

    1) Nux-v., puls., rhus-t., sulf.

    2) Ars., bell., calc., canth., carb-v., ign., lyc., merc., phos., plat., plb., verat.

    3) Acon., anac., aur., bry., cann-c., caust., cocc., con., croc., dig., dulc., nat-m., op., ph-ac., sec., sil., stram.

Fieberhitze, bei:

    1) Bell., hyos.

    2) Acon., bry., merc., nux-v., phos., puls., rhus-t., sulf.

    3) Ars., calc., dulc., ign., lyc., sil., stram.

Gebärmutterleiden, bei:

   1) Bell., con., plat., puls., sec., sep., sulf.

   2) Cham., cocc., hyos., ign., mag-m., nux-v., verat.

   3) Carb-an., caust., croc., kali-c., mosch., nat-m., nux-m., op., rhus-t., stram.

Gehirnaffektionen organischer Art, bei:

   1) Acon., bell., canth., hyos., lach., merc.

   2) Ars., bry., camph., hell.

Gesichtsblässe, bei:

   1) Ars., calc., croc., merc., phos., puls., rhus-t., verat.

   2) Anac., carb-v., cham., dulc., hell., ign., nux-m.

   3) Camph., canth., dig., hyos., lach., laur., mag-m., nux-v., ph-ac., plb., sec.

Gesichtsbläue, bei:

   1) Acon., cham., lach.

   2) Cupr., puls.

   3) Ars., aur., bell., bry., con., hyos., ign., merc., verat.

Gesichtsgedunsenheit, bei:

   1) Bell., hyos., op., stram., verat.

   2) Acon., ant-t., canth., lach., lyc., merc., nux-v., phos., puls.

Gesichtsgilbe, bei:

   1) Acon., ars., canth., lach., lyc., merc., nux-v., phos., puls., sulf., verat.

   2) Anac., aur., bell., caust., croc., dig., dulc., sec.

Gesichtshitze, bei:

   1) Cocc., con., lyc., merc., puls., sulf., verat.

   2) Acon., bell., cann-s., cham., kali-c., lach., nux-v., op., rhus-t.

   3) Anac., mosch., plat., sil.

Gesichtsröte, bei:

   1) Acon., ars., bell., hyos., merc., nux-v., op., sulf., verat.

   2) Bry., cocc., cupr., dulc., ign., lyc., plat., puls., rhus-t., stram.

Gesichtsverfallenheit, bei:

1) Ars., chin., nux-v., phos., sec., verat.

2) Canth., cupr., lach., rhus-t.

Gesichtsverzerrung, bei:

1) Ars., bell., camph., cham., lach., nux-v., sec., stram.

2) Caust., cic., cocc., cupr., ign., lyc., merc., op., plat., rhus-t., verat.

Hauttrockenheit, Mangel an Ausdünstung, bei:

1) Bell., calc., hyos., op., phos., sec., sulf., verat.

2) Acon., ars., bry., cann-s., kali-c., merc., nux-v., ph-ac., plat., puls., rhus-t.

3) Camph., caust., cocc., lach., mosch., nux-m., plb., sil.

Kälte des Körpers, bei:

1) Ars., camph., croc., cupr., stram., verat.

2) Cann-s., canth., carb-v., cic., lyc., nat-m., nux-v., puls., rhus-t., sulf.

Kopfkongestionen, bei:

1) Acon., bell., lach., op., sulf.

2) Aur., bry., carb-an., carb-v., cic., hyos., nux-v., phos., sil., stram., verat.

Kopfschmerzen, bei:

1) Ars., croc., verat.

2) Bell., lyc., nat-m., puls., sep., sulf.

Lähmungen, bei:

1) Bell., caust., lach., op., stram., sulf., verat.

2) Ars., canth., carb-v., hyos., merc., nux-v., sec., sep.

3) Alum., anac., arn., chin., cupr., graph., laur., lyc., olnd.

Leberleiden, bei:

1) Bell., lach., lyc., merc., nux-v., sulf.

2) Acon., ars., aur., calc., puls.

3) Cham., ign., kali-c., nat-m., nux-m., sil.

Lungenleiden, bei:

1) Bell., hyos., verat.

620

2) Ars., calc., hep., kali-c., lach., lyc., merc., phos., puls., sulf.

3) Bry., carb-v., con., dig., dulc., laur., nat-m., nux-m., nux-v., ph-ac.

Mundschaum, bei:

1) Bell., hyos., stram., verat.

2) Canth., cic., cocc., cupr., ign., laur., sec.

Mundsperre, bei:

1) Bell., hyos., op., verat.

2) Acon., canth., cupr., lach., merc., nux-v., phos., sec.

Mundverzerrung, bei:

1) Bell., op., stram.

2) Dulc., lach., lyc., merc., nux-v.

Schlundkrampf, bei: Bell., canth., hyos., lach., nux-v., stram., verat.

Schweiß in reichem Maße, bei:

1) Bell., hyos., op., stram., verat.

2) Ars., calc., hep., lyc., merc., nat-m., nux-v., phos., puls.

3) Acon., ant-t., bry., carb-an., carb-v., caust., cocc., ign., nat-c., nit-ac., ph-ac., sep., sil., thuj.

Schweiß vermindertem, bei s. Hauttrockenheit

Speichelfluß und viel Spucken, bei:

1) Bell., hyos., op., stram., verat.

2) Calc., canth., lach., merc., sulf.

3) Ant-t., caust., cham., dig., dulc., hell., lyc., nat-m., puls.

II.

Akuter Wahnsinn, Hirnkoller, Phrenesis acuta

(Hirnwut, Phrenesia, Phrenetis)

§ 114

1. Krankheitsbild

Die hier vorliegende akute Seelenstörung, welche einige für völlig gleichbedeutend mit Entzündung des Gehirns *(Encephalitis)* oder der Häute desselben *(Meningitis)*, andere dagegen für eine Art sogenannter freiwilliger Hundswut *(Rabies s. Hydrophobia spontanea)* halten, während die Franzosen sie als eine eigene Form unter dem Namen *Delirium acutum (Delirie aigu* oder akuter Wahnsinn) aufführen, ist eine fieberhafte Verstandesverwirrung, welche, den vorhandenen Leichenöffnungen zufolge, auch ohne alle Spur dagewesener Entzündung oder sonstige organische Störungen der Gehirnsubstanz oder der Gehirnhäute vorkommen und somit als rein psychische Funktionsstörung bestehen kann. Ihrer großen Neigung wegen, in Wut oder Tobsucht überzugehen, hält sie eigentlich die Mitte zwischen den *Manien* und *Morien;* [geistige, Störungen heiterer Färbung] allein ihrem eigentlichen Wesen nach ist sie keine primäre Gemütsaufregung, sondern eine *Verstandesverrückung,* zu der später erst, in manchen und durchaus nicht in allen Fällen, die Zeichen der Tobsucht als Komplikation oder sekundäre Erscheinungen hinzutreten, weshalb wir ihr ihren Platz auch *nicht,* wie wohl einige hätten für richtiger halten können, unter den Hyperthymien, als einer Art Wut, sondern im Gegenteil *hier,* unter den *Verstandesverrückungen,* angewiesen haben.

Bei allen von diesem Leiden befallenen Kranken zeigen die Gesichtszüge, Mienen, Gebärden und alle Bewegungen ein eigenes, düsteres, unheimliches Wesen, das die ernste Natur und große Bösartigkeit des Leidens bekundet. Fast immer tritt sogleich allgemeines Irrereden ein, mit reichen Phantasie- und Sinnestäuschungen aller Art; die Ideen des Kranken drängen sich, kommen und verschwinden, verwirren und kreuzen sich ohne Verbindung unter sich und ohne Bezug auf äußere Gegenstände; das Selbstbewußtsein verschwindet; der Kranke hört auf keine Reden, erkennt die Seinen nicht mehr, und schweift mit seinen Gedanken und Phantasien in allen Regionen umher, oder wiederholt stunden- und tagelang dieselben unzusammenhängenden, sinnlosen Worte, oft bloß deren Reihenfolge wechselnd, wie z.B. *Paris, London, gerettet, Jesus, Maria, Joseph, verdammt,* oder: *König, Regierung, Paris, Seine, ertränkt* usw. Gewöhnlich spielen bei diesen Phantasien die Ideen, mit denen der Kranke sich beschäftigte, eine große Rolle; oft aber auch werden diese Kranken von großer Mutlosigkeit und Verzweiflung gequält, und bei fast allen von früher her religiösen Kranken hört man meist die Worte: *Hölle, Hölle, verdammt, verloren.* Andere wieder beobachten dagegen ein hartnäckiges Stillschweigen, oder sprechen nur mit gewissen Personen, oder nur nachts, während sie mit ihren gewöhnlichen Umgebungen, oder den Tag über, kein Wort reden wollen. Dazu gesellt sich meist eine große Überreiztheit des ganzen Nervensystems mit Überempfindlichkeit gegen alle Sinneseindrücke, vermöge deren die meisten dieser Kranken nicht aufhören können zu seufzen und zu stöhnen, zu heulen und zu schreien; besonders bringen helles Licht, Berührung und das mindeste Geräusch sie ganz außer sich. Auch zeigen meist alle eine große Unruhe des Körpers und Geistes, mit vieler Beweglichkeit, und nicht selten stellen sich unwillkürliche konvulsivische Bewegungen ein, welche denen der Epileptischen und Hysterischen sich nähern, mit Zähneknirschen, Mundsperre, Rückenstarre usw.

Das auffallendste Symptom ist aber der eine wahre *Scheu vor allen Flüssigkeiten* erzeugende *Schlundkrampf,* welcher selten fehlt und oft eine solche Hydrophobie hervorbringt, daß keine Gewalt auf Erden vermögend ist, die Kranken zum Hinunterschlucken eines einzigen Tropfens irgendeiner Flüssigkeit zu bringen, indem jedes beigebrachte Getränk sogleich wieder zur Nase oder zum Mund herausfließt. Ist die Krankheit bis auf diesen Punkt gekommen, dann wird das Delirium leicht auch *tobsüchtig;* die Kranken schreien, heulen, erbosen sich, schimpfen, fluchen, drohen, schlagen um sich, spucken und beißen, so daß man sie geradezu für *hundstoll* halten könnte, und daher gewiß häufig auch diesen Zustand wirklich mit *Hundswut* verwechselt hat, namentlich in den Fällen, wo nach Biß nicht toller Hunde durch bloßen Schreck eine ähnliche Krankheit erzeugt worden war. Die sogenannte *Hydrophobia spontanea* ist daher wahrscheinlich nichts anderes als der vorliegende *Fieberwahn mit wütendem Delirium.*

Übrigens ist dieser akute Wahnsinn stets von Fieber begleitet, Puls selten unter 100, oft 140 bis 150. Im ersten Zeitraum der Krankheit ist das Gesicht meist rot und aufgedunsen, oder abwechselnd rot und blaß; der Blick stier, düster und finster; die Augen rot, glänzend, hervorgetreten und starr, oder konvulsivisch bewegt und schnell in ihren Höhlen umherrollend; die Zunge rauh und weißlich, oder trocken, klebrig und bräunlich; die Ohren heiß und rot; die Zähne schmutzig; die Stimme rauh, klanglos und oft ganz erloschen; die Eßlust gänzlich verloren, bis zum höchsten Ekel gegen alle Genüsse; der Stuhl hartnäckig verstopft, oder, wie auch der Harn, unwillkürlich abgehend; die Haut heiß, trocken und rauh, ohne alle Ausdünstung; der Schlaf meist gänzlich mangelnd oder sehr unruhig. Dabei verbreiten die Kranken gewöhnlich im höchsten Grad den allen Narren eigentümlichen Geruch und fliehen meist im Anfang das Bett, liegen aber späterhin ruhig, zum Knäuel geballt auf ihrem Lager, das Gesicht gegen die Mauer gekehrt und meist zu den Füßen des Bettes herabgerutscht.

§ 115

2. Wesen, Ursachen und Diagnose

Wir haben im Eingang des vorigen Paragraphen schon gesagt, daß die bisherigen Leichenöffnungen, weit entfernt innere Spuren von Entzündung im Gehirn nachzuweisen, vielmehr oft auch nicht das geringste Zeichen irgendeiner anatomischen Veränderung wahrnehmen lassen, und man somit das eigentliche Wesen dieser Krankheit in eine *funktionelle* Störung der betreffenden Seelenorgane setzen muß, welche Störung zwar auch immer dann eintreten wird, wenn diese Organe anatomisch verletzt sind, zu deren Eintritt die Existenz dieser Verletzungen aber keineswegs *notwendig* ist. Auch darf man auf das oben gegebene Krankheitsbild nur den allerflüchtigsten Blick werfen, um sogleich zu sehen, daß dasselbe fast in allen Stükken dem des Wahnsinns entspricht, und sich von diesem nur durch die in allen akuten Formen viel schärfere Zeichnung und Ausprägung der Züge unterscheidet.

Auch die äußeren oder *erregenden Ursachen,* welche diese akute Form hervorrufen, sind im Allgemeinen dieselben, welche den Seelenstörungen überhaupt zu Grunde liegen, wie z.B. namentlich häuslicher Kummer, Vermögensverlust, die klimakterischen Jahre, Schreck, Eifersucht, Gewissensbisse, religiöse Schwärmerei, Erblichkeit, unterdrückte Milchsekretion, rheumatische Metastase usw.

Dessen ungeachtet aber ist dieser akute Wahnsinn immer eine den Gehirnentzündungen sehr nahe stehende Form, und die *Diagnose* oft mit vielfachen Schwierigkeiten verknüpft, zumal da fast alle Schriftsteller gerade dieses Delirium als das pathognomonische Zeichen der Entzündung des Gehirns und seiner Häute angeben, und sich dasselbe außerdem noch in sehr ähnlicher Art bei anderen Seelenstörungen, sowie nicht minder bei einigen anderen organischen Gehirnleiden, bei gefährlichen Wechsel- und Ausschlagsfiebern, heftigen Unterleibsentzündungen und sogar bei einigen Neurosen [Der Begriff hat sich gewandelt. Damals: Katalepsie, Epilepsie, Hyterie, Veitstanz] zeigen kann. Am häufigsten hat man die *Entzündung der Gehirnhäute* mit dem vorliegenden Zustand verwechselt. Beiden sind die konvulsivischen Bewegungen, die große Unruhe, das Zähneknirschen, die krampfhafte Zusammenziehung und Steifheit der Muskeln, sowie das Delirium gemein; allein in dem akuten Wahnsinn fehlt sogleich der der Arachnitis nie mangelnde eigentümliche Kopfschmerz, der sich stets 6, 8, ja oft 21 Tage vor dem Delirium einstellt, während dieses letztere in dem akuten Wahnsinn stets ohne das geringste schmerzhafte Vorgefühl im Gehirn, sondern stets nur nach psychischen Vorläufersymptomen eintritt. Auch der komatöse Zustand, den man zuweilen bei der Entzündung der Gehirnhäute beobachtet, fehlt absolut in der hier vorliegenden Form der Seelenstörungen, und nie zeigen sich auch in dieser die jeder Meningitis eigenen Symptome von halbseitiger Gesichtsverzerrung und Lähmung, Übelkeit und Erbrechen. Außerdem bietet sodann der akute Wahnsinn seinerseits wieder Zeichen, welche der Meningitis fehlen, wie z.B. der große Abscheu vor Essen und Trinken, der Schlundkrampf, der trübe, düstere Blick, der allen Narren eigene Geruch oder Gestank der Ausdünstung und des Atems. Die gleichen Bemerkungen sind sodann auch auf die Entzündung der Gehirnsubstanz *(Encephalitis)* und teilweise auch auf alle anderen organischen Leiden anwendbar. In Betreff der *fieberhaften Delirien,* welche sich als *Symptome* zu bösartigen Wechselfiebern, typhösen Krankheiten, Wundfiebern oder nervösen Aufreizungen, heftigen Brust- oder Unterleibsentzündungen gesellen, geben entweder die somatischen Nebenerscheinungen, die erweislich auf jene Krankheit hindeutenden anderweitigen Symptome, sowie auch die Anamnese, die vielleicht noch fortbestehenden erregenden Ursachen, der Verlauf und der Eintritt der Erscheinungen ebensoviele unterscheidende Momente ab.

Beim *Delirium tremens,* mit dem man ebenfalls in einigen Fällen den akuten Wahnsinn verwechseln könnte, fehlt stets das Fieber, und nie tritt hier diejenige Art der Wasserscheu ein, durch die sich die Phrenesie auszeichnet; auch ist das Irrereden im Delirium *tremens* meist anderer Art, indem es sich vorzugsweise um schreckhafte Halluzinationen und die gewöhnlichen Beschäftigungen des Kranken dreht. Schwieriger ist die Unterscheidung des akuten Wahnsinns von der akuten Tobsucht, zumal wenn ersterer in wütende Delirien übergeht. Doch kann hier zum Führer dienen, daß bei der akuten Tobsucht selten Fieber vorhanden, der Puls meist regelmäßig, das Bewußtsein besser erhalten ist, und gänzlicher Mangel an Konvulsionen, Krämpfen und Lähmungen stattfindet.

§ 116

3. Verlauf, Ausgänge und Prognose

Selten tritt die Krankheit plötzlich ein, sondern ist im Gegenteil meist durch ein längeres oder kürzeres Vorläuferstadium angekündigt, welches von einigen Tagen oder Wochen bis zu mehreren Monaten, ja wohl Jahren dauern kann. Gewöhnlich sieht man solche Kranke längere oder kürzere Zeit vor dem Ausbruch eine auffallende Veränderung in ihrem Charakter, ihren Neigungen und Gewohnheiten an den Tag legen; ihr bisheriger Gleichmut verwandelt sich in eine düstere, zänkische Stimmung; sie werden aufbrausend, geizig oder verschwenderisch, grob und ungezogen; frühere Gleichgültigkeit gegen alle religiösen Ideen geht in eifrige Sorge um ihr Seelenheil und in die kleinlichste Beobachtung äußerer Gebräuche über, während früherer Eifer sich in völlige Gleichgültigkeit verwandelt. Andere zeigen eine große Überspanntheit in allen ihren Handlungen, und sprechen mit großer Hastigkeit und Geläufigkeit, aber ihre Rede ist trocken und kurz abgebrochen und ihre Stimme mehr oder weniger verändert. Auch bemerkt man häufig lange vor dem Ausbruch schon einen Mangel an Zusammenhang in ihren Ideen, und nicht selten blickt durch alle diese Unordnungen hindurch stets schon die verborgene irrige Hauptidee, der vorherrschende leidenschaftliche Trieb.

Das Delirium selbst zeigt sodann, wenn es einmal ausgebrochen ist, zwei streng unterschiedene Perioden, deren eine sich durch Aufregung, die andere durch Abspannung charakterisiert, und deren erste nach den verschiedenen Individuen von sehr verschiedener Dauer ist, indem sie in einigen Fällen bis kurz vor dem Tod währen, in anderen schon nach wenigen Stunden einer allgemeinen Abspannung Platz machen kann. Zwischen beide Perioden fällt häufig eine Art von Nachlaß oder Ruhe, nach welcher zuweilen wieder eine neue Aufregung beginnt, bis endlich die volle Abspannung eintritt, welche stets mehr oder weniger der typhösen gleicht. In dieser Periode zeigt sich meist verfallenes, hippokratisches Aussehen, mit gelber, erdfahler Gesichtsfarbe, tiefliegenden, matten, viel Eiterschleim absondernden und dadurch oft verklebten Augen, und unwillkürliche Harn- und Stuhl-Entleerungen. Dieser Zustand der Augen ist meist ein sicherer Vorbote nahen Todes.

Übrigens kann sich dieses Delirium unter sehr verschiedenen Formen zeigen, als einfaches und kompliziertes, idiopathisches und konsekutives, d.h. ohne oder mit gleichzeitigen anderen Leiden, in primärer oder sekundärer Gehirnaffektion begründet, wie z.B. letzteres nach rheumatischen Metastasen usw. Die einfache, nicht komplizierte Phrenesie entscheidet sich gewöhnlich sehr schnell, oft schon nach einigen Stunden oder Tagen, und geht meist in Gesundheit über, sehr oft aber verwandelt sie sich auch in wirkliche Meningitis oder in eine chronische Seelenstörung, deren endlicher Ausgang lähmige Verwirrtheit und Blödsinn ist. Auch Rückfälle sind gar nicht selten, und stellen sich gern dieselbe Zeit des Jahres wieder ein, in welcher der erste Ausbruch stattfand. Selten verlängert sich die Dauer dieses Wahnsinns über 5-6 Tage, oft schon ist sie in 2, 3 Tagen beendigt, obgleich man auch Fälle gesehen hat, in denen sie über 6 Wochen, ja zwei Monate anhielt; gewöhnlich aber sieht man in günstigen Fällen schon am 5. oder 6. Tage Besserung oder Heilung eintreten.

In Betreff der *Prognose* kommt alles auf die Art und Gestaltung des Falles an. Bei einfacher, idiopathischer oder sekundärer, durch rheumatische, herpetische, gastrische, biliöse und ähnliche Metastasen erzeugter Phrenesie ist die Heilung nichts Seltenes; viel schlimmer aber stellt sich die Sache bei hydrophobischer Hirnwut, und zwar um so schlimmer, je länger der Abscheu vor Flüssigkeiten anhält. Besteht dieselbe, in Verbindung mit den übrigen Krämpfen, dem Geschrei und der großen Unruhe der Kranken, bis zum 5., 6 Tag ohne Nachlaß, so ist der Ausgang fast immer tödlich. Dasselbe gilt, wenn sich die Absonderung der eiterigen Augenbutter in den Augenwinkeln einstellt, oder wenn Flechsenspringen [„Sehnenhüpfen"] und Flockenlesen hinzutritt, oder wenn zwar das Irrereden aufhört, der übrige Zustand des Kranken sich aber um nichts bessert.

Überhaupt ist die *ausgebildete wütende Phrenesie* fast stets tödlich, und die Alten schon nannten sie daher eine delirierende Todesbetrachtung. Zuweilen kommen solche Kranken wieder zu Verstand, ohne daß darum die Krankheit auch immer als beendet anzusehen wäre, weil selbst nach längeren ganz freien Zwischenräumen doch wieder neue Anfälle eintreten können. Diese sind sogar immer zu befürchten, wenn trotz der Besserung der psychischen Erscheinungen die Augen glänzend und sehr beweglich bleiben, der Kranke stets eine gewisse Unruhe behält, seine Sprache noch eine gewisse Hastigkeit verrät, und dabei die Haut heiß und der Puls fortwährend beschleunigt ist.

§ 117

4. Behandlung

Da sich die Phrenesie, wie man aus dem Gesagten deutlich abnehmen kann, in ihren psychischen Erscheinungen bloß durch ihre größere Heftigkeit von allen übrigen Arten des Wahnsinns unterscheidet, so ist klar, daß alles, was wir bei diesem letzteren in Bezug auf die dahingehörigen besonderen Arzneien und die speziellen Anzeigen für ihre Anwendung gesagt, auch auf die Phrenesie verwenden läßt, und wir daher, wenn wir vollständig und gründlich sein wollten, dies alles hier nochmals gerade so aufführen müßten, wie es sich im Artikel Wahnsinn findet. Da nun dies aber nur eine ganz unnötige Wiederholung sein würde, so halten wir es für besser getan, den Leser im allgemeinen nur ganz kurz auf das dort Gesagte zu verweisen und hier nur noch einige besondere auf die Phrenesie speziell bezügliche Angaben beizufügen, indem wir diejenigen unter den gegen Wahnsinn angegebenen Mitteln hervorheben, welche sich vorzugsweise für die hier vorliegende Form eignen. Diese Mittel sind, den bisherigen Erfahrungen zufolge:

a) in der **Aufregungsperiode:**
    1) Acon., bell., bry., hyos., op., stram.
    2) Cham., cupr., lach., merc., nux-v., puls., rhus-t.
    3) Canth., cic., coloc., dulc., sulf.

b) in der **Abspannungsperiode:**
    1) Ars., chin., phos., sec., verat.
    2) Arn., hyos., rhus-t., sulf.
    3) Canth., cupr., lach.

Und unter diesen allen eignen sich wieder vorzugsweise:

Angst, ängstlichem Delirium, mit schreckhaften Bildern, bei:
    1) Op., stram.
    2) Bell., hyos., sil.

3) Acon., calc., puls.

4) Anac., hep., phos., verat.

Berührungsscheu, wenn Berührung die Anfälle erneuert, bei:
Bell., op., stram.

biliöser Metastase als Ursache, bei:

1) Acon., bell., bry., merc., nux-v., sec.

2) Arn., canth., cham., coloc., puls., rhus-t.

einfachem Delirium, bei:

1) Acon., bell., bry., hyos.,op., stram., sulf.

2) Arn., canth., cham., chin., coloc., cupr., lach., merc., nux-v., puls., rhus-t., sec., verat.

Fieberhitze, bei:

1) Acon., bell., bry., canth., cham., hyos., merc., nux-v., rhus-t.

2) Arn., chin., cic., coloc., cupr., dulc., lach., lyc., op., phos., puls., rhus-t., sec., stram., verat.

gastrischer Metastase als Ursache, bei:

1) Bry., nux-v., puls., rhus-t.

2) Acon., bell., lach., lyc., merc., sulf.

3) Ant-t., arn., cham., chin., cupr., phos., sec..

Geschwätzigkeit, geschwätzigen Delirien, bei:

1) Bell., rhus-t., stram., verat. − 2) Lach., op.

Gesichtsgedunsenheit, bei:

1)Acon., bell., bry., cham., chin., hyos., nux-v., op., phos., stram.

2) Ant-t., canth., lach., lyc., merc., puls., rhus-t., verat.

Gesichtsgilbe, bei:

1) Acon., merc., nux-v., puls., sulf., verat.

2) Arn., canth., chin., lach., lyc., phos.

Gesichtsröte, bei:

1) Acon., bell., cupr., merc., hyos., nux-v., op.

2) Lyc., rhus-t., stram., sulf., verat.

Gesichtsverfallenheit, hippokratischem Aussehen, bei:

1) Ars., chin., nux-v., phos., sec., verat.

2) Canth., cupr., lach., rhus-t.

Hirnentzündung als Komplikation, bei:

    1) Acon., bell., bry., hyos.

    2) Canth., lach., merc., rhus-t.

Konvulsionen, bei:

    1) Bell., cic.,cupr., hyos., nux-v., op., stram.

    2) Arn., ars., cham., lach., merc., rhus-t., sulf., verat.

  Wenn diese **fallsuchtartig** sind: Bell., cupr., hyos., nux-v., op., sulf.

  Wenn **hysterischer** Art: Cham., cic., nux-v., stram., verat.

Lichtscheu bei, wenn **helles Licht die Anfälle erneuert:**

    1) Acon., bell., hyos., merc., stram.

    2) Arn., ars., cham., chin., nux-v., phos., puls., rhus-t., sulf.

Mundsperre, Trismus, Kinnbackenkrampf, bei:

    1) Bell., hyos., lach., merc., op., verat.

    2) Acon., arn., bry., canth., cham., cic., cupr., nux-v., phos., rhus-t., sec.

Murmeln, musitirenden Delirien,bei:

    1) Bell., hyos., stram.

    2) Nux-v., sep.

religiösen Ideen, bei:

    1) Lach., lyc., puls., sulf.

    2) Ars., aur., bell., hyos., stram.

rheumatischer Metastase als Ursache, bei:

    1) Acon., bry., puls.

    2) Bell., chin., nux-v., rhus-t., sulf., verat.

    3) Arn., calc., canth.

Rückenstarre, bei: Bell., canth., cham., cic., op., rhus-t., stram., verat.

Sanftheit der Delirien, bei: Acon., bell., op., sulf., verat.

Schlundkrampf, bei:

    1) Bell., canth., hyos., stram.

    2) Lach., nux-v., sulf., verat.

Schwärmereien, schwärmerischen Delirien, bei:

1) Bell., stram., sulf.

2) Hyos., op.

3) Cham., sep., sil., spong.

Stillschweigen, stillem Wahnsinn, bei:

1) Hell., hyos., op., verat.

2) Bell., cham., chin., lach., lyc., merc., nux-v., puls., sulf.

Wasserscheu, Hydrophobie, bei:

1) Bell., canth., hyos., stram.

2) Chin.,cupr., lach., merc., nux-v.

Zähneknirschen, bei:

1) Ars., bell., hyos.

2) Acon., lyc., phos., sec., stram., verat.

Für noch andere *Mittel,* als die hier angegebenen, wie auch für alle weiteren *Anzeigen,* s. auch die *allgemeinen Angaben,* §§ 44-51.

III.

Phantastischer Wahnsinn, Seherwahn
Mantiphrenesis

Geisterseherei, Theurgia

§ 118

1. Von den Visionen überhaupt

Wir fassen unter den obenstehenden Benennungen nicht nur
alle Erscheinungen der sogenannten *Geisterseherei,* sondern
überhaupt alle diejenigen Phänomene zusammen, welche den
Zustand der sogenannten *Visionäre* ausmachen, und vermöge
dessen die damit behafteten Individuen nicht nur Geister oder
Seelen Verstorbener, sondern überhaupt *räumlich* und *zeitlich* entfernte Personen, Gegenstände, Handlungen und Vor-
gänge vermöge ihrer Sinne wahrzunehmen und dadurch
ebensowohl in der Zukunft, als in der Vergangenheit und Gegenwart, und nicht minder in meilenweiter Entfernung und in
unzugänglichen Räumen, als in ihrer nächsten Umgebung
und dem gewöhnlichen Bereich der Sinne lesen zu können behaupten.

Nach der Meinung einiger, sich selbst vorzugsweise *rationelle* Ärzte nennender Schriftsteller, gehören alle solche Be-
hauptungen, wenn sie nicht auf offenbarer Betrügerei beruhen, in das Reich der Täuschungen und Träume, und es sind
daher ihrer Meinung nach alle, welche in treuem Glauben solche Fähigkeiten zu besitzen wähnen, unbedingt als Narren und
Wahnsinnige anzusehen. Ein solches Absprechen nennen sie
physiologische Wissenschaftlichkeit und zucken in ihrem eigenen *Hochmutswahn* voll mitleidigen Bedauerns die Achseln
über den, der ihrer Meinung nach nicht einmal weiß, daß das

erste Erfordernis zu allen *objektiven* Sinneswahrnehmungen die Möglichkeit ist, von dem betreffenden Gegenstand sinnlich affiziert zu werden. Da nun, schließen sie weiter, alles, was außer dem Bereich der Sinne liegt, diese auch unmöglich affizieren kann, so muß notwendig auch eine jede dieses Reich übersteigende sinnliche Wahrnehmung auf reiner Sinnes- und Phantasietäuschung beruhen, und jeder, der das Gegenteil zu behaupten wagt, ebenso notwendig auch entweder ein Betrüger oder ein Ignorant und Einfaltspinsel sein, wenn er nicht gar ein kompletter Narr ist. Dieser Schluß ist an sich selbst so übel nicht, und würde auch ganz untadelhaft sein, wenn die hochgelehrten Herren, die ihn machen, in der Borniertheit ihrer eigenen Auffassungsgabe nur nicht vergessen hätten, einmal *selbst* gehörig über die Sache nachzudenken, und sich zu fragen,

1. wo denn eigentlich das Bereich der Sinne seinen letzten Grenzen nach aufhöre, und

2. worin sich in letzter Instanz eine *objektive* Sinneswahrnehmung von einer rein *subjektiven* unterscheide.

Denn, wie endlich, wie beschränkt, wie punktartig wir Menschen in der Tat auch in der Schöpfung dastehen, so unendlich, so unbegrenzt, so schrankenlos ist doch zuletzt der wahre Bereich unserer Sinne, so weit erstreckt er sich bis an die letzten Räume der Unendlichkeit hinaus. Wo nur irgend in der Schöpfung eine Schallwelle die Luft oder den Äther bewegt, da schlagen die letzten unmerklichen Anklänge doch auch an unser Ohr; wo in dem unendlichen Kegel unseres Gesichtsfeldes nur irgendeine Lichtvibration sich fortpflanzt, da trifft der Eindruck davon auch unser Auge, und wenn auf dem entferntesten Fixstern des entferntesten Nebelhaufens in der Richtung unserer Gesichtslinie der trillionste Teil eines Sonnenstäubchens, ja ein noch unendlich viel kleinerer Punkt sich setzt oder verändert, so gelangen die dadurch gegebenen Licht-, Schatten- und Farbenunterschiede sicher auch bis zu unserer Netzhaut, und wie unendlich klein sie sich da auch abspiegeln mögen, so sind sie doch vorhanden, und könnten, ja würden von dem inneren Sinne wahrgenommen und aufgefaßt, d.i. zum Bewußtsein gebracht werden, wenn dieser bei seinen täglichen Beschäftigungen mit den vorwaltenden Eindrücken des täglichen Lebens je Zeit gehabt hätte, sich mit Beachtung dieser Unterschiede abzugeben und an so feine Auffassungen zu gewöhnen. Was aber im gewöhnlichen Zustand unserer Nerven und Organe nicht unterschieden wird, obgleich es darin objektiv unterschieden liegt, kann das nicht unter gewissen Umständen, bei qualitativ veränderter Reizbarkeit z.B., doch hier und da auch als unterschieden dem Subjekte zum Bewußtsein kommen, und ist es demnach *absolut* undenkbar, daß dieser oder jener, in diesem oder jenem außergewöhnlichen Zustand sehe und höre, was in meilenweiter Entfernung vorgeht? Ja selbst die sogenannten Interzeptionen der Lichtvibration und Schallwellen, durch die zwischen uns und die entfernten Objekte tretenden Gegenstände, sind keine absoluten, sondern stets nur relative Hindernisse für unsere Sinne; durch ein Eihäutchen hindurch lesen wir häufig, wie durch Glas, durch etwas dickeres Papier schon schwieriger, durch Pappdeckel schon gar nicht mehr; wo ist aber die absolute Größe des Durchscheinens und der Durchsichtigkeit?

Verfasser dieses hatte einst eine an Nervenüberreizung leidende hysterische Dame zu behandeln, welche öfters von selbst in magnetischen Schlaf versank, die aber auch außerdem höchst merkwürdige physiologische Phänomente für die Betrachtung bot. Was im entferntesten Winkel des Hauses vorging, hörte sie bei Tage, wie wir anderen zuweilen nur in der tiefsten Stille der Nacht; in einer Finsternis, in der keine Katze mehr gesehen hätte, erkannte sie die kleinsten Gegenstände, und durch das dickste Packpapier hindurch las sie zuweilen, wie wir durch Glas. Ist aber dies, wo hört dann zuletzt der Bereich unserer Sinne auf, und mit welchem Recht kann man dann noch behaupten, daß alle Wahrnehmungen anderer,

welche die gewöhnlichen Grenzen unserer objektiven Sinneswahrnehmungen zu überschreiten scheinen, eine *absolute Unmöglichkeit* und somit auch *immer* Täuschung seien?

§ 119

2. Außersinnliche Wahrnehmungen

Mit dem Obigen haben wir allerdings noch nichts für die
Möglichkeit der sogenannten *Geisterseherei* bewiesen, sondern höchstens nur die Zulässigkeit *wirklicher sinnlicher*
Wahrnehmungen *abwesender* Personen und Gegenstände
dargetan, wie sich dieselbe bei vielen in *magnetischem Schlafwachen* [Hypnose] befindlichen Personen und bei anderen an
nervöser Überreizung leidenden Individuen, als *physiologisch
pathologische* Erscheinung, allerdings oft vorfindet. Eine andere Frage ist nun aber die, wie es mit dem vermeintlichen Sehen in die Vergangenheit, dem Wahrnehmen und dem Vorhersehen zukünftiger Dinge stehe, und ob diese auch in gewissen Fällen, wo kein absichtlicher Betrug obwaltet, *physiologische Erklärungen* ihrer *objektiven* Existenz zulassen, oder zuletzt doch als rein *psychische* Täuschung angesehen werden
müssen.

Wir haben schon weiter oben, im ersten Teil dieses Werkes,
bei Besprechung der Sinnestäuschungen überhaupt (§ 5), die
Bemerkung gemacht, daß ein Wahrnehmen äußerer Verhältnisse vermittelst des alleinigen *inneren* Sinnes, wenn auch
nicht erwiesen, so doch *denkbar* sei, und daß der Begriff der
Phantasietäuschungen durchaus nur diejenigen Empfindungen umfasse, für deren Erregung kein *äußeres* Objekt vorhanden ist, sondern welche rein durch die eigentümliche Tätigkeit
der Sinne selbst hervorgebracht werden. Ist es nun aber denkbar, daß geistige Wesen, ja sogar lebende abwesende Personen, auf den inneren Sinn anderer so wirken können, daß in
diesen letzteren die Empfindung der abwesenden Person ganz

so hervorgebracht wird, als wenn die Wahrnehmung derselben dem inneren Sinne durch die Vermittlung des äußeren
Auges zugekommen wäre, so müssen auch notwendigerweise
Erscheinungen denkbar sein, denen ohne gegenwärtiges, *sinnlich* wahrnehmbares Objekt, doch in der Tat ein *objektiver,*
genau dem Bild entsprechender Gegenstand zu Grunde liegt,
und die also für den *inneren Sinn* ganz dieselbe *objektive*
Wahrheit haben, wie diejenigen Wahrnehmungen, welche
ihm durch äußere Sinnesempfindungen zukommen.

Der Unterschied zwischen Wahrheit und Täuschung, *objektiven* und *subjektiven* Wahrnehmungen, besteht allein darin, daß die Erregung dazu in dem einen Fall *außer uns,* in dem
anderen *in uns liegt.*

Die Frage über die Möglichkeit des Sehens *Verstorbener* re-
duziert sich daher rein auf eine Frage über die *Existenz* der
Seele nach dem Tod, und so lange diese Existenz nicht als eine
reine Unmöglichkeit und als ein allem rationellen Denken absolut widersprechendes Unding erwiesen ist, so lange kann es
dem rationellen Denken auch nicht zuwiderlaufen, eine unmittelbare Einwirkung dieser auf die inneren Sinne gewisser
Personen unter gewissen Umständen wenigstens als *möglich*
anzunehmen, und ist diese *Möglichkeit* zugegeben, so folgt
daraus wieder daß alle die, welche die *Möglichkeit* des wirklichen Geistersehens unter allen Umständen leugnen und in dieser Hinsicht überall nur Täuschung sehen, eben nicht sehr
starke Logiker sind und demnach eigentlich auch keine Ursache hätten, sich mit ihrer vermeintlichen Wissenschaftlichkeit
so breit zu machen und auf anders Denkende so verächtlich
herabzusehen, wie sie es tun.

Viel schwieriger läßt sich dagegen allerdings das *Sehen in
die Zukunft* erklären; allein gerade in diesem Stück liegen zu
viele Beispiele von Leuten vor, welche Todesfälle und Feuers-
brünste in ihrer Nähe und Bekanntschaft regelmäßig 8 und 14
Tage vorhergesehen, und wir selbst haben solche Leute gekannt und uns von der reellen Existenz derartiger Fähigkeiten

überzeugen können. Gegen Tatsachen aber richten alle widersprechenden Vernunftgründe und Erklärungen nichts aus, da alle Theorien und *sogenannten* Naturgesetze, nach denen wir erklären, oder auf die wir gewisse Erscheinungen zurückführen können, selbst nur Abstraktionen von den uns bisher bekannt gewordenen Tatsachen sind, und diese Abstraktionen sich notwendig mit der Zunahme der Beobachtungen neuer Tatsachen ändern müssen. Nichts ist daher zuletzt auch weniger rationell, als das Verfahren, das man gewöhnlich beobachtet, indem man zuerst Theorien aufstellt und nach diesen dann die Tatsachen entweder annimmt oder geradezu ableugnet, je nachdem dieselben den Theorien entsprechen oder widersprechen, anstatt daß man zuerst genau und vorurteilsfrei beobachten und den so gesammelten Erfahrungen zufolge die Theorien und die bisherigen Formeln der vermeintlichen Naturgesetze ändern sollte.

Deshalb nehmen wir dann auch keineswegs alles, was auf dem Gebiet der Ahnungen, des Vorhersehens und der sogenannten Geisterseherei beobachtet wird, für unbedingte Betrügerei oder Narrheit, sondern halten dafür, daß es auch Phänomene dieser Art gebe, welche, auf rein *physiologischen Idiosynkrasien* und besonderen Fähigkeiten wurzelnd, reelle Objektivität haben und wirklich das sein *können,* wofür sie ausgegeben werden.

§ 120

3. Krankhafter Seherzustand

Indem wir aber so, nach Obigem, der *Möglichkeit* des objektiven Geister- und Vorhersehens alle nur erdenkliche Zugeständnisse machen, müssen wir doch auf der anderen Seite auch eben so unverhohlen gestehen, daß wir in der *Wirklichkeit* diese Fälle für äußerst selten halten, und gern zugeben, daß die meisten von denen, welche dergleichen Fähigkeiten zu besitzen glauben, in der Tat wirkliche Phantasten und Narren sind. Am häufigsten findet sich dieser Zustand bis zu einer gewissen Höhe bei solchen Personen entwickelt, welche schon von Natur eine gewisse Anlage zu Ahnungen und zoomagnetischem Hellsehen haben, wo dann endlich, je mehr die Krankheit zunimmt, sich Falsches und Wahres, objektive und subjektive Wahrnehmungen, auf eine so schauderhafte Weise mischen, daß selbst der geübteste Beobachter nicht mehr im Stande ist, aus diesem Gewirr klug zu werden. Das auffallendste Beispiel dieser Art bietet die von Dr. Kerner beschriebene Geschichte der *Seherei von Prevorst,* welche Geschichte überhaupt in gar vieler Hinsicht äußerst lehrreich für das Studium des Seherwahns ist, indem sich in ihrem Verlauf fast alle Erscheinungen zeigen, die man an dergleichen Kranken wahrnehmen kann.

Überhaupt werden in der Regel viel mehr Frauen, als Männer, von dieser Krankheit befallen, und fast alle daran Leidenden zeigen mehr oder weniger Symptome von Hysterie, oder von Katalepsie, und große Anlage zu zoomagnetischen Einwirkungen. Übrigens kann dieser Zustand sehr lange ohne Beeinträchtigung des Selbstbewußtseins und der übrigen Verstandestätigkeiten bestehen; geht er aber in völlige Verrücktheit über, so verschwindet für solche Kranke die ganze äußere Welt und sie leben nur in dem Bereich ihrer Phantome, die sie für wirklich existierend halten. Gewöhnlich befindet sich dann der Kranke in einer Art beständiger Extase und spricht sich in einem reichhaligen Zufluß von Bildern aus, die das Gemüt in einen hohen Grad von Aufregung versetzen; Prophezeien, Dichten, Versemachen, Halten langer Reden in gewählten Ausdrücken, Aufdecken verborgener Geheimnisse, Unterhaltungen mit Geistern und Seelen Verstorbener, Exkursionen bis an die Pforten der Hölle und bis an die Tore des Himmels, oder Wanderungen von Stern zu Stern, und Erforschung der geheimen Tiefen der Natur sind dann keine seltenen Erscheinungen.

Die *Ursachen* dieses Zustandes liegen, außer der oben erwähnten konstitutionellen Anlage, meist in Überspannung der Phantasie und in der Nachahmungssucht, verbunden mit einem angeborenen oder durch stete Richtung der Phantasie auf dergleichen Dinge erworbenen Hang zum Wunderbaren. Kommt hierzu nun noch Mangel an Unterscheidungsgabe, ein gewisser Grad von Unwissenheit und angeborene Lebhaftigkeit der Phantasie, so ist alles beisammen, was den Ausbruch dieser Form der Verrücktheit wo nicht erregen, so doch ungemein befördern kann.

In Betreff der *Behandlung* richten auch hier die *psychischen* Mittel meist wenig aus, dagegen aber wird man oft sehr guten Erfolg von zweckmäßiger Anwendung der hierher gehörigen homöopathischen, gegen *Wahnsinn überhaupt* angeführten Arzneien sehen, unter denen wir besonders der Beachtung empfehlen:

1) *Bell., hyos., op., stram.*
2) *Acon., anac., hep., nux-v., phos., puls., stann., sulf.*
3) *Ars., canth., carb-v., lach., nat-m., rhus-t., sep., sil., zinc.*

Unter diesen Mitteln verdienen sodann noch speziellere Beachtung:

Ahnungen und Anlage zu magnetischem Hellsehen, bei: Acon., anac., phos., stram., sulf.

Erscheinungen aller Art, bei:
1) Bell., op., stram.
2) Hep., hyos., nux-v., phos., puls., rhus-t., stann., sulf.

Feuersehen im voraus, bei:
1) Hep.
2) Bell., calc., spong., sulf.
3) Anac., nat-m., phos., rhus-t., zinc.

Geisterseherei, bei:
1) Bell., op., plat., stram., sulf.
2) Ars., carb-v., lach., nat-m., puls., sep., sil.

Leichensehen, Vorhersehen von Sterbefällen, bei:

    1) Hep.

    2) Anac., ars., bell.

    3) Canth., hep., nat-m., nux-v., op.

Prophezeihungen, bei: Agar.

Umgang mit Verstorbenen, bei:

    1) Bell., stram.

    2) Anac., ars., canth., hep., nat-c., nat-m., nux-v., op.

    3) Caust., con.

Für alles Weitere s. übrigens bei dem Artikel *Wahnsinn* (§§ 108-113) die Wirkungen der hier aufgeführten Mittel und die ferneren Angaben der dort befindlichen weiteren Anzeigen.

IV.

Schwärmerischer Wahnsinn, Entzückungswahn, Theophrenesis

(Schwärmerei, Theosophia, Theomania, Aberwitz)
(Heinroth)

§ 121

Krankheit und Behandlung

Wir fassen unter den hier gegebenen Benennungen nicht bloß die Erscheinungen der *religiösen Schwärmerei,* sondern überhaupt alle Phenomene zusammen, welche einen ekstatischen Wahn bekunden, demzufolge die daran Leidenden von einer idealen Vorstellung mit Begeisterung ergriffen sind und sich von Gott oder einer höheren Macht berufen wähnen, dieselbe unter ihren Mitmenschen auszubreiten und in Wirksamkeit zu setzen.

Als bloße Extravaganz des Geistes, ohne eigentliche Verrücktheit, äußert sich dieser Zustand als enthusiastische Sucht des Schwärmers, seinen Ideen, wo es nur sei, Eingang zu verschaffen, unbekümmert, ob die Welt ihm Beifall zolle oder nicht, und eher alle anderen im Irrtum wähnend, als sich selbst. Kein Hindernis kennend, das sich der Ausführung seines Vorhabens in den Weg stellen könnte, und kein Mitttel scheuend, die etwa sich zeigenden zu besiegen oder aus dem Weg zu räumen, ist der Schwärmer bereit, seiner Sache jedes nur erdenkliche Opfer zu bringen, und setzt mit Freuden sogar Gut und Leben daran, wenn er hoffen darf, dadurch seinen Zweck zu erreichen. Alle Dinge, die sich nicht direkt auf sein Objekt beziehen oder als Mittel für dasselbe dienen können, sind ihm völlig gleichgültig; Rang, Stand, Ehre, Geld und Gut, Wohlfahrt und Bequemlichkeit, nichts von alledem hat Wert für ihn, wenn es ihm nicht helfen kann, seine Sache auszubreiten. Da ihn aber dabei sein Enthusiasmus stets zu irrtümlichen Urteilen und Handlungen fortreißt, so zieht ihn dies in den Strudel einer grenzenlosen Verwirrung und steter Widersprüche.

So kann es lange fortgehen, ohne daß man einen solchen Schwärmer geradezu für einen Narren oder Wahnsinnigen halten dürfte; am Ende aber verwirren sich hier doch auch die Begriffe, es treten Halluzinationen hinzu, und es gestaltet sich der sogenannte *Entzückungswahn,* in welchem der Schwärmer Geister, Engel und Teufel sieht, die ihm ab- und zuraten, ihn mit guten oder bösen Ideen erfüllen; ja er glaubt wohl gar, Gott selbst von Angesicht zu sehen, sich mit ihm zu unterhalten und aus dessen eigenem Mund seine Aufträge, von dem Wehen des göttlichen Odems seine Begeisterung und allerlei Wundergaben zu erhalten.

Daß indessen auch dieser Zustand, als ein außerordentlicher *physiologischer,* auf objektiver Realität beruhender, bei ganz gesunden Sinnen vorkommen kann, braucht ja wohl nicht erst gesagt zu werden; denn wer darf wagen, einen Moses und Jesaias, einen Paulus und Johannes, einen Luther und Calvin, sowie noch viele andere wahre Propheten und Gottesmänner ihrer Zeit, die sich auch auf höhere Eingebungen und mannigfache Erscheinungen beriefen, für verrückt, toll oder wahnsinnig zuhalten? Man lese nur ihre Schriften und gehe ihr ganzes Leben durch; da ist bei der höchsten Besonnenheit und Konsequenz in all ihrem Tun auch nicht *eine* auffallende Handlung, die einen solchen Schluß auch nur von fern rechtfertigen könnte! Das ganze übrige Tun und Wesen solcher Individuen ist daher auch hier das wahre Kriterium, welches, wie bei dem phantastischen Wahnsinn den wirklichen Seher vom phantastischen Narren, so bei der Theophre-

nesis den wirklich gottbegeisterten Reformator und Gesetzge-
ber vom eingebildeten, verrückten Schwärmer unterscheiden
läßt.

Übrigens ist nichts so ansteckend, als die Schwärmerei, und
alle bedeutenden Epochen der Geschichte, besonders große
religiöse und politische Umwälzungen, liefern hierzu die zahl-
reichsten Belege. Nichts ist aber auch schwerer zu heilen, als
die Verrücktheit der Schwärmer, und wir gestehen offen, daß
wir in Behandlung derartigen Wahnsinns noch keine Erfahrung haben. Doch möchten wir, gewissen Analogien zufolge,
besonders aufmerksam machen auf:

1) *Sulf.*
2) *Ambr., anac., chin., lach., op.* usw.

für deren nähere Einsicht, sowie für etwaige besondere *Anzeigen,* wir teils auf die bei dem Artikel *Wahnsinn* (§§ 108 – 113)
teils auf die in dem *allgemeinen* Teil (§§ 44 – 50) gegebenen
weiteren Erläuterungen und Andeutungen verweisen.

V.

Besessensein, Besessenheitswahn
Daemonophrenesis

(Dämonomanie, Daemonomania)

§ 122

Krankheit und Behandlung

Streng genommen ist diese Art des Wahnsinns wohl nichts, als eine in Verrücktheit übergegangene *religiöse Melancholie,* die sich besonders dadurch charakterisiert, daß die Kranken ihren eigenen Körper vom Teufel oder von einem bösen Geist bewohnt glauben, den sie sprechen hören, mit dem sie sich unterhalten, der sie zu Verbrechen, zu Mord, Brandstiftung, Diebstahl und anderen Schandtaten verführen will, sie zu unzüchtigen, geilen Reden und Handlungen oder zu Flüchen und Gotteslästerungen auffordert, und sie bedroht, kneift, beißt oder zerreißt, wenn sie ihm nicht gehorchen.

Fast alle diese Kranken sind sehr abgemagert; sie haben eine gelbe Gesichtsfarbe, eingefallene Wangen, einen scheuen, furchtsamen, mißtrauischen Blick, einen unsteten, unruhigen Ausdruck in ihren Mienen und etwas eigentümlich Krauses in ihren Zügen. Sie schlafen fast gar nicht, essen wenig, leiden viel an Verstopfung und laufen viel umher wegen eines steten Gefühles innerer Hitze, das ihnen von dem höllischen Feuer herzurühren scheint, von dem sie sich in ihrem Wahn stets umgeben sehen. Gewöhnlich jammern und klagen sie viel über ihr Los, mit Seufzen und Stöhnen; mehrere versuchen ihren Umgebungen Schaden und Leid zuzufügen; einige haben wahre Wutanfälle.

Dagegen sind wieder andere, deren Verstand im Ganzen wenig getrübt erscheint; oft sind sie halbe, auch ganze Tage durchaus ruhig, bis der Teufel oder ein böser Geist, ihrer Aussage nach, wieder Besitz von ihnen nimmt, und dann hören in der Tat nicht nur die Kranken, sondern oft auch die sie umgebenden Personen deutlich eine andere, tiefere, rauhere Stimme, als die gewöhnliche des Kranken, welche aus dem Bauch zu kommen scheint, und vermittelt deren der Kranke nun eine Unterhaltung beginnt, in der die veränderte Stimme mit seiner gewöhnlichen abwechselt, ein allerdings höchst merkwürdiger Umstand, welcher, in Verbindung mit den Reden und Aussagen der Kranken, in neuester Zeit wieder mehrere Ärzte bestimmt hat, diesen Zustand für keinen Wahn, sondern für eine *wirkliche Besessenheit* auszugeben. Wenn der Teufel solche Kranke ihrer Meinung nach verläßt oder wieder in Besitz nimmt, so sehen sie ihn häufig mit einem Bocksfuß versehen und auf einem Besen reitend, oder auf einem Ochsen, einem Bock oder einem Hund durchs Fenster oder durch den Schornstein ein- und ausgehen; jungen Frauen und Mädchen erscheint er zuweilen unter der Gestalt eines schönen Jünglings, der sie zur Unzucht verführen will. Bei einigen dieser Kranken gesellen sich oft hysterische oder epileptische Konvulsionen zu den übrigen Symptomen; andere zeigen eine große Neigung zum Selbstmord. Sehr merkwürdig ist auch der auffallende, durchdringende Geruch dieser Kranken, den dieselben gewöhnlich vom Teufel ableiten, der ihren Leib bewohne, welcher Geruch aber auch bei anderen Narren, wenngleich nicht in so starkem Grade wie bei den Besessenen, vorkommt.

Die *Ursachen* dieser Seelenstörungen sind gleich denen aller übrigen sowohl psychischer, als auch physischer Natur. Schlechte, fehlerhafte Erziehung und Unwissenheit, religiöse Schwärmerei, mönchische Lebensweise, falsche Begriffe von der göttlichen Gerechtigkeit, übertriebene Furcht vor dem Teufel, der Hölle und der Verdammnis usw.: alle diese Dinge können zum Entstehen dieses Leidens beitragen. Zu den näheren erregenden Ursachen gehören sodann heftige Gemütsbewegungen, Schreck, die Furcht, durch einen drohenden oder einnehmenden Blick oder einen Zauberspruch behext worden zu sein, Anhören strenger Bußpredigten, plötzliche anhaltende Entbehrung des Geschlechtsgenusses im Witwenstand, die klimakterischen Jahre, narkotische Tränke oder Mißbrauch von Wein und Branntwein usw. Auch die Erblichkeit wird als Ursache des Besessenseins angeführt, und besonders zeigt sich dasselbe vorzugsweise bei Frauen von 45 bis 50 Jahren, mit nervöser Konstitution, melancholischem Temperament, leicht erregbarer Phantasie und furchtsamem, zaghaftem Charakter. Auch hat man dieses Leiden schon mehrmals epidemisch auftreten sehen, namentlich im 14. Jahrhundert in Holland, Belgien und Deutschland, und 1254 und 1552 in Rom; in einigen Ländern, namentlich im Württembergischen und in der Gegend von Bingen und Kreuznach, scheint es einheimisch, endemisch.

Die Behandlung desselben ist ganz die des *Wahnsinns überhaupt,* auf den wir daher auch unsere Leser für alles verweisen, was die nähere Angabe der hierher gehörigen Mittel und die Anzeigen für ihre Wahl betrifft. Besonders aber möchten von jenen Mitteln für die vorliegende Form zu beachten sein:

1) *Bell., hyos., op., plat.*
2) *Ambr., anac., kali-c., nat-c.*
3) *Ars.,aur., lach., puls., sil., stram., sulf., verat.*

VI.

Tiermetamorphose, Tierheitswahn, Zoophrenesis

(Tiermenschheit, Zoanthropia, Lycanthropia, Cynanthropia, Hippanthropia, Boanthropia)

§ 123

Krankheit und Behandlung

Man versteht unter den obigen Benennungen die Seelenstörung derjenigen Irren, die sich in Tiere verwandelt glauben und die Stimme, das Geheul, die Gestalt und die Manieren derselben nachahmen, und deren Zustand wahrscheinlich zu den vielen Märchen von verzauberten, in Bären, Wölfe usw. verwandelten Prinzen und Grafen die erste Veranlassung gegeben hat. Am häufigsten sieht man in dieser Hinsicht *Wolfsmenschen* (Wehrwölfe, Lycanthropen), *Hundemenschen* (Cynanthropen); seltener *Pferdemenschen* (Hippanthropen) oder *Ochsenmenschen* (Boanthropen, wie Nebukadnezar).

 Die Krankheit an sich ist eigentlich nur eine Abart des Besessenheitswahns; die davon Befallenen glauben sich im Bund mit dem Teufel und von diesem befähigt, sich in Hunde, Katzen, Wölfe und andere Tiere zu verwandeln. Viele wähnen sich am ganzen Leib behaart und mit Krallen oder furchtbaren Zähnen versehen, und klagen sich selbst an, in ihren nächtlichen Ausflüchten Menschen und Tiere zerrissen, das Blut neugeborener Kinder getrunken und Mordtaten auf Mordtaten begangen zu haben. Man hat solche Unglückliche, die sich in Wölfe verwandelt glaubten, in Feld und Wald umher streichen, auf allen Vieren gehen, das Heulen der Wölfe nachahmen, und ganz mit Schweiß und Kot bedeckt Überreste von Leichnamen keuchend und grinsend wegschleppen sehen; was allerdings zu dem Schluß zu berechtigen scheint, daß einige derselben wirklich Menschen ihrem Wahn geopfert haben mögen. Die meisten indessen klagen sich eingebildeter Verbrechen an, sowie sie sich auch wohl rühmen, Wölfinnen, Hündinnen usw. belegt oder andere Schandtaten begangen zu haben. Zuweilen fallen diese Tiermenschen in eine Art Ekstase, wenn ihr Kopf dergleichen Hirngespinste und Träume ersinnt; kommen sie dann aber wieder zu sich selbst, so behaupten sie doch nichts weniger, als geträumt, sondern in der Tat in Verfolgung ihres Raubes Berge und Schluchten durchstreift zu haben und nun vor Müdigkeit ganz erschöpft zu sein. Doch sollen die sogenannten *Wehrwölfe* nach Henry Boguet's Erzählung zuweilen wirklich Kinder zerrissen, sogar erwachsene Personen angefallen und alle Symptome der Mordwut gezeigt haben. Eine gewisse Pierre Gandillon, die sich in eine Wölfin verwandelt glaubte, durchlief auf allen Vieren das Land und fiel ein kleines Mädchen an, dessen vierzehnjähriger Bruder mit Obstlesen beschäftigt war. Der arme Knabe tat, was er konnte, seine Schwester zu schützen und zu verteidigen, unglücklicher Weise aber fiel der Wolfsfrau ein Messer in die Augen, das sie ergriff und ihm damit einen Stich in den Hals gab, der ihn schnell tötete. Besonders scheinen wilde, wüste Berggegenden den Ausbruch dieser Krankheit zu befördern, die früher im Juragebirge nicht selten vorkam und an mehreren Orten sogar epidemisch geherrscht haben soll. Alle diese Kranken flohen die Menschen, lebten in Wäldern, auf Kirchhöfen, in alten Ruinen, durchstrichen heulend und schreiend die Felder, ließen Bart, Haare und Nägel wachsen und zeigten alle Symptome vollkommener Verwilderung.

Roulet, sagt Esquirol, wurde gegen das Ende des sechszehnten Jahrhunderts als Wehrwolf ergriffen, und gestand, daß er und andere nach Einreibung mit einer gewissen Salbe in Wölfe verwandelt worden seien und die Felder durchstrichen hätten, um die neugeborenen Kinder zu fressen; die Richter schickten ihn in's Narrenhaus. Ferner erzählt Esquirol von einem vornehmen Herrn am Hofe Ludwig's XIV., der zuweilen ein eigenes Bedürfnis fühlte, zu bellen, und der seinen Kopf zum Fenster hinaussteckte, um diesen Drang zu befriedigen. Ebenso erzählt Dom Calmet von einem Kloster in Deutschland, dessen Nonnen sich alle in Katzen verwandelt hätten, und die zu gewissen Stunden des Tages auf allen Vieren im Hause herumliefen und unter gräßlichem Miauen nach Mäusen suchten.

Anstatt der *Verwandlung in Tiere* hat man auch *Verwandlung in das andere Geschlecht* als fixen Wahn beobachtet, demzufolge sich Frauen in Männer und Männer in Frauen metamorphosiert glaubten. So erzählt ebenfalls Esquirol von einem Mann, der von Jugend auf einen großen Hang zeigte, sich als Frau zu verkleiden, bei jedem Familien-Schauspiel die Rolle der Frauen übernahm und endlich ganz verrückt wurde, so daß er selbst glaubte, eine Frau zu sein. Oft kleidete und putzte er sich als Nymphe und wollte so die Straßen durchlaufen, und obschon er eigentlich keine andere Geistesverwirrung zeigte und im übrigen recht vernünftig sprach, so war er doch den ganzen Tag beschäftigt, seine Haare zu frisieren, sich im Spiegel zu besehen und mit seinem Schlafrock sich alle mögliche Mühe zu geben, seine Kleidung der der Frauen so ähnlich als möglich zu machen, wobei er im Gehen auch ganz die Weise der letzteren annahm.

Die Behandlung der Zoanthropie ist übrigens ganz die des Wahnsinns überhaupt, auf den wir daher für alles Weitere verweisen. Vielleicht wird man unter den dort angegebenen Mitteln für die vorliegende Form oft ganz besonders passend finden:

1) *Ars., bell., hyos., op., stram.*
2) *Anac., cocc., cupr., merc., nux-v., op., plat., puls., sulf., verat.*

Jedenfalls wird das eine oder das andere Mittel sich stets hilfreich erweisen, wenn solche Kranke von großer Grausamkeit und Mordlust gequält sind oder sich dahin gehöriger vermeintlicher Verbrechen anklagen. Da aber dieser Wahn in letzter Instanz auf einer steten vorherrschenden Beschäftigung der Phantasie mit den betreffenden Tieren beruht, so läßt sich daraus zugleich schließen, daß diejenigen Mittel jedenfalls die erste Beachtung verdienen werden, welche im Wachen oder im Traume eine gleiche vorherrschende Beschäftigung der Phantasie nachweisen, und demnach könnte man dann jedenfalls auch vorzugsweise in Betracht ziehen:

Hundsmenschheit *(Cynanthropia), bei:*
    1) Bell., canth., puls., stram.
    2) Arn., calc., lyc., merc., sil., sulf., verat., zinc.

Katzenmenschheit *(Galanthropia)*, bei:
    1) Hyos., puls., stram.
    2) Arn.

Ochsenmenschheit *(Boanthropia)*, bei: Bell.

Pferdemenschheit *(Hippanthropia)*, bei: Mag-m., zinc.
Wolfsmenschheit *(Lycanthropia)*, bei: Bell., hyos.

VII.

Puerperalwahnsinn, Wochenbettwahnsinn, Lochiphrenesis

(Wahnsinn, Tobsucht und Nymphomanie der Wöchnerinnen, Lochimania)

§ 124

1. Krankheitsbild

Wir haben diesen Zustand, den einige den Melancholien, andere den Manien beizählen, am füglichsten hier unter den verschiedenen Arten des *Wahnsinns* anzufügen geglaubt, weil er sich in der Tat am häufigsten unter den verschiedenen Formen zeigt, und sich unter den davon Befallenen nicht ebensoviel Melancholische und Verrückte, als mit Nymphomanie Behaftete finden. Schon während der Schwangerschaft leiden die später davon befallenen Wöchnerinnen gewöhnlich an großer Niedergeschlagenheit mit schweren, bösen Ahnungen, Befürchtungen und großer Unruhe ohne gegründete Ursache. Dabei ist ihre Gesichtsfarbe meist blaß, der Puls schwach und zusammengezogen und der Unterleib besonders in der Gegend der Gebärmutter der Sitz schmerzhafter, peinlicher Gefühle.

Dieser Zustand dauert fort bis nach der Niederkunft, wo sich der Eintritt der eigentlichen Krankheit häufig durch eine Veränderung im ganzen Gemütszustand der Wöchnerinnen andeutet; sie werden zornig, empfindlich, beleidigend; der Schlaf flieht sie; ihre Züge drücken Unruhe und Mißtrauen aus; ihr Puls ist beschleunigt und ihre Sprache schnell und hastig. Dabei vernachlässigen sie gewöhnlich plötzlich ihr Kind, ihr ganzes Benehmen und Reden zeugt von Verstandesverwirrung, und die vollendete Seelenstörung bricht aus, oft mit Anfällen von Wut, Selbstentleibungssucht oder gar Mordsucht gegen ihr eigenes Kind, ohne daß man schon auf die wahre Natur des Leidens schließen könnte. Oft tritt dasselbe plötzlich in voller Kraft ein, besonders nach heftigen Gemütsbewegungen, wie Schreck usw., meist aber schreitet es nur allmählich vorwärts, und dann gehen nicht selten heftige Kopfschmerzen voraus, mit Ohrenklingen, ängstlichen Träumen, hysterischen Paroxysmen und Konvulsionen. Andere Frauen empfinden ein unbeschreibliches Weh durch den ganzen Körper, das sich durch allgemeines Zittern der Glieder, Frost, schmerzhaftes Ziehen im Kreuz und Abgeschlagenheit aller Muskeln zu erkennen gibt, wozu sich späterhin mancherlei Sinnes- und Phantasietäuschungen gesellen, oder auch krampfhaftes Zucken der Gesichtsmuskeln. Dabei ist die Haut gewöhnlich warm, geschmeidig, feucht; die Gesichtsfarbe blaß, bei weißer Zunge; die Brust welk; der Unterleib weder gespannt, noch schmerzhaft; der Puls klein, schwach, zusammengezogen; Kopf und Uterus zuweilen der Sitz heftiger Schmerzen.

Zu gleicher Zeit stellen sich heftige Delirien mit mannigfachen Halluzinationen ein, unter denen besonders die Gehörtäuschungen die häufigsten sind. Die Kranken hören Stimmen, die in ihren Ohren wiederhallen und sie nicht selten zum Selbstmord treiben. In einigen Fällen nimmt dieses Delirium einen tobsüchtigen, wütenden Charakter an, mit großer geiler Aufgeregtheit und Geschwätzigkeit, in welcher die gebildetsten Frauen sogar nicht selten die unzüchtigsten, gemeinsten, schmutzigsten Reden führen und sich in den unschicklichsten Stellungen und Haltungen zeigen. Bei anderen Kranken dagegen zeigt sich statt dessen eine tiefe, stille Melancholie, bei der einige ihr Kind von Flammen verzehrt oder im Wasser untergehen sehen, oder andere schreckhafte Erscheinungen haben.

Bei noch anderen findet vollkommene Verstandesverwirrung oder sogar eine Art Blödsinn statt. Oft wechseln die Delirien, die zuweilen nur sehr kurz dauern, mit langen lichten Zwischenräumen.

Über die *anatomische* Natur dieses Leidens haben die bisherigen Leichenöffnungen noch nichts Befriedigendes geliefert; die meisten Schriftsteller schreiben es einer nervösen Überreizung des Gehirnes mit allgemeiner Abspannung des übrigen Nervensystems zu.

Unter den *Ursachen* führen fast alle die Erblichkeit als eins der vorzüglichsten prädisponierenden Momente an; auch bei Armen und Verheirateten scheinen die Fälle häufiger zu sein, als bei Wohlhabenden und unverheirateten Wöchnerinnen; auch scheint die Empfänglichkeit um so größer, je weniger Zeit seit der Niederkunft noch verflossen ist, so daß Stillende dieser Krankheit viel weniger unterworfen sind, als Neuentbundene, während dagegen bei Armen und Dürftigen dieselbe sich häufiger nach der Entwöhnung als während des Stillens zeigt. Zu den Ursachen, welche die *Entwicklung* des Wochenbettwahnsinns begünstigen können, gehören sodann ferner eine große nervöse Reizbarkeit, früher schon dagewesene Anfälle, schwere Niederkunft, Anlage zur Narrheit überhaupt usw. Auch hat man Anfälle beobachtet, denen die Kranke nur bei Geburt männlicher Kinder ausgesetzt war, während Mädchen ihr ohne Gefahr geboren wurden. Unter den *erregenden* Ursachen stehen endlich obenan Erkältung, plötzliches Entwöhnen oder Zurücktritt der Milch, besonders aber heftige Gemütsbewegungen, wie z.B. Schreck, Zorn, Ärger usw.

§ 125

2. Verlauf, Ausgang, Prognose, Behandlung

Im allgemeinen *verläuft* die Krankheit wie alle akuten Seelenstörungen; ihre häufigste Dauer ist 1 – 6 Monate, und die *Prognose* ist selten ungünstig zu nennen; nur sind Rückfälle sehr häufig. Ein sehr schlimmes Zeichen ist es aber, wenn sich dazu Abscheu vor Flüssigkeiten gesellt, da dies häufig ein Vorbote tödlichen Ausgangs ist. In Fällen unvollkommener Wiederherstellung sieht man häufig allerhand Neurosen „[Sammelbegriff für Epilepsie, Katalepsie, Hysterie und Veitstanz] an die Stelle der Seelenstörung treten, namentlich Hysterie oder Katalepsie; andere Frauen bleiben häufigen Anfällen von Konvulsionen und krampfhaften Zuständen ausgesetzt; bei noch anderen bleiben gewisse fixe Ideen das ganze übrigen Leben hindurch, oder die Kranken verfallen in Melancholie oder Blödsinn mit oder ohne Lähmung.

Was endlich die *arzneiliche Behandlung* dieses Zustandes betrifft, so bietet derselbe für den Arzt, der den Wahnsinn überhaupt zu behandeln und für einzelne Fälle die gehörigen Mittel zu wählen weiß, keine großen Schwierigkeiten. Wir verweisen daher auch hier wieder im allgemeinen auf das, was in den §§ 108 – 113 über die gegen *Wahnsinn überhaupt* passenden Mittel und deren Anzeigen gesagt worden, sowie auf das, was sich bei dem Artikel über *Geschlechtswut* (§ 99) noch besonders angemerkt findet, und fügen dem an jenen Orten Gesagten hier nur noch einige ganz spezielle Bemerkungen über die vorzugsweise hierher passenden Arzneien hinzu. Diese sind den bisherigen Erfahrungen und den vorliegenden Analogien zufolge:

1) *Plat.*
2) *Bell., puls., verat.*
3) *Sulf., zinc.*

4) *Canth., nat-c., nux-v., phos., stram.,* und unter diesen werden sich stets noch ganz passend zeigen:

stiller Melancholie, bei:
1) Bell., puls.
2) Plat., phos., verat.

Phantasietäuschungen und **Visionen,** bei:
1) Bell., plat., stram., verat.
2) Nux-v., puls.

Selbstentleibungssucht, bei:
1) Nux-v., puls.
2) Bell., plat.

Verwirrtheit, bei: Bell. canth., plat., stram., verat.

Wut (Nyphomanie) und **Tobsucht,** bei:
1) stram., verat.
2) Canth., plat., zinc.
3) Nat-m., phos., puls., sulf.

Desgleichen, in Betreff der *Ursachen,* durch welche die Puerperalmanie herbeigeführt werden kann, oder der *Nebenleiden,* die sie begleiten können:

Gemütsbewegungen als Ursache, bei: Bell., nux.v., plat., puls.

hysterischen Nebenleiden, bei: Bell., nux-v., phos., plat., verat., zinc.

Konvulsionen daneben, bei: Bell., canth., nux-v., stram., verat.

Kopfweh, bei: Bell., nux-v., puls., verat.

Lochienstockung, bei:
1) Bell., nux-v., puls.
2) Plat., verat., zinc.

Milchvergehen, bei:
1) Bell., puls. − 2) Sulf.

Mutterschmerzen, bei: Bell., nux-v., plat., puls.

Verkältung, nach: Bell., puls., sulf.

VIII.

Säuferwahnsinn, Weinkoller, Oinophrenesis

(Säufermanie, Orinomania, Zitterwahnsinn, *Delirium tremens)*

§ 126

1. Krankheitsbild

Diese lange Zeit hindurch von den älteren Schriftstellern mit der Phrenesie oder dem akuten Wahnsinn verwechselte Seelenstörung ist keineswegs, wie einige wollen, eine *Manie* oder Art *Tobsucht,* sondern eine Art wahrer wahnsinniger Verrücktheit, welche vorzüglich Individuen befällt, die einen lange fortgesetzten Mißbrauch von geistigen Getränken, und namentlich von Branntwein, gemacht haben.

Sie charakterisiert sich vorzugsweise durch gestörte Funktionen des Nervensystems, Schlaflosigkeit, Irrereden, besondere Phantasie-und Sinnestäuschungen, zu denen sich zuweilen auch allgemeines Gliederzittern mit oder ohne Fieber gesellt. In den meisten Fällen entwickelt sich die Krankheit allmählich, nach und nach, und kann oft lange Zeit nach dem gänzlichen Aussetzen der geistigen Getränke noch ausbrechen; ja einige Schriftsteller behaupten sogar, daß die absolute Enthaltsamkeit alter Säufer der Entwicklung der Krankheit eher förderlich ist, als der fortgesetzte mäßige Gebrauch der Spirituosen und die langsame, allmähliche Entwöhnung von denselben.

Im ersten Zeitraum der Krankheit gibt sich dieselbe durch eine große, ungewöhnliche Unruhe zu erkennen, mit Angst, Schlaflosigkeit, Appetitmangel, Aufstoßen, Übelkeit und Erbrechen; die Zunge und die Lippen sind rot, die Gesichtszüge verändert, die Augen wie gedunsen; die Hände zittern, die Verstandeskräfte scheinen mehr oder weniger angegriffen, der Puls ist zuweilen beschleunigt.

Auf der Höhe der Krankheit bieten die gestörten Seelenkräfte und Sinnestätigkeiten, sowie die verkehrten Handlungen des Kranken, eine große Menge von Verschiedenheiten und Abstufungen. Auch die Bewegungsfähigkeit des Kranken ist mehr oder weniger beeinträchtigt mit Mangel an Festigkeit, Bestimmtheit und Gleichgewicht; die Sehkraft hat etwas Zittriges; die Zunge hängt aus dem Mund heraus wie bei Konvulsionen; die Lippen sind in beständiger Bewegung; die Hände zittern, der Kranke hat keine feste Haltung und schreitet nur mit Mühe vorwärts. Einige Individuen bekommen dazu noch Krampfanfälle, die den epileptischen oder hysterischen Konvulsionen ähneln; fast bei allen zeigen sich starke Schweiße; der Durst ist meist sehr heftig; die Stühle sind selten und hart, oft findet langwierige Verstopfung, nie Durchfall statt.

Einige haben die Symptome dieses Wahnsinns in zwei Ordnungen teilen wollen, deren erste die unmittelbaren oder primären Zufälle, die andere dagegen die späteren, sekundären Zeichen der spirituösen Vergiftung umfaßt; allein eine solche Einteilung hat um so weniger praktischen Wert, als alle dem Säuferwahnsinn angehörigen Zufälle sich ebensowohl unmittelbar nach dem Ausbruch der Krankheit, als auch erst in dem späteren Verlauf derselben zeigen können. Höchst charakteristisch aber sind die Phantasietäuschungen dieser Kranken. Fast alle sehen ihr Zimmer, ihr Bett, ihre Kleider voller Fliegen, Vögel, Ratten, Mäuse und sogar phantastischer Tiere, die sie auf alle nur mögliche Weise zu entfernen suchen, und die auf den Mauern, an der Decke, kurz überall herumkriechen; andere sehen häßliche, gräßliche Gesichter und Fratzen, oder bewaffnete Leute, die mit Messern oder Stöcken auf sie zukommen; noch andere hören drohende Stimmen oder sehen ihre Umgebungen für Teufel und furchtbare Wesen an; sehr viele glauben sich von Feinden verfolgt.

Wie bekannt, sind die meisten Trinker zugleich auch Wollüstige und allen Arten geschlechtlicher Ausschweifung ergeben, und diesem Hang begegnet man dann auch wieder beim Säuferwahnsinn. Die meisten dieser Kranken werden von geilen, unzüchtigen Ideen geplagt; einige verfolgen alle Mädchen, die ihnen nur zu Gesicht kommen, entblößen sich mit der schmutzigsten Schamlosigkeit und treiben selbst mit anderen Männern Schande; andere hören nicht auf, ihre Frauen der Untreue anzuklagen, und behaupten, selbst Augenzeugen der Tat gewesen zu sein.

Auch der Hang zum Selbstmord ist bei solchen Kranken keine seltene Erscheinung; nach einigen Schriftstellern findet sich derselbe wenigstens bei einem Zehntel derselben, nach anderen bei je einem unter dreien; nach englischen Schriftstellern ist die Trunksucht die häufigste Ursache der vielen Selbstmorde, die auf den britischen Inseln vorkommen.

Aus dem Gesagten ergibt sich zugleich die *Diagnose* der Krankheit, da nicht leicht eine andere Seelenstörung die bezeichneten charakteristischen Delirien aufzuweisen hat, und der Umstand, daß der Säuferwahnsinn nur bei Trinkern auftritt, ebenfalls ein nicht unwichtiges Unterscheidungsmerkmal abgibt.

§ 127

2. Ursachen, Verlauf, Ausgänge, Prognose

Obgleich die einzige *Ursache* dieses Wahnsinns stets der Mißbrauch geistiger Getränke ist, so finden doch auch in diesem Stück gewisse Verschiedenheiten statt, welche bemerkt zu werden verdienen. Im allgemeinen will man bemerkt haben, daß *Biertrinker* viel seltener davon befallen werden, als *Weintrinker,* und diese wiederum viel seltener, als *Schnapstrinker.* Doch scheint der *weiße* Wein in dieser Hinsicht reichlich ebensoviele Schlachtopfer zu machen, als der Branntwein. Auch prädisponieren gewisse Gewerbe und Hantierungen mehr dazu, als andere; besonders scheinen außer den Schnaps- und Weinhändlern auch noch die Gewürz- und Tabakskrämer, sowie die Maurer und die Glaser, dieser Krankheit vorzüglich ausgesetzt. Unter den Ursachen, welche zum Trunk verführen, stehen sodann obenan: der Drang, den Kummer und die Sorgen des Lebens zu vergessen; der Hang zum Müßiggang, zum Leichtsinn; die verschiedenen Leidenschaften, häusliche Sorgen, übertriebene Geistesanstrengungen; die Notwendigkeit zu Erfüllung seines Berufs die gesunkenen Körperkräfte aufrecht zu erhalten, und andere Dinge der Art.

Oft aber mag auch ein körperliches Bedürfnis, das gleich dem Heißhunger ein unwiderstehliches Verlangen auf geistige Getärnke erzeugt, und das einige Schriftsteller *Dipsomania* genannt, der Trunksucht zu Grunde liegen, und vermöge dieses krankhaften Verlangens sieht man dieselbe zuweilen bei den mäßigsten Personen, sowie bei sehr achtbaren Frauen zur Zeit der klimakterischen Jahre entstehen. Auch gewisse Länder disponieren mehr zum Trunk, als andere, wie z.B. Rußland und Polen, wo man daher auch, sowie in den angrenzenden Provinzen Deutschlands, den Säuferwahnsinn am häufigsten beobachten kann; auch im übrigen Deutschland, sowie in England ist er nicht selten; geringer ist die Zahl der Fälle in Frankreich.

Auch in Hinsicht ihrer Heftigkeit und ihres *Verlaufes* sind die einzelnen Fälle sich durchaus nicht immer gleich. Das Delirium kann dem des Wahnsinns, der Phrenesie, der Tobsucht und der Verwirrtheit gleichen und dabei sowohl mit, als ohne Zittern auftreten. Auch periodische Anfälle hat man beobachtet, in denen nach Verschwinden der ersten Vergiftungs-symptome der Bauch oft plötzlich bis zu ungeheurer Dicke an-schwillt, während die Extremitäten von Krämpfen befallen werden, worauf das Delirium ausbricht, das sich nur auf einige wenige Exklamationen beschränkt; dieser Zustand kehrt den Tag hindurch zuweilen in öfteren Anfällen wieder, und setzt danach oft mehrere Tage, ja Monate lang aus. Übrigens sind Rückfälle in dieser Krankheit auch sehr häufig, und nicht sel-ten sieht man in den Irrenanstalten Individuen, welche zum fünften, sechsten Mal wiederkommen, ja von denen einige so-gar drei bis vier Mal im Laufe eines Jahres befallen worden.

Selten ist übrigens der *Ausgang* tödlich, obgleich die Krankheit auch mit dem *Tode* enden kann; in frisch entstan-denen Fällen geht sie aber meist in vollkommene Heilung über, und kann sogar in 2 bis 3 Tagen beendigt sein, obschon ihre gewöhnliche *Dauer* sich meistens von einigen Wochen bis zu mehreren Monaten erstreckt.

Daher ist auch die *Prognose* im allgemeinen nicht ungün-stig, besonders in frisch entstandenen Fällen, und wenn die Krankheit unter der Form des Wahnsinns oder auch mit tob-süchtigen Delirien auftritt, in welchen Fällen die Sinnestäu-schungen gewöhnlich bald verschwinden. Schlimmer ist die Sache, wenn sich nervöse Erscheinungen zeigen und Aderläs-se beim Kranken angewendet worden sind. Am schlimmsten aber ist es, wenn häufige Rückfälle stattfinden und die Krankheit schon lange bestanden hat. In diesem letzteren Fall ist dieselbe fast stets als unheilbar anzusehen, indem sie dann meist in vollkommene Geistesverwirrung mit oder ohne Läh-mung übergeht, oder auch mit Schlagfluß endet. Geht sie in Gesundheit über, so geschieht dies oft durch kritischen Schlaf, der zuweilen 24 Stunden und länger anhält. Mit die-sem Schlaf hört das Zittern auf, die Halluzinationen ver-schwinden, die Züge des Kranken verlieren das Düstere und er erwacht als Rekonvaleszent. Zuweilen erfolgen als Krisis auch einige gallige Stühle.

§ 128

3. Behandlung

Das erste Erfordernis um den Kranken dauerhaft zu heilen, ist, denselben vom Trunke selbst abzubringen, was zuweilen sehr schwer, ja fast ganz unmöglich ist, es sei denn, daß man ihn seiner Freiheit berauben und einsperren kann. Wo dies nicht tunlich ist, da muß man versuchen, ihm die geistigen Getränke so viel als möglich unzugänglich zu machen und dann gegen die Krankheit selbst zuerst, und wenn diese geheilt ist, gegen den Hang zum Trunke die bestpassenden Heilmittel anzuwenden. Unter diesen empfehlen sich zunächst vorzugsweise gegen den Säuferwahnsinn:

Bell., nux-v., op., stram.,

und zwar in ganz spezieller Hinsicht:

BELLADONNA: *Vollkommener Verstandesverlust,* mit deliririerendem Geschwätz von Ratten, Mäusen und anderen schreckhaften Tieren;
Gesicht rot und gedunsen;
Zunge mit dickem Schleim belegt;
Widerwille gegen Fleisch;
Schlaflosigkeit, stammelnde Sprache mit stetem Lächeln;
erschwertes Schlingen mit Trockenheit des Halses;
heftiger Durst;
Anfälle starker Fieberhitze;

epileptische Konvulsionen, mit aus dem Munde heraushängender Zunge.

NUX VOMICA bei:
Übelkeit, Brechwürgen und Erbrechen mit Verstopfung, viel Schwindel, roten Augen, Blutdrang zum Kopf, Betäubung oder Bewußtlosigkeit;

viel delirierendes Geschwätz mit schreckhaften Visionen und
  Neigung zum Entfliehen;

Angst und Unruhe, die aus dem Haus auf die Straße treibt,
  mit kaltem Schweiß an Händen, Gesicht und Füßen;

Schlaflosigkeit oder *unruhiger Schlaf mit ängstlichen, fürch-
  terlichen Träumen* und häufigem Aufschrecken;

Zittern der Hände, große Schwäche usw.

OPIUM: *Betäubte Schlafsucht* oder *wache Schlummersucht
  mit Schnarchen;*

ängstliche Delirien, mit Erscheinung von Ratten, Skorpionen,
  Gespenstern und Teufeln;
Angst und Furcht mit Neigung zum Entfliehen;
Furcht vor verlarvten Leuten, die ihn verfolgen;
Erwachen aus dem Delirium nur durch lautes Anreden;

Atmen schwierig, Stuhl verstopft, Schweiß über den ganzen
  Körper;
epileptische Konvulsionen, Starrkrämpfe und Mundsperre;
Zuckungen der Lippen und Gesichtsmuskeln;
stierer Blick;

Zittern aller Glieder;
dunkle Röte des Gesichtes.

STRAMONIUM: Angst, die hin und her treibt, mit Maulfaulheit, unstetem Blick, Furcht und Sucht zu entfliehen;
schreckhafte Visionen von Hunden, Gespenstern, Mücken
  und anderen *furchterregenden Tieren, die seitwärts aus
  der Erde zu kommen scheinen;*
Gefühl als sei der Körper in der Mitte durchgeschnitten;
geile Gedanken;
Gesicht rot, heiß und aufgedunsen;
geschwätzige oder auch wütende Delirien;
epileptische Konvulsionen.

Außerdem empfehlen sich dann ebenfalls noch für viele Fälle:

Acon., ars., calc., carb-v., chin., coff., hell., hyos., lach., merc., nat-c., puls., sulf.,
und unter diesen besonders:

ACONITUM, bei verstandlosen Delirien, mit starker Fieber-hitze, Blutdrang zum Kopf und lebhafter Röte des Ge-sichts und der Augen;
Nächtliche Delirien mit Angst und Sucht zu enfliehen.

ARSENICUM, bei *großer Angst, die nirgends Ruhe läßt und zum Selbstmord treibt;*
ängstliche Visionen von Gespenstern oder von Gewürm, das auf dem Bett kriecht;
Furcht vor Dieben, mit Neigung sich zu verstecken;

Zittern, besonders der *Hände.*

CALCAREA, oft nach *bell.* oder *stram.,* besonders nach *hef-tigen Delirien abends im Bett und im Dunkeln, mit schreckhaften Visionen von Feuer,* Mord, Ratten *und Mäusen* oder schreckhaften Gestalten;
epileptische Konvulsionen.

CARBO VEGETABILIS, bei nächtlichen Delirien mit schreck-haften Visionen;
Kopfweh, das im Freien aufhört, drückend oder klopfend;
Übelkeit ohne Erbrechen.

CHINA, bei großer Schwäche, hydropischen Zuständen und großer Aufregung.

COFFEA, bei großer lustiger Aufgeregtheit und Überreizt-heit, mit Übelkeit und Erbrechen, Kopfweh wie von einem Nagel im Gehirn;
Zittern der Hände.

HELLEBORUS, bei *Übergang in Verwirrtheit, mit Zittern* und lähmiger Schwäche aller dem Willen unterworfener Muskeln, besonders *nach Anwendung des ars.*

LACHESIS, bei großer *Schwäche mit Zittern der Hände* und schwer zu bekämpfender Trunksucht.

MERCURIUS, oft besonders nach *nux-v.* oder *sulf.,* bei großer nach bleibender Schwäche und gleichzeitigem Mißbrauch des Kaffees.

NATRIUM CARBONICUM, bei großer Muskelschwäche, mit tief da niederliegender Verdauung und besonders Unverdaulichkeit des kalten Wassers.

PULSATILLA, bei steter Kopfeingenommenheit, schreckhaften Visionen von schwarzen Gestalten und Bienen;
Besserung im Freien;
Übelkeit nach Essen und Trinken;
Zunge dickschleimig und weiß belegt, mit saurem Aufstoßen.

SULFUR, oft besonders nach *nux-v.* oder *calc.,* bei *Zittern der Hände,* hydropischen Affektionen, Würmerbeseigen, Übelkeit, Brechwürgen und Erbrechen von Speis und Trank;
hartnäckige Stuhlverstopfung;
epileptische Konvulsionen.

§ 129

4. Zusätze

Um den Hang zum Trunke zu bekämpfen, hat man gar viele Mittel vorgeschlagen, von denen eins immer gefährlicher ist, als das andere, wie z. B. den Gebrauch von Wein oder Branntwein, in welchem man eine Schlange hat absterben lassen. Wahr ist, daß dieses Mittel fast immer angeschlagen hat, wenn anders das Leben des Kranken dabei nicht gefährdet wurde, was leider in den meisten Fällen geschieht. Hering und andere schlagen daher vor, anstatt der Schlange einen Aal im Wein oder Branntwein des Kranken absterben zu lassen, oder auch in alle Speisen und Getränke desselben höchst verdünnte Schwefelsäure zu mischen (*1 Tropfen* auf ein Glas Wasser) und, wenn dies den Magen schwächt und Schwerverdaulichkeit, Übelkeit und Erbrechen verursacht, mit einigen Gaben *Pulsatilla* zu Hilfe zu kommen, oder mit *merc.,* wenn danach Schwämmchen oder Geschwüre im Mund entstehen. Aus eigener Erfahrung können wir als treffliche Mitttel für diesen Zweck empfehlen:

1) *Lach.*

2) *Ars., calc., merc., sulf., sul-ac.*

3) *Aur., hep., ign., nux-v., sulf.*

von denen wir, je nach den Umständen, das für die individuelle Konstitution des Kranken bestpassende zu 1, 2 Kügelchen alle 2, 4 Tage trocken auf die Zunge nehmen lassen. Besonders haben uns

hep., ign., sulf.

häufig treffliche Dienste bei hysterischen Engländerinnen geleistet, die sich das Schnapssaufen bloß darum angewöhnt, weil sie meinten, ohne dasselbe ihre schwächliche Konstitution nicht aufrecht erhalten zu können.

Gegen den ausgebildeten Säuferwahnsinn können wir sodann außer den § 128 schon angeführten Mitteln ebenfalls noch für besondere Fälle empfehlen:

4) *Agar., ant-c., arn., ign., led., lyc., nat-m., nux-m., rhus-t., sil., spig., verat., zinc.*

Für deren nähere Angaben wir aber teils auf die bei dem *allgemeinen Wahnsinn* (§§ 108 – 113), sowie auf die im ersten Teil (§§ 44 – 51) gegebenen *allgemeinen Andeutungen* verweisen.

Viertes Kapitel

Aphronesen oder Verstandesschwächen

Aphroneses

(Zweite Gattung der Verstandesstörungen)

§ 130

Allgemeiner Begriff

Wir begreifen unter der obengenannten Gattung nicht nur diejenigen Verstandesschwächen, welche aus allmähliger *Abstumpfung* der Seelentätigkeiten entstehen, wie z.B. die *allgemeine Verwirrtheit, die Dummheit, den Blödsinn* usw., sondern auch diejenigen, welche auf gehemmter Entwicklung der Seelenkräfte beruhen, wie z.B. die *Vernunftlosigkeit* oder *Idiotismus* und die *Sinnlosigkeit* oder den Kretinismus.

Wie die meisten Seelenstörungen mit der *Melancholie* beginnen, dann entweder aus dem Zustand der *Depression,* durch die allem Leben innewohnende Reaktionskraft, in den entgegengesetzten der *Aufregung* übergehen, und sich so als *Manie, Wut* oder *Tobsucht* gestalten, oder auch in *wahnsinnige Verrücktheit* übergehen, indem die dunklen Gefühle der Melancholie und die geheimen Triebe der Manien als bestimmte, zum Bewußtsein gekommene Idee, feststehend werdend und die verschiedenen Formen des fixen Wahns liefern: so haben auch wir diesen natürlichen Stufengang bisher in unseren Betrachtungen verfolgt; und wie zuletzt die meisten ungeheilten und unheilbaren Melancholien, Manien und Paraphronesen, durch endliche Erschöpfung der Gemüts- und Verstandestätigkeiten, ihre Laufbahn mit *allgemeiner Verwirrtheit* oder mit *Blödsinn* beschließen: so enden auch wir unsere Darstellungen diesem naturgemäßen Gang zufolge mit der Betrachtung der Aphronesen oder Verstandesschwächen und Seelenhemmungen.

Der hier zu betrachtenden Formen gibt es eigentlich ihrer Natur nach nur zwei, nämlich die *allgemeine Verwirrtheit* und die allgemeine *Stumpfheit des Verstandes.* Da aber erstere teils rein psychisch, teils somatisch und psychisch zugleich, primär oder konsekutiv, symptomatisch oder idiopatisch sein, und letztere teils als erworbener, teils an angeborener Zustand auftreten kann, so erhalten wir dadurch mehrere verschiedene Formen, deren jede eine besondere Beachtung verdient, und deren wir im Ganzen *acht* unterscheiden, nämlich:

a) unter der *Verwirrtheit:*

1) *die allgemeine chronische (Dementia chronica),* als Folge anderweitiger Seelenstörungen;

2) die *akute Verwirrtheit (Dementia acuta,* als primäer Zustand;

3) die *kindische Verwirrtheit (Dementia senilis s. Leresis,* als symptomatische Erscheinung des Alters, und

4) die *lähmige Verwirrtheit (Dementia paralytica),* als teils somatische, teils psychische Schwäche;

b) unter der *Stumpfheit des Verstandes:*

1) die erworbene Stumpfheit oder den *Blödsinn (Fatuitas);*

2) die scheinbare Stumpfheit oder den *Stumpfsinn (Stupiditas);*

2) den angeborenen Blödsinn oder die *Vernunftlosigkeit (Idiotisia),* und

4) die absolute Unfähigkeit zur Seelenentwicklung oder die *Sinnlosigkeit (Cretinismus).*

Wir beginnen diese Reihe mit Betrachtung der *allgemeinen Verwirrtheit,* als dem *Typhus* der ersten Reihe.

I.

Allgemeine Verwirrtheit, Verstandesverwirrung, Anoesis

(Blödsinnige Verwirrtheit, Dementia, Moria.)

§ 131

1. Krankheitsbild

Die Verwirrtheit ist diejenige Verstandesschwäche, der zufolge die Vorstellungen und Ideen, welche sich oft in großer Masse zudrängen, nicht zur Einheit verbunden werden können, und aus der daher oft die auffallendsten Erscheinungen im Denken, Urteilen, Schließen und Handeln des Kranken entstehen. Von dem *Wahnsinn* unterscheidet sich dieser Zustand dadurch, daß dort der Kranke sich stets nur an eine einzige Vorstellung oder Idee hält, während er in der Verwirrtheit stets aus einer in die andere gerät, und von dem Blödsinn ist sie dadurch getrennt, daß bei diesem gar keine neuen noch alten Ideen und Vorstellungen stattfinden, während bei der Verwirrtheit stets noch die Fähigkeit der reproduktiven Phantasie fortbesteht.

Bei allen diesen Kranken folgen die widersprechendsten Vorstellungen ohne einige innere Verbindung; ihre Reden sind ohne Zusammenhang, oft mit Wiederholung derselben Worte oder ganzer Redensarten; das Gedächtnis für die Dinge sogar, die den Kranken sehr nahe berühren, ist fast ganz verschwunden; die meisten vergessen in dem nämlichen Augenblick, was sie getan, gewollt, gehört, gesagt, gesehen haben; alle Sinneseindrücke, Ideen und Gedanken verschwinden, so wie sie entstehen, und machen neuen Platz, die ebenso schnell wieder durch andere verdrängt werden; diese Ideen und Bilder ohne Ordnung drängen sich bei diesen Kranken zu

Tausenden, so daß sie sich stets beklagen, ihre Gedanken auf keinen Gegenstand fixieren zu können, und sich oft plötzlich von einer Vorstellung zur anderen, von ihrem Brotschrank nach China, von da auf die Sonne usw. versetzt sehen, ohne zu wissen, wie sie dahin gelangt sind. Es ist mit einem Wort ein vollkommener Mangel an Gedächtnis und Aufmerksamkeit vorhanden, aus welchem dann auch die höchste Gleichgültigkeit gegen alle Gegenstände, selbst gegen Verwandte und Freunde und die früherhin anziehendsten Dinge hervorgeht. Alle Neigungen, Gefühle, Affekte und Leidenschaften sind daher bei solchen Kranken auch völlig zum Schweigen gebracht; nichts schmerzt sie, wie auch nichts imstande ist, sie zu erfreuen; Hoffnung und Furcht, Liebe und Haß sind ihnen unbekannt. Ebenso sind auch ihre Entschließungen unsicher und veränderlich; sie gehorchen, wie Maschinen, aus Mangel an Kraft zum Widerstreben, und obschon sie sich, wie alle Geistesschwachen, leicht erzürnen, so dauert doch auch ihr Zorn stets nur einen Augenblick. Dabei sind die meisten fast in immerwährender Bewegung; sie gestikulieren viel, sprechen mit sich selbst, wiederholen oft dieselben Worte und Silben, oder kommen im Sprechen beständig aus einer Idee in die andere, in jedem Augenblick einen neuen Satz beginnend, ohne je einen zu vollenden; andere sitzen still und ruhig, oder bringen mit leiser Stimme nur unverständliche Laute hervor. Endlich werden ihre Bewegungen immer langsamer, schwerer und ohne einige Richtung auf einen bestimmten Zweck; viele bleiben ganze Tage, Wochen, ja Monate hindurch in einen Winkel gekauert auf einem Fleck, dem selbst der Drang zu Befriedigung der natürlichen Bedürfnisse sie kaum entreißen kann, und im höchsten Grad des Leidens ziehen sogar auch diese Bedürfnisse ihre Aufmerksamkeit nicht mehr auf sich. Das Gesicht dieser Kranken ist gewöhnlich blaß und eingefallen, ihre Augen matt, glanzlos und tränend, ihr Blick stier und ohne Ausdruck, Haut und Gesichtsmuskeln schlaff und letztere oft auf einer Seite verzogen, ihr ganzer Anblick der eines Zerstreuten oder in Gedanken Vertieften, ihr Körper bald sehr abgemagert, bald sehr fett; Schlaf meist tief und lang, Appetit bis zur Gefräßigkeit erhöht, Stuhlgang meist in Ordnung, zuweilen unwillkürlich.

In den meisten Fällen ist dieser Zustand nur das letzte Stadium, in welches alle anderen ungeheilten Seelenstörungen übergehen, oder eine natürliche Folge der Altersschwäche bei hochbejahrten Greisen *(Dementia senilis)*; doch kann derselbe auch als primäre Seelenstörung auftreten, namentlich nach Verkältung des Kopfes durch kalte Waschungen, Zurücktritt eines Schnupfens oder einer bedeutenden Eiterung, übergroßer Geistes- oder Körperanstrengung, lang fortgesetzter Selbstbefleckung, unzeitigen Blutentziehungen, Schlagflußanfällen oder anderen Gehirnaffektionen.

In den letzteren Fällen ist die Verwirrtheit meist akut und die *Prognose* derselben im allgemeinen nicht ungünstig, während dagegen im ersten Fall, d.h. wenn die Verwirrtheit als endlicher Ausgang anderer Seelenstörungen auftritt, ihr *Verlauf* stets chronisch und die Prognose derselben höchst mißlich ist. Namentlich sind die Fälle, wo die Verwirrtheit auf Tobsucht oder Wahnsinn folgt, fast stets als absolut unheilbar anzusehen. Doch bringt sie an sich selbst das Leben nie in Gefahr, und kann, wenn keine sonstigen Komplikationen hinzutreten, jahrelang bestehen, ohne sichtbare Fortschritte zu machen; ja die Verwirrten können sogar ein sehr hohes Alter erreichen, und der gemeine Glaube hält sie sogar für privilegiert dazu. In den meisten Fällen aber gesellen sich zur Verwirrtheit mannigfache andere *organische* Leiden, namentlich Konvulsionen, Epilepsie, Scorbut und Lähmung, welche gewöhnlich einen tödlichen Ausgang nach sich ziehen.

§ 132

2. Behandlung und Hauptmittel

Wie kompliziert und hoffnungslos ein vorliegender Fall von Verwirrtheit auch scheinen möge, so darf der Arzt, und am wenigsten der homöopathische, doch auch hier nie *a priori* verzweifeln, da uns auch für diese Seelenstörung mehrere kräftige Heilmittel zu Gebote stehen, welche wenigstens in den meisten Fällen primärer Erkrankungen ihre Hilfskraft sicher bewähren werden. Als solche führen wir vor allem namentlich an:

1) *Anac., bell., hell., hyos., lach., nux-m., op., stram., sulf.,* und machen ganz besonders aufmerksam auf:

ANACARDIUM: Große Gleichgültigkeit und Unempfindlichkeit, bei der nichts Eindruck macht;
schwaches Gedächtnis und große Vergeßlichkeit, besonders für Namen, und mit Mangel der Worte im Reden;
Mangel an Gedanken und Verlieren des Zusammenhanges;
große Verstandesschwäche und Stumpfsinnigkeit mit Angst, Schwäche und Kopfeingenommenheit;
Gedankenlosigkeit und Unmöglichkeit, das Geringste zu begreifen, besonders früh;
Schwäche der Phantasie und des Gedächtnisses, besonders nachmittags;
großer Zudrang ungeheuer wandelbarer Ideen, denen er folgen muß, mit immer größerer Stumpfheit des Geistes und endlicher völliger Gedankenlosigkeit;
Verwechslung von Gegenwart und Zukunft;
albernes, kindisches Wesen.

BELLADONNA: Unempfindliche Gleichgültigkeit gegen alles, in der nichts Eindruck macht, nichts erfreuen kann;

Unbesinnlichkeit, wie im Traum, hört und bemerkt nichts um
sich her;
stumpfsinnige Verstandeslosigkeit und Geistesschwäche,
weiß nicht, ob er schläft oder wacht;
Mangel an Aufmerksamkeit, große Gedächtnisschwäche und
höchste Vergeßlichkeit;
Verstandesverwirrungen, mit närrischen, verrückten, lächerlichen Handlungen;
Abgeschlagenheit des Geistes und des Körpers;
sitzt still und geschäftlos in einem Winkel, ohne auf irgendet-
was zu achten;
schüttelt den Kopf, wie närrisch;
betastet alles, auch die Leute;
tut, als zähle sie Geld, wüsche oder tränke;
will nicht essen, noch trinken;
klatscht in die Hände, oder streckt die Zunge heraus und
schnalzt;
erkennt die seinen nicht;
verwirrte alberne Handlungen.

HELLEBORUS: Unempfindlichkeit gegen Freud und Leid;
Abstumpfung des inneren Sinnes und Unfähigkeit zum Nachdenken;
kann auf nichts seine Gedanken heften;
stiert gedankenlos vor sich hin;
Mangel an Aufmerksamkeit, wobei alles aus den Händen
fällt;
blödsinnige Verstandesverwirrung;
große Gedächtnisschwäche;
vergißt das eben Gesagte, Gelesene und Gehörte;
muß lange nachdenken, um zu wissen, was er eben sagen
wollte.

HYOSCYAMUS: Große Sinnenstumpfheit und völle Unempfindlichkeit;

fühlt kein Bedürfnis, außer Durst;

unempfindlich gegen Zwicken und Kneipen;

völliger Verlust des Verstandes und der Sinne;

hört nicht und sieht nicht;

rennt an alles an, bei offenen Augen;

sitzt, aller Sinne beraubt, steif im Bett, wie eine Bildsäule;

große Gedächtnisschwäche, erinnert sich nur wie im Traum dessen, was er die Tage zuvor getan;

vergißt in demselben Augenblick, was er eben gesagt und gehört;

kann nicht denken, die Gedanken wollen nicht fort;

stumpfsinnige Gedankenlosigkeit und Vorsichhinstarren auf einen Punkt;

gefühllose Stumpfsinnigkeit und Trägheit, auch mit steter Versunkenheit in Schlaf;

blödsinnige, *alberne* Verstandesverwirrung, die sich in Wort und Tat äußert;

bewegt sich stets von einer Stelle zur anderen, oder tappt um sich herum;

erkennt die Seinen nicht.

LACHESIS: Stumpfheit des Geistes und große Zerstreutheit;

öftere Anfälle völliger Gedankenlosigkeit, mit unzusammenhängenden Worten, völligem Vergessen des eben Gesehenen, und Schwerfälligkeit aller Bewegungen;

Denkunvermögen und große Gedächtnisschwäche;

das eben Gehörte ist wie weggewischt;

völliger Verlust des Gedächtnisses, hört und versteht nichts von dem, was andere sagen;

macht im Schreiben eine Menge orthographischer Fehler, in den bekanntesten Wörtern;

irrt sich in der Zeit, den Stunden des Tages und den Tagen der Woche;

großer Zudrang verschiedener, auch erhabener Ideen, mit auffallend schnellem Überspringen von einer zur anderen; blödsinnige Verstandesverwirrung.

NUX MOSCHATA: Gedächtnis sehr schwach und wie gelähmt für gewisse Dinge;
alles Gelernte ist sogleich wieder vergessen;
öftere Anfälle von Gedankenlosigkeit, besonders beim Lesen;
verfällt unter Torkeln im Gehen plötzlich auf eine fixe Idee und in Gedankenlosigkeit;
führt wegen Gedankenlosigkeit nie aus, was er sich vorgekommen hat und kommt auch seinen Umgebungen ganz anders vor;
plötzliches Verschwinden der Gedanken beim Schreiben;
schreibt wider Willen in verschiedenen Alphabeten, läßt Buchstaben aus und kommt aus einer Sprache in die andere;
träger Ideengang, langes Besinnen auf zu gebende Antworten, und Unvermögen, das Gelesene zu fassen;
bleibt, im Freien, auf der Straße stehen, macht alberne Gebärden unter völliger Geistesabwesenheit, findet dann, beim Erwachen, alles lächerlich und sieht dumm und *kindisch* aus, wie ein Narr;
blödsinnige Dummheit und Delirien.

OPIUM: Verstand- und Sinnlosigkeit, Stupidität, stumpfsinnige Gleichgültigkeit und Unempfindlichkeit für Schmerz und Vergnügen, Dummheit, Geistesabstumpfung und völlige Bewußtlosigkeit, auch mit Erschlaffung aller Muskeln, matten Augen und äußerster Schwäche;
kennt weder die Seinen, noch die bekanntesten Dinge;
blödsinnige Gleichgültigkeit;
Stumpfsinn mit gebrochenen, wasservollen Augen und ängstlichem Kurzatmen unter starker Erhebung der Brust;
langsame Besinnung;

hat von nichts einen wahren Begriff und faßt nicht, was er
   liest;
Verstandesverwirrung;
Unvernunft, nach Lustigkeit und innerer Seligkeit;
Begehen ungereimter Handlungen;
Abstumpfung aller Sinne und Verstandeskräfte;
unstete Ideen;
große Schwäche und völliger Verlust des Gedächtnisses.

STRAMONIUM: Geistesabwesenheit, Furcht vor Verstandesverlust, Blödsinn, Stumpfsinn, Sinnenbetäubung;
bemerkt nichts, was um ihn her vorgeht;
sitzt, aller Sinne beraubt, steif und unbeweglich, wie eine
   Bildsäule;
sieht nichts, kennt die Seinen nicht, tappt mit den Händen
   umher und stampft mit den Füßen;
erkennt nichts um sich her, und nimmt sein Buch, um in die
   Schule zu gehen, verfehlt aber die rechte Tür;
ist immer wie im Traum, hört und sieht nicht, bei stetem
   Lachen;
Verdunkelung aller Sinne und völlige Unempfindlichkeit für
   äußere Eindrücke;
läuft, in sich gekehrt und nur mit seinen Phantasiebildern beschäftigt, mehrere Tage umher, ohne zu reden, und sein
   Begehren nur durch Gebärden anzeigend;
große Schwäche des Gedächtnisses;
kriecht im Bett herum, hascht mit den Händen und lacht;
   sitzt halb bewußtlos da, mit zurückgelehntem Oberkör-
   per;
Besinnungslosigkeit mit innerer Unruhe;
verwirrte, *alberne* Handlungen.

SULFUR: Stumpfsinnig, unbesinnlich, verlegen, meidet Umgang;

kann nicht zwei Gedanken in Verbindung bringen und ist wie
schwachsinnig;

redet ihn jemand an, so ist er vertieft, wie aus einem Traum
erwachend, sieht wie blödsinnig aus und muß sich anstren-
gen, um zu begreifen und richtig zu antworten;

läuft in der Stube herum, ohne zu wissen, wo sie ist, mit offenen Augen;

gehörte Worte und Redensarten gehen unwillkürlich wieder
durch den Kopf;

spricht Tag und Nacht lauter ungereimtes Zeug;

sieht alte Lumpen für schöne Kleider an;

verdirbt ihre Sachen und wirft sie weg, meinend, sie habe alles
im Überfluß, unter Abmagerung bis zum Gerippe;

vergißt jeden Augenblick, was er tun wollte;

selbst das Nächstgeschehene ist ihm nur dunkel erinnerlich;

das Wort im Mund entfällt ihm;

auffallende Vergeßlichkeit, besonders der Eigennamen;

Zudrang vieler sehr wandelbaren Ideen.

§ 133

2. Nächstpassende Arzneien

Als solche führen wir für ebenfalls nicht wenige Fälle wenig-
tens *beginnender* Verstandesschwäche, im allgemeinen an:

2) *Alum., am-c., ars., cham., ign., lyc., merc., nat-c., nat-m.,
ph-ac., puls., staph.,* und empfehlen namentlich:

ALUMINA: Große Zerstreutheit, Unaufmerksamkeit und
Unstetigkeit der Ideen beim Lesen;

Unvermögen, zusammenhängend zu denken, Stumpfsinn und
Unfähigkeit zu Geistesarbeiten;

große Kopfschwäche;

leicht Versprechen und Wahl unrechter Worte;

Gefühl, als solle das Bewußtsein verloren gehen, oder als gehöre dasselbe einem anderen Körper an;

was man sieht und spricht, ist, als habe ein anderer es gesehen und gesprochen;

Angst, als solle der Verstand verloren gehen;

Unbesinnlichkeit und Betäubtheit;

anhaltende Gedächtnisschwäche und große Vergeßlichkeit;

öftere Anfälle von Geistesabwesenheit und Gedankenlosigkeit, mit Abstumpfung des Gesichtes und Gehöres, oder im Wechsel mit Überreiztheit der Geistes- und Körperkräfte.

AMMONIUM [carbonicum]: Verminderte Denkkraft, große Gedankenleere;

scheint nicht recht bei sich zu sein;

schwer zu ordnende, unstete Ideen, weiß beim Sprechen zuletzt nicht, wie er die Rede endigen soll;

leicht Verschreiben und Verrechnen;

leicht Verreden, mit Verwechseln der Worte beim Erzählen, oder mit Geraten auf ganz andere Gedanken und Äußerungen, als er sagen will;

große Zerstreutheit;

höchste Vergeßlichkeit und Unbesinnlichkeit, mit Kopfschmerz beim Nachdenken.

ARSENICUM: Schwaches Gedächtnis und leichte Vergeßlichkeit;

Dummheit, Kopfschwäche und Unfähigkeit zu denken;

große Verstandesschwäche, Sinnenstumpfheit und Blödsinn;

viel Zudrang wandelbarer, unsteter Ideen;

Abwesenheit des Verstandes und inneren Sinnes, mit Untätigkeit der äußeren, wie im Schlaf;

sinnloses Niederliegen, mit Lallen unverständlicher Töne, starren Augen, kaltem Stirnschweiß, Zittern und kleinem und schnellem Puls;

Verlust der Empfindung;

Irrereden bei offenen Augen.

CHAMOMILLA: Freudlose Stumpfsinnigkeit mit Schläfrigkeit ohne Schlaf;

schwieriges Begreifen;

versteht und begreift nichts recht, wie von Taubheit oder wachenden Träumen, und mit verkehrten Antworten;

öfteres Vergehen der Gedanken;

leicht Versprechen;

Auslassen von Wörtern und Silben beim Schreiben;

Unaufmerksamkeit, Zerstreutheit und Gedankenlosigkeit;

sitzt steif und unbeweglich wie eine Bildsäule und bemerkt nichts um sich her;

wackelt mit dem Kopf vorwärts und rückwärts;

große Gleichgültigkeit gegen alle äußeren Reize, nichts macht Eindruck.

IGNATIA: Verdutztheit, geht ganz betroffen und verblüfft umher;

Stumpfsinn mit Eilfertigkeit und Blutdrang zum Gesicht beim Eilen;

stiert vor sich hin, wie in Gedanken vertieft;

Gedanken- und Gedächtnisschwäche, nach Ärger;

unsicheres, unzuverlässiges Gedächtnis;

Unvermögen seine Gedanken auf Augenblicke festzuhalten;

Schwierigkeit zu denken und zu sprechen, besonders abends.

LYCOPODIUM: Höchste Gleichgültigkeit und Unempfindlichkeit gegen äußere Eindrücke;

Zerstreutheit und Gedächtnisschwäche;

Verwechslung der Wörter und Silben beim Sprechen;

Verwechseln der Buchstaben und Vergessen ihrer Namen beim Lesen;

Wahl unrichtiger Worte;

Verwechslung der gewöhnlichen Dinge, bei Leichtigkeit, ohne Fehler über abstrakte Begriffe zu sprechen;

kann keinen Gedanken festhalten, wegen Leeregefühl des Kopfes, mit Schwierigkeit, die richtigen Worte und Ausdrücke zu finden;

kann nichts tun, nichts denken und bringt seine Zeit mit Tändeln zu;

Gedanken wie stillstehend;

Geist unbehilflich und wie erstarrt.

MERCURIUS: Leicht Vergehen der Gedanken;

Unbesinnlichkeit, weiß nicht, wo er ist;

Geistesschwäche und Dusseligkeit, hört nicht, was gefragt wird, kann das Gelesene nicht gut behalten und verspricht sich leicht;

kann nichts lesen, nichts arbeiten, Sprechen wird sauer, der Kopf ist ihm wüste und wo er sitzt, schläft er ein;

kann nichts berechnen, nichts überlegen;

Zerstreutheit, mit Zufluß vieler Ideen, deren eine die andere sogleich verdrängt;

höchste Gedächtnisschwäche, vergißt den ersten Teil des Satzes, ehe er den zweiten begonnen;

ungereimte Reden, Handlungen und närrische, *alberne,* verwirrte Possen.

NATRIUM CARBONICUM: Höchste Unaufmerksamkeit;

Zerstreutheit, besonders früh;

leicht Verschreiben;

sehr vergeßlich, muß lange nachdenken, ehe ihm etwas einfällt;

Unbehilflichkeit, kann selbst die leichtesten Sachen nicht zustande bringen;

schwaches Denkvermögen;

Mangel an Fassungskraft, beim Lesen und Hören, mit Schwierigkeit, die Ideen zu verbinden;

schwache, verwirrte, zerrissene Gedanken mit schwacher Besinnung;

sieht gedankenlos vor sich hin, wie vor den Kopf geschlagen;
öftere Anfälle von Unbesinnlichkeit.

NATRIUM MURIATICUM: Unfähigkeit zu denken, Gedankenschwäche und Stumpfsinn mit Mutlosigkeit;
Gedankenlosigkeit und Dummheit mit Schläfrigkeit, besonders nachmittags;
hat abends die Gedanken nicht in seiner Gewalt;
muß lange sinnen, ehe er das Richtige trifft;
von langsamer Besinnung und trödelig;
große Gedächtnisschwäche, bei der alles nur wie im Traum
bleibt;
weiß nichts mehr von gestern und glaubt den Verstand verloren zu haben;
kann sich nicht mehr besinnen, was er eben schreiben wollte;
beim Verfolgen eines Gedankens entfällt ihm oft plötzlich das
Gedachte und die Ideen bleiben nur Fragmente;
große Zerstreutheit und Unstetigkeit der Ideen;
leicht Verschreiben und Versprechen;
geht, wie unbesinnlich, zur Tür heraus und kommt erst auf
Anreden wieder zur Besinnung;
Ungeschicktheit, stößt an alles an und läßt alles aus den Händen fallen.

PHOSPHORI ACIDUM: Große, unempfindliche Gleichgültigkeit und Neigung viel in der Nase zu bohren;
träger, schwungloser Geist, ohne Phantasie;
Mangel an Gedanken und Verstandesschwäche, mit Schwindel von Nachdenken;
Unmöglichkeit seine Ideen zu verbinden;
kann einen einmal gefaßten Gedanken nicht mehr los werden
und die anderen kommen nicht herbei;
kann beim Sprechen nicht die rechten Worte finden;
Gedankenlosigkeit und Mangel an Bewußtsein, früh beim Alleinsein;

Unfähigkeit zu jeder Geistesarbeit;

beim Lesen ungeheurer Zudrang fremder Gedanken, die das Verstehen des Gelesenen unmöglich machen, alles ist sogleich wieder vergessen, mit Schwierigkeit, sich auf die gewöhnlichsten Dinge zu besinnen.

PULSATILLA: Höchste Unbesinnlichkeit, weiß nicht, wo er ist, noch was er tut;

öfteres Vergehen der Gedanken;

Dummheit, wie von Gedächtnismangel;

Schwierigkeit im Sprechen die rechten Worte zu finden;

öfteres Auslassen mehrerer Buchstaben im Schreiben;

Blödsinn;

fixe Ideen;

einmal gefaßte Gedanken wollen nicht mehr aus dem Kopf;

großer Zudrang unsteter, wandelbarer Ideen.

STAPHYSAGRIA: Stumpfheit des Geistes, die zu aller Arbeit unfähig macht;

leicht Vergehen der Gedanken;

Schwindel der Gedanken, wenn er im Reden unterbrochen wird;

wenn er eine Idee fassen will, entwischt sie ihm;

beim Nachdenken so arger Zudrang verworrener Ideen, daß er sich nicht herausfinden kann;

große Gedächtnisschwäche;

weiß nicht mehr, was er soeben gedacht und geschrieben;

weiß nicht, ob das, was er in Gedanken hat, wirklich geschehen ist, oder ob er es nur im Traum gesehen.

§ 134

3. Seltenere Arzneien

Außer den oben genannten Arzneien werden sich dann in einigen Fällen beginnender oder auch ausgebildeter Verstandesschwäche und Verwirrtheit, zuweilen nicht minder hilfreich zeigen:

3) *Agar., ant-c., bar-c., bry., calc., chin., cupr., kali-c., nux-v., plb., sec., thuj., verat.,*
und unter diesen namentlich:

AGARICUS: Gleichgültigkeit und Unfähigkeit zu aller Arbeit, große Gedächtnisschwäche;
Stumpfsinn mit Unbesinnlichkeit, Trunkenheit, Taumel und Wüstheit des Kopfes;
blödsinnige Verwirrtheit des Verstandes.

ANTIMONIUM [crudum]: Große Verstandesschwäche;
blödsinnige Verwirrtheit, mit sprachlosem Niederliegen, ohne Verlangen nach Essen und Trinken, unter stetem Zupfen am Halstuch und unbewußten, unwillkürlichen Ausleerungen, mit Wundliegen ohne Empfindung davon.

BARYTA [Barium carbonicum]: Unachtsamkeit, Unaufmerksamkeit und Gedächtnismangel;
große Vergeßlichkeit, so daß das Wort im Mund entfällt;
mitten in der Rede fehlt ihm oft das bekannteste Wort;
große Verstandesschwäche.

BRYONIA: Schwäche des Verstandes, mit Gedankenvergeben wie bei Ohnmächtigkeit;
schwaches Gedächtnis;

Dummheit, mit schwierigem Denken, großer Vergeßlichkeit und Stumpfsinn;
weiß nicht, was sie tut, und läßt alles aus der Hand fallen.

CALCAREA: Öfteres Vergehen der Gedanken;
schwaches Gedächtnis, große Vergeßlichkeit;
große Gedankenschwäche und Denkunfähigkeit, mit Gefühl, wie gelähmt im Gehirn, und leicht Versprechen.

CHINA: Großer Ideenzudrang, mit ungemeiner Schwierigkeit, sie zu ordnen, leicht Versprechen, Verschreiben und Versetzen der Worte;
oft plötzlicher Wortmangel im Sprechen, oft mit Widerwille gegen jede Bewegung und steter Neigung zum Liegen.

CUPRUM: Dummheit und Kopfweh;
Mangel an Gedanken und schwaches Gedächtnis;
öftere Unbesinnlichkeit und Vergehen der Gedanken;
Stumpfsinn, wie wachendes Träumen;
liegt stumpfsinnig und unempfindlich in einem Winkel;
verwirrte Reden und Handlungen.

KALI CARBONICUM: Zerstreutheit und Unvermögen, seine Aufmerksamkeit auf einen Gegenstand zu richten;
Mangel an Geistesgegenwart in seinen Geschäften;
leicht Versprechen und Schwierigkeit im Reden die passenden Worte zu finden;
leicht Vergehen des Gedächtnisses und der Gedanken, unter Schwirren im Kopf;
Mangel an Gedächtnis.

NUX VOMICA: Zerstreutheit und Unvermögen, seine Gedanken zu sammeln;
leicht Versprechen und Verschreiben, mit Auslassung einzelner Silben und ganzer Worte;

Unvermögen zu denken, mit großer Vergeßlichkeit, Verwirrung der Ideen, mühsamem Suchen der Worte, unpas-
senden Ausdrücken und Irrung in Maß und Gewicht;
ungeheurer Ideenzudrang, bis zur Unbesinnlichkeit.

PLUMBUM: Geschwächtes Denkvermögen;
schwaches Gedächtnis;
Abwesenheit des Geistes;
blödsinnige Verwirrtheit;
Narrheit und verwirrte Reden;
Verlust aller Sinne, mit stets zunehmenden Anfällen von
Konvulsionen;

SECALE: Narrheit und blödsinnige Verwirrtheit;
Kind begreift nichts und antwortet nicht;
blödsinniger Stumpfsinn, mit erweiterten Pupillen;
schwieriges Denken und Sprechen;
Verwirrtheit mit großer Vergeßlichkeit;
Stumpfheit aller Sinne.

THUJA: Langsame Besinnung mit Suchen der Worte im Re-
den und langsamer Sprache;
Befangenheit des Geistes, gefaßte Gedanken wollen nicht
mehr aus dem Kopf;
Mangel an Aufmerksamkeit auf seine Umgebungen;
Innere Kopfschwäche, Gehirn wie taub und tot.

VERATRUM: Mangel an Ideen, Geistesarbeiten wollen nicht
vorwärts;
wie verdutzt, unfähig zum Denken und in sich gekehrt,
wenn er nichts zu tun hat;
Gedächtnis fast erloschen, vergißt das Wort im Mund;
Besinnung nur wie ein Traum;
kennt die Seinen nicht;

fast gänzliches Verschwinden der Sinne;
Verwirrung des Verstandes.

Außer den genannten Mitteln machen wir endlich noch
aufmerksam auf:
4) *Ambr., arn., aur., camph., caps., carb-an., carb-v., croc.,
lact.,laur., olnd., petr., phos., ruta, sabad., sep., sil., zinc.*,
für deren nähere Angaben wir aber auf die *allgemeinen* Andeutungen (§ 44) des *ersten* Teiles verweisen.

§ 135

4. Anzeigen nach den Symptomen

Diesen Anzeigen zufolge wird man gegen *beginnende* oder
ausgebildete blödsinnige *Verwirrtheit* stets vorzugsweise passend finden:

Abwesenheit des Geistes in öfteren Anfällen, bei:
1) Lach., merc., nux-m.
2) Anac., bry., calc., carb-an., cham., cupr., puls.,
staph.

Albernheit, kindischem Wesen, bei: Acon., anac., bell.,
carb-an., carb-v., hyos., merc., nux-m., stram.

Aufmerksamkeitsmangel, bei: Alum., bell., hell., kali-c.,
nat-c., sulf.

Denkunvermögen, bei:
1) Alum., calc., hell., hyos., nat-m., nux-v., olnd.,
op., staph., sulf.
2) Bell., lach., lyc., nat-c., ph-ac., sep., stram., rhus-t.
3) Am-c., carb-v., nux-m., sil.
4) Ign., laur., merc., petr., verat.

Fassungskraft vermindert, bei: Cham., hell., nat-c., olnd.,
zinc.

Gedächtnisschwäche, bei: (vgl. *Vergeßlichkeit*)

1) Hyos., lach., nat-m., nux-m., op., staph., sulph.

2) Anac., ars., bell., hell., ign., lyc., petr., rhus-t., sep., sil., stram., verat.

3) Alum., calc., croc., olnd., puls., zinc.

4) Am-m., camph., carb-an., carb-v., cupr., kali-c., merc., nat-c., ph-ac., plb.

für *Buchstaben:* Lach., lyc.

für *Dingnamen:* Lyc., rhus-t.

für *Eigennamen:* Anac., croc., olnd., rhus-t., sulf.

für *Ereignisse:* Nat-m., sulf.

für *Erlerntes, Gelesenes, Gehörtes: Hell., hyos., lach., phos., staph.*

für Geschäfte: Hyos., kali-c., phos., sulf.

für *Orthographie:* Lach.

für *Personen:* Croc.

für *Worte,* Wörter: Bar-c., lyc.

Gedankenfluß langsam, bei:

1) Anac., hyos., sulf.

2) Chin., ign., laur., lyc., nat-c., nat-m., ph-ac., sep., thuj.

Gedankenlosigkeit, bei:

1) Cann-s., cic., hell., hyos., ign., nat-c.

2) Am-m., anac., croc., cupr., nat-m., phos., ph-ac., ruta, sep., zinc.

Gedankenmangel, bei:

1) Anac., hell., hyos., lach., nux-m., sep.

2) Chin., lyc., nat-c., nat-m., ph-ac.

3) Alum., am-m., cupr., verat.

4) Calc., caust., croc., ign., olnd., rhus-t., staph., thuj.

Gedankenunstetigkeit, wandelbaren Ideen, bei:

1) Acon., hell., lach., lyc., nux-v., puls., staph.

2) Alum., anac., cann, chin., merc., olnd., phos., ph-ac., thuj.

Gedankenvergehen, bei:

    1) Anac., lach., nux-m.

    2) Calc., kali-c., merc., olnd., phos., ph-ac., thuj.

Gedankenverwirrung, bei:

    1) Chin., nat-c., nux-v., ph-ac., sulf., verat.

    2) Ars., cann-s., caps.

Gedankenzudrang, bei:

    1) Hyos., op., stram., sulf.

    2) Alum., anac., ars., calc., chin., lach., lyc., nux-.v., ph-ac., puls., staph.

    3) Agar., ambr., bry., kali-c., sabad., zinc.

Gleichgültigkeit, bei:

    1) Bell., chin., hell., ign., lach., nux-m., ph-ac., sulf.

    2) Calc., chin., op., sil., verat.

    3) Anac., cham., croc., kali-c., lyc., nat-m., puls., sec.

    4) Agar., alum., carb-an., carb-v., laur., stram., sulf., thuj., zinc.

Ideenmangel, bei usw., s. *Gedankenmangel* usw.

kindischem Wesen, bei s. bei *Albernheit.*

läppischem Wesen, bei s. *ebendaselbst.*

Phantasieaufregung in verwirrter Art, bei:

    1) Anac., chin., lach., op., phos., sulf.

    2) Alum., ambr., ant-c., calc., lyc., ph-ac., verat.

Sinnenverminderung, bei:

    1) Alum., anac., hell., lach., nat-m., op.

    2) Agar., am-m., ars., aur., calc., lyc., petr., sec.

    3) Acon., ambr., cupr., ign., laur., plb.

Stumpfsinnigkeit *(Stupiditas),* bei:

    1) Anac., bell., hell., op., sec., sulf.

    2) Agar., alum., cham., ign., laur., nat-c., nat-m., olnd., ph-ac., plb., staph., stram.

Teilnahmlosigkeit, Unempfindlichkeit, bei:

    1) Anac., bell., hell., hyos., ign., merc., op., sec., sulf.

    2) Am., ars., calc., caps., chin., croc., nat-c., nat-m., ph-ac., puls., staph., sil., verat.

Unaufmerksamkeit, bei s. bei *Aufmerksamkeitsmangel.*

Unbesinnlichkeit, bei:

1) Bell., hyos., lach., op., sulf.

2) Ars., lyc., merc., nat-m., ph-ac., puls., staph.

3) Agar., bry., calc., kali-c., nux-v., plb., sec., verat.

4) Aur., carb-an., lact., laur., olnd., sil., zinc.

Unempfindlichkeit, bei s. bei *Teilnahmlosigkeit.*

Vergeßlichkeit, bei: *(vgl. Gedächtnisschwäche)*

1) Anac., bell., hyos., lach., nux-m., stram., sulf.

2) Alum., am-m., ars., merc., nat-c., nat-m., ph-ac., staph.

3) Calc., carb-an., carb-v., croc., olnd., petr., phos., sil.

des Wortes im Mund:

1) Hell., hyos., lach., merc.

2) Arn., bar-c., croc., nat-m., sil.

Verschreiben, bei:

1) Lach.

2) Am-c., cham., chin., nat-c., nat-m., puls.

3) Cann, sep.

Versprechen, bei:

1) Am-m., calc., chin., lyc., merc., nat-m., nux-v.

2) Cann, kali-c., sep., sil.

Verstandesschwäche, bei:

1) Anac., bell., hell., hyos., lach., nux-m., op., stram., sulf.

2) Alum., am-m., ars., cham., ign., lyc., merc., nat-c., nat-m., ph-ac., puls., staph.

3) Agar., ant-t., bar-c., bry., calc., chin., cupr., kali-c., nux-v., plb., sec., thuj., verat.

4) Ambr., arn., aur., camph., caps., carb-an., carb-v., croc., lact., laur., olnd., petr.,, phos., ruta, sabad., sep., sil., zinc.

Verwirrung der Vorstellungen, bei:

1) Anac., bell., hell., hyos., lach., nux-m., op., stram., sulf.

2) Agar., ant-c., calc., croc., cupr., nux-v., sec., verat.

3) Cann-s., caps., nat-c., ph-ac.

Wortmangel, Mangel an Ausdrücken, bei:

1) Anac., hyos.

2) Cupr., lyc., nux-v., ph-ac., puls.

3) Bar-c., cann-s., con., kali-c., thuj.

Zerstreutheit, bei:

1) Bell., hell., sulf.

2) Alum., am-m., cham., lyc., merc., nat-c., nat-m., ph-ac., puls.

3) Calc., chin., cupr., kali-c., nux-v., plb., thuj.

4) Olnd., plat., sep., sil.

§ 136

5. Anzeigen nach den Ursachen und Nebenleiden

Diesen Anzeigen zufolge wird man stets gegen blödsinnige *Verwirrtheit* vorzugsweise passend finden:

Aderlässen, nach:

1) Chin., hell., lach., sulf.

2) Calc., carb-v., nux-v., ph-ac., verat.

Anstrengungen des Körpers, nach:

1) Hell., sulf.

2) Ars., calc., chin., lyc., merc., nat-c., nat-m., verat.

3) Arn., bry., cann-s., croc., petr., phos., sil.

Anstrengungen des Geistes, bei s. *Überstudieren.*

Ausschlägen, die unterdrückt wurden, nach:

1) Bell., lach., nux-m., op., stram., sulf.

2) Ars., cham., lyc., merc., nat-c., ph-ac., puls., staph.

3) Bry., calc., thuj.

4) Ambr., carb-v., phos., sep., sil.

Blutentziehungen, nach s. nach *Aderlässen.*

Depression nach, s. Melancholie

Ehrgeiz, Stolz und Hochmut, nach:

1) Bell., hyos., lach., stram., verat.

2) Alum., chin., cupr., lyc., phos., plat., zinc.

Fallsuchtanfällen als Komplikation, nach:

1) Bell., hyos., lach., op., sulf.

2) Ars., calc., ign., merc., puls.

3) Cupr., nux-v., plb.

Gefräßigkeit, mit:

1) Bell.

2) Lyc., merc.

3) Chin., verat.

4) Carb-v., graph., sep., zinc.

Gehirnaffektionen, nach:

1) Bell., hell., hyos., op., lach., sulf.

2) Ars., lyc., merc.

3) Calc., cupr., sep., zinc.

Geistesanstrengung nach, s. nach *Überstudieren.*

Nach **geistigen Getränken** im Mißbrauch, d.i. wenn aus früherem Säuferwahnsinn sich allgemeine blödsinnige *Verwirrtheit* gebildet hat:

1) Bell., hell., hyos., nux-m., op., stram., verat.

2) Ars., lyc., merc., nat-c., nat-m., puls.

3) Agar., ant-c., calc., chin., nux-v., verat.

4) Arn., carb-v., sil., zinc.

Greisen, bei:

1) Op., sec.

2) Ambr., anac., aur., bar-c., con., nux-m.

3) Carb-an., carb-v., hyos., merc., stram.

Hypochondrischen, bei, wenn aus früherer Hypochondrie sich allgemeine Verwirrtheit herausgebildet hat:

1) Anac., hyos., lach., stram., sulf.

2) Ign., lyc., merc., nat-c., nux-v., ph-ac., staph.

3) Aur., calc., cupr., phos., sep.

Kälte des Kopfes, nach, s. Verkältung

Konvulsionen, als Komplikation, mit:

    1) Bell., hyos., op., stram.

    2) Ars., cham., cupr., sec., verat.

    3) Camph., ign.

Lähmung als Komplikation, mit:

    1) Bell., hell., hyos., lach., op., stram., sulf., verat.

    2) Anac., ars., chin., cupr., lyc., merc., nux-v., sec.

    3) Alum., arn., canth., carb-v., caust., graph., laur., olnd., sep.

Liebesunglück, nach:

    1) Hyos., lach., stram., sulf., verat.

    2) Ant-c., aur., ign., lyc., merc., nat-m., nux-v., puls., staph.

    3) Caust., graph., plat., sil.

Melancholie, nach, wenn sich diese in allgemeine Verwirrtheit ausgebildet:

    1) Bell., hell., lach., sulf.

    2) Alum., ars., ign., lyc., merc., ph-ac., puls.

    3) Ant-c., calc., nux-v., verat.

    4) Aur., phos., sep., sil.

Nervenfiebern, Typhus usw., nach:

    1) Bell., hyos., lach., op., sulf.

    2) Ars., lyc., merc., nat-m., ph-ac.

    3) Calc., cupr., nux-v., verat.

    4) Carb-v., olnd., phos., sep., zinc.

Onanie, nach s. Selbstbefleckung

Religionsursachen, nach:

    1) Bell., hyos., lach., stram., sulf.

    2) Alum., ars., lyc., merc., puls.

    3) Am-m., caust., con., croc., graph., nux-v., sil., verat.

Schlagflüssen, nach:

    1) Bell., hyos., lach., op., sulf.

    2) Lyc., merc., nux-v., zinc.

Schnupfenunterdrückung, nach:

    1) Bell., lach., sulf.

2) Ars., calc., chin., merc., puls.

3) Bry., nux-v., sil.

Schwärmerei, schwärmerischem Wesen, nach:

1) Agar., lach., op., sulf.

Scorbut als Komplikation,. mit:

1) Bell., sulf.

2) Alum., am-m., ars., calc., chin., merc., nat-m., ph-ac., staph.

3) Ambr., anth., carb-an., cupr., petr., sep., sil., zinc.

Selbstbefleckung als Ursache, nach:

1) Bell., lach., sulf.

2) Calc., merc., nat-c., nat-m., ph-ac., puls., staph.

3) Aur., cina, olnd., sep., sil.

Sprachbeeinträchtigung, Stammeln, Stottern usw., mit:

1) Bell., lach., op., stram., sulf.

2) Caust., merc., nux-v., sec., verat.

Stuhl unwillkürlich abgehend, bei:

1) Bell., hyos., lach., op., sulf.

2) Ant-c., ars., carb-v., nat-m., verat., zinc.

Stuhlverstopfung, bei:

1) Op., sulf.

2) Alum., chin., nat-m., nux-v., plb.

3) Carb-v., graph., sep.

Überstudieren, nach:

1) Bell., lach., op., sulf.

2) Ars., calc., lyc., nat-c., nat-m., nux-v., puls.

3) Arn., aur., ign., sep., sil.

Verkältung des Kopfes, nach:

1) Bell., lach., sulf.

2) Ars., chin., merc., puls.

3) Calc., nux-v., sep., sil.

II.

Akute Verwirrtheit

(Dementia acuta, Anoesis acuta)

§ 137

Krankheit und Behandlung

Die akute Verwirrtheit unterscheidet sich von der allgemeinen oder chronischen durchaus auf keine andere Weise, als durch ihre Erzeugung, indem sie nie, wie die chronische, eine Folge oder der endliche Ausgang anderweitiger Seelenstörungen, sondern ein durch unmittelbare Einwirkung äußerer erregender Ursachen herbeigeführter Zustand ist. Die Ursachen, welche diesen Zustand erzeugen können, sind vorzüglich Verkältung des Kopfes durch kaltes Baden oder Waschen, Unterdrückung eines Schnupfens, einer Eiterung, alter Geschwüre oder gewisser Hautausschläge, übertriebene Anstrengungen des Körpers oder des Geistes, Nervenschwächung durch Selbstbefleckung, unpassende Aderlässe in anderen Seelenstörungen, Schlagflüsse und andere Gehirnaffektionen. Die Behandlung sowie die Angaben der passenden Mittel und der Anzeigen für die Angemessenheit derselben fallen daher ganz mit *dem* zusammen, was über diese Punkte im vorstehenden Artikel (§§ 131 – 136) gesagt ist, an welchem Ort wir zugleich auch auf diejenigen Anzeigen aufmerksam gemacht haben, welche durch die erregenden Ursachen gegeben sein können, so daß uns hier nichts weiter übrig bleibt, als auf den Inhalt des vorigen Artikels zu verweisen.

III.

Lähmige Verwirrtheit, Verstandeslähmung

(Phrenoplegia, Dementia paralytica)

§ 138

Krankheitsbild

Die Meinungen der verschiedenen Schriftsteller über diese Form der Seelenstörung sind ungemein geteilt, indem einige darin eine ganz eigentümliche Krankheitsform, andere bloß eine ganz gewöhnliche, nur mit Lähmung komplizierte Verwirrtheit, und noch andere endlich gar keine eigentliche Seelenstörung, sondern nur eine allgemeine, zufällig mit Verwirrtheit komplizierte Lähmung sehen. Wir lassen diese Frage unentschieden, halten aber doch dafür, daß es der Mühe wert sei, diese eigentümliche Komplikation besonders ins Auge zu fassen, da sie allerdings manche wesentliche Erscheinungen bietet, welche weder der einfachen Verwirrtheit, noch der gewöhnlichen allgemeinen Lähmung, als solchen, zukommen.

Gewöhnlich geht die gestörte Seelentätigkeit der gestörten Bewegung, selten die letztere der ersteren voran, oft aber treten beide gleichzeitig in Erscheinung, und in den meisten Fällen lassen sich *drei Perioden* unterscheiden, nämlich das Studium der *Vorläufer,* das der *Aufregung* und das der *Abstumpfung.* Nachdem in einigen Fällen schon längere Zeit Kopfschmerzen mit Schwindel, Lichtscheu, Gliederschmerzen, Dusseligkeit, Betäubung, auch wohl Konvulsionen, Zukkungen, epileptische Bewegungen und andere nervöse Symptome vorhergegangen, beginnt die Krankheit mit einem eigentümlichen Stammeln und Stottern, das manche Silben und Worte gar nicht auszusprechen gestattet, wozu sich eine Art Unbeweglichkeit der Gesichtszüge gesellt, und worauf die Lähmung sich dann von der Zunge aus zunächst auf die Oberglieder und dann auch auf die Unterglieder verbreitet, indem zuerst den Händen die Kraft zum Festhalten und Zugreifen entschwindet, und dann auch der Gang unsicher, schwankend und zitternd wird, wie bei Betrunkenen, während die befallenen Teile zugleich mehr oder weniger taubfühlig und die Muskeln weich und welk werden. Zugleich zeigt sich meist schon von Anfang an eine große unruhige Beweglichkeit und Geschäftigkeit im ganzen Wesen der Kranken; sie laufen hin und her, aus einem Zimmer ins andere, und haben auf keiner Stelle Ruhe; ihre Triebe und Neigungen nehmen einen verkehrten, verderbten Charakter an; die tadellosesten Männer werden diebisch, geizig, liederlich, verschwenderisch usw., und sehr oft tritt diese Verderbnis des Charakters schon lange vor dem Erscheinen der ersten somatischen Symptome auf.

Nachdem diese Zeichen längere oder kürzere Zeit bestanden haben, kündigt sich der Eintritt der *zweiten* Periode meist durch eine große Aufregung mit allgemeinem Irrereden, Verwirrung der Begriffe, großer Geschwätzigkeit, Schreien und Singen, ja wohl auch mit einem wahren Anfall von Tobsucht an, in welchem die Kranken alles, was ihnen unter die Hände kommt, betasten, umstoßen, wegwerfen und zerreißen, nach dessen Beendigung aber die paralytischen Symptome sogleich wieder erscheinen, und sich nun auch auf die Muskeln des Halses, des Rumpfes und des Unterleibes verbreiten. Auch das Schlingen wird erschwert, mit hörbarem Herabkollern der Getränke im Schlund; die Kaumuskeln leisten ihre Dienste ebenfalls nicht ohne Mühe; es tritt hartnäckige lähmige Stuhlverstopfung und öftere Harnverhaltung, oder unwillkürlicher Abgang der Exkremente und des Harnes ein; der Atem wird kurz; das Kinn hängt mehr oder weniger herab, und zuweilen tritt auch Schielen ein. Dabei zeigen diese Kranken stets eine unglaubliche Gefräßigkeit, bei der sie, da ihnen das Kauen schwer fällt, oft ungeheure Bissen mit einem Mal verschlingen, so daß schon mehrere auf diese Weise geradezu erstickt sind. Das Auffallendste aber ist der fast allen ohne Ausnahme eigene Ehrgeiz und Stolz, der sich durch alle ihre irrigen Reden und Handlungen hinzieht, und demzufolge die einen Besitzer von Millionen und Königreichen, die anderen große, historisch berühmte Männer zu sein glauben, während noch andere sich für ausgezeichnet stark und kräftig oder sehr schön und liebenswürdig halten. Das Gedächtnis und moralische Gefühl liegt bei allen gänzlich darnieder; ihre nächsten Freunde und Verwandten sind den Kranken vollkommen gleichgültig; weder Freude, noch Leid machen Eindruck auf sie.

In der *dritten* Periode endlich werden die Augenlider gelähmt und herabhängend, die Pupillen erweitert und unbeweglich, die Augen stier und unempfindlich gegen alle Eindrücke; die Kranken hören nicht mehr, bringen nur unverständliche Töne hervor, können nur mit der größten Mühe schlingen und schweben bei jedem Essen und Trinken in der augenscheinlichsten Erstickungsgefahr. Zugleich macht die allgemeine Unempfindlichkeit der Haut immer weitere Fortschritte; die Stuhlverstopfung erreicht oft den höchsten Grad und kann sich bis zur Dauer von 2, 3 Monaten ausdehnen, mit dem Gefolge aller dadurch herbeigeführten Nebenzufälle; auch die Harnverhaltungen werden immer gefährlicher, während bei anderen stete, unwillkürliche Harn- und Stuhlentleerungen stattfinden, die zu der furchtbarsten Unreinlichkeit Veranlassung geben; auch Infiltrationen der Unterglieder, bösartige gangränöse Geschwüre, Lungenbrand, Absterben der Knochen, und besonders Blutbeutel im Ohr, treten häufig hinzu; Nase, Mund und Bronchien werden der Sitz reichlicher Schleimabsonderungen, die oft Erstickungsgefahr herbeiführen; endlich treten die Symptome allgemeiner Auflösung immer mehr hervor, das Gesicht und der ganze Habitus des Kranken bekommt ein kadaveröses Ansehen, und der Tod macht diesem trostlosen Leiden ein Ende.

§ 139

2. Ursachen, Wesen, Verlauf, Diagnose und Prognose

Nach den meisten Schriftstellern, welche dieser Art von Verwirrtheit ihre besondere Aufmerksamkeit geschenkt, verdankt dieselbe am allerhäufigsten ihr Entstehen *geschlechtlichen Ausschweifungen* und *übermäßigen Geistesanstrengungen,* und zeigt sich vorzugsweise bei Männern in den mittleren Jahren von 40-50 und bei Frauen mit klimakterischen Alter. Auch die Erblichkeit spielt eine große Rolle, und im Ganzen scheinen ihr die Männer viermal mehr unterworfen, als die Frauen. Nächst dem hat man dieselbe besonders bei sanguinischen, muskulösen Personen beobachtet, wie auch vorzüglich bei Soldaten, Steuerbeamten, Glasern, Köchen, Metallgießern, Bleiarbeitern usw. Eine besondere Prädisposition dazu sollen auch alle von Natur stolzen, ehrgeizigen, lebhaften, aufbrausenden Charaktere haben, sowie diejenigen Personen, die aus einem bewegten Leben in ein ruhiges übergehen.

Die innere Ursache dieses Leidens ist aber jedenfalls den bisherigen Leichenöffnungen zufolge keine rein psychische und bloß funktionelle, sondern ein *organisches* Gehirnleiden, das sich bald als Entzündung des Gehirns oder seiner Häute, bald als Erweichung, Desorganisation, Verhärtung oder Atrophie eines oder des anderen Teiles der Gehirnsubstanz zeigt, und wobei sich nur höchstens die Frage aufwerfen läßt, ob dieses Leiden in der Tat Ursache oder nur Folge gestörter Funktionen der psychischen Gehirnorgane ist; eine Frage, die wir vor der Hand allerdings unentschieden lassen müssen.

Übrigens ist nichts unregelmäßiger, als der *Verlauf* der Verwirrtheit. Bei einigen bleibt dieselbe lange in der ersten Periode stehen; andere zeigen sogleich die Symptome der zweiten; bei einigen findet fast gar keine bedeutende, bei anderen fast allgemeine Lähmung statt; einige scheinen heute den Abend nicht mehr zu erleben, während sie den nächsten Tag wie durch ein Wunder wieder auf ihren Beinen sind; andere scheinen oft noch lange ausdauern zu können, während sich bei ihnen am folgenden Tag schon alle Zeichen eines nahen Todes einstellen.

Auch in Hinsicht ihrer *Dauer* zeigt diese Krankheit große Verschiedenheiten; oft endet sie schon nach 2, 3 Monaten mit dem Tod, während sie in anderen Fällen 2 – 3 Jahre ohne merkliche Zunahme fortbestehen kann; die mittlere Dauer scheint auf 18 Monate bis 2 Jahre gesetzt werden zu können, und im allgemeinen scheinen die Männer ihr schneller zu unterliegen, als die Frauen. Häufig treten auch fallsuchtartige Konvulsionen als Komplikation hinzu.

In allen Fällen ist übrigens die *Prognose* stets sehr ungünstig, und die alte Schule hat bis jetzt eigentlich noch keinen Fall von Heilung aufzuweisen. Selten sterben jedoch die Kranken in der ersten Periode, wenn anders keine weiteren Komplikationen, wie Schlagfluß usw. hinzutreten, und auch in der zweiten unterliegen sie gewöhnlich auch nicht der Krankheit selbst, sondern den sich zuweilen dazu gesellenden epileptischen Anfällen. In der dritten Periode sterben sie meist an allgemeiner Schwäche, Gehirnkongestionen oder organischen Lungenleiden, sowie häufig auch an Erstickung durch mechanische Hindernisse, Schleimansammlung in den Luftwegen, Lähmung der Bauchmuskeln, oder Erschöpfung der Nerventätigkeit.

In Betreff der *Diagnose* könnte man die Krankheit im ersten Stadium zuweilen mit Säuferwahnsinn, im zweiten und dritten mit einfacher allgemeiner Lähmung, oder mit Rückenmarkskrankheiten des oberen Teiles verwechseln. Zur Unterscheidung vom Säuferwahnsinn dient aber einerseits schon der in diesem so höchst verschiedene Charakter der Delirien, sowie das viel schnellere Verschwinden aller Zufälle; in den Rückenmarkskrankheiten fehlt die Seelenstörung und die Lähmung der Sprachwerkzeuge, und in den einfachen allgemeinen Paralysen fehlt das auffallend Unregelmäßige und Wechselnde, das den Lähmungssymptomen der vorliegenden Krankheit eigen ist.

§ 140

3. Behandlung

Da, wie man aus Obigem ersehen kann, sich die lähmige Verwirrtheit fast nur durch die hinzutretenden Zeichen der Gehirnlähmung und Rückenmarkslähmung von der einfachen Verwirrtheit unterscheidet, so können wir auch hier im allgemeinen auf die in den §§ 131 − 137 gegebenen Anweisungen für die Behandlung derselben verweisen und uns nur darauf beschränken, die der vorliegenden Form besonders angemessenen Mittel hervorzuheben, und dem am angeführten Ort Gesagten nur noch einige spezielle, auf die *lähmige* Verwirrtheit besonders bezügliche Anzeigen hinzuzufügen. Diese Mittel sind im allgemeinen:

1) *Bell., hell., hyos., lach., op., stram., sulf., verat.*
2) *Anac., ars., chin., cupr., lyc., merc., nux-v., sec.*
3) *Alum., arn., canth., carb-v., caust., graph., laur., olnd., sep.,*
und von diesen werden oft am passendsten gefunden werden:

ersten Periode, in der:
    1) Bell., lach., merc., stram.
    2) Ars., graph., hell., hyos., laur., nux-v., op., stram.
    3) Canth., carb-v., caust., chin., nux-m., sec., zinc.

zweiten Periode, in der:

    1) Bell., cupr., hyos., lach., lyc., stram., verat.

    2) Alum., arn., carb-v., caust., chin., hell., merc., op., plb., rhus-t., sep., sil., sulf., zinc.

    3) Anac., ars., canth., graph., laur., nux-v., olnd., sec., sep.

dritten Periode, in der:

    1) Ars., carb-v., lach., lyc., zinc.

    2) Ant-t., arn., chin., hell., op., plb., sec., verat.

Außerdem werden dann, je nach den vorhandenen Neben-leiden, stets vorzugsweise zu beachten sein:

Augenliderlähmung, bei:

    1) Bell., stram., verat., zinc.

    2) Op., plb., sep.

Brand, brandigem Absterben einzelner Teile, bei:

    1) Sec., – 2) Ant-t., ars., chin.

    3) Bell., lach., merc., plb., sulf.

Erstickungsgefahr durch Lähmung, bei: Ant-t., ars., carb-v., chin., graph., lach., op.

fallsuchtartigen Konvulsionen, bei:

    1) Bell., cupr., hyos., nux-v., op., sulf.

    2) Ars., lach., plb.

Gefräßigkeit, großer, mit: Bell., carb-v., chin., graph., lyc., merc., sep., verat., zinc.

Geldstolz, bei: Alum., bell., sulf., zinc.

Geschwüren bösartiger Natur, bei: Ars., carb-v., chin., graph., lach., plb., sulf.

Harnabgang unwillkürlich, bei:

    1) Bell., hyos., sulf., zinc.

    2) Arn., ars., carb-v., caust., lach., laur., lyc., merc., nat-m., stram., verat.

Harnverhaltung, bei:

    1) Ars., hell., laur. – 2) Bell., hyos., lach.

Knochenbrand, bei: Ars., sec., sulf.

Lungenlähmung, bei:

1) Ars., carb-v., lach., op.

2) Ant-t., chin., graph., hyos., nux-v.

3) Bell., merc., sulf., verat.

Obergliederlähmung, bei:

1) Nux-v. – 2) Ant-t., bell., chin., lyc., sep., verat.

Rangstolz, bei:

1) Cupr., verat.

2) Alum., chin., hyos., lach., lyc., phos., stram., verat.

Schielen, bei: Alum., bell., hyos., sec.

Schleimanhäufung in den Luftwegen, bei: Ant-t., ars., carb-v.,

chin., graph., puls.

Schlundlähmung, Schlingunvermögen, bei:

1) Caust., cupr., lach., laur. – 2) Ars., bell., plb., sil.

Stammeln, Stottern, bei:

1) Bell., caust., stram.

2) Lach., merc., nux-v., op., sec., sulf., verat.

Stuhlabgang unwillkürlich, bei:

1) Bell., chin., hyos., op., sec.

2) Ant-c., ars., carb-v., lach., laur., nat-m., sulf., verat., zinc.

Stuhlverstopfung, bei:

1) Chin., nux-v., op., verat.

2) Alum., carb-v., graph., nat-m., plb., sep., sulf.

Untergliederlähmung, bei: Ars., bell., chin., nux-v., olnd., op., plb., verat.

Zähneknirschen, bei: Ars., bell., hyos., lyc., plb., sec., stram., verat.

Zungenlähmung, bei:

1) Bell., caust., graph., hyos., lach., laur., nux-m., op., stram.

2) Canth., carb-v., nat-m., nux-v., zinc.

Für noch andere Angaben und nähere Auskunft über die hier angeführten Mittel s. auch die *allgemeinen Angaben* des ersten Teiles, §§ 44-50.

IV.

Kindische Verwirrtheit, Altersschwachsinn Leresis

(Dementia senilis)

§ 141

Krankheit und Behandlung

Der Altersschwachsinn oder das Kindischsein der Greise ist nicht anderes, als eine Abnahme der Geisteskräfte in Folge des vorgeschrittenen Alters, und darf nicht mit der Verwirrtheit der Irren verwechselt werden, von der es sich durch besondere Merkmale unterscheidet. Diese Kranken wiederholen sich stets und vergessen, daß sie das, was sie sagen, so eben schon einmal gesagt; unzusammenhängende Worte wechseln bei ihnen mit ganz vernünftiger Rede; oft lachen und weinen sie, wie Kinder. Die Kräfte des Verstandes sind bei ihnen erschöpft, daher man denn auch diesen Zustand gewöhnlich nur im hohen Greisenalter und zwar oft vorzugsweise bei großen, ausgezeichneten Männern findet, die ihr Gehirn durch fortwährende Geistesanstrengungen und Kopfarbeiten ermüdet haben. Oft kann das Leben auf dem Lande, mäßige Körperbewegung und eine angemessene Diät viel dazu beitragen, die Fortschritte dieses Übels aufzuhalten, und außerdem wird man oft viel Nutzen sehen vor einem oder dem anderen der diesem Zustand besonders angemessenen Mittel, wie z.B.

ambr., aur., bar., con., op., sec.,

für deren Einzelheiten und nähere Anzeigen wir auf das verweisen, was hierüber bei der *allgemeinen* Verwirrtheit (§§ 132-136) gesagt worden.

V.

Stumpfsinn, Empfindungslosigkeit, Apathia

(Stupor, Stupiditas)

§ 142

Krankheit und Behandlung

Noch unterscheiden mehrere Schriftsteller einen eigenen, zwischen der Verwirrtheit und dem Blödsinn mitten innestehenden Zustand, in welchem die Kranken wie zerstreut oder wie in Gedanken vertieft dasitzen und starr vor sich hinsehen, mit offenem Mund, wie Blödsinnige oder Idioten. Daß sie dies aber nicht sind, beweisen ihre Aussagen nach ihrer Wiederherstellung, wo man von solchen Kranken erfährt, daß sie während ihres Irreseins, dessen sie sich stets erinnern, einem übermäßigen Zudrang von Phantasiebildern und Sinnestäuschungen erlegen sind, der ihr ganzes Wesen beherrschte, und demzufolge die einen sich auf wüsten Inseln, in fremden Ländern, im Gefängnis, in schlechten Häusern oder gar auf den Galeeren glaubten, andere anderen Täuschungen zum Raub wurden, indem sie sich von Leichenwagen umgeben, ihre Verwandten auf der Folterbank, oder vor ihren Füßen tiefe Abgründe und Schlünde, verborgene Falltüren usw. sahen. Noch andere halten ihre Badestube für die Hölle, die Badewannen für Nachen, ein Vesicatorium für ein Schandmal, andere Narren ihres Hauses für Gefangene oder öffentliche Freudenmädchen, Frauen für Männer usw. Wieder anderen scheinen alle Gesichter, die sie sehen, häßlich und drohend, oder sie halten alle Leute für betrunken, hören überall schreckliche

Worte, als wolle man sie töten, verbrennen oder sage ihnen ehrenrührige Sachen; ihr Bett ist voll Glockenton und Trommelklang und um sie her fällt Schuß auf Schuß; ihre Verwandten sind von Feinden angefallen und rufen ihre Hilfe an. Noch andere endlich sehen sich über alle Handlungen ihres Lebens befragt und verantworten sich, oder sie hören Maschinen, mit denen man Kinder quält; ihr Körper scheint ihnen von Kugeln durchbohrt und ihr Blut auf die Erde zu fließen; oder ein drückendes Wesen, wie ein Alp, beschwert ihre Brust. Während aller dieser Phantasietätigkeiten verhalten sich die Kranken ihrem Äußeren nach wie wahre Automaten, stieren gedankenlos vor sich hin, hören und sehen nichts von dem, was um sie her vorgeht, antworten auf keine Fragen, bleiben stehen und sitzen, wo man sie hinstellt, sind höchst unreinlich und müssen wie Kinder gepflegt, angekleidet, gewaschen und umgezogen werden.

Wie man sieht, ist diese Form der Seelenstörung eigentlich ein wahres Mittelding zwischen Wahnsinn und Verwirrtheit, weshalb wir den Leser für die Behandlung derselben auf die gegen *Wahnsinn* und *allgemeine Verwirrtheit* (§§ 107-111 und §§ 132-136) angegebenen Mittel und deren Anzeigen verweisen. Besonders aber empfehlen wir zur Beachtung:

1) *Bell., hyos., op., stram.*
7) *Anac., cham., hell., op., ph-ac.*
3) *cham., croc., cupr., verat.*

VI.

Blödsinn, Verstandlosigkeit, Anoia

(Imbecillitas, Fatuitas)

§ 143

1. Krankheitsbild

Wir verstehen unter *Blödsinn* einen Zustand, der sich durch eine völlige Niederlage aller Geisteskräfte zu erkennen gibt, und der sich einerseits von der *Verwirrtheit* dadurch unterscheidet, daß er nicht, wie diese, auf einer Abstumpfung, sondern auf einer *gehemmten Entwicklung* des Verstandes beruht, dabei aber zugleich auch wieder insofern von der *idiotischen Sinnlosigkeit* verschieden ist, als in dieser die Verstandesunfähigkeit *angeboren* oder durch ein Entwicklungshindernis der *allerersten* Kinderjahre gegeben ist, während sie sich in dem Zustand, den wir *Blödsinn* nennen, erst *nach* Verfluß der ersten Kinderjahre entwickelt hat.

Dieser hier zu besprechende *entwickelte* Blödsinn beginnt oft erst mit der Pubertät und tritt in sehr verschiedenen Graden auf. Gewöhnlich sind diese Blödsinnigen im allgemeinen normal organisiert und keineswegs aller Intelligenz beraubt; nur sind ihre intellektuellen Fähigkeiten und Gemütsneigungen viel beschränkter und weniger der Ausbildung fähig, als die vollkommen entwicklungsfähiger Menschen, so daß sie ungeachtet aller Mühe doch nie zu dem Grad von Verstand und Kenntnissen gelangen können, die ihnen ihre Erziehung und gesellschaftliche Stellung müßte verschaffen können. In den untersten Klassen des Volkes geben sich solche Individuen meist zu den gröbsten, härtesten Arbeiten her; in höheren

Ständen lernen sie notdürftig schreiben und lesen, und zuweilen sogar ein wenig Musik; doch machen sie alles, was sie tun, nur sehr unvollkommen. Die einen aber, wie die anderen, können keinen Entschluß fassen, nichts überlegen; sie hängen an nichts und sind ohne alle Voraussicht; weder Haß, noch Liebe faßt bei ihnen tiefe Wurzeln; von ihren Eltern, Freunden und Bekannten trennen sie sich ohne Schmerz; doch sind einige unter ihnen oft sehr dankbar für die Pflege, die man ihnen angedeihen läßt. Rücksichtlich ihrer Gemütsart finden sich bei den Blödsinnigen verhältnismäßig dieselben Abstufungen, wie bei den übrigen Menschen. Einige haben nur schwache, dunkle Empfindungen, während dieselben bei anderen sich mehr entwickelt und mannigfacher zeigen; bei den einen ist das Gedächtnis leidlich und tätig, während es bei den anderen ganz fehlt oder nur auf die alltäglichsten Dinge beschränkt ist; einige endlich zeigen besondere Anlagen und Neigung zu gewissen Dingen, die sie oft nicht übel erlernen, während andere absolut zu nichts Geschick, noch Lust haben. Die Gewohnheit hat auf ihr Tun und Lassen stets einen großen Einfluß und gibt ihrer ganzen Lebensweise eine große Regelmäßigkeit; bei allen aber zeigt sich ein großer Mangel an Willenskraft und Aufmerksamkeit, und nie sind sie im Stande, ihre Gefühle, Empfindungen und Ideen zu vergleichen und zu verbinden. Sich selbst überlassen, vernachlässigen sich die Blödsinnigen, nähren sich schlecht, halten auf keine Reinlichkeit und schützen sich weder vor Wetter und Wind, noch anderen schädlichen Einflüssen; immer sind sie furchtsam, scheu und träge.

Zur Zeit der Pubertät werden sie zuweilen aufgeregt, verlieben sich, ergeben sich leicht der Onanie und suchen eifrig den geschlechtlichen Umgang, werden auch wohl eifersüchtig, hysterisch oder melancholisch. Bei einigen stehen unbedingt alle Verstandeskräfte auf derselben niedrigen Stufe, ohne gerade ganz und völlig aufgehoben zu sein; das sind namentlich die, welche zur Knechtschaft und Sklaverei geboren scheinen; alle ihre Gemüts- und Verstandestätigkeiten finden nur auf äußere Antriebe hin statt; sie denken und handeln nur durch andere; sie sind ernsthaft, sprechen wenig und geben ganz befriedigende Antworten, wenn man sie nur nicht zu viel und für ihren Verstand zu hohe Dinge fragt; sie stimmen allem bei und sind zu allem willig, vorausgesetzt nur, daß sie nicht nachzudenken und von ihren täglichen Gewohnheiten abzugehen brauchen; doch sind sie sehr träge und müssen zur Arbeit getrieben werden.

Von diesem meist vorzugsweise als *Imbecilität (Imbecillitas)* bezeichneten Zustand tiefer Gesunkenheit der Verstandeskräfte unterscheidet sich der der sogenannten *Fatuität (Fatuitas)* durch eine weniger allgemeine Abstumpfung derselben. Diese letzteren Kranken gleichen in mannigfacher Hinsicht den Narren, besonders in bezug auf ihre Beweglichkeit und die Veränderlichkeit ihrer Vorsätze, Entschließungen, Bewegungen und Handlungen. Sie wollen ohne Energie, können keiner Unterhaltung und noch weniger einer wissenschaftlichen Untersuchung folgen; sie nehmen den ärgsten Spaß für Ernst und lachen über das Traurigste; sie heften ihre Augen auf die Dinge, ohne zu sehen; sie horchen begierig auf, ohne zu vernehmen, obschon sie tun, als hätten sie begriffen. Meist im höchsten Grad mit sich selbst zufrieden, finden sie gewöhnlich ein großes Wohlgefallen an ihrem eigenen Gerede, oder sie suchen die Ausdrücke, denen ihre Physiognomie nicht entspricht. Ihre Gebärden, Stellungen, Kleidungsweisen sind meist höchst auffallend und nie im Einklang mit ihren Gedanken und Reden. Sie sind listig, verschmitzt, lügnerisch, zänkisch, zornig und sehr feige und furchtsam, voller Ansprüche, leicht zu lenken und zu leiten, aber unfähig zur Arbeit und zu jeder Anstrengung.

§ 144

2. Ursachen, Prognose, Behandlung

Zu den *Ursachen* des erworbenen Blödsinns darf man mit Recht alles rechnen, was die Geisteskraft schon in früher Jugend schwächen und erschöpfen kann, wie z.B. Schreck, Onanie, Überfütterung und Völlerei der Kinder, zu früher und übermäßiger Genuß geistiger Getränke, Mißbrauch narkotischer Substanzen; übermäßige Blutentziehungen und Lymphergüsse; zu langer Schlaf oder langes Nachtwachen; nervöse und Gehirnkrankheiten usw.

In Betreff der *Diagnose* findet übrigens keine große Schwierigkeit statt, da der *erworbene* Blödsinn höchstens mit dem *angeborenen* verwechselt werden könnte, was aber unmöglich ist, wenn sich bei näherer Nachforschung ergibt, daß der vorliegende Zustand nicht immer so existiert hat, sondern vor kürzerer oder längerer Zeit, vor wenigen Monaten oder vor vielen Jahren, *auf diese oder jene Veranlassung erst begonnen hat.* Zuweilen aber suchen die Eltern auch diese Ursachen zu verbergen, in welchem Fall dann die aufgehaltene Gehirnentwicklung ohne sichtbare Verunstaltung des Schädels dem Arzt einen Wink über das Alter geben kann, in welchem die Gehirnatrophie begonnen hat, wonach dann durch das vor den Eltern angestellte Examen der Glieder, der Sprache, des Blickes, der Pupille usw. diese letzteren, wenn sie das Gefahrvolle des Zustandes zu begreifen beginnen, sich schon leichter weiter über die ihnen bekannten wahrscheinlichen Veranlassungen zu diesem Leiden aussprechen wollen.

Übrigens darf aber der so häufig vorkommende bloß langsame Gang der Verstandesentwicklung ja nicht mit Blödsinn verwechselt werden. Selbst die am weitesten zurückgebliebenen Kinder, bei denen kein Blödsinn zu Grunde liegt, haben einen normal gebauten Schädel, ihr Blick ist, wenn auch zu weilen matt und ohne Ausdruck, so doch nie unstet und umherschweifend, und bei allen findet sich ein gewisser Grad von Gehorsam, moralischem Gefühl, Fröhlichkeit, Liebe zu den Ihrigen und Pflichtgefühl, der den Blödsinnigen abgeht. Gar manche Kinder mit ganz gesunden Verstandesanlange halten sich oft lange Zeit in einem verschlossenen und befangenen, dem Blödsinn sehr nahestehenden, gleichsam knospenartigen Zustand, worauf sich dann aber, wenn jener Grenzzustand glücklich besiegt und durchbrochen wird, oft eine desto schnellere und zum Teil reichere Entfaltung der geistigen Anlagen zeigt, und schon mehr als ein solcher Junge, der in seinen Kinder- und Knabenjahren von seinen Mitschülern als ein Einfaltspinsel verspottet wurde, hat sich später zu einem gar kräftigen und gewaltigen Geist entwickelt, vor dem seine früheren Spötter sich dann als wahre Schulbuben verkriechen mußten. Ein solcher soll, nach Schubert, unter anderen der berühmte Graf von Ballingen, *Albertus Magnus,* gewesen sein, wie auch der Prälat Oettinger, der in seiner Jugend nur für das einfältige Friederlein galt, bis ein kräftiger in ihm erwachender Affekt auf einmal den Damm der psychischen Hemmung, die ihn bis dahin umfangen hielt, zerriß. Auch auf Kinder, die erst sehr spät sprechen lernten, und im weiteren Verlauf ihres Lebens kräftig beredte Männer wurden, weist Schubert hin.

Von *Verlauf* und *Prognose* kann beim Blödsinn eigentlich nicht wohl die Rede sein, da er, sich selbst überlassen, immer auf derselben Stufe stehen bleibt und eigenlich nur in den allerleichtesten Fällen radikal geheilt werden kann. Dennoch aber läßt sich bei den meisten dieser Unglücklichen durch passende Erziehung und zweckmäßigen, ihrer Fassungskraft angemessenen Unterricht viel zu weiterer Ausbildung ihrer Verstandestätigkeiten tun, und man kann sie dadurch nicht nur für die menschliche Gesellschaft brauchbar, sondern auch fähig machen, ihr trauriges Los leichter zu ertragen. Besonders fördern passende Leibesübungen sehr häufig die Wiederbelebung des gehemmten Fortschrittes ihrer Geistesentwicklung. Zuweilen verfallen solche Kranken in Raserei, nach deren Aufhören der Gebrauch ihres Verstandes mitunter vollkommen wiederkehrt. Auch kann bei diesem erworbenen Blödsinn arzneiliche Behandlung oft viel Nutzen schaffen, und wir machen zu diesem Behufe besonders aufmerksam auf:

1) *Bell., hell., hyos., lach., op., sulf.*
2) *Anac., calc., nux-m., olnd., sec., sep., stram.*
3) *Agar., alum., arg-n., ars., bar-c., croc., nat-c., nat-m., phac., plb., puls., staph.,*

für deren weitere Angaben wir auf das verweisen, was über diese Mittel bei *Verwirrtheit* (§§ 132 – 136) gesagt worden.

VII.

Vertiertheit, Vernunftlosigkeit, Idianoia

(Angeborener Blödsinn, Anoia innata, Idiotismus)

§ 145

1. Krankheitsbild

Wir verstehen unter *Idiotismus* oder *Tiersein* denjenigen Blödsinn, welcher auf einem *angeerbten* oder *angeborenen* Fehler, oder auf einem in den *allerersten* Jahren der Kindheit der Verstandesentwicklung entgegengetretenen Hindernisse beruht.

Bei diesen Blödsinnigen, sagt Esquirol, fehlt alle Spur irgendeiner Verstandes- oder Gemütstätigkeit und ihre psychische Organisation entspricht ganz ihrem geistigen Zustand. Ihr Kopf ist entweder unförmlich groß oder auffallend klein, schlecht geformt, meist auf den Seiten oder nach hinten zu abgeplattet. Ihre Gesichtszüge sind unregelmäßig, die Stirn niedrig, schmal, fast zugespitzt, die Augen verdreht, schielend, die Lippen dick und aufgeworfen, der Mund offenstehend und beständig geifernd, das Zahnfleisch schwammig, die Zähne schlecht und verdorben. Schon diese Unregelmäßigkeit in ihrer äußeren Bildung läßt auf höchst unvollkommene Sinnestätigkeiten schließen, und in der Tat sind auch alle taub, blind und stumm, oder hören und sehen wenigstens schlecht und können nur unartikulierte Töne hervorbringen. Geschmack und Geruch sind nicht besser beraten; das Widerlichste und das Leckerste, das Stinkendste und das Wohlriechendste gilt diesen Unglücklichen gleich; sie verschlingen alles, was ihnen unter die Hände kommt und weisen nur das zurück, was sich nicht verschlucken läßt. Selbst das Gefühl liegt bei mehreren ganz darnieder, so daß sie sich zuweilen die Haut bis aufs Blut zerkratzen, ohne den geringsten Schmerz zu empfinden. Ihre Arme und Hände sind entweder verkrüppelt oder der Bewegung beraubt; sie strecken dieselben mit Unsicherheit aus, fassen alle Dinge linkisch und ungeschickt an, können sie nur schwer festhalten und lassen alles aus den Händen fallen. Ihr Gang ist ebenso unsicher; sie fallen leicht, oder bleiben in der Stellung, in die man sie versetzt; andere gehen von selbst oder bewegen sich ohne bestimmtes Ziel, in planloser Richtung.

So aller Sinnes- und Verstandesorgane fast ganz beraubt, können diese menschlichen Tiere freilich zu keinerlei Art von Entwicklung der Verstandeskräfte gelangen, und auch die Erziehung kann bei einem solchen Stoffmangel keine Hilfe bringen. Unfähig, ihre Aufmerksamkeit auf irgendeinen Gegenstand zu heften, können sie auch ihre Sinne nicht lenken, auf nichts richten; sie hören, ohne zu verstehen; sie sehen, ohne zu beachten; kein Gedächtnis kommt ihnen zu Hilfe, die äußeren Eindrücke festzuhalten; sie können nichts vergleichen, nichts unterscheiden, nichts beurteilen und somit auch nichts begehren, nichts verlangen, und haben daher auch kein Bedürfnis, sich durch äußere Zeichen verständlich zu machen oder zu sprechen. So zeugt dann auch schon ihre Sprache von der niedrigen Stufe der Verstandesentwicklung, auf der sie stehen; gewöhnlich stoßen sie nur unartikulierte Töne, ein unverständliches Geschrei oder langes Gebrüll aus, das sie nur unterbrechen, um die Lippen wie zum Lachen zu bewegen, und wenn sie ja einige Worte hervorbringen, so verbinden sie doch noch keinen Sinn damit. Doch gibt es einige, die, wie Kinder oder gewisse Tiere, sich eine Art Gebärdensprache bilden, die aber nur denen verständlich ist, die täglich mit ihnen umgehen und sie pflegen, und die sich auf die allerersten Bedürfnisse des Lebens und die Naturtriebe beschränkt, zu deren Befriedigung sie fremder Hilfe bedürfen. Dabei leben sie stets abgesondert und zurückgezogen; ihre Verstandesentwicklung bleibt, was sie zur Zeit ihrer Geburt oder ihrer eingetretenen Hemmung war.

Ihre Verdauungsbedürfnisse machen nicht den geringsten Eindruck auf sie; wenn sie keine Speise sehen, verlangen sie auch nicht zu essen, noch zu trinken; ja um sie zu nähren, muß man sie füttern wie kleine Kinder. Ihre natürlichen Bedürfnisse befriedigen sie ohne Scham und Scheu, wo es ihnen ankommt, ja oft sogar ohne irgendeine Empfindung davon zu haben. Die meisten Idioten haben sogar nicht einmal die gewöhnlichen Naturtriebe und stehen in dieser Hinsicht unter dem Tiere, so daß sie einem unvermeidlichen Tode preisgegeben sein würden, wenn die Zärtlichkeit ihrer Eltern und die öffentliche Teilnahme und Barmherzigkeit sich ihrer nicht annähme. Einige haben besondere lächerliche Grillen oder Gewohnheiten, gleich als wären sie Maschinen, die man aufgezogen hätte, um immer dieselben Bewegungen hervorzubringen. Die meisten sind der allerschamlosesten Onanie ergeben. Einigen fehlen gänzlich mehrere Sinne; andere haben ganz zusammengezogene Glieder; noch andere schlafen zu einem Knäuel zusammengeballt. Einige sind aller Empfindung so vollkommen beraubt, daß sie sich beißen, zerreißen, die Haare ausraufen können, ohne Schmerzen zu fühlen oder doch wenigstens ohne die Ursache des Schmerzes mit diesem selbst in Verbindung zu bringen; alles Selbstgefühl ihres eigenen Ichs geht ihnen ab, so daß sie selbst nicht wissen, daß der leidende Teil ihnen angehört.

Doch ist höchst wichtig zu bemerken, daß, während gewisse physiologische Symptome, wie namentlich der stiere Blick und die Unmöglichkeit, Objekte zu fixieren, die sonderbaren automatischen Bewegungen und die Unfähigkeit, gewisse dem Willen unterworfene Bewegungen nicht gelähmter Teile zu verrichten, in der Tat höchst wesentliche Merkmale des

Idiotismus zu sein scheinen, andere dagegen auch fehlen können, wie z.B. die Stummheit, die Taubheit, die allgemeine und lokale Unempfindlichkeit, die Verkehrtheit des Geschmacks- und des Geruchssinnes usw.

Nach Seguin sind die Idioten eine durch unvollkommene Organe schlecht bediente Intelligenz; ihre Naturtriebe sind beschränkt, aber heftig und stürmisch; ihre Empfindungen bestimmen sie zur Aufmerksamkeit, zum Urteilen, zum Vergleichen, Unterscheiden und Festhalten der Eindrücke, ohne Äußerung dieser Tätigkeiten; die Grundlage der Intelligenz ist vorhanden, allein sie wird nicht geübt, weil diesen Unglücklichen die eigene, freiwillige Mitwirkung, die Initiative fehlt. Der Idiot wendet alle seine Geisteskräfte nur auf konkrete Vorstellungen an, die er auf eine höchste geringe Zahl, oft nur auf eine einzige beschränkt, und bei jeder Vorstellung scheint die ganze Kraft seiner Intelligenz nur darauf gerichtet, alle Erscheinungen auszuschließen und zu entfernen, die ihm nicht behagen. Von physiologischer Seite *kann* er nicht, von intellektueller *versteht* er nicht, von psychischer *will* er nicht, und er würde können und wollen, wenn er nur seine Triebe verstünde und empfände.

§ 146

2. Ursachen, Diagnose, Behandlung

Unter den *prädisponierenden* Ursachen verdienen zunächst der Boden, das Trinkwasser, die Luft und die Lebensweise des Landes, sowie die Erblichkeit der Erwähnung, da alle diese Umstände viel beitragen können, den Keim zum Idiotismus in die Eltern und ihre Kinder zu legen.

Als *erregende* Ursachen zeichnen sich sodann besonders aus: lebhafte, tiefeingreifende Gemütsbewegungen der Mutter während der Schwangerschaft, falsche Behandlung des Kindes bei der Geburt, namentlich Zusammendrückung oder

Verletzung des Gehirns, Schläge auf den Kopf, Konvulsionen, Gehirnwassersucht, typhöse Fieber usw. Ferner gehört dahin der Kretinismus, Mißbrauch geistiger Getränke bei den Eltern, besonders während der Schwangerschaft; skrophulöse, rachitische, epileptische Anlage; zu häufige Niederkunft, zu hohes Alter der Eltern bei Zeugung der Kinder, zu große Verschiedenheit der Charaktere der beiden Eltern, fortgesetzte Arbeit in Kupfer, ferner alle Sorten von Lähmung, sowie Blindheit oder Taubheit der Eltern. Tritt der Idiotismus erst einige Wochen nach der Geburt auf, so ist er häufig eine Folge der Trunksucht oder heftiger Gemütsbewegungen der Ammen, oder schwerer, akuter Krankheiten der Säuglinge; leider aber wird er auch nicht selten durch verbrecherische Reizung der Geschlechtsteile dieser armen neugeborenen Wesen hervorgebracht.

In Rücksicht auf den *Verlauf* des Idiotismus ist zu bemerken, daß diese Krankheit, sich selbst überlassen, mit der Zeit zunimmt. Zuweilen sieht man auch Kinder, die mit gesunder Intelligenz geboren werden; allein ihr Verstand ist für ihr Alter viel zu sehr entwickelt und in auffallendem Mißverhältnis zu ihren körperlichen Kräften. Solche frühreife Kinder nutzen sich oft bald ab, erschöpfen sich, die Entwicklung ihres Verstandes bleibt auf einer gewissen Stufe stehen, und alle Hoffnungen, die sie zu geben schienen, werden zunichte; sie werden zu wahren Idioten, gehören dann aber nicht sowohl der vorliegenden Klasse, sondern den Kranken mit *erworbenem* Blödsinn an.

In Betreff der *Diagnose* ist wohl im Ganzen nicht leicht ein Irrtum möglich, wenn man nur stets das festhält, daß bei allen Kindern mit angeborenem Blödsinn der Kopf gewöhnlich sehr groß und die Gesichtszüge fein sind, die Augen lange vor dem Licht verschlossen bleiben und gewöhnlich zum Schielen geneigt sind; alle nehmen die Brust nur mit Mühe, sie saugen schlecht, gedeihen nicht, sind mager und blaß, lernen erst spät, mit dem fünften, sechsten Jahr laufen, oft sogar erst zur

Zeit der Pubertät; ihre Sprache entwickelt sich nicht, und wenn sie ja einige Worte erlernen, so geschieht dies selten vor dem siebten, achten Jahr. Nach den bisherigen Untersuchungen gibt die Form des Schädels nicht immer ein sicheres Kennzeichen des Idiotismus ab; doch soll, nach Esquirol, der Schädel gewöhnlich eingedrückt, der Durchmesser von der Stirn nach dem Hinterhaupt verlängert, die Seitenwandbeine gegen die Schläfennaht hin abgeplattet, und dadurch die Stirn mehr oder weniger zugespitzt und die rechte und linke Hälfte der Schädelhöhle ungleich sein.

Die *Prognose* des Idiotismus ist immer höchst mißlich, doch hält Seguin für absolut unheilbar nur diejenigen Kinder, bei denen gar keine Bewegungsfähigkeit stattfindet, und für unvollkommen heilbar die mit Epilepsie, Veitstanz und teilweiser Lähmung behafteten. Höchst interessant aber sind die Erziehungsversuche, welche Seguin mit ausgezeichnetem Erfolg an solchen Kindern angestellt hat, indem er in methodischem Stufengang zuerst die körperliche Bewegungsfähigkeit und den Gebrauch der Glieder, danach die Tätigkeit der Sinne, des Gesichtes, des Gehörs und des Gefühls auszubilden sucht, und darauf immer vom Leichteren zum Schwereren aufsteigend, sie Linien zeichnen, schreiben, sprechen, lesen, Begriffe bilden, Zahlen fassen, ihr Gedächtnis üben, Umsicht und Nachdenken gebrauchen, Bäume, Pflanzen, Steine, Tiere und andere Gegenstände unterscheiden, rechnen, geometrische Raumunterschiede fassen, Anstand, Reinlichkeit usw. beobachten, ihre Triebe und Neigungen sich zum Bewußtsein bringen und den gesellschaftlichen Verhältnissen anpassen, und sich für ihr persönliches Dasein und dessen menschliche Ausbildung interessieren lehrt. Ausführlich dargelegt hat er seine Methode in seinem Werk „*Traitment moral, hygiènique et éducation des Idiots,* Paris 1846", einem Werk, das wir einem jeden Leser, der sich für diesen Gegenstand interessiert, unbedingt als das Beste empfehlen können, was bisher über denselben geschrieben worden.

Will man versuchen, mit passenden Heilmitteln die gehemmte Entwicklung weiter zu befördern, so möchten sich
hier wohl vor allem

calc., sulf., sil.

empfehlen, welche, wenn sie zeitig angewendet werden, sich
gewiß sogar für die notwendige Umbildung des Schädels
selbst nicht ohne allen Erfolg zeigen dürften. Außerdem sind
dann noch alle bei *Blödsinn* angeführten Mittel auch hier zu
beachten.

VIII.

Kretinische Vertiertheit, Sinnlosigkeit Cretinismus

(Blödsinn der Kretinen)

§ 147

1. Krankheitsbild

Der Blödsinn der Kretinen unterscheidet sich von dem der Idioten nur dadurch, daß er auf einer noch niedrigeren Stufe steht, indem, wenn das Seelenleben des Idioten in gewisser Hinsicht dem des höherstehenden Säugetieres verglichen werden kann, der Kretin dagegen auf der tiefsten Stufe seiner Verkrüppelung fast nicht einmal dem Pflanzentier gleicht, das nur frißt, säuft, schläft und von sich gibt, da er in der Tat nur *vegetiert*.

Allerdings gibt es unter ihnen mehrere Abstufungen, welche von dem eben erwähnten Pflanzentier bis zum schwachköpfigen Taubstummen, und von da bis zur Annäherung an den gewöhnlichen, aber geistesschwachen Menschen heraufsteigen; allein alle ohne Auusnahme sind doch körperlich und geistig verkrüppelte Wesen, deren menschliche Ausbildung nach Körper und Geist auf der untersten Stufe der Entwicklung stehen geblieben ist. Selten überschreitet ihre Größe die eines Kindes von wenig Jahren, und selbst bei den besten haben es die Füße nicht bis zum Gehen, die Zunge nicht bis zum Lallen gebracht. Ihr Bauch ist gewöhnlich dick, das Gesicht aufgedunsen, der Unterkiefer hervorstehend, der untere Teil des Kopfes vergrößert, und der Kopf im Ganzen unförmlich dick und groß. Ihre Zunge, die meist aus dem geöffneten, schleimvollen und Geifer ergießenden Mund hervorragt, ist ein dicker, unförmlicher Klumpen; der Hals ungewöhnlich dick und meist überdies noch durch einen abscheulichen, ekelhaften Kropf verunstaltet, oder von solcher Dünne, daß der große Kopf darauf wie ein Monstrum sitzt; Hinterkopf und Scheitel sind meist auffallend abgeplattet, die Wände des Schädels verdickt und das Gehirn unverhältnismäßig klein; die Augen liegen tief in ihren Höhlen, mit scheuem, unstetem, oft ohne Beschwerde nach dem Feuer oder der Sonne hinstarrendem Blick; die Bindehaut ist gerötet und tränend, die Augenlider verdickt. Ihr Haar ist meist blond und dünngesät, die Haut bleich und mißfarbig, die Muskeln schlaff und welk. Der Appetit der meisten geht bis zur Gefräßigkeit, wobei sie verschlingen, was sie bekommen; Verdauung und Geschlechtsvermögen scheinen meist unverletzt; der Schlaf ist bei den meisten tief und anhaltend. Ihre Erkenntnisse der Außenwelt sind, im besten Fall, die eines kleinen Kindes; bei nicht wenigen aber wird auch keine Spur eines menschlichen Erkenntnisvermögens gefunden, und man sieht selbst die sinnliche Empfindung und das tierische Bewegen ganz unterdrückt. Viele müssen sogar gehoben, getragen, wie kleine Kinder gefüttert werden; andere, welche noch einige Bewegungskraft besitzen, nehmen und verschlingen alles, was ihnen unter die Hände kommt, ja selbst das Ekelhafteste und Widrigste, als wenn es die köstlichste Speise wäre. Gesicht, Gehör und Gefühl liegen ebenfalls ganz darnieder; Schmerz und widrige Empfindungen, Hitze und Kälte, Schläge und Verletzungen lassen sie ebenso gleichgültig, als Freude und Leid; kein Laut der Menschensprache, kein Schall irgendeiner Art, so wenig als irgendein Farben- oder Lichteindruck wird von den Kretinen des tiefsten Grades vernommen; nur der Geruchssinn scheint ihnen noch die Annäherung fremder Wesen zu verraten. Empfinden sie vermöge dieses Sinnes irgendeine Neigung oder Abneigung, so geben sie diese dann nicht durch irgendeinen Laut der menschlichen Stimme zu erkennen, sondern durch Ausstoßen häßlicher Töne, die höchstens dem Bellen eines Hundes oder dem Brüllen eines Tieres gleichen.

Doch gibt es außer diesen jämmerlichsten unter allen Kretinen auch wieder nicht wenige, welche nicht nur, wie die erst beschriebenen, bis zur Entwicklung eines Kindes von einigen Jahren gekommen, sondern sich sogar über diese bis zu der Stufe gewöhnlicher Blödsinniger oder geistesschwacher Menschen erheben; diese haben einen weniger verkrüppelten Körper, eine aufrechte Haltung, einen leichteren Gang, menschlichere Züge und einen verständigeren Blick; sie können ihre Glieder willkürlich bewegen, sind sinnlicher Wahrnehmungen fähig, und lassen sich zu Verrichtung mechanischer Geschäfte gewöhnen. Ihre Sprache ist ziemlich deutlich; ja sie beantworten sogar an sie gerichtete Fragen, wenn diese nicht außer dem Bereich ihrer Erkenntnis liegen. Doch scheinen alle, die nur nicht der tiefsten Stufe angehören, nicht absolut aller Seelenfähigkeit zu entbehren, da man Kretinen des mittleren Grades gesehen hat, welche, obgleich gewöhnlich lieber durch Zeichen, als durch Worte sprechend, doch bei Gelegenheit deutlich vernehmliche Worte hören ließen, und wieder andere, die, obgleich aller Sprache entbehrend, doch durch ihre Zeichen dartaten, daß ihre Seelenkräfte tätiger seien, als man gewöhnlich meint. Auch stimmen alle Ärzte, welche sich mit Behandlung dieser Unglücklichen beschäftigt haben, ohne Ausnahme darin überein, daß denselben eine Art von Erziehungsfähigkeit inwohne, die nur der Entwicklung bedürfe, um aus ihnen, wo nicht ziemlich gesunde Individuen, so doch wenigstens etwas menschlichere Wesen zu machen. Die meisten sterben übrigens vor dem dreißigsten Jahr.

§ 148

2. Ursachen und Behandlung

Die gewöhnlichen Zeugungsstätten des Kretinismus sind die
tiefen, feuchten, dunklen, von hohen Bergen eingeschlosse-
nen Engtäler der Alpen, namentlich in den Kantonen Wal-
lis, St. Gallen, Glarus, Bündten, Uri und Tessin, überhaupt
meist diejenigen Alpenländer, welche unter 3000 Fuß über
dem Meeresspiegel liegen, während die höher gelenen Orte
von ihm verschont bleiben. Auch dem Trinkwasser hat
man einen großen Einfluß auf die Erzeugung des Kretinismus zugeschrieben; besonders sollen sich solche Kranke
gern in Gegenden mit Kalkboden finden; auch Unreinlichkeit, Elend, schlechte Nahrung und Mißbrauch geistiger
Getränke sollen die Anlage zu diesem Übel befördern, oder
doch wenigstens der Ausbildung des Kropfes Vorschub
leisten. Übrigens findet sich der Kropf durchaus nicht bei
allen Kretinen, sondern scheint im Gegenteil gar kein wesentliches Zeichen derselben zu sein, indem oft bei den
Kretinen der niedrigsten Stufe sogar die Schilddrüse fast
gar nicht entwickelt ist, während andere Individuen dagegen oft ungeheure Kröpfe haben und keine Beeinträchtigung des Verstandes bemerken lassen. Bei vielen findet sich
Scrophelsucht, Atrophie, Rachitis, Lungensucht, ohne daß
man gerade dieses Leiden als Ursache des Kretinismus ansehen könnte, indem wohl im Gegenteil alle jene Leiden
mit Letzterem aus einer Quelle fließen, welche keine andere ist, als die durch den Aushauch benachbarter Sümpfe
noch schädlicher gewordene, zusammegepreßte Stickluft
der engen Gebirgstäler, in welcher notwendig alles, was zu
seiner Entwicklung des Sauerstoffes und der Sonne bedarf,
auf die schauderhafteste Weise verkümmern und verkrüp-
peln muß. Dazu kommt dann noch die verdorbene, einge-
schlossene Luft in schmutzigen, feuchten, dunklen Hütten

der Bewohner, sowie die meist gänzlich vernachlässigte Pflege der gewöhnlich mit Mehlbrei aufgefütterten Kinder.

Doch wird der Keim zum Kretinismus stets schon vor der Geburt, im Mutterleib, gelegt, ohne daß dabei Erblichkeit eine Rolle spielte, indem man ganz gesunde, von fremdher in jene gefahrvollen Täler eingewanderte Familien gesehen hat, in denen früher nie Fälle der Art vorgekommen waren, denen aber auch bald nach ihrer Einwanderung schon Kretinen geboren wurden. Ebenso findet man häufig vollkommen kretinische Mütter, welche, von gesunden Lüstlingen mißbraucht, leiblich und geistig gesunde Kinder zur Welt bringen, und umgekehrt sind oft bei den Ureinwohnern der kretinischen Täler beide Eltern mehrerer kretinischer Kinder ganz gesund. Vorzüglich aber soll auch das Berauschtsein der Eltern während der Zeugung, sowie anhaltender Kummer und heftige Gemütsbewegungen der Mutter während der Schwangerschaft, viel zur Fortpflanzung des Kretinismus beitragen. Endlich führen einige auch noch die *Nachahmungssucht* als eine Ursache dieser Fortpflanzung an, von der Schubert, welcher mit anderen das Wort Kretin von *Chretien,* Christ, ableitet, sagt, daß sie früher von Adeligen sogar absichtlich aufgesucht worden sei, um ihre Kinder sich in das ehrfurchtsvolle, in Bezug auf Erfüllung religiöser Gebräuche ängstlich treue Wesen dieser armen Blödsinnigen, gleichsam durch Angewöhnung verbilden zu lassen.

Übrigens läßt sich durch zweckmäßige Mittel der Kretinismus sehr oft nicht nur verhüten, sondern auch häufig, wenn er schon vorhanden ist, um ein Bedeutendes bessern. Schon oft hat man gesehen, daß schwangere Mütter, welche schon mehrere Kretinen geboren hatten, ganz gesunde Kinder zur Welt brachten, wenn sie an höher gelegenen, mehr als 3000 Fuß über der Meeresfläche erhabenen Orten entbunden wurden, und selbst geborene Kretinen wurden gesund und kräftig, wenn man sie frühzeit genug in solche höher gelegene Orte versetzte. Auch die Erziehung und zweckmäßige päda-

gogische, didaktische und psychologische Behandlung dieser
armen Unglücklichen kann dann noch sehr viel für die Besserung ihres Zustandes tun, wie namentlich *Guggenbühl* getan,
dessen treffliches Werk: „*l'Abendberg, l'établissement pour
la guérison et l'éducation des enfants crétins* (Freiburg 1845)"
jedem unserer Leser zu ernster Beherzigung empfohlen wird.
Für gleichzeitige *medizinische,* d.i. *homöopathische* Behandlung, machen wir dann vorzüglich aufmerksam auf:

1) *Sulf.*
2) *Calc., jod., phos., sil.*
3) *Alum., ars., bar., hell., ph-ac., zinc.,*

für deren nähere Einsicht wir auf die *allgemeinen* Angaben
(§ 44) des *ersten* Teils verweisen.

Gerd-Witte, H.

Übersicht der homöopathischen

Arzneisymptome

1993, 2. wesentlich erweiterte Ausgabe,
850 Seiten, geb. DM 199, –
ISBN 3-88950-076-5

Preisänderungen vorbehalten

Dieses Buch enthält die Symptome der wichtigsten homöopathischen Arzneimittel, mit deren Hilfe der Arzt während der Sprechstunde in kürzester Zeit die Arzneiwahl überprüfen und gegebenenfalls durch weitere Fragen absichern kann. Es handelt sich in der Hauptsache um diejenigen Medikamente, die der Autor in seiner eigenen Praxis mit Erfolg anwenden konnte.

Die Arzneimittelbilder vermitteln einen raschen und einprägsamen Überblick ganz besonders durch den Fettdruck jener Symptome, die sich dem Autor bewährt haben.

Durch die Formulierungen in Repertoriums-Sprache schlägt diese Materia medica eine Brücke zum Gebrauch des Repertoriums.

Dies ist ein Buch für den homöopathischen Arzt, speziell auch für jenen, der sich zur Benutzung eines Repertoriums noch nicht entschließen konnte, da durch dieses Werk das Auffinden der Stichworte im Repertorium erleichtert wird.

BARTHEL & BARTHEL VERLAG – 82069 SCHÄFTLARN

Witzig, F.

Ischias-Repertorium

1993, 120 Seiten, geb. DM 38,-
ISBN 3-88950-087-0
Preisänderungen vorbehalten

Der Ischias ist nicht, wie üblich angenommen, ein Lokalübel, sondern Ausdruck einer chronischen Erkrankung. Treten im Verlauf der Behandlung eines chronisch Kranken Ischiassymptome auf, so handelt es sich nicht um Zeichen einer interkurrenten Erkrankung, sondern um unmittelbare Symptome „miasmatischer" Krankheiten. Dies verlangt vom Arzt, daß er entsprechende den Symptomen des aktiven Miasmas, in diesem Fall nach den Symptomen des Ischias und seiner Begleitsymptome eine neue Arznei wählen muß. Die Behandlung des Ischias ist deswegen nicht einfach, weil die meisten vom Patienten geklagten Symptome sogenannte Lokalsymptome sind, die für die Mittelwahl eine geringere Bedeutung haben.

Die akuten Ischiassymptome dürfen primär psorisch sein, aber auch die drei anderen Miasmen können diese hervorrufen. Ischias stellt also im Verlauf einer chronischen Behandlung eine Station, ein Hindernis auf dem Weg zurück zu den Ursprüngen dar, was überwunden werden muß.

Dieses Repertorium entstand aus der Not der täglichen Praxis, da die bisherige Literatur dazu verstreut bzw. unvollständig ist. Der Autor arbeitete Hinweise aus vielen Quellen und auch eigene Erfahrungen aus der Praxis ein.

Dieses neue Buch stellt ein wertvolles Instrument bei der Behandlung dieser Störung dar.

BARTHEL & BARTHEL VERLAG – 82069 SCHÄFTLARN